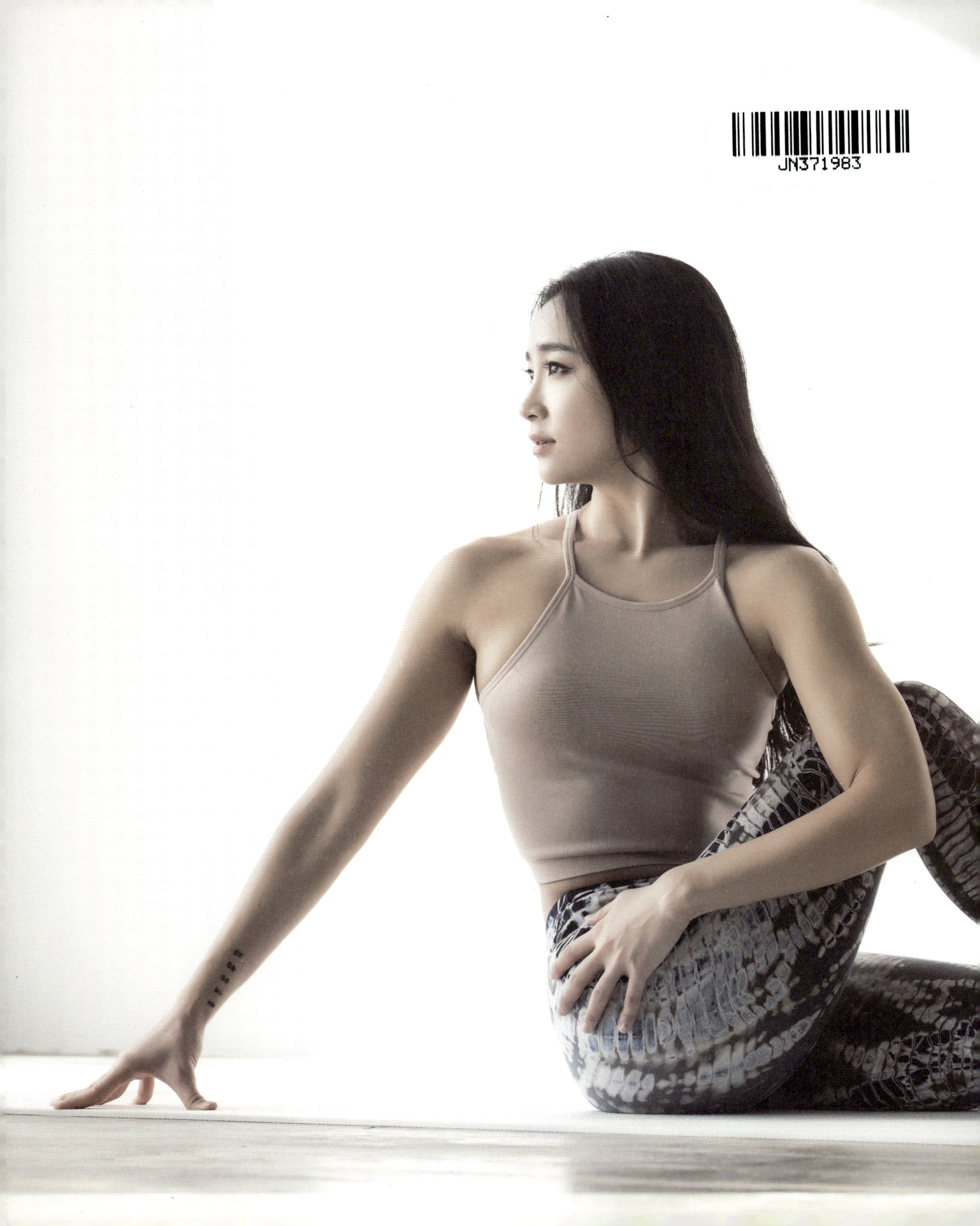

요가 마스터 이유주

2010년 처음 요가를 만나 그 길을 올곧게 걸어왔다. 요가 자세를 연습하는 것만큼이나 삶 속에서 긍정적인 사고와 도덕적인 태도, 자연을 바라보는 순수한 마음을 지키는 것을 강조한다.
아쉬탕가 요가, 빈야사 요가, 교정 운동 분야의 전문 자격을 공인받았으며, 입문자를 위한 베이직 요가, 통증 개선을 위한 치유 요가 등 누구나 바른 요가 수련 방법을 익힐 수 있는 프로그램을 중점적으로 연구하고 있다.
2016년부터 요가 스튜디오 〈요가움〉을 개원해 전문 지도자를 양성하고 있으며 삼성, 리복, 핏비트 등 브랜드의 광고 및 홍보대사로 활동해 왔다. 〈요가 저널〉, 〈맨즈 헬스〉 매거진에 칼럼을 기고하고 특강을 통해 요가를 알리는 활동을 활발히 진행하여 요가 강사부터 일반인까지 두터운 팬층으로부터 신뢰를 얻고 있다.

홈페이지 www.yogaum.kr 인스타그램 yuju_connect

8주에 완성하는 홈 요가

1판 1쇄 발행 2018. 5. 16.
1판 5쇄 발행 2024. 5. 10.

지은이 이유주

발행인 박강휘
편집 김옥현
사진 한정수(studio etc.)
진행 신혜진
표지디자인 홍세연
본문디자인 정해진(onmypaper)
발행처 김영사
등록 1979년 5월 17일(제406-2003-036호)
주소 경기도 파주시 문발로 197(문발동) 우편번호 10881
전화 마케팅부 031)955-3100, 편집부 031)955-3200 | 팩스 031)955-3111

값은 뒤표지에 있습니다. ISBN 978-89-349-8160-2 13590

홈페이지 www.gimmyoung.com   블로그 blog.naver.com/gybook
인스타그램 instagram.com/gimmyoung   이메일 bestbook@gimmyoung.com

좋은 독자가 좋은 책을 만듭니다.
김영사는 독자 여러분의 의견에 항상 귀 기울이고 있습니다.

이 도서의 국립중앙도서관 출판예정도서목록(CIP)은 서지정보유통지원시스템 홈페이지(http://seoji.nl.go.kr)와 국가자료공동목록시스템(http://www.nl.go.kr/kolisnet)에서 이용하실 수 있습니다. (CIP제어번호 : CIP2018013287)

8주에 완성하는 홈 요가

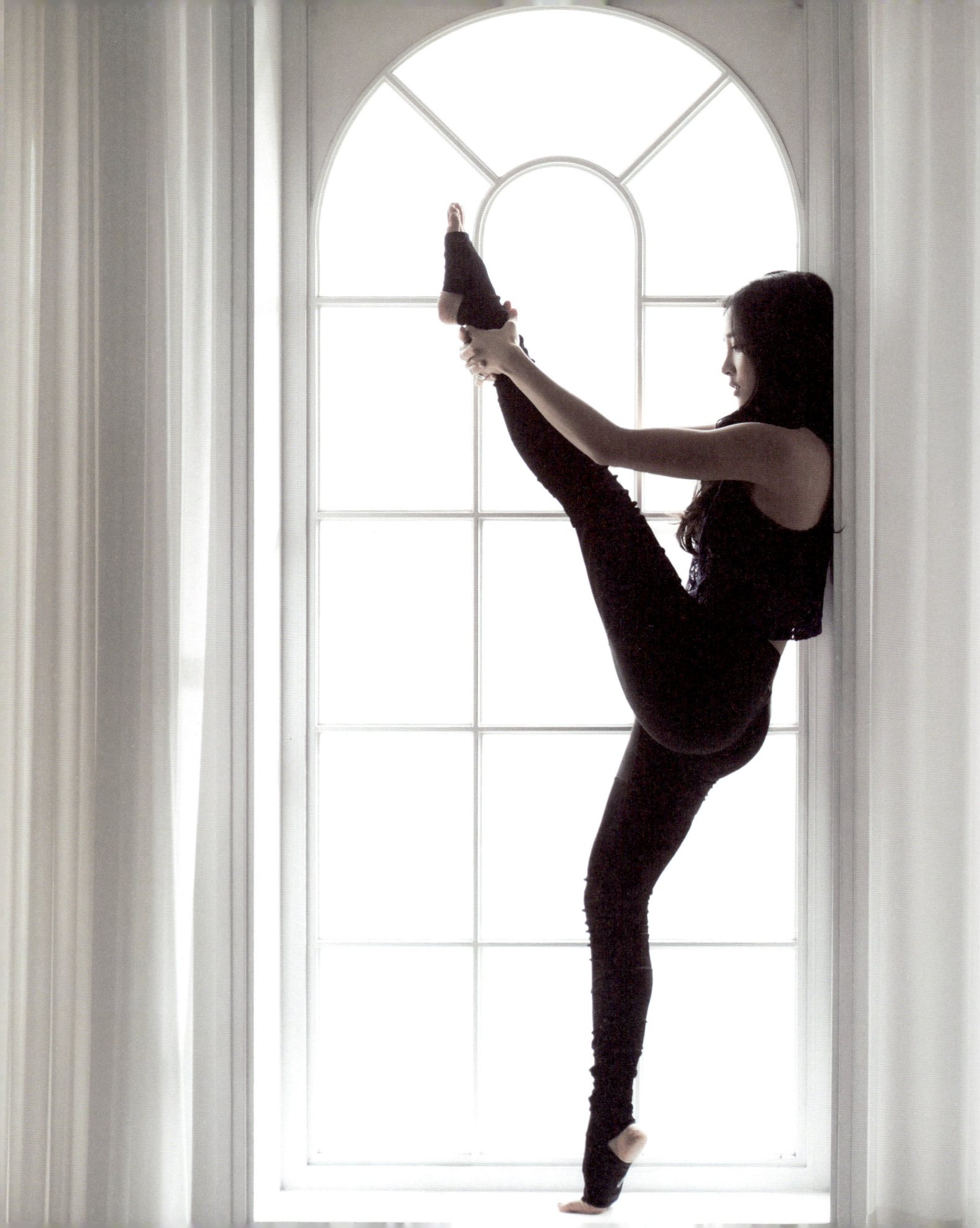

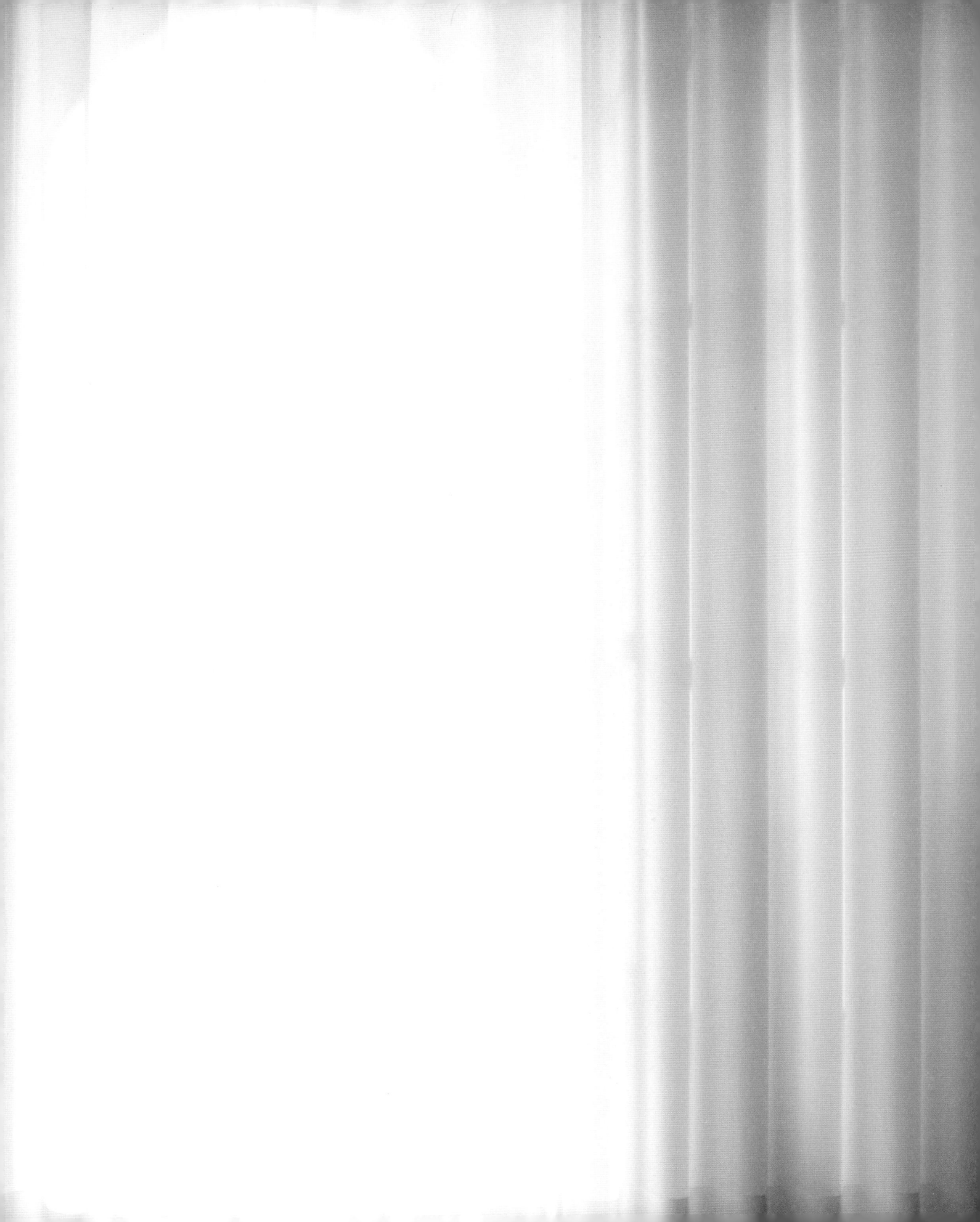

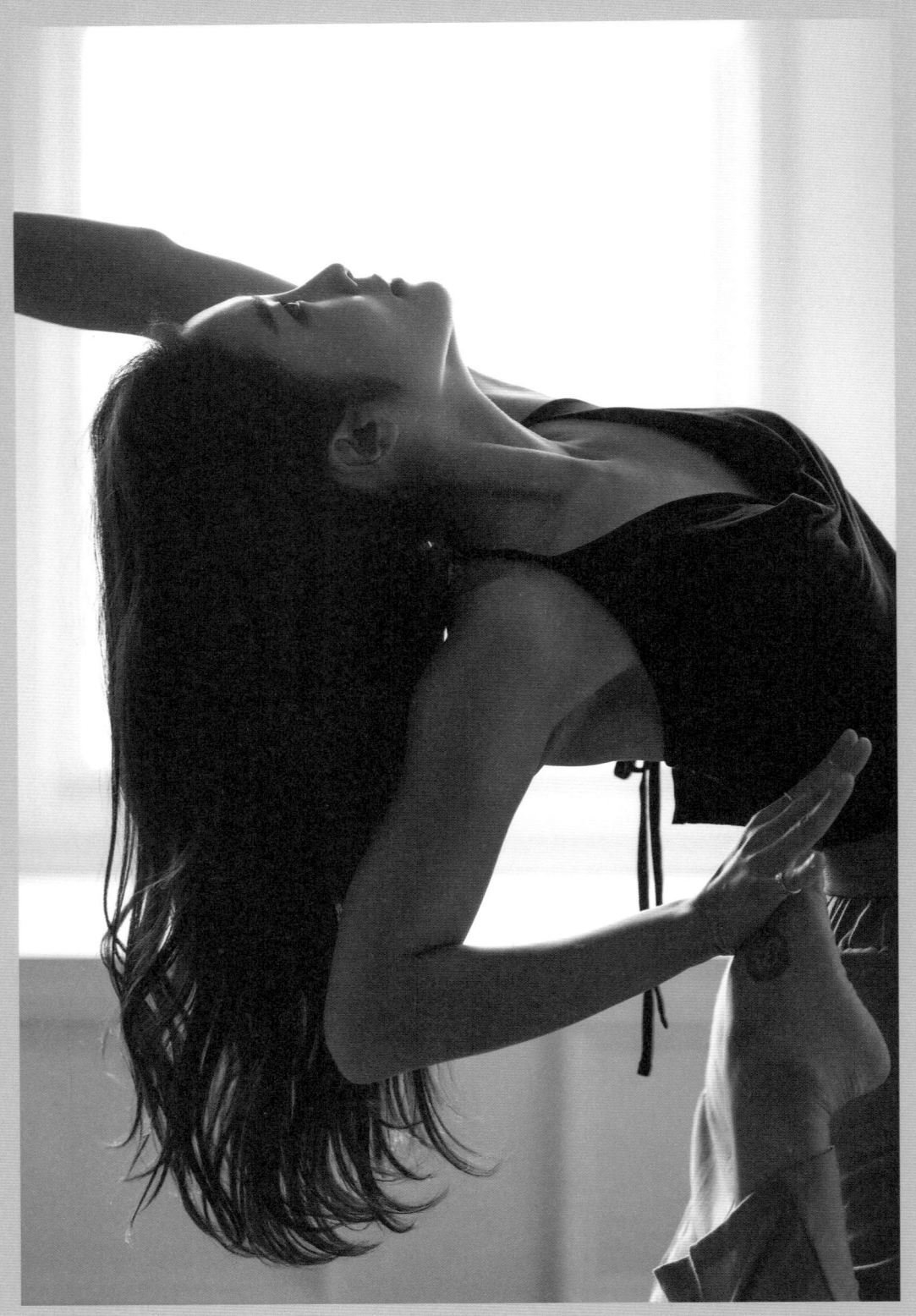

PROLOGUE
나의 요가 이야기

20대 초반, 체력을 키우고 빈약한 몸을 건강하게 만들고 싶다는 결심을 하면서 요가를 만났습니다. 처음으로 운동을 경험하는 것이었기에 자세와 동작에 대해 섬세하게 지도를 받는 요가 강습 방식이 무척 매력적으로 느껴졌습니다. 변화는 몸에서 그치지 않았습니다. 분주한 일상과는 정반대의 고요함과 편안함이 삶을 가득 메웠습니다.

몸을 좋은 상태로 만드는 아사나Asana(자세) 수련을 배웠는데, 이것은 가장 기초 단계의 요가 수련법입니다. 요가 자세를 연습하며 신체의 감각을 일깨워 몰입하거나 감각을 통해 사고하는 것을 배우는 이 과정을 통해 요가의 본질을 깨달을 수 있었습니다. 이를테면 요가 자세를 하며 느끼는 '아프다, 늘여진다, 근육이 수축된다'와 같은 불편한 감각을 온전히 받아들여 몸에 긍정적인 영향을 미치는 방향으로 발전시키는 방법을 터득하는 것입니다. 아사나 수련 중 몸이 중심에서 먼 쪽에 치우치면 치우친 만큼 혹은 곱절의 무게가 몸을 짓눌러 무게를 이겨내기 위한 불필요한 힘, 스트레스를 받게 됩니다. 반대로 몸이 중심에서 멀어지더라도 무게와 힘이 어느 한쪽에 치우치지 않고 전신으로 고르게 퍼져나간다면 감내할 무게가 가벼워집니다. 이것은 비단 몸에만 적용되는 것이 아니라 일상에서 일어나는 모든 일들의 이치와도 같습니다. 내면으로부터 반성과 성찰의 소리가 들렸습니다.

요가는 몸을 바르게 하는 것만큼 자신을 대하는 마음가짐과 태도를 바르게 하기를 강조합니다. 요가원에서는 타인과 공존하기 위해 몇 가지 기본 매너를 지켜야 합니다. 이것은 편리하고 쾌적한 환경을 만들며 일상에서도 올바른 바탕을 만듭니다. 요가를 통해 세상의 이치를 통달할 수는 없겠지만 많은 깨우침을 얻을 수 있습니다.

요가와 만나기 전에는 상냥하게 손님을 맞고 식사나 음료를 준비하는 일을 했습니다. 그 일을 꽤 좋아했는데 돌이켜 보니 즐겁게 일할 수 있었던 것은 제대로 갖추어진 환경과 절차, 시스템 같은 안전한 틀의 힘이 컸습니다. 힘이 되는 동료가 늘 함께 있었고, 아침마다 누군가가 수고롭게 운반한 식자재가 도착해 있었으며, 손님이 오고 일감이 생기는 것도 다른 사람이 이루어 놓은 것들이었습니다. 한편, 감당해야 할 몫을 이겨내지 못할 때에는 주저앉아 눈물을 흘리기도 했습니다. 공존하는 삶 속에서 균형을 깨닫고 의연하게 상황을 받아들이기에는 여러모로 부족했습니다. 여전히 성숙하는 중이지만 좋은 생각과 감정이 몸을 다스린다는 것을 이제는 압니다. 몸은 행동을 통해 계획과 의도를 실천할 수 있는 수단이고 생각과 마음은 몸에 머무르며 나아갈 방향을 탐구합니다. 몸이 허약하면 생각과 마음은 집을 잃고, 생각과 마음이 흐리면 몸은 갈 곳을 잃습니다. 요가는 이 모든 것을 통합하는 것입니다.

수련을 통해 이전에 갖지 못했던 집중력과 결단력을 얻었고, 몸의 건강을 스스로 지키도록 처신하는 방법을 깨우쳤습니다. 그럼에도 언제 어떻게든 실수를 하고 종종 한계에 부딪히곤 합니다. 그러나 좌절하고 어려워하기보다는 현명하게 대처해 나가야 하고, 그것이 나를 가치 있게 대하는 태도라는 것을 요가를 통해 배웁니다.

요가를 하는 목적은 모두가 다를 것입니다. 그러나 무엇을 원하든 요가는 그 이상의 것을 줄 것입니다. 건강과 날씬한 몸매, 기쁨, 행복 등 부수적으로 얻게 될 수많은 것들을 많은 이들이 경험하길 바랍니다.

CONTENTS

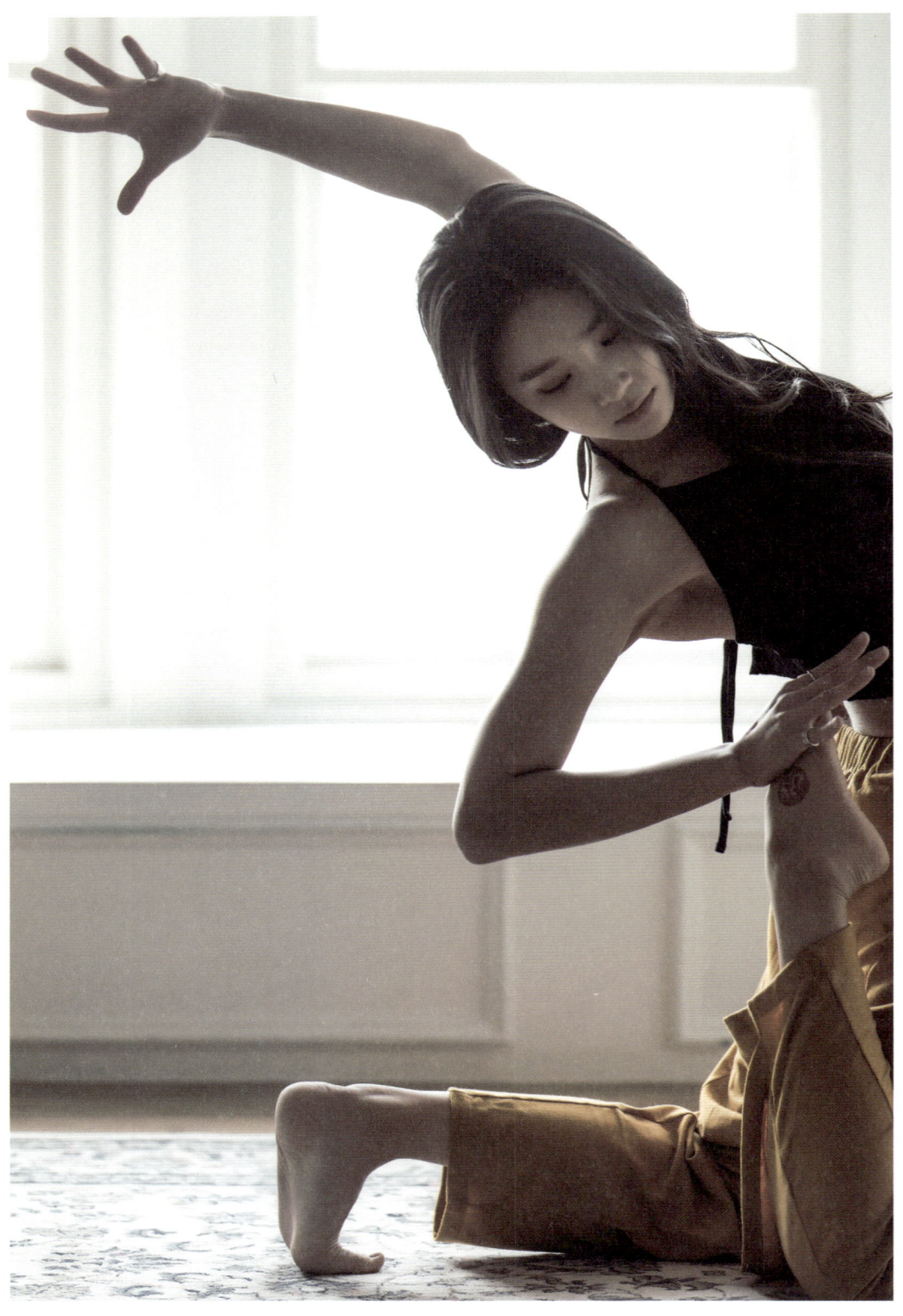

6 **PROLOGUE**
  나의 요가 이야기

12 **INFO**
  <8주에 완성하는 홈 요가> 활용법

PART 1
요가 시작 전

18 요가는 어떤 운동인가
22 요가의 종류
26 도구와 공간의 준비
30 몸과 마음의 준비
34 요가에 대한 궁금한 것들

PART 2
요가 수업

WEEK 1
기본기를 다지는
워밍업
-

LESSON **1**

42 소·고양이 자세
45 한 다리 스트레칭
48 앉아서 기울기 자세

LESSON **2**

50 아기 자세
52 견상 자세
55 반 물고기 자세

LESSON **3**

58 나비 자세
60 누워서 한 다리 스트레칭
62 브리지 자세

64 **WEEKEND PROGRAM** ①

WEEK 2
곧고 유연한
다리
-

LESSON **4**

68 서서 숙이기 자세
71 돌진 자세
75 하프 스플릿

LESSON **5**

78 삼각 자세
82 피라미드 자세
85 반 비둘기 자세
88 누워서 비틀기 자세

LESSON **6**

90 박쥐 자세 1
92 반 영웅 자세
95 소머리 자세
97 왜가리 자세

100 **WEEKEND PROGRAM** ②

WEEK 3
슬림한 팔과 어깨,
잘록한 허리
-

LESSON **7**

104 빗장 자세

108 고양이 자세

111 바늘 끼기 자세

LESSON **8**

114 코브라 자세

118 반 활 자세

120 옆으로 누워서 비틀기 자세

LESSON **9**

122 거꾸로 테이블 자세

124 어깨 스트레칭 자세

128 **WEEKEND PROGRAM③**

WEEK 4
날씬하고 탄력 있는
다리
-

LESSON **10**

132 의자 자세

135 한 발 균형 자세

138 전사 자세 1

LESSON **11**

142 전사 자세 2

146 나무 자세

149 선 활 자세

LESSON **12**

152 측각도 자세

155 전사 자세 3

158 **WEEKEND PROGRAM④**

WEEK 5
탄탄한
복근과 등 근육
-

LESSON **13**

162 판자 자세

166 메뚜기 자세

168 회전 삼각 자세

LESSON **14**

172 보트 자세

174 위로 향한 판자 자세

177 회전 측각도 자세

LESSON **15**

180 사이드 플랭크

183 돌고래 자세

186 뒤집은 견상 자세

188 **WEEKEND PROGRAM⑤**

WEEK 6
균형 잡힌 몸

LESSON 16
- 192 테이블 밸런스 자세
- 195 측면 균형 자세
- 198 활 자세

LESSON 17
- 200 한 발 회전 자세
- 204 반달 자세
- 207 다리 넓힌 전굴 자세

LESSON 18
- 212 한 발 의자 자세
- 215 발 잡고 한 발 서기 자세
- 218 어깨 서기 자세
- 220 물고기 자세

222 **WEEKEND PROGRAM ⑥**

WEEK 7
유연한 몸

LESSON 19
- 228 회전 돌진 자세
- 231 전굴 자세
- 234 누운 영웅 자세

LESSON 20
- 238 박쥐 자세 2
- 241 낙타 자세
- 244 상체 숙여 다리 뻗기 자세

LESSON 21
- 248 원숭이 자세
- 251 위로 향한 활 자세

254 **WEEKEND PROGRAM ⑦**

WEEK 8
유연성과 힘을 기르는 고급 자세

LESSON 22
- 260 여신 자세
- 263 묶은 삼각 자세

LESSON 23
- 266 도마뱀 자세
- 270 머리 서기 자세

LESSON 24
- 278 나침반 자세
- 281 왕 비둘기 자세

286 **WEEKEND PROGRAM ⑧**

INFO
<8주에 완성하는 홈 요가> 활용법

수련 계획 및 일정표 작성

꾸준한 실력 향상을 위해 자신의 생활 패턴에 맞춰 수련 일정표를 작성해보세요. 운동 경험이 부족하다면 하루 정도 간격을 두고 휴식을 가지는 것이 좋습니다. 매일 수련할 수 있다면 수업의 진행 속도를 높이고 복습을 늘리세요. 자신의 스케줄에 맞춰 8주, 24회 수업을 진행할 계획표를 만들어보고, 계획대로 수련했는지 체크하며 성실히 임하세요.

요가를 처음 시작하는 경우

월	레슨 1
화	휴식
수	레슨 2
목	휴식
금	레슨 3
토	휴식
일	위크엔드 프로그램 ①

요가를 어느 정도 경험한 경우

월	레슨 1
화	굿모닝&굿나잇 요가
수	레슨 2
목	굿모닝&굿나잇 요가
금	레슨 3
토	굿모닝&굿나잇 요가
일	위크엔드 프로그램 ①

매일 운동할 수 있는 경우
요가 초보를 벗어난 단계

월	레슨 1 굿모닝&굿나잇 요가
화	레슨 2 굿모닝&굿나잇 요가
수	레슨 3 굿모닝&굿나잇 요가
목	레슨 1 레슨 2 굿모닝&굿나잇 요가
금	레슨 3 굿모닝&굿나잇 요가
토	휴식 또는 복습
일	위크엔드 프로그램 ① 굿모닝&굿나잇 요가

수련 일정 계획표

(_____년_____월_____일 ~ _____년_____월_____일)

	월	화	수	목	금	토	일
위크 1							
위크 2							
위크 3							
위크 4							
위크 5							
위크 6							
위크 7							
위크 8							

본문 구성 안내

요가 동작은 모든 사람에게 달리 적용됩니다. 개개인의 신체 조건에 맞추어 자세의 정도를 조절해야 하고, 건강 상태에 따라 피해야 하는 자세도 있습니다. 각 레슨에서는 특정 자세마다 흔히 일어나는 잘못된 포즈들을 사례로 들어 체형의 불균형이나 결함의 원인을 이해하고 이를 개선하기 위해 자세를 바로잡는 방법을 안내합니다.

수업 횟수
총 24회 수업으로 구성되며 수업마다 2~4가지 자세를 배웁니다.

요가 자세
자세의 이름과 효과를 안내합니다.

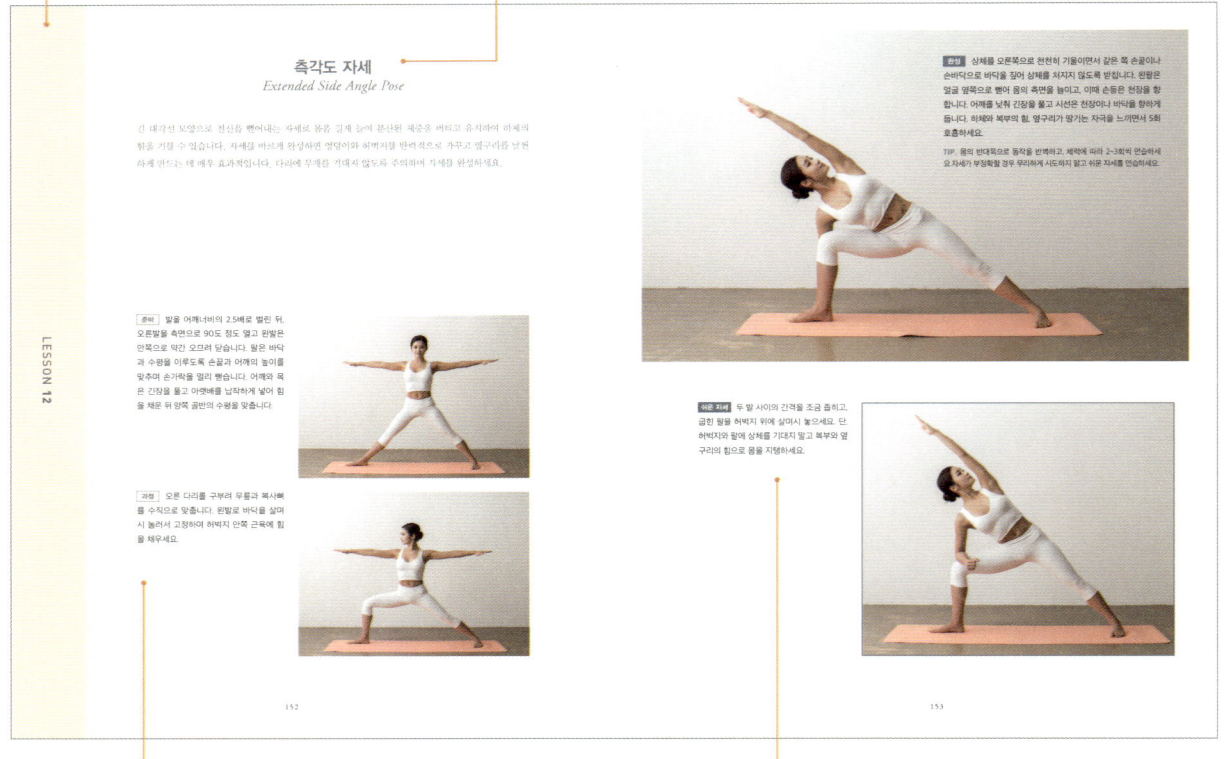

동작 순서
준비와 과정, 완성으로 구분하여 순서를 설명합니다. 신체 각 부위에 정확한 자극을 느낄 수 있도록 부위별 수정 동작을 상세히 안내합니다.

쉬운 자세&응용 자세
완성 동작이 너무 어렵거나 쉬운 경우에는 쉬운 자세&응용 자세를 참고해 자신에게 맞는 동작을 추가로 연습할 수 있습니다.

TIP
신체적인 조건이나 통증의 정도에 따라 자세를 조절하는 방법을 설명합니다.

BONUS
수강생들에게 자주 받는 질문에 대한 답을 드립니다.

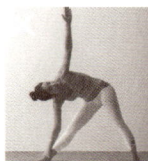
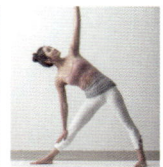
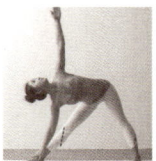
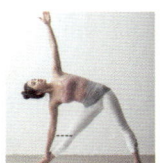
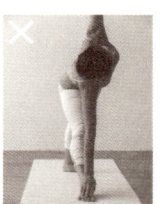
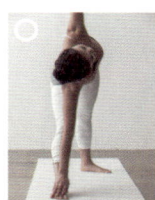

WORST POSE
쉽게 알아볼 수 있도록 잘못된 자세는 X, 올바른 자세는 O로 표현했습니다. 자신의 신체 특성을 고려하며 수정 동작을 참고하며 연습 방법을 바꿔주세요.

WEEKEND PROGRAM
한 주 동안 배운 자세를 복습하며 변형 자세를 추가 구성하여 자세를 완벽히 익힐 수 있게 도와줍니다.

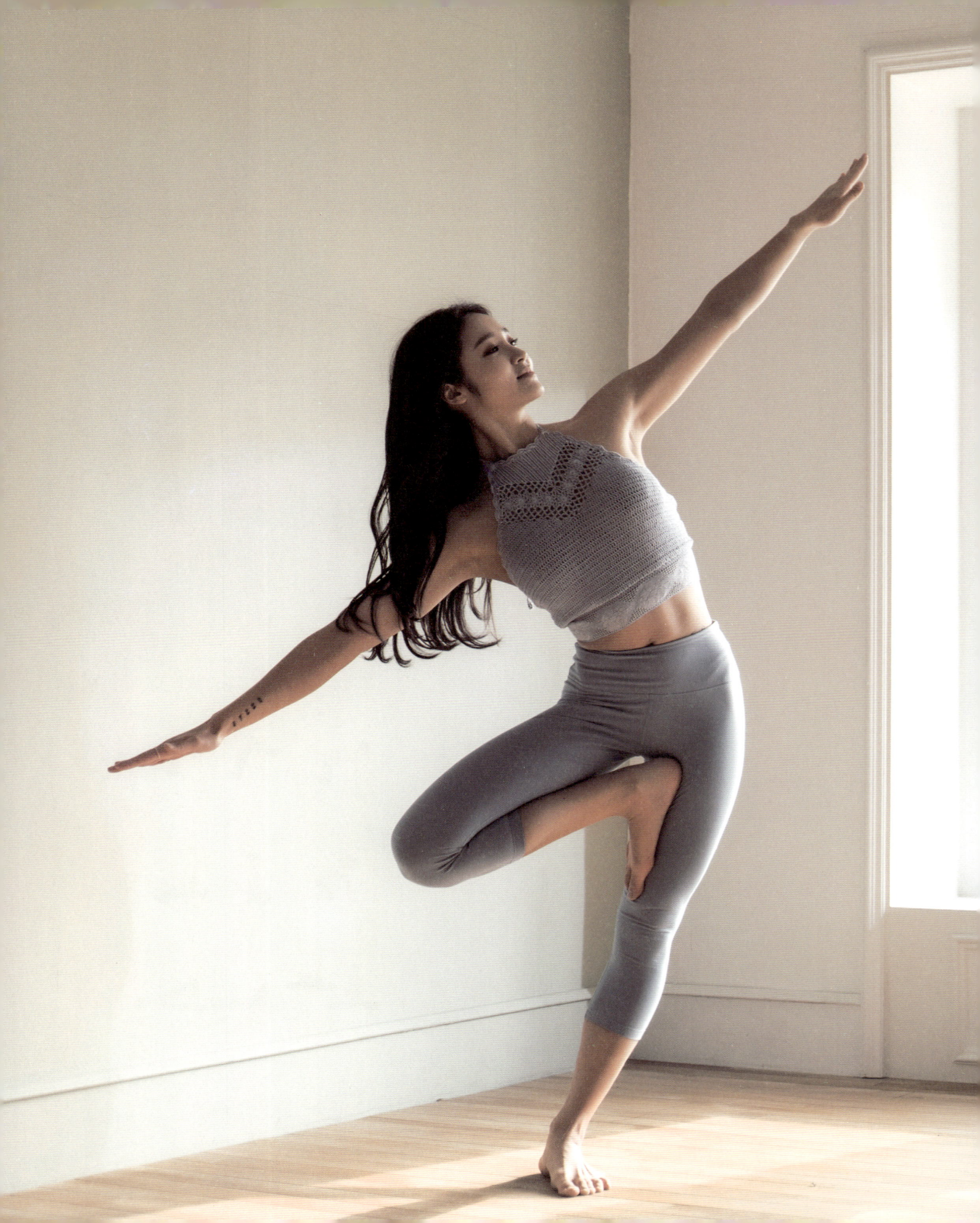

PART 1

요가 시작 전

요가를 시작하기 전에 먼저 알아두어야 할 것들을 소개합니다. 요가의 기초 개념을 이해한 뒤 수련을 시작한다면 더욱 효과적이며 처음 요가를 시작한다면 미리 갖춰야 할 도구나 준비물 등에 대해서도 알아둘 필요가 있습니다.
요가의 철학과 기본을 이해했더라도 혼자서 요가를 시작했거나 요가원을 드문드문 찾았던 경우에는 궁금한 것들이 많을 것입니다. 평소 수강생들에게 가장 많이 받았던 질문과 그에 대한 답을 Q&A 형식으로 묶었습니다. 본격적으로 요가 수련을 시작하기 전에 참고하면 좋겠습니다.

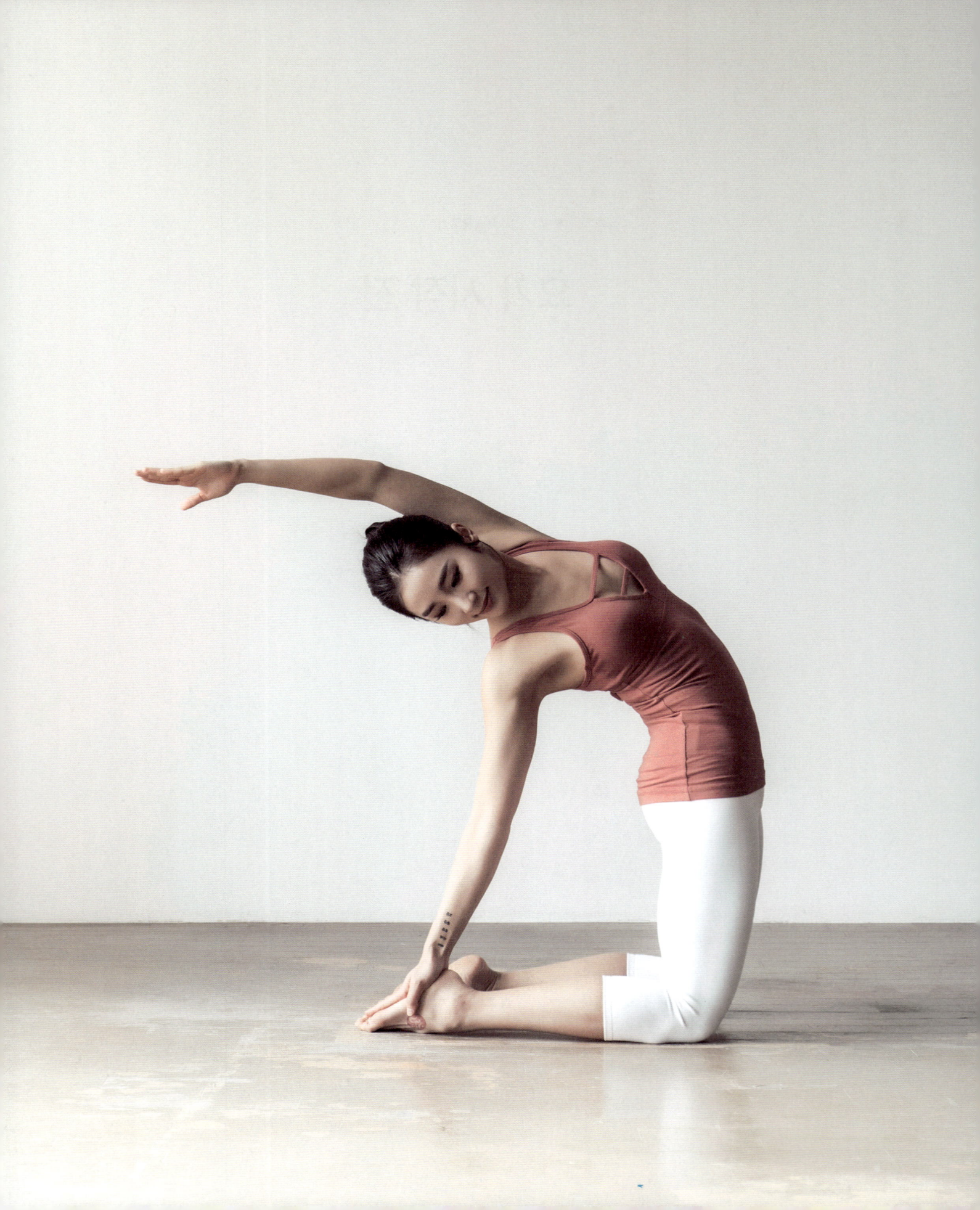

요가는
어떤 운동인가

**요가는
균형과 조화에 대한 훈련이며
삶의 방식**

많은 이들이 요가를 스트레칭과 혼동합니다. 신체를 유연하고 건강하게 만드는 스트레칭은 요가의 일부분이기도 하고 요가와 비슷한 동작도 많으니 완전히 틀린 생각은 아닙니다. 그러나 요가는 기본적으로 균형과 조화에 대한 훈련이며, 개인과 지구상의 모든 것을 위한 적절한 노력을 중시하는 삶의 방식입니다. 그 안에서 우리는 건강과 평화를 경험하게 됩니다. 그렇다면 요가는 왜 몸 이곳저곳을 늘이고 버티는 자세를 연습하도록 하는 걸까요?

다양한 요가 자세들은 대부분 적당한 힘과 유연성을 필요로 하며, 이것을 기르기에도 적합하죠. 신체가 유연하고 힘이 있으면 피로를 빨리 회복할 수 있고 다양한 신체 활동을 가뿐하게 할 수 있으며 삶의 만족도가 높아집니다. 게다가 행복이나 기쁨과 관련된 호르몬이 분비되어 기분 좋은 상태를 유지할 수 있죠. 거꾸로 감정과 기분이 몸을 변화시키기도 합니다. 스트레스가 없고 매사에 평온하며 여유로운 표정을 유지할 때에 비해 비관적인 생각을 품거나 자주 인상을 찌푸릴 때는 훨씬 부정적인 신체 변화들이 나타납니다. 어깨가 굳고 두통이 생기기도 하며 화, 흥분, 피로, 소화 기능 저하, 우울함, 무기력 등 스스로 느낄 수 있는 여러 가지 부정적인 증상들이 찾아오죠.

이처럼 마음과 정신은 몸과 상관관계에 있으므로 이를 잘 다스린다면 건강하게 가꿀 수 있습니다. 요가 자세를 연습하다 보면 종종 몸이 찢기고 터질 것 같이 아픕니다. 뻣뻣한 근육과 부족한 근력을 이겨내고 동작을 완성하면서 생기는 고통이죠. 이는 발전 과정에서 겪는 성장통이기도 합니다. 그러나 요가에서는 몸이 느끼는 감각을 인지하는 것이 먼저입니다. 명상 자세로 앉아

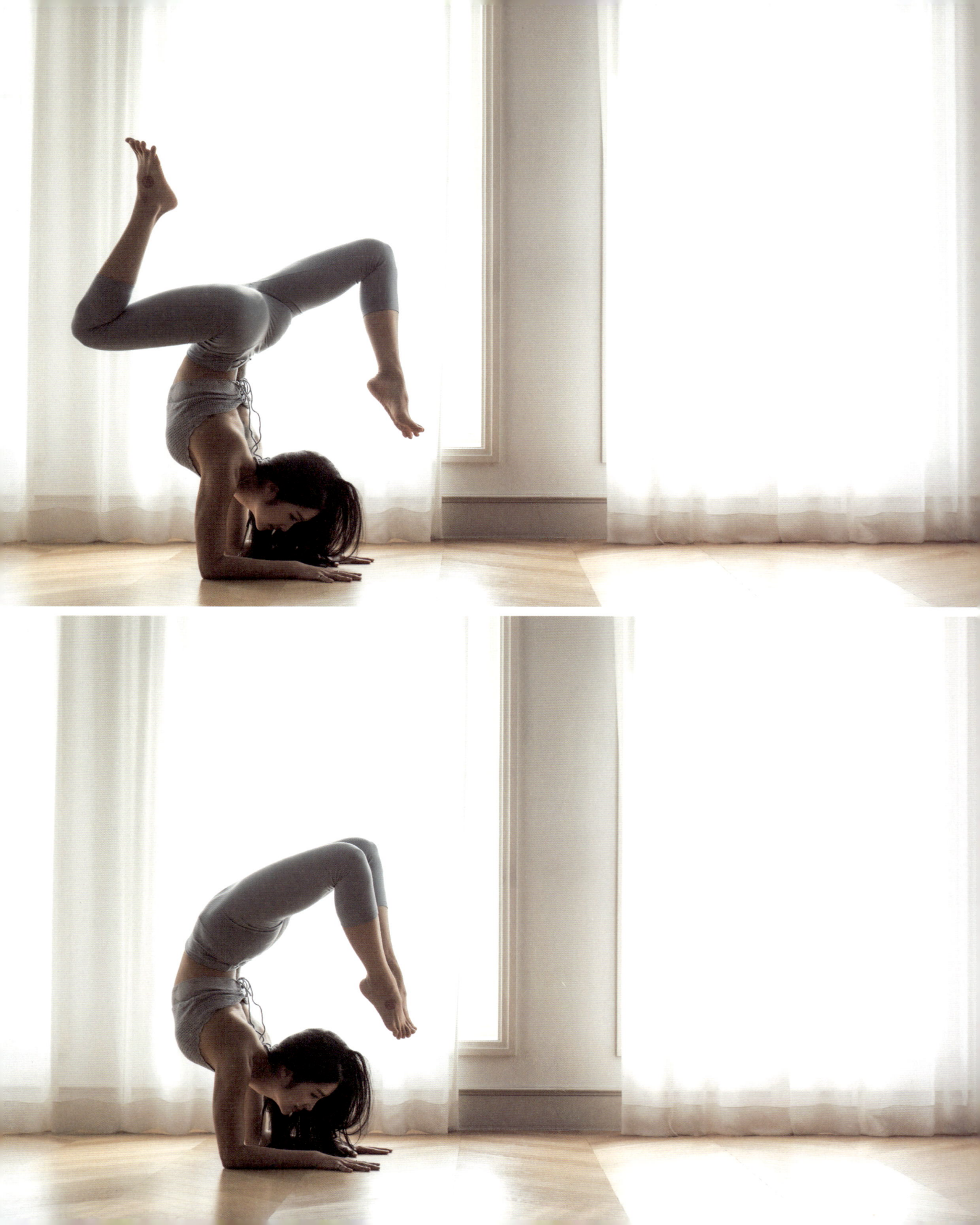

호흡을 가다듬을 때는 호흡의 느낌과 움직임을 자각하고, 몸을 스트레칭하는 자세에서는 늘여져 땅기는 느낌 그리고 단단하게 수축하는 느낌과 같이 서로 대비되는 감각을 인지하고 관찰하며 집중하고 몰입하는 것이 요가의 시작입니다. 그래서 요가는 유연해야만 할 수 있는 것이 아니라 누구나 할 수 있는 것입니다.

또한 요가는 몸과 마음에 집중하며 한쪽으로 치우친 몸이나 생각을 바로잡는 훈련이기도 합니다. 잘 늘어나지 않고 유연하지 못한 신체 부위를 늘여서 펴고, 느슨하게 풀려 힘이 없는 부분에는 탄력을 더해 신체를 교정합니다. 잘못된 자세는 만성적인 통증과 많은 질병을 일으켜 마음까지 쇠약하게 만듭니다. 신체 교정은 뼈의 위치를 바르게 하는 것뿐만 아니라 포괄적인 많은 것들을 바로잡는 것이므로 중요하게 여겨야 합니다.

요가를 통한 몸과 마음의 긍정적인 변화를 더욱 효과적으로 지속하기 위해서는 식습관의 변화도 필요합니다. 활동에 필요한 만큼 적당한 양만 섭취하되 섬유질과 무기질이 풍부한 식품의 섭취를 늘리면 신체 활동뿐만 아니라 오장육부가 가볍고 편안해집니다. 우리 몸에 축적되어 건강에 문제를 일으키는 유해화학물질이 포함된 생활용품과 조금씩 멀어지는 것도 건강한 몸을 유지하는 데 도움이 됩니다. 플라스틱 컵에 담긴 음료나 간편하게 먹을 수 있는 가공식품들은 일상을 편리하게 만들지만 그 부산물이 처리되는 과정에서 환경은 심각하게 오염됩니다. 오염된 환경은 곧 사람의 건강에 악영향을 미치죠. 개인의 건강을 유지하기 위한 작은 실천은 지구 전체의 건강과 직결된다는 것을 기억해야 합니다.

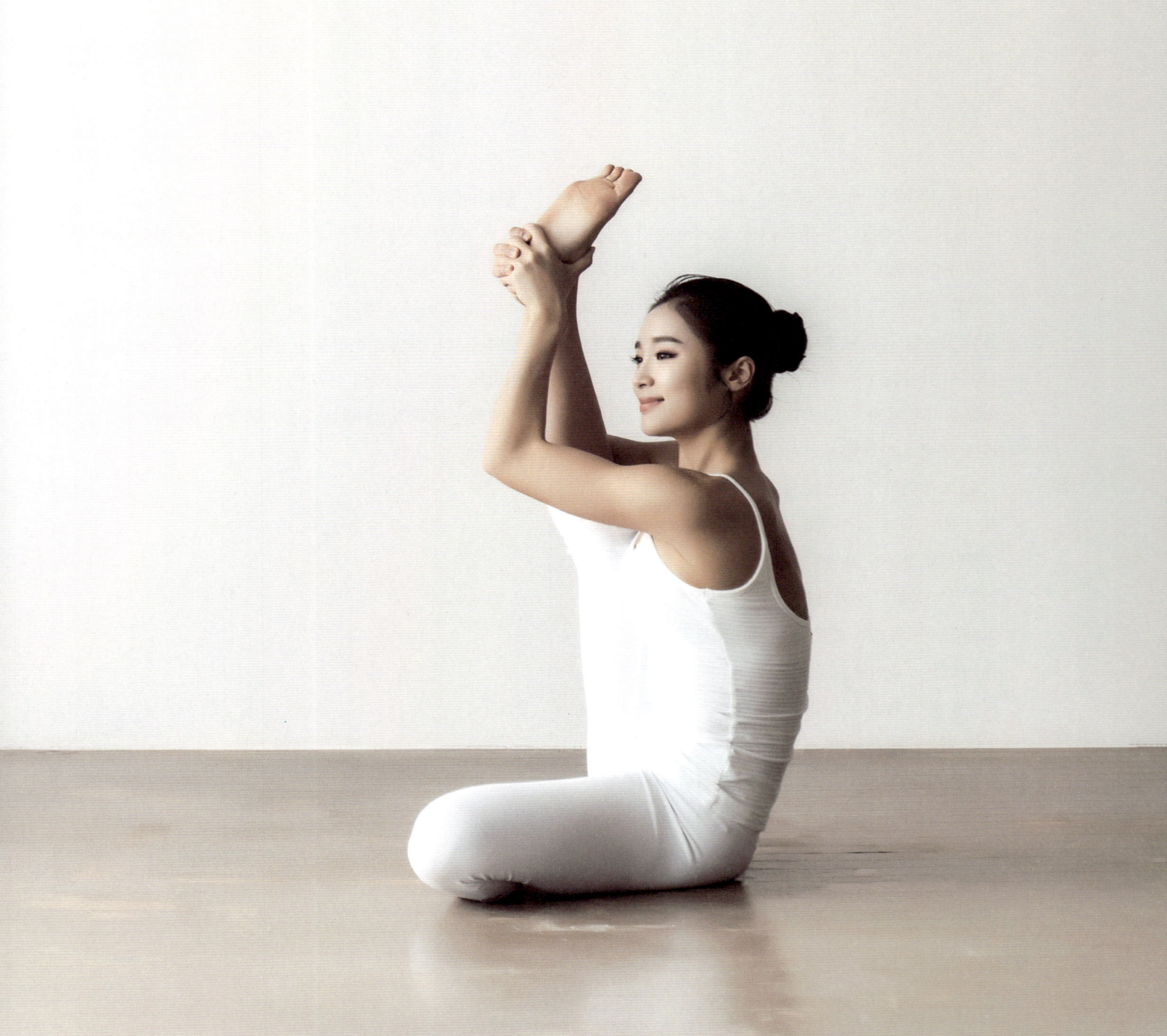

요가의 종류

요가는 기본적으로 아사나 수련을 한다

요가는 '결합', '집중'이라는 뜻의 산스크리트어 유즈Yuj에서 유래되었습니다. 정신과 육체를 결집하고 조절하여 심신의 건강과 자아를 찾아가도록 고안되었으며 학파에 따라 여러 방법으로 행해집니다. 여러 가지 요가 수행법을 함께 수련하기도 하고, 별도의 수련으로 다른 요소들을 알아가기도 합니다.

인격과 심리적, 정신적 개발을 위한 요가 이외에 우리가 흔히 알고 있는, 몸을 유연하고 건강하게 만드는 요가는 하타 요가입니다. 이 외에도 개인의 신체 상태나 취향에 따라 수련할 수 있는 다양한 요가가 있습니다. 수련 스타일과 강도, 효과에 조금씩 차이가 있지만 공통점은 모두 아사나(요가 자세) 수련을 한다는 것입니다.

아사나
Asana

요가의 자세를 의미합니다. 아사나 수련을 하면 근육이 늘어나면서 개운하거나 아픈 느낌을 자각할 수 있고 힘의 정도와 미묘한 흔들림으로 신체의 평형, 불균형, 치우침을 즉각 깨닫게 됩니다. 자기 자신을 바라보고 성찰하는 데에도 좋은 연습이 됩니다. 고도의 집중력으로 불필요한 생각과 감정으로부터 해방되고 불완전한 신체를 인내와 통제로 온전하게 만드는 과정을 배울 수 있습니다. 아사나 수련은 신체와 마음을 자연적인 본성으로 되돌려줍니다. 마음을 느리게 하고 몸을 부드럽게 움직이며 본래의 상태와 가깝게 만드는 것이죠. 그래서 요가를 잘하고 못하고는 유연성이 좌우하지 않습니다. 순간을 느끼고, 알아차리고, 경험하고, 변화한다면 요가를 잘하는 것입니다.

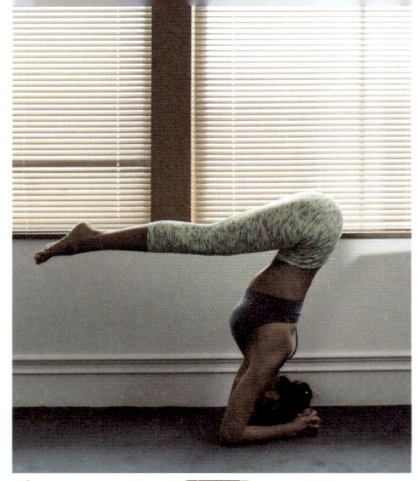
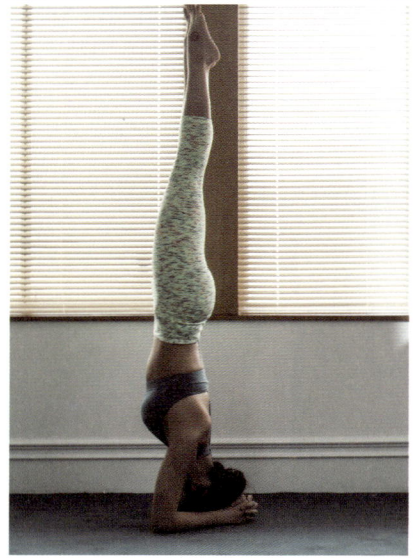

라자 요가
Raja Yoga

라자는 '왕'을 뜻합니다. 여러 요가 중에서 가장 높은 수준의 요가라는 의미로 명상을 통해 내적인 성찰을 이루고 깨우침에 이르도록 합니다.

카르마 요가
Karma Yoga

의무에 헌신하는 행동과 실천을 강조합니다. 보상이나 대가를 바라지 않고, 순수한 마음과 행동으로 타인과 일을 대하는 윤리적 태도를 성장시키는 요가입니다.

박티 요가
Bhakti Yoga

박티는 '사랑', '존경', '헌신'을 뜻하며 신에 대한 사랑과 헌신을 강조하는 힌두교의 관례를 따릅니다. 하지만 반드시 특정 신을 대상으로 하지 않더라도 박티 요가를 행할 수 있습니다. 보편적인 자연의 산물, 사랑하는 이와 같은 대상을 애정하고 존경하며 그들과 하나됨을 이해하고 깨우치는 영적 성장을 목표로 합니다.

즈냐나 요가
Jnana Yoga

즈냐나는 '지식'을 뜻합니다. 알지 못해서 생기는 괴로움과 고통을 배움과 지혜로 이겨내고, 무지에서 벗어나기를 추구합니다.

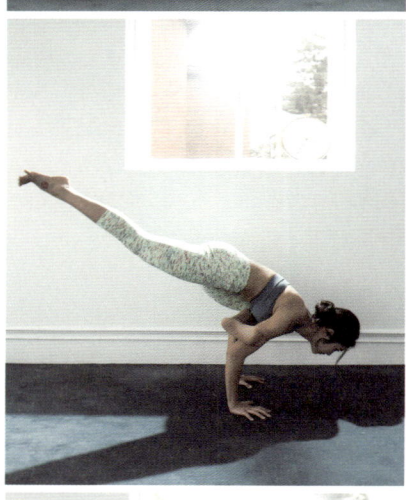
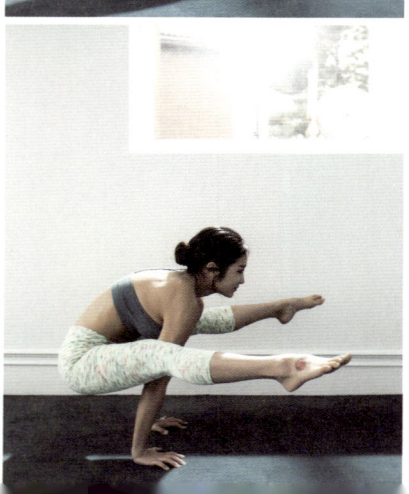

하타 요가
Hatha Yoga

하타는 '해와 달(양과 음)'을 뜻합니다. 단단하고 만질 수 있는 육체와 부드럽고 형체가 없는 정신의 조화를 목표로 하는 수련 방법입니다. 신체를 구성하는 뼈와 근육의 정렬을 바르게 맞추고, 면역력을 향상시켜 명상에 도달할 수 있는 체력을 만드는 것이 목표입니다. 아사나(요가 자세) 연습뿐만 아니라 올바른 식이 요법과 호흡, 윤리적인 행동을 추구하며, 몸과 마음을 일깨워 자아 성찰을 이루도록 하는 육체적인 요가의 기초입니다. 요가원에서 하타 요가 수업에 참석한다면 진행이 다소 느리다고 생각할 수도 있지만, 이는 요가 동작을 잘 이해하고 좋은 습관을 만들기 위한 느림입니다. 자세와 이완하는 것에 능숙해지도록 하기 위해서는 요가 자세에 충분한 시간을 들여야 하기 때문입니다.

아이엥가 요가
Iyengar Yoga

이 요가의 창시자인 아이엥가는 어릴 적 병약한 몸을 고치기 위해 요가를 시작했습니다. 본인의 경험을 바탕으로 개발한 치유 요가로 개개인의 신체적 특성에 맞추어 요가 블록, 담요, 스트랩, 의자 등 도구를 이용해 자세를 보완하고 올바르게 교정할 수 있는 방법들로 구성되어 있습니다. 요가 자세를 안전하게 연습할 수 있어서 몸이 허약한 사람이나 노인에게도 적합합니다.

아쉬탕가 빈야사 요가
Ashtanga Vinyasa Yoga

아쉬탕가 빈야사 요가는 여섯 가지의 순차적인 시리즈로 구성되어 있습니다. 순서를 암기하고 반복적으로 수련하여 한 단계를 마스터한 뒤 다음 단계로 넘어가도록 안전하게 설계되어 있습니다. 매우 역동적인 자세들로 구성되어 있기 때문에 각 자세의 특성과 바른 정렬을 숙지하여 안전하게 자세를 완성해야 하며, 초보 수련자는 일정 단계까지만 수련하는 것이 안전합니다.

빈야사 요가
Vinyasa Yoga

빈야사 요가는 아쉬탕가 빈야사 요가에서 비롯되었습니다. 두 요가의 공통점은 규칙적인 호흡과 자세를 일치시키며 원만한 움직임을 만드는 것입니다. 한편 빈야사 요가는 아쉬탕가 빈야사 요가와 달리 순서와 방법에 제약이 적어서 지도자나 수련자가 자신만의 독창적인 시퀀스를 창조할 수 있습니다.

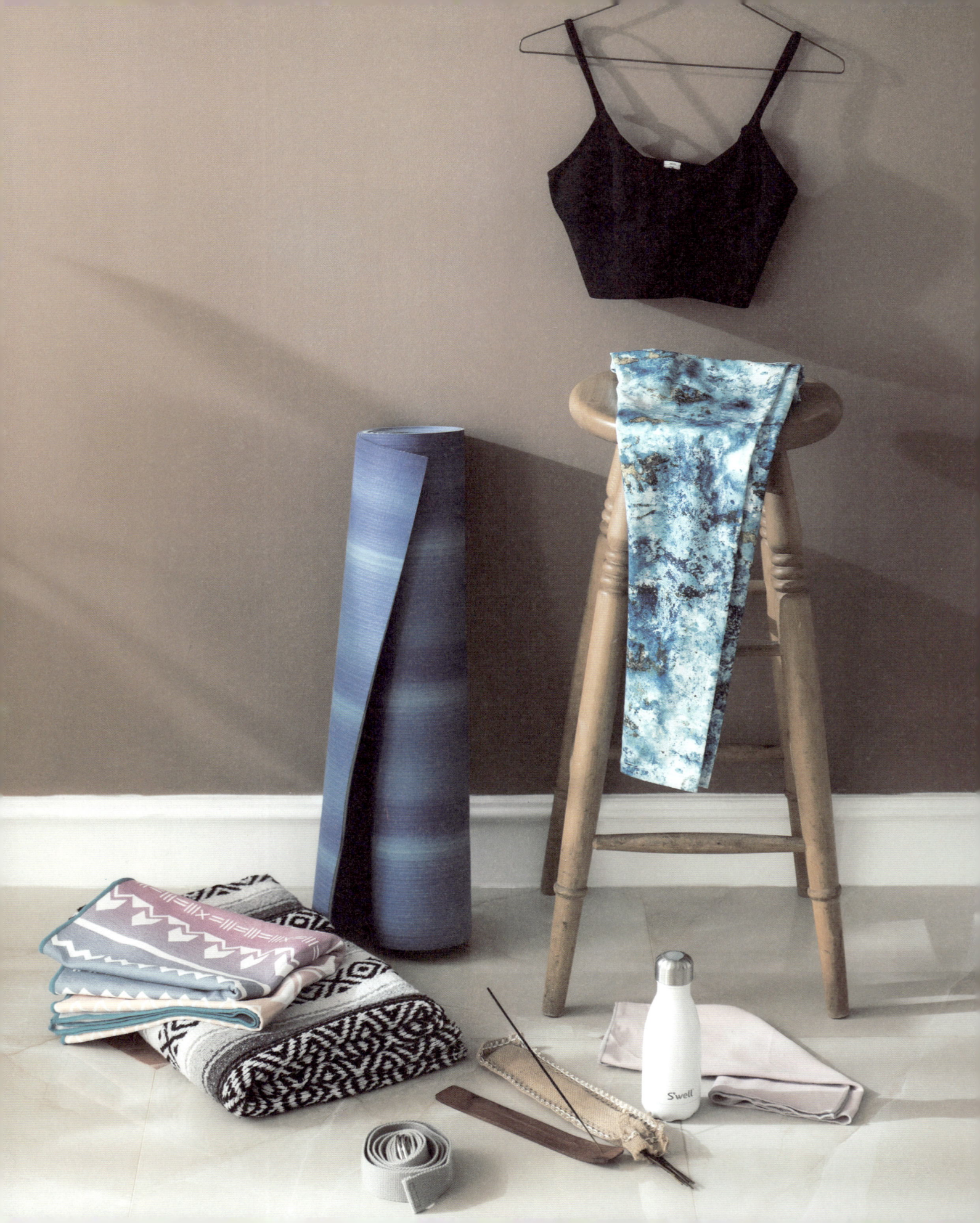

도구와 공간의 준비

매트

요가 매트는 편안한 신체 수련을 위해 꼭 필요한 도구입니다. 몸에 잘 맞는 옷이 입기에도 편하듯 매트도 개인의 컨디션을 잘 고려해서 선택해야 합니다. 0.4~0.6cm 두께의 요가 매트가 가장 보편적으로 사용되며 너무 얇은 매트는 바닥에 닿는 무릎이나 팔꿈치, 척추 뼈를 보호할 수 없습니다. 1cm 내외의 두껍고 푹신한 매트는 강도 높은 트레이닝이나 필라테스 트레이닝에서 주로 쓰이는데, 관절을 보호하기에는 효과적이지만 자세의 균형을 잡기에는 부적합합니다.

매트 선택 요령

요가 입문자라면?

힘과 유연성이 부족해 손발이 밀리거나 자세가 흔들릴 수 있기 때문에 매트를 만졌을 때 피부와의 밀착감이 좋은 것을 선택합니다. 잘 늘어나지 않는 것이 좋으며, 가로와 세로 표시선이 그어진 매트는 자세를 만들 때 도움이 됩니다.

손과 발에 땀이 많이 난다면?

자세를 잡기가 어려우므로 천연 고무로 제작되어 잘 미끄러지지 않는 매트를 사용하거나, 일반 매트 위에 얇은 매트 타월을 깔 것을 추천합니다. 최근 표면을 인조 스웨이드로 제작한 매트가 인기인데 촉감이 부드러워 건조된 상태에서는 미끄럽지만 땀 등 물기에 젖을수록 밀착감이 좋아지므로 물을 조금 뿌린 뒤 사용해도 좋습니다.

매일 수련하는 마니아라면?

매트가 망가질 때마다 교체하는 것이 좋지만 낭비일 뿐만 아니라 자연과 공존하는 요기들의 라이프스타일과도 어긋납니다. 밀도가 높고 무거운 매트를 선택하면 잘 굵히거나 벗겨지지 않아 오래 사용할 수 있으며, 바닥과의 밀착력도 높아서 동작을 전환할 때 매트가 움직이는 번거로움을 방지할 수 있습니다.

요가복

몸을 사방으로 뻗고 움직이기에 편리한 복장이어야 합니다. 너무 헐렁한 옷은 몸을 숙이거나 자세를 바꿀 때마다 흘러내려서 수시로 가다듬어야 하므로 집중력이 흐트러질 수 있습니다. 가급적이면 몸에 부드럽게 달라붙고, 신축성이 좋은 요가복을 갖추는 것이 좋습니다.

스트랩

요가 스트랩은 보통 한쪽은 손에 쥐고 다른 한쪽은 발에 걸어서 신체의 연장선을 만들어주는 역할을 합니다. 주로 유연성이 부족하여 몸이 굽어질 때 자세를 보완하기 위해 사용합니다. 반대로 한계를 높여 고난도의 자세를 연습할 때에도 사용하는데 요가 스트랩이 없으면 천 소재의 허리 벨트나 얇게 접은 타월로 대체할 수 있습니다.

담요

뼈가 돌출된 부위를 보호하고 자세를 편안하게 지속할 수 있게 합니다. 명상을 할 때 방석처럼 사용하여 허리와 등을 바로 세우는 데 사용할 수 있고, 사바사나 및 휴식 자세를 취할 때 체온 유지를 위해 몸 위에 덮기도 합니다.

타월

수련 중 땀을 닦거나 매트에 부분적으로 깔아서 손바닥이 미끄러지는 것을 방지합니다. 요가 스트랩 대신 쓰기도 하고, 누워서 휴식할 때 도톰하게 접어서 베개처럼 받치기도 합니다.

물통

호흡을 연습하다가 목이 마르거나 땀을 많이 흘려서 수분 보충이 필요할 때를 대비해 물을 준비합니다. 수련에 방해가 될 수 있으므로 이뇨 작용을 하는 차나 커피보다는 맹물이 좋으며, 목을 축이는 정도로 조금씩 섭취하는 것이 좋습니다.

인센스

공간을 메우는 기분 좋은 향기는 분위기를 전환하고, 마음을 진정시키는 효과가 있습니다. 불을 붙이면 연기와 함께 향이 퍼져나가고 잔향이 오래 남는 인센스는 숯이나 나뭇진에 허브오일을 첨가하여 만든 것입니다. 작은 구멍에 꽂아 쓰는 스틱 형태, 접시에 세워두고 쓰는 콘 형태, 필요한 만큼 잘라서 쓰는 종이 형태 등이 있으며 성분에 따라 벌레를 쫓거나 긴장을 완화시키는 등 요가 수련에 도움이 되는 기능을 합니다. 가정에서 향을 피운다면 소량만 사용해도 매우 효과적입니다. 통풍이 잘 되는 환경에서 사용하세요.

향초

향초의 주재료는 석유의 정제된 부산물이나 콩의 기름, 벌집, 야자나무에서 추출한 원료 등입니다. 여기에 향료나 천연 허브오일을 섞어 향이 퍼져나가도록 하는데 화학 성분이 첨가된 향초는 두통이나 메스꺼움을 유발할 수 있으니 성분을 꼼꼼히 확인하여 골라야 합니다.

룸스프레이

가급적 향이 은은하며 식물성 원료와 천연 에센셜오일이 들어간 제품을 추천합니다. 화학 성분은 두통이나 메스꺼움을 유발할 수 있어 요가 수련에 방해가 됩니다.

수련 장소

집에서 요가 수련을 할 때는 주변 정리가 매우 중요합니다. 동작이 미치는 곳에 가구나 소품이 있다면 잠시 옮겨두어야 하며, 자세가 흔들리면 휘청거리거나 심한 경우 넘어질 수 있으므로 창문 근처도 피하세요. 한쪽 벽에 요가 매트를 깔 수 있는 공간을 마련하면 좋습니다. 요가 시작 전에는 잠시 창문을 열어 환기하고, 집 안의 먼지를 제거해서 청결한 수련 환경을 마련해주세요.

온도

너무 덥거나 추운 환경에서 운동하는 것은 건강에 좋지 않습니다. 여름에는 선풍기를 약하게 틀어 땀을 식히고, 겨울에는 따뜻한 실내에서 충분히 몸을 녹인 후에 요가를 시작해야 합니다. 추운 날씨에는 근육과 관절이 수축되어 있기 때문에 갑작스럽게 운동을 하면 무리가 될 수 있으니 주의해야 합니다.

소리

조용한 환경에서는 집중력이 높아집니다. 요가 수련에서는 특히 더 그렇습니다. 외부가 너무 소란스럽다면 창문을 닫아서 소음을 차단하고, 편안한 느낌을 주는 잔잔한 연주곡이나 명상 음악을 재생해보세요. 혹은 고요한 정적 속에서 자신의 호흡 소리에 가만히 집중해보는 것도 좋습니다.

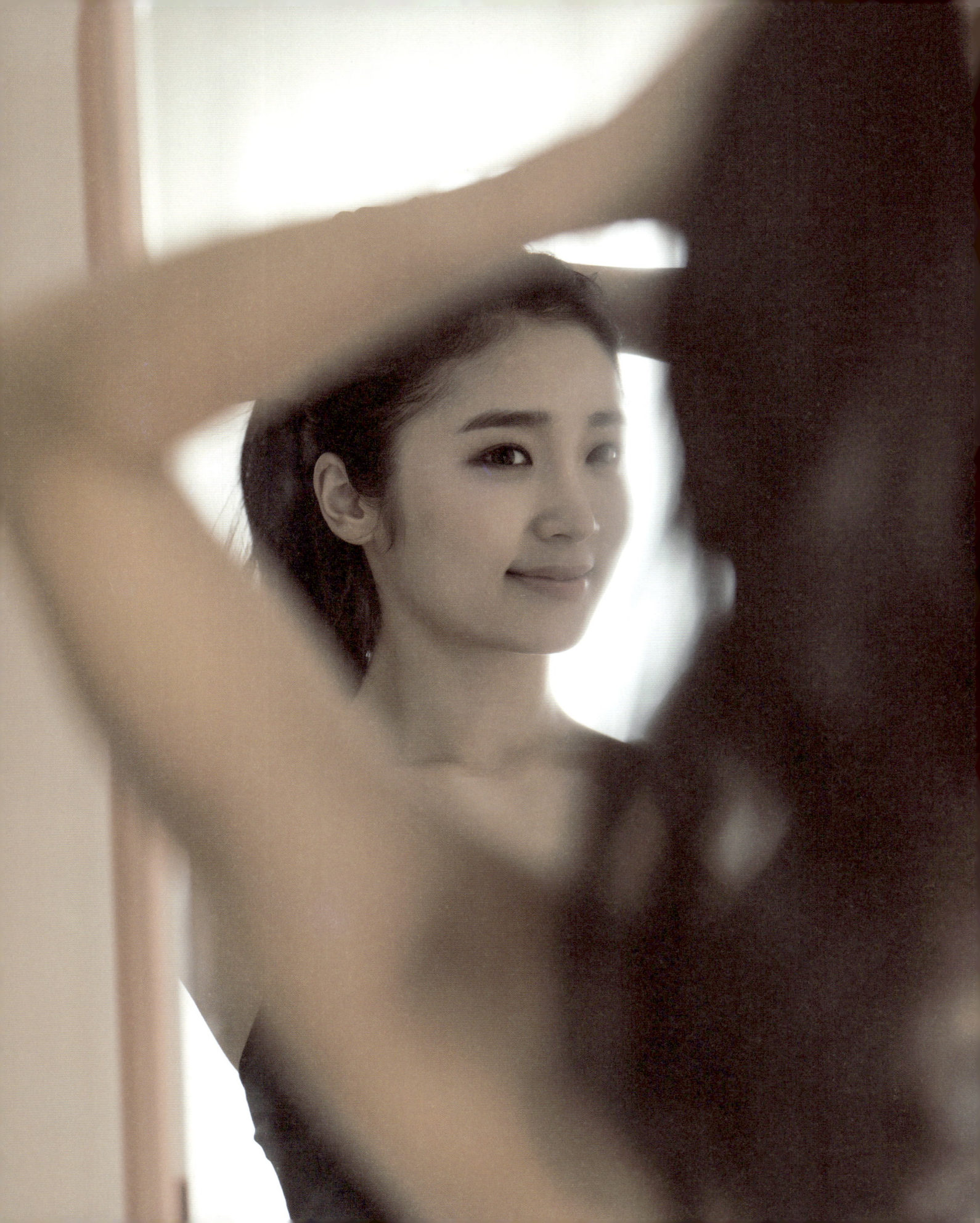

몸과 마음의 준비

식사

몸에 무리가 되지 않으려면 수련을 시작하기 2시간 전에는 식사를 마치고 튀김이나 육류, 짠맛이 강한 인스턴트식품은 삼가세요. 몸에서 음식물을 소화시키는 데에도 많은 에너지가 필요합니다. 소화와 신체 활동이 같이 일어날 경우 에너지가 분산되어 소화 흡수의 질이 떨어질 수 있고, 배 속에 가득한 음식물로 속이 부대껴 호흡이나 동작에 불편함을 줄 수 있습니다. 식사 시간을 놓쳤다면 생과일주스나 소화가 잘되는 간단한 식사 대용 식품으로 허기를 채우는 것이 좋습니다. 위가 가벼우면 몸을 숙이거나 비트는 등 여러 가지 요가 동작을 시도하기가 훨씬 수월합니다. 수분 보충을 위해 물을 한 잔 마시고, 이뇨 작용을 하는 차나 커피는 피하세요.

이른 아침에 수련을 한다면 식사를 챙기기 어렵습니다. 만성 질환이 있는 경우가 아니라면 공복인 상태로 요가를 하거나 수련 30분 전에 과일주스나 요구르트를 한 잔 드세요. 지병이 있다면 의사와 상의하여 식사와 운동 강도를 조절해야 합니다.

셀프 마사지

유연성이 부족하거나 운동 자극으로 근육통과 근육 수축이 발생한다면 간단한 마사지로 몸을 풀어주세요. 발바닥과 종아리를 지압하듯 누르고, 허벅지 안쪽과 바깥쪽을 토닥토닥 두드립니다. 양쪽 어깨를 번갈아 주무르고, 기지개를 켜서 몸의 긴장감을 완화합니다.

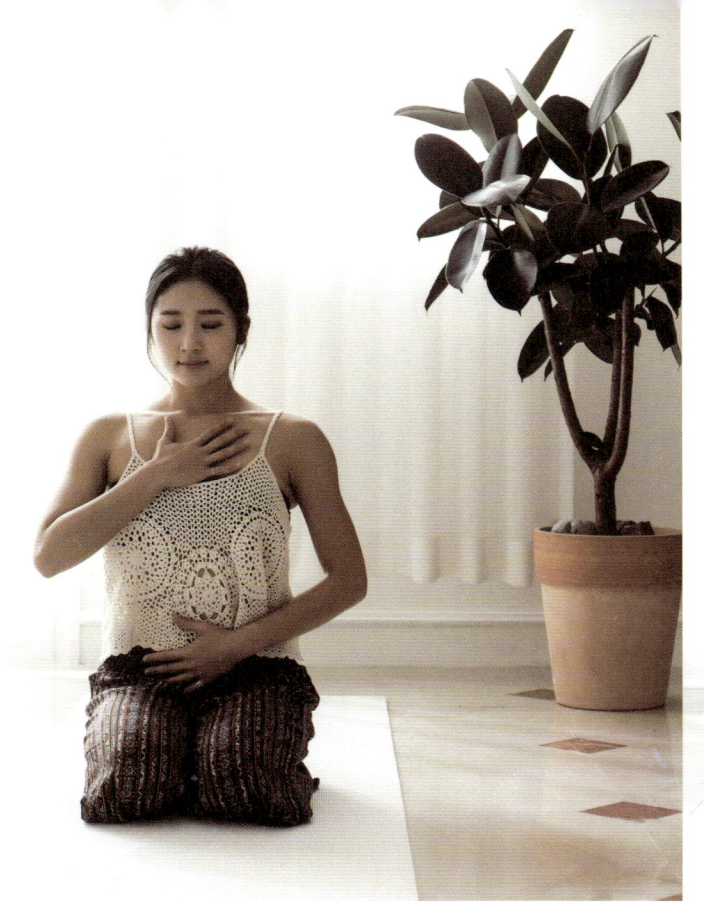
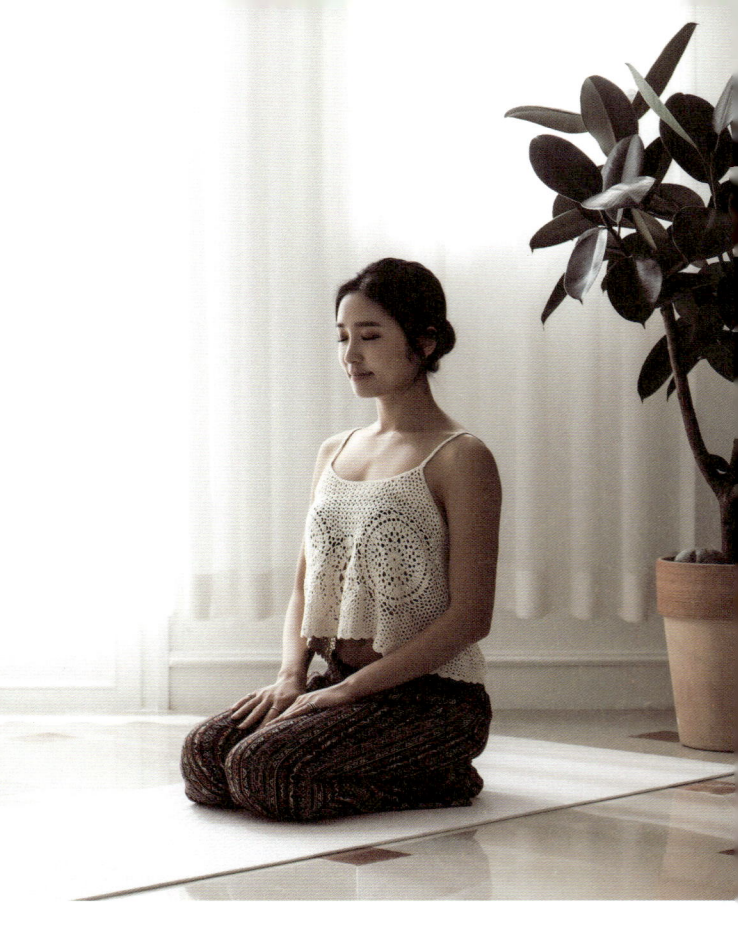

호흡

안전하고 효과적인 요가 수련을 위해서는 몸을 따뜻하게 덥히고 신체와 내면의 집중력을 높이는 시간이 필요합니다. 숨 쉬기 훈련은 요가 수련 준비에 매우 효과적입니다. 올바른 호흡은 복부와 몸통 내부의 근육을 움직여 몸에 열을 내고 몸의 중심부를 바로 세워주기 때문이죠. 일상에서 이루어지는 무의식적인 호흡이 아닌, 신체를 의식하며 깊게 들이마시고 천천히 내뱉는 호흡은 숨을 쉴 때 사용되는 근육을 활성화합니다. 내장 기관의 활동성이 향상되고 복부, 옆구리, 허리 근육의 탄력을 지속하여 안정적으로 요가 동작을 할 수 있도록 도와줍니다.

손으로 몸통을 감싸거나 거울을 보고 호흡의 움직임을 살펴보세요. 선 자세나 앉은 자세로, 혹은 자리에 누워서 연습해도 좋습니다. 들숨에 몸을 천천히 부풀리며 가슴을 확장시키고 날숨에는 복부를 천천히 당겨 몸을 조입니다. 수련 시작 단계에 5~10분 정도 연습하고 각각의 요가 동작을 할 때에도 지속하세요.

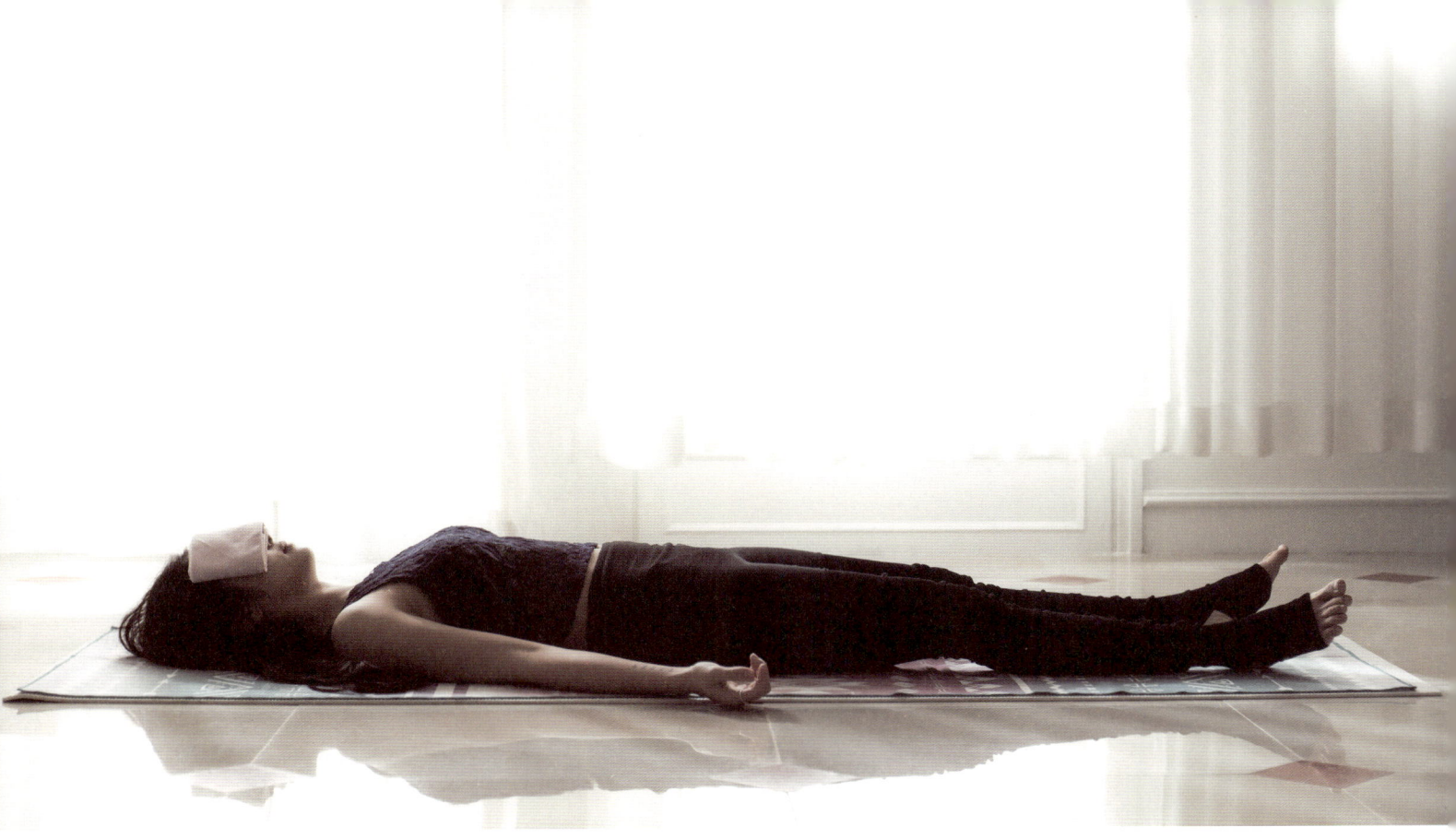

사바사나 (송장 자세)
Savasana

사바사나는 요가 수련의 마지막 단계로 바닥에 편안하게 누워 눈을 감은 자세입니다. 편히 잠을 자는 것 같아 보이지만 사실은 주의를 기울여 휴식하는 과정입니다. 의식을 깨운 채 몸에 남아 있는 긴장감을 찾아내 풀어주고 편안한 느낌이 지속되도록 하세요. 스트레스를 완화하고, 운동하면서 쌓인 근육의 피로를 풀어주며 깊이 명상합니다.

수련하는 장소가 햇볕이 드는 창가라면 감은 눈 위에 타월이나 안대를 얹어서 빛을 차단하고 체온이 유지되도록 몸에 담요를 덮어주는 것도 좋습니다. 5~10분 정도 자세를 유지한 뒤 고개를 좌우로 천천히 흔들거나 기지개를 켜면서 서서히 일어나세요. 수련에 반드시 필요한 과정이므로 소홀하거나 건너뛰지 않도록 합니다.

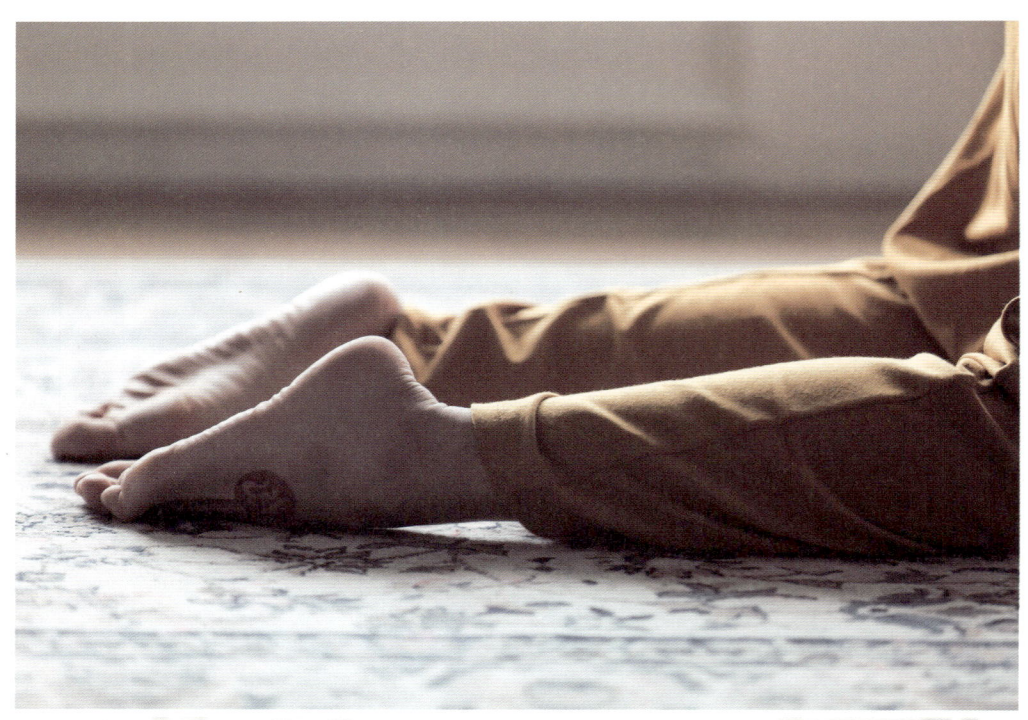
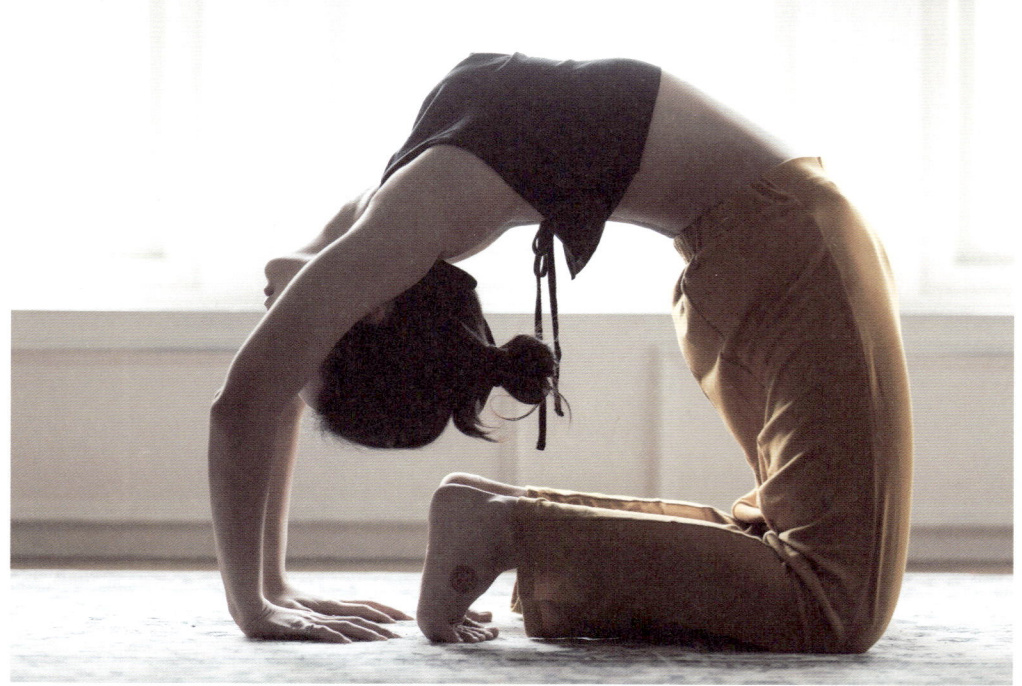

요가에 대해 궁금한 것들

요가를 하려면 몸이 유연해야 하지 않나요?

유연성은 요가를 통해 부수적으로 얻을 수 있는 효과입니다. 요가는 몸과 호흡, 마음을 인지하는 연습이며 그것을 좋은 방향으로 바꾸어가는 과정입니다. 개인의 상태에 따라 필요한 것을 채우고 불필요한 것을 덜어내어 삶의 균형을 맞추면서 요가를 알아가게 됩니다. 몸이 유연하다고 해서 요가를 잘 할 수 있는 것은 아니며 몸이 뻣뻣하다고 해서 요가를 할 수 없는 것도 아닙니다. 유연성은 요가 실력을 판단하는 기준이 될 수 없습니다. 자신만이 인식할 수 있는 내면의 변화, 그리고 그것으로부터 얻을 수 있는 만족감이 더 큰 가치를 지닙니다.

요가 동작을 할 때 통증이 있는데 계속해도 괜찮을까요?

요가 동작을 하면서 근육이 늘어나거나 강하게 수축될 때, 혹은 뼈가 닿은 곳에 힘이 가해질 때 다양한 통증이 발생합니다. 운동으로 말미암은 근육의 자극은 자연스러운 현상이며 약간의 통증은 긍정적인 변화를 가져다주는 성장통이기도 합니다. 하지만 과도한 스트레칭이나 무리한 힘의 사용은 오히려 역효과를 일으키므로, 통증이 감지되면 동작을 풀거나 적절한 단계로 되돌아가야 합니다. 요가 동작을 할 때는 자기 자신을 보호하는 것을 우선시해야 합니다. 신체적인 정렬이 부적절한 경우, 힘이 불균등하게 사용되고 있는 경우 등 통증의 원인을 찾아 아프지 않고 안전한 방법으로 연습해야 합니다.

요가로 체형 교정이 되나요?

요가는 체형 교정에 효과적입니다. 체형 불균형은 잘못된 자세와 습관으로 골격의 형태를 유지하는 근육들이 부분적으로 느슨해지거나 수축되어 균형을 잃어버린 상태입니다. 요가는 몸 전체가 다양한 방향으로 자유롭게 움직일 수 있도록 해주는 운동입니다. 늘어나서 힘이 없는 부분은 강하게, 수축된 부분은 유연하게 만들어 점차 바르고 균형 잡힌 체형을 완성합니다. 하지만 올바른 방법을 알지 못한 채 요가 수련을 할 경우 오히려 불균형이 더 심해질 수도 있습니다. 자신의 체형의 불균형을 먼저 체크하고, 그것을 보완할 수 있는 방법을 선택하는 지혜가 필요합니다.

호흡이 힘들어요. 어떻게 해야 하나요?

요가 입문자이거나 초급 단계 수련자라면 의식적이지만 자연스러운 호흡이 가장 좋습니다. 숙련되지 않은 경우에는 간혹 현기증이 나거나 목 안이 건조해지는 등의 징후가 나타나기도 합니다. 요가 호흡 수련법은 매우 다양한데 기본적으로 코로 깊은 숨을 쉬되, 운동 중에 숨이 너무 가쁘다면 한 번쯤 입으로 내쉬는 것이 좋습니다.
균형감과 근력이 필요한 동작을 할 때에는 아랫배를 가볍게 수축해서 몸 안으로 당기세요. 아랫배가 불룩 나오지 않도록, 몸통이 약간 움직이는 정도로 호흡하는 것이 적당합니다. 복식 호흡을 해야 한다면 숨을 마실 때 배를 부풀리고, 내쉴 때 가볍게 수축하세요. 지나치게 배를 부풀리려고 하면 가슴과 명치 주변이 답답해질 수 있으므로 주의합니다. 만일 비염이나 축농증이 있다면 요가 수련 전에 코막힘을 해결하도록 하고, 호흡기 질환이 있다면 의사와의 상담을 통해 조언을 구하는 것이 바람직합니다.

몸의 긴장이 안 풀어지는데 어떻게 하죠?

평소 스트레스와 긴장이 많거나 강한 근력을 사용하는 운동을 즐긴다면 근육이 단단하게 수축되어 쉽게 뭉칩니다. 이런 경우 서둘러 요가 동작을 시도하면 몸에 익숙한 힘이 쓰이게 되고 단단하게 굳어집니다.
자세를 완성해가는 과정을 모두 통달하려 하지 말고, 몸이 긴장되지 않는 정도에서 멈추세요. 필요하다면 도구를 이용해 자세를 조금 수월하게 수정해도 좋고, 비교적 쉽고 안정적인 앉은 자세, 누운 자세, 엎드린 자세를 할 때는 조금 더 오래 자세를 유지해보세요. 같은 자세를 15초에서 30초, 길게는 1분 정도 유지하면 몸이 그 자세에 적응을 합니다. 신체의 반응을 살펴보며 조금씩 단계를 높여주세요.

나이가 많은데 요가를 시작해도 괜찮을까요?

물론입니다. 다만 연령에 따라 요가 자세의 난이도와 강도를 조절해야 합니다. 체력이 떨어졌거나 운동 기능이 약하다면 벽과 의자, 요가 블록 등 도구를 이용해서 조심스럽게 동작을 시도하고 몸이 서서히 적응하도록 여유를 갖고 연습해야 합니다. 건강의 개선, 일상의 변화와 발전을 원한다면 주저하지 말고 시작하세요!

요가를 하면서 명상을 따로 배워야 하나요? 둘의 차이는 무엇인가요?

요가는 그 자체로 명상이며 요가를 하는 모든 순간에 항상 명상이 공존해야 합니다. 매일 샤워를 해서 몸의 표면을 깨끗이 하듯 운동을 통해 몸속을 깨끗이 하고, 명상을 통해 마음을 깨끗이 할 수 있습니다. 요가 자세를 연습하면서 몸과 호흡을 자각하고 집중하는 연습을 지속해보세요. 몸과 마음의 집중에서 어느 쪽으로도 치우치지 않고 균형을 유지하는 것을 잊지 마세요.

요가는 하루 중 언제 해야 하나요?

어느 때라도 좋습니다. 마음과 주변 환경이 고요한 이른 아침의 수련은 상쾌하고 활기차게 아침을 깨워줍니다. 한낮의 수련은 나른한 몸에 에너지를 채우고, 혼잡한 일상의 쉼표가 됩니다. 저녁의 수련은 하루를 마무리하며 몸과 마음을 정돈하고 숙면할 수 있도록 도와줍니다. 하루 중 나에게 필요한 효과를 기대할 수 있는 시간, 혹은 여유가 있는 그 어느 때라도 좋습니다.

생리 중에 요가를 해도 되나요?

개인차가 있습니다. 여성의 몸은 생리 중은 물론 생리가 시작되기 며칠 전부터 변화가 일어납니다. 식욕이 증가하거나 몸이 붓기도 하고, 두통, 요통, 몸살, 설사 혹은 변비, 피부트러블과 같은 신체적 현상이 나타나며 불면증, 무기력함, 심한 감정의 기복이 생기기도 합니다. 생리 기간에 몸이 너무 무겁게 느껴지거나 통증이 심하다면 요가를 하지 말고 안정을 취하는 것도 좋지만, 앉거나 누워서 하는 몇몇 가벼운 요가 자세는 생리통 완화에 도움이 될 수도 있습니다. 컨디션에 큰 변화가 없다면 몸을 거꾸로 뒤집어 세우는 어깨 서기 자세, 쟁기 자세, 물구나무 자세를 제외하면 평소대로 운동해도 괜찮습니다.
생리통을 줄이려면 평소에 스트레스를 잘 관리하고 몸이 굳거나 허약하지 않도록 항상 단련해야 합니다. 인스턴트식품과 일회용품 사용을 자제하고 환경에 해롭지 않은 것들을 가까이 하는 노력도 필요하겠죠.

PART 2

요가 수업

본격적으로 요가 수련을 위한 레슨을 시작합니다. 처음 요가를 시작하는 사람도 쉽게 이해할 수 있도록 동작 설명, 잘못된 자세의 이유 및 수정 자세의 예를 상세하게 안내합니다.

레슨은 주 3회, 8주 완성으로 총 24회로 구성되어 있습니다. 안전하고 효과적인 운동과 빠른 실력 향상을 위해 뒤로 갈수록 난이도가 높아집니다. 각 주마다 목표를 갖고 단련할 신체 부위와 관련된 동작들을 엮었습니다. 개별 동작을 수시로 연습해도 좋고, 이전 수업에서 배웠거나 다음 수업에서 배울 동작을 병행하면 부족한 부분을 보완할 수 있으며 운동 후 회복에도 도움이 됩니다.

한 주의 마지막에는 위크엔드 프로그램이 있습니다. 그 주에 배운 동작을 연이어 연습하여 운동량을 늘리고, 자세의 정확성을 점검하는 시간입니다. 연결 동작에서 자세가 흔들린다면 개별 자세의 토대가 강해질 수 있도록 더 연습하세요.

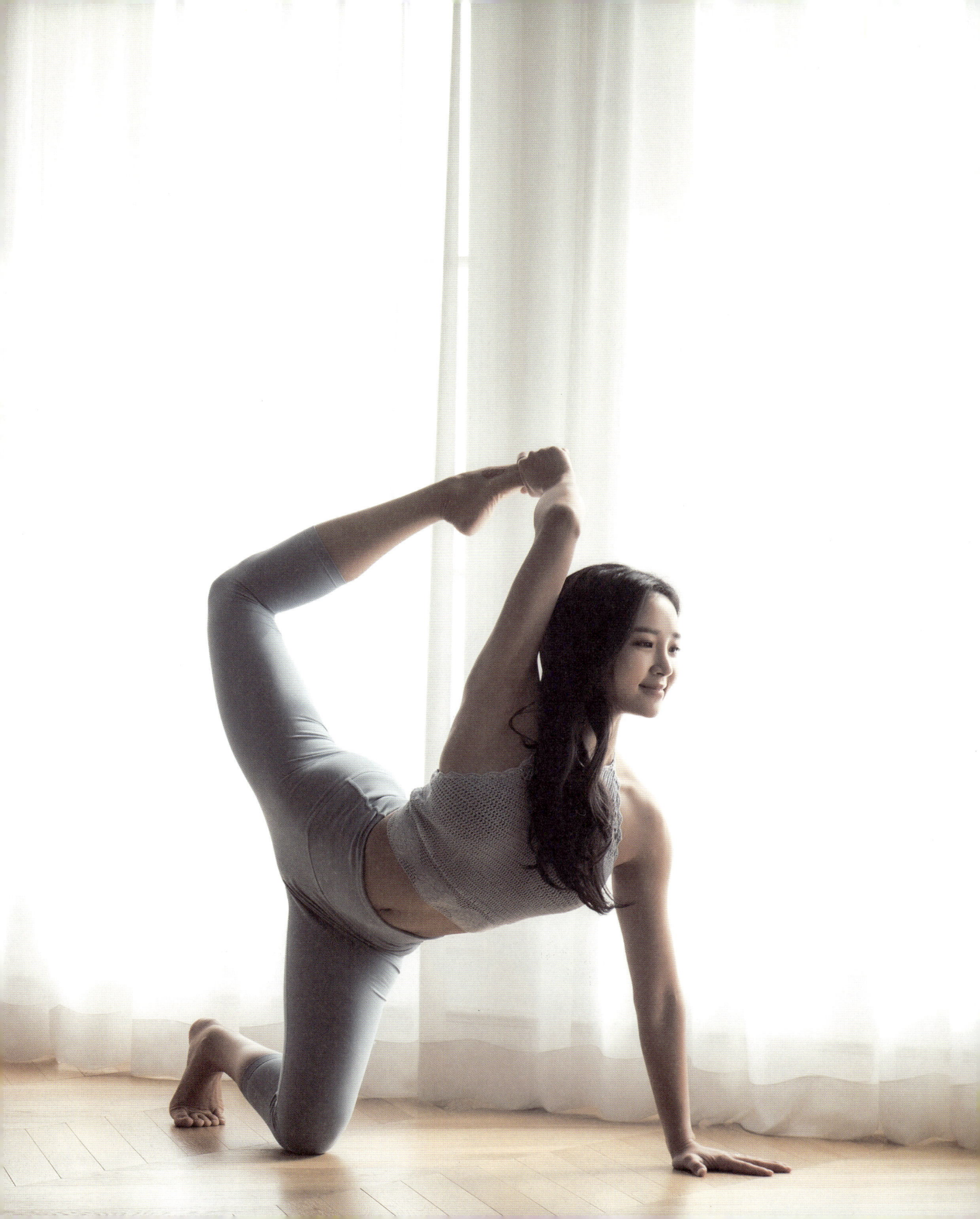

WEEK 1
기본기를 다지는 워밍업

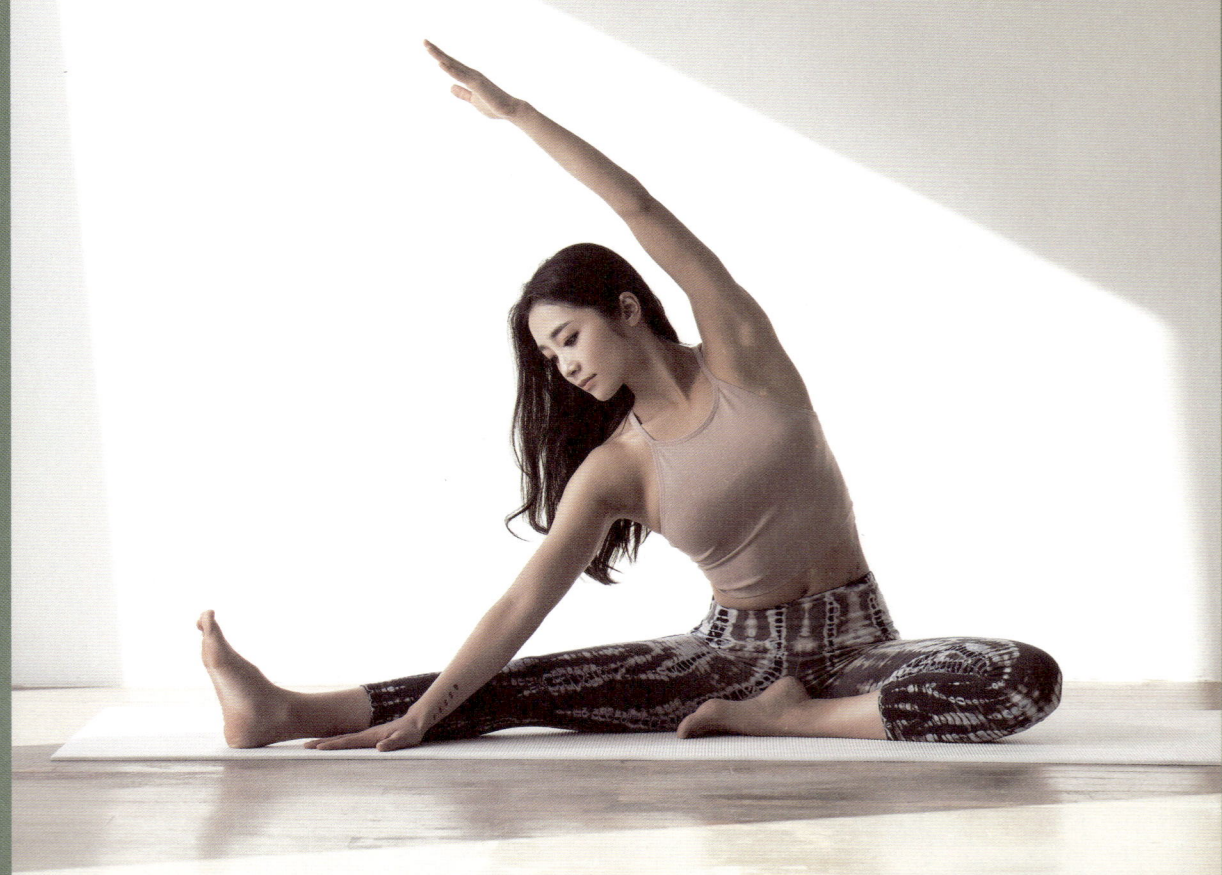

첫째 주에 배울 동작은 다소 단순하며
몸의 평형을 잡기도 수월한 편입니다.
그러나 자신의 몸 상태를 인지하고,
균형과 조화에 필요한 요소들을 스스로 깨우치는 중요한 단계이지요.
요가 동작을 연습할 때 느끼는 불편함과 거북함의 원인을 살펴보고
신체의 어느 부분이 수축되어 있고, 어느 부분이 느슨하게 벌어져
있는지 숙지할 수 있다면 수련 방법은 더욱 명확해집니다.
한 치의 오차 없는 정확한 요가 자세라는 것은 없습니다.
신체적인 특성에 따라 자세를 조금씩 조절해서 신체적 능력을
향상시킬 수 있는, 자신만의 안전한 요가 자세를 찾아야 합니다.
결함이 있다면 채워주고, 지나치게 강해져 있다면 조금씩 비워내며
균형을 맞추는 것에 중점을 두기 바랍니다.
워밍업은 전체를 위한 중요한 첫걸음입니다.
몸에 열을 내고 스트레칭하는 것을 넘어 손과 발로 땅을 느끼고
자세를 미세하게 조절하며 올바른 동작을 습관화하세요.
기본기를 숙련하면 자세의 마지막 순간까지
평정을 유지할 수 있는 힘이 생깁니다.
동작들을 각각 단독으로 연습해도 좋지만
다른 단계의 동작들과 연결 지어 함께하면
운동 사이사이에 기본 토대를 점검할 수 있고,
휴식과 회복에도 도움이 되어 운동 효과를 높일 수 있습니다.

소 · 고양이 자세
Cow·Cat Pose

소·고양이 자세를 번갈아 연습하면 척추의 움직임이 원활해져 수련을 시작하기에 매우 효과적인 몸을 만들 수 있습니다. 특히 등을 둥글게 만드는 고양이 자세는 척추와 등의 유연성을 기르는 데 도움이 되지요. 몸이 유연한 고양이는 높은 곳에서 사뿐하게 뛰어내리는 것은 물론 몸을 작게 움츠려 비좁은 곳에도 손쉽게 들어가며, 뒷다리가 강해서 높은 곳으로도 쉽게 뛰어오릅니다. 이 자세를 연습할 때는 발을 바닥에 견고하게 고정하세요. 바닥을 향한 몸의 앞면을 두툼하게 만드는 소 자세는 척추를 오목하게 하여 등에 힘을 모으고 복부와 가슴, 목을 활짝 펴게 합니다.

LESSON 1

준비 | 테이블 자세
손과 무릎을 바닥에 대고 무릎은 직각으로 굽혀서 엎드립니다. 팔과 허벅지는 바닥과 수직이 되도록 하고, 발끝을 세워 바닥을 힘껏 누르며 하체를 견고하게 고정하세요. 아랫배를 납작하게 넣습니다.

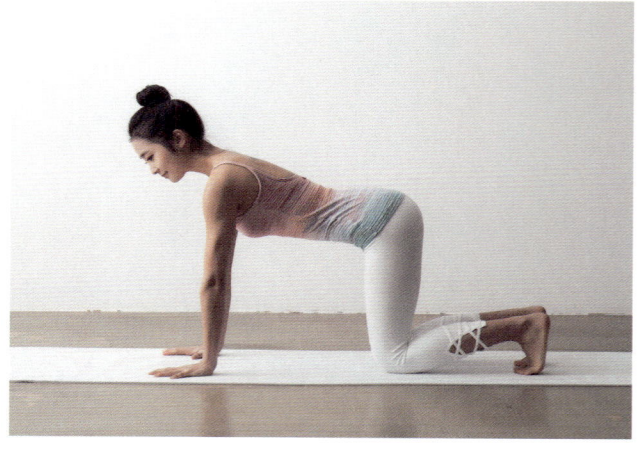

과정 1 | 고양이 자세
숨을 내쉴 때 손과 발로 바닥을 밀어내며 등을 둥글게 마세요. 목의 긴장을 풀어 머리를 바닥으로 편하게 떨어뜨리고 시선은 다리 사이를 향합니다. 배를 몸속으로 숨기듯이 당겨 납작하게 만드세요.

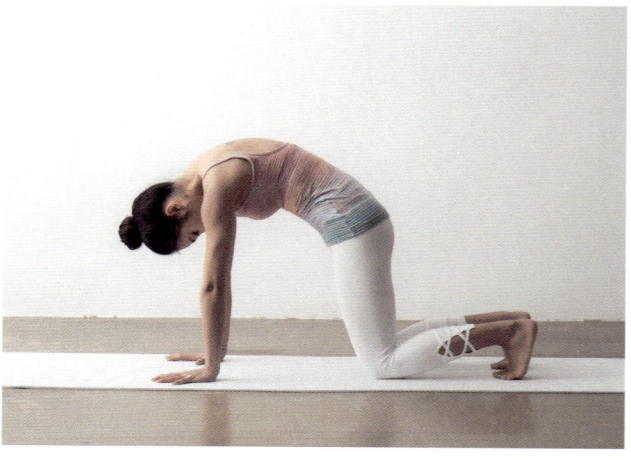

과정 2 | 소 자세

숨을 마시면서 등을 오목하게 만듭니다. 바닥을 짚은 손을 무릎 방향으로 가볍게 끌어당기듯이 어깨를 낮추고 겨드랑이 아래와 등 주변에 힘을 채우세요. 가슴을 팔 사이로 넣듯이 내밀어 몸의 앞면을 팽팽하게 펼칩니다. 시선은 정면이나 약간 위쪽을 향합니다. 고개를 과도하게 젖히면 기도가 눌려 답답하거나 어깨가 경직될 수 있으므로 주의하세요.

완성 | 두 자세를 번갈아가며 5~10회 반복하세요.

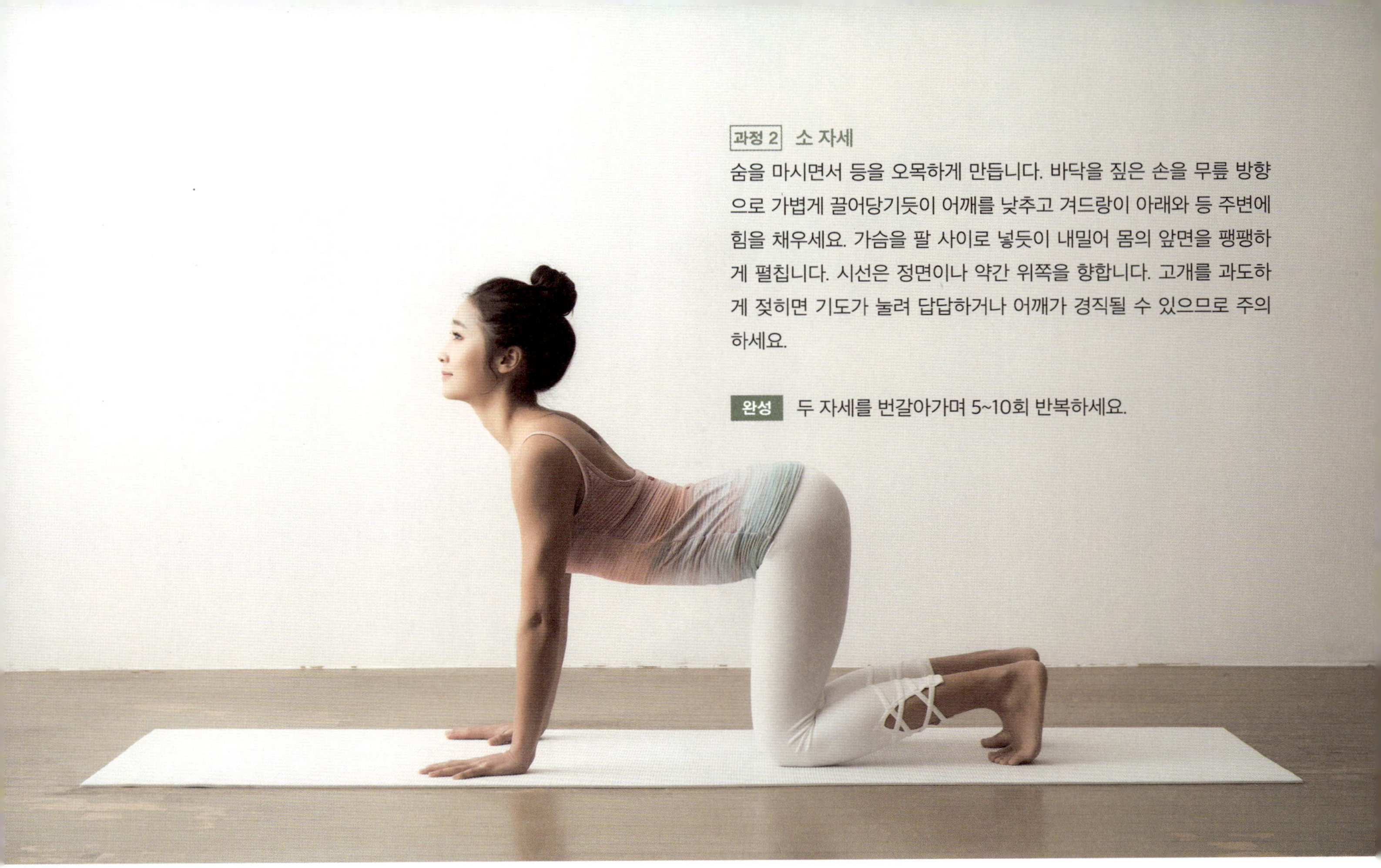

WORST POSE 1

손목 관절이 꺾이고 손바닥이 바닥에서 떨어진다

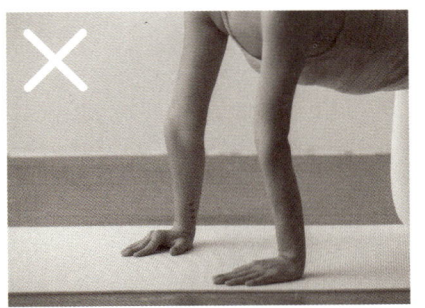

팔꿈치를 과하게 뻗으면 손목 관절이 지나치게 꺾여서 통증이 생길 수 있습니다. 손목 안쪽 근육이 팽팽하게 늘어나며 손끝까지 연결된 근육의 일부가 당겨져 손가락이 구부러지고 손바닥이 바닥에서 떨어집니다.

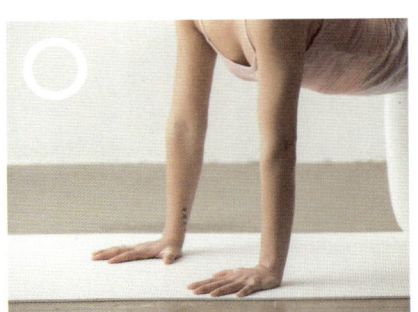

손끝이 정면이나 약간 바깥쪽을 향하도록 짚고 손바닥 가장자리와 손가락 하나하나까지 모두 바닥에 밀착합니다. 꺾인 팔꿈치 관절을 살며시 굽혀 일자로 만드세요. 과하게 굽히거나 무심코 꺾이지 않도록 주의합니다.

WORST POSE 2

팔에 몸을 기대어 어깨가 올라간다

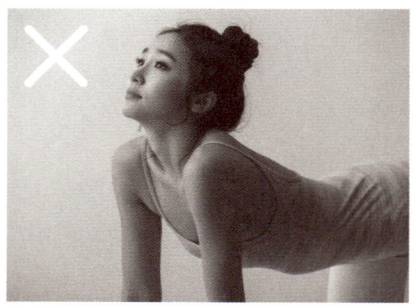

복부나 하체의 힘을 사용하지 않으면 몸통이 처지고, 몸무게가 팔에 집중되어 어깨가 올라갑니다. 손목과 팔꿈치에 통증이 발생할 뿐만 아니라 잘못된 자세가 습관으로 굳으면 손으로 땅을 짚는 모든 자세가 어려워집니다.

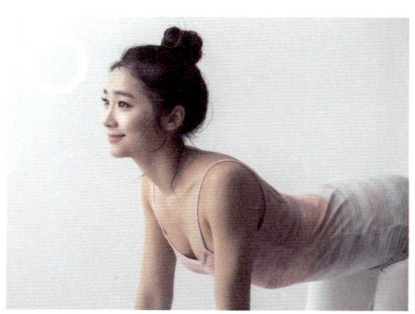

손바닥으로 바닥을 단단히 밀어내어 상체를 지탱하고 어깨를 골반 방향으로 내립니다. 발로 바닥을 힘껏 누르며 아랫배를 몸속으로 당겨 팽팽함을 유지하세요. 허리가 오목하게 휘지만 무게가 바닥으로 처지지 않게 주의합니다.

WORST POSE 3

등이 평평해지고 어깨가 움츠러든다

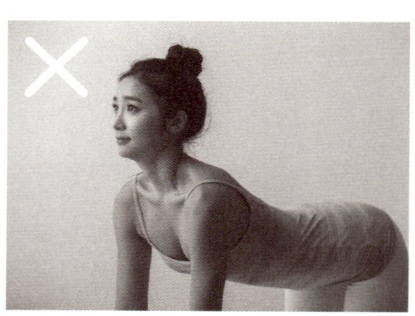

소 자세는 가슴을 펼치고 척추를 유연하게 만드는 효과가 있는데 바닥을 너무 강하게 밀어내면 날개뼈가 벌어지면서 등이 평평해지고, 가슴 근육이 조여 어깨가 움츠러듭니다. 따라서 척추가 유연하게 움직이지 못하고 오히려 뻣뻣해집니다.

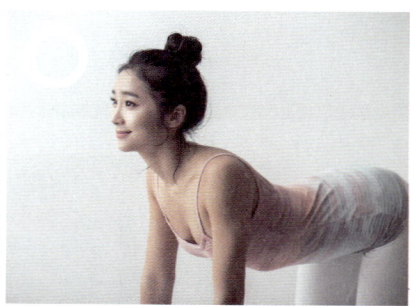

손바닥과 팔은 바닥을 단단하게 밀어내지만 날개뼈는 가운데로 오므리고 몸통을 어깨보다 약간 아래로 내립니다. 등 주변은 오므려지도록 하고 어깨를 골반 쪽으로 낮춰 목을 길게 만듭니다. 등이 아닌 몸의 앞면을 팽팽하게 늘이세요.

한 다리 스트레칭
Head Beyond the Knee Pose

하체 뒷면을 유연하게 만들고 복부 강화와 부기 제거, 피로 완화에 효과적입니다. 몸통을 숙이는 전굴 자세 중에서 스트레칭 강도가 높은 편에 속하므로, 하체 뒷면을 지나치게 늘이지 않도록 주의하세요.

준비 오른 다리를 뻗고 왼발은 골반 가까이 가져옵니다. 오른 다리의 뒤꿈치와 왼 다리의 발등으로 바닥을 단단하게 눌러 고정합니다. 손끝으로 바닥을 밀어내며 척추를 뻗고, 아랫배를 납작하게 수축합니다.

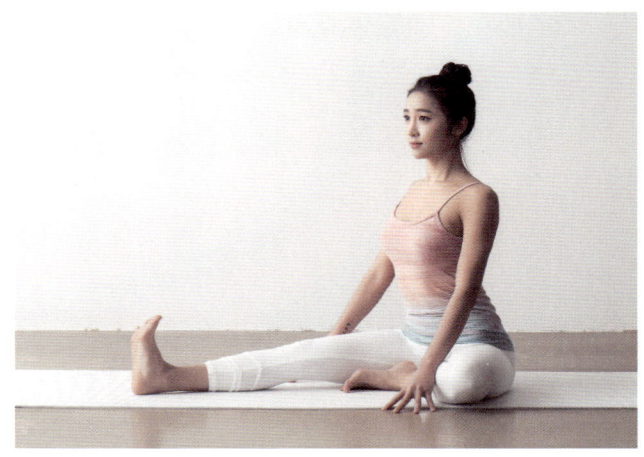

과정 양손을 앞으로 뻗어 바닥을 짚거나 오른발을 감싸 잡아요. 반동을 이용하지 않고 천천히, 가능한 만큼만 상체를 숙입니다.

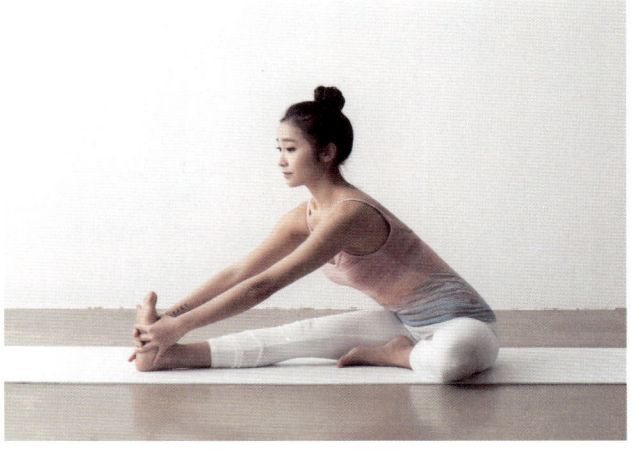

완성 오른 다리와 같은 쪽의 가슴이 마주하도록 포개고, 아랫배를 납작하게 수축하여 상체를 다리에 기대지 않도록 힘을 줍니다. 날개뼈를 가운데로 조이고 종아리와 허벅지 뒷면이 땅기는 자극을 느끼며 5회 호흡하면서 자세를 유지합니다.

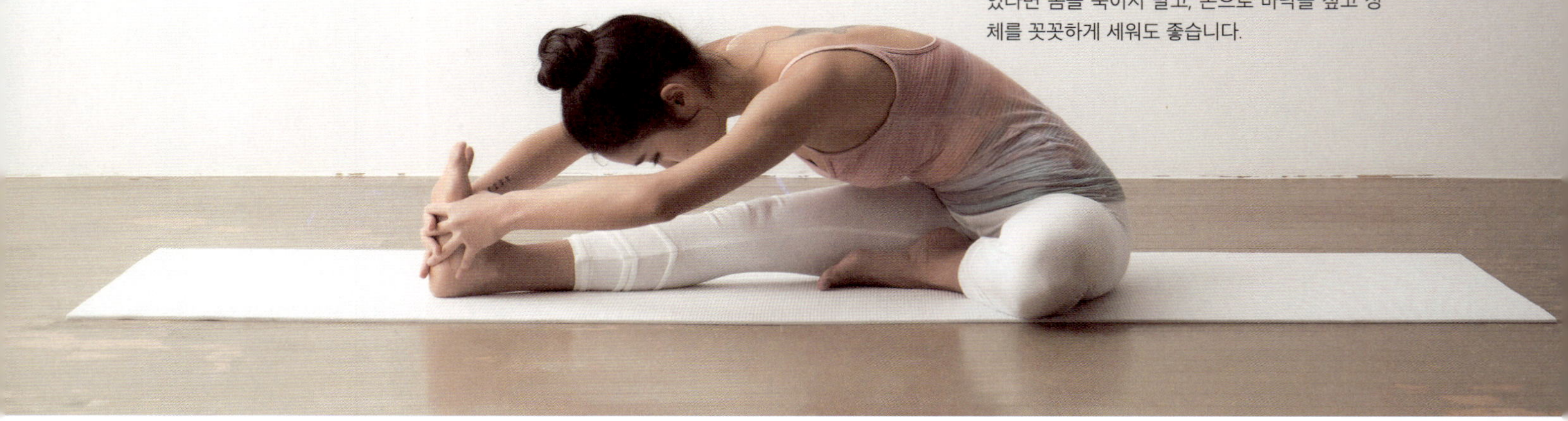

TIP. 유연성이 부족하면 골반 아래에 두툼하게 접은 쿠션이나 방석을 깔고 앉으세요. 골반을 높이면 동작을 훨씬 수월하게 할 수 있습니다. 요통이 있다면 몸을 숙이지 말고, 손으로 바닥을 짚고 상체를 꼿꼿하게 세워도 좋습니다.

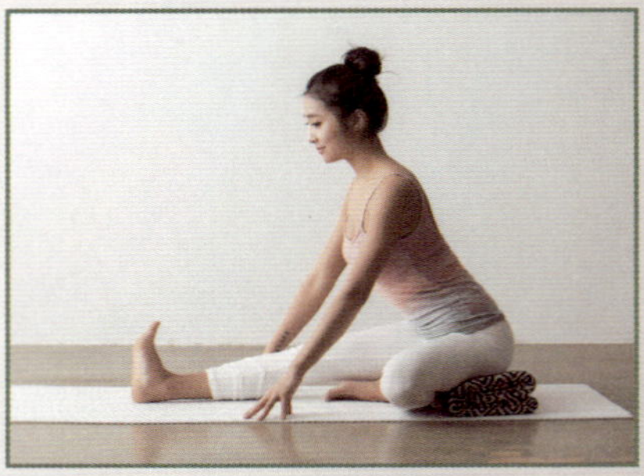

WORST POSE 1

팔을 과도하게 뻗는다

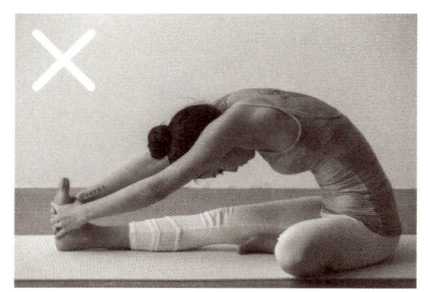

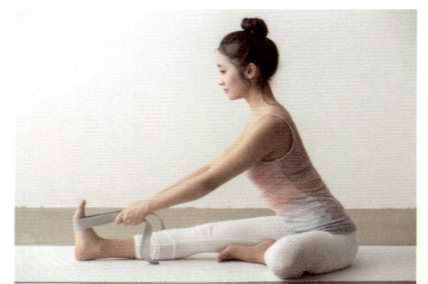

팔을 앞으로 뻗으면 자연스럽게 날개뼈 역시 함께 이동합니다. 그러나 지나치게 멀리 뻗으면 목과 어깨가 경직되죠. 상체는 더 많이 숙여지지만 편 다리의 무릎에 상체의 무게가 편중되어 무릎 뒷면에 통증이 발생합니다.

발을 잡기 어렵다면 팔을 지나치게 뻗지 말고 바닥을 짚거나 발바닥에 타월을 걸어 동작을 이어나가세요. 팔꿈치를 바닥에서 띄우고 날개뼈를 골반 쪽으로 내리며 가운데로 오므려 머리와 어깨가 멀어지도록 합니다. 가슴을 펼치며 등 근육에 힘을 채우세요.

WORST POSE 2

고개를 들어 올리거나 너무 많이 숙인다

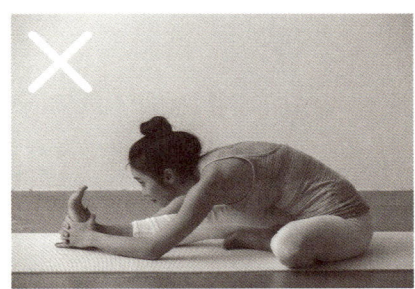

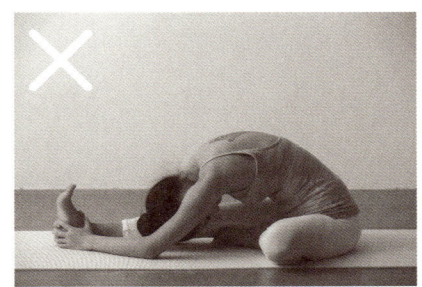

턱을 내밀어 고개를 들면 목뼈가 본래의 정렬을 벗어나 계단식으로 변형됩니다. 거북목, 일자목, 어깨가 굽은 체형에서 흔히 나타납니다.

고개가 꼬꾸라지듯 숙여지면 여러 개의 목뼈를 잇는 근육이 느슨해져 머리 무게를 지지하며 바른 자세를 만드는 힘이 약해져 체형의 변형을 일으킵니다.

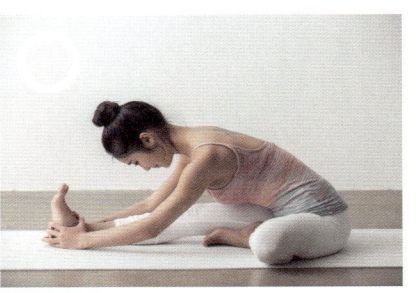

뒤통수와 목덜미, 등이 완만한 곡선을 그리도록 머리의 위치를 바로잡습니다. 턱과 쇄골 사이에 주먹 하나 정도가 들어갈 만한 공간을 만들고, 머리를 낮추기보다 상체 전체를 숙인다는 느낌으로 자세를 완성하세요.

WORST POSE 3

발뒤꿈치가 바닥에서 떨어진다

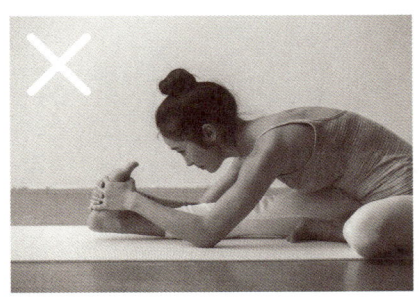

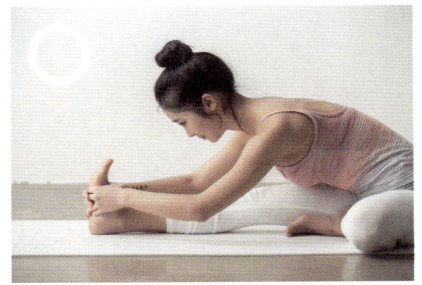

무릎 관절이 과도하게 펼쳐지면 관절에 무리가 갑니다. 허벅지 앞쪽 근육이 강하게 수축되어 무릎을 조이고 허벅지 뒤쪽 근육이 팽팽하게 늘어나 다리가 뒤쪽으로 휘는 변형이 일어날 수 있습니다. 무릎 통증이 발생하고, 보행과 운동 기능에도 부정적인 영향을 미칩니다.

발뒤꿈치로 바닥을 살며시 누르세요. 하체와 골반을 바닥에 고정한 상태에서 무릎 위쪽 근육을 부드럽게 만듭니다. 무릎 뒤쪽이 바닥에서 약간 뜨더라도 괜찮습니다. 상체의 무게를 다리에 지나치게 싣지 말고, 허벅지와 몸통 사이에 공간을 남기세요.

앉아서 기울기 자세
Seated Side Bend

구겨지듯 움츠러든 몸통을 활짝 펼쳐서 숨의 통로를 만듭니다. 옆구리와 갈비뼈 사이를 잇는 늑간근을 이완하면 호흡 운동이 개선되고 가슴이 확장됩니다. 또한 팔을 멀리 뻗어내어 겨드랑이 아래 부위를 유연하게 하여 어깨 움직임을 개선하며 굽은 등, 굽은 어깨 교정에도 효과적입니다.

준비 오른 다리를 대각선 앞으로 뻗고, 왼쪽 무릎을 접어 왼발은 골반 가까이 가져옵니다. 오른발 뒤꿈치와 왼발 발등으로 바닥을 단단하게 누르며 고정합니다. 척추를 곧게 펴고 아랫배를 납작하게 수축하세요.

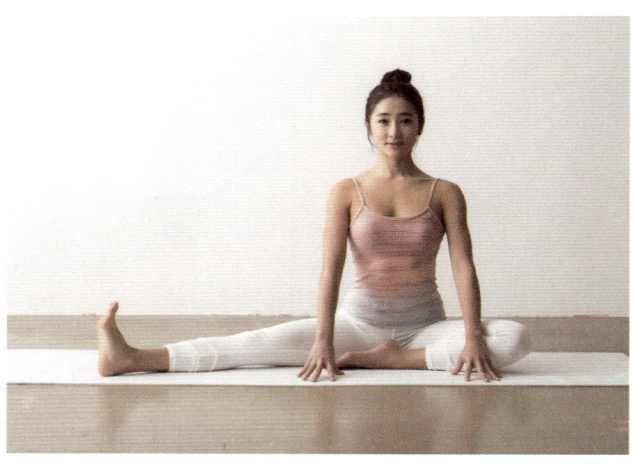

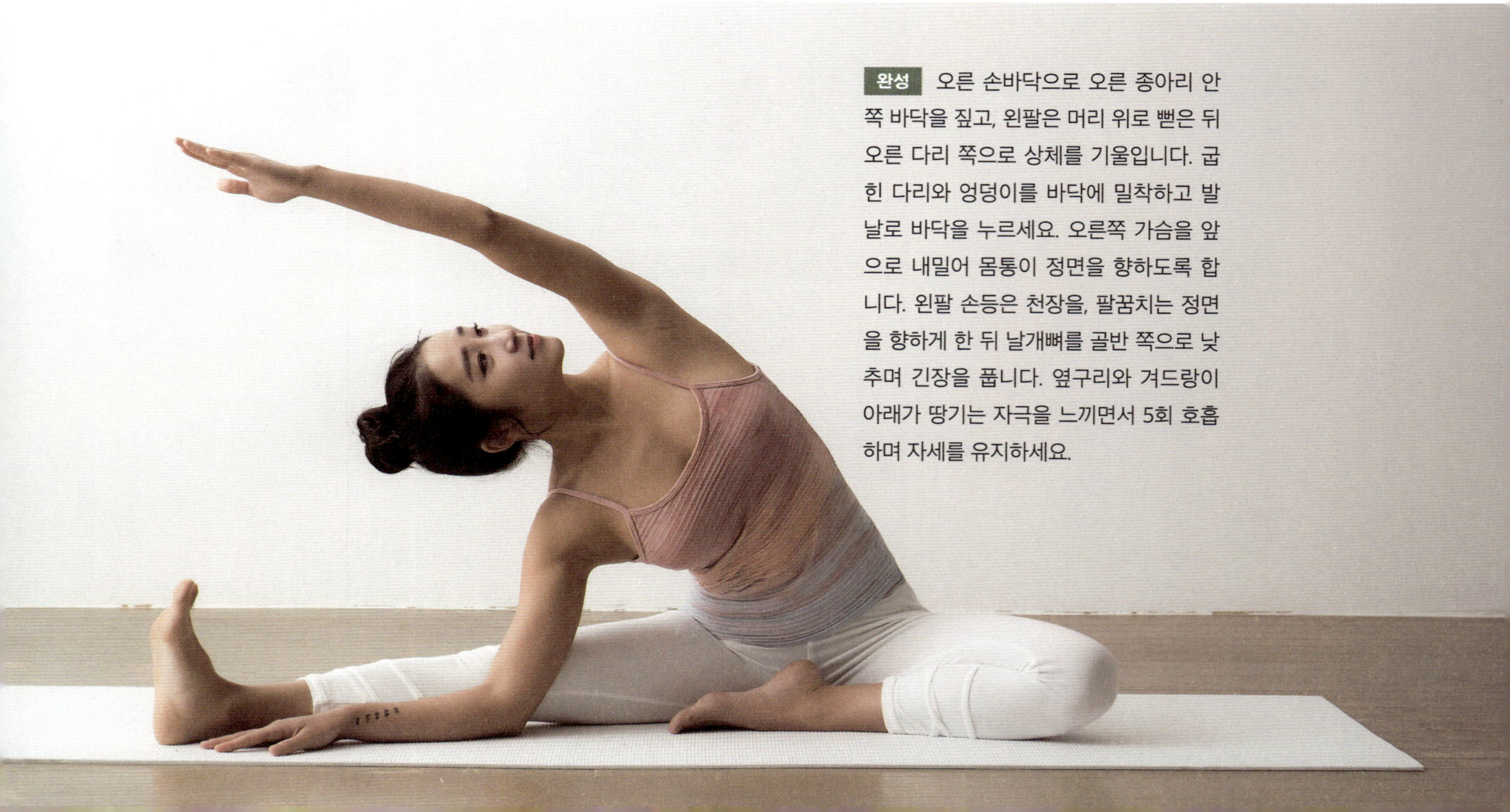

완성 오른 손바닥으로 오른 종아리 안쪽 바닥을 짚고, 왼팔은 머리 위로 뻗은 뒤 오른 다리 쪽으로 상체를 기울입니다. 굽힌 다리와 엉덩이를 바닥에 밀착하고 발날로 바닥을 누르세요. 오른쪽 가슴을 앞으로 내밀어 몸통이 정면을 향하도록 합니다. 왼팔 손등은 천장을, 팔꿈치는 정면을 향하게 한 뒤 날개뼈를 골반 쪽으로 낮추며 긴장을 풉니다. 옆구리와 겨드랑이 아래가 땅기는 자극을 느끼면서 5회 호흡하며 자세를 유지하세요.

WORST POSE 1

팔에 몸을 기대어 어깨가 올라간다

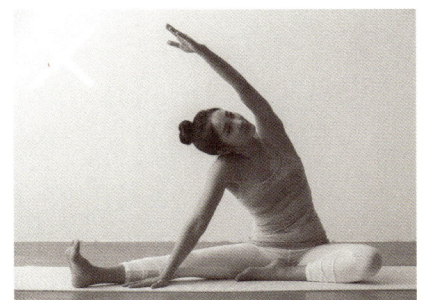

바닥을 짚은 팔에 몸을 기대면 목과 어깨가 긴장되고, 근육이 수축하고 관절이 조여들어 어깨에 통증이 발생합니다. 옆구리가 느슨하게 기대어져 스트레칭 효과도 떨어집니다.

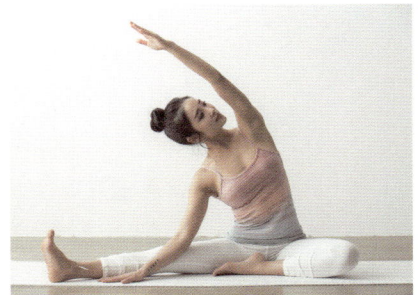

날개뼈를 골반 쪽으로 내려 머리와 어깨가 멀어지도록 하고 손으로는 바닥을 밀어내어 몸통을 받치세요. 상체가 완만한 곡선을 이루도록 옆구리를 팽팽하게 늘이고, 들어 올린 팔은 얼굴을 약간 가리는 위치에 둡니다. 팔을 머리 뒤쪽으로 많이 넘기면 어깨 관절이 조이므로 주의하세요.

WORST POSE 2

등이 굽는다

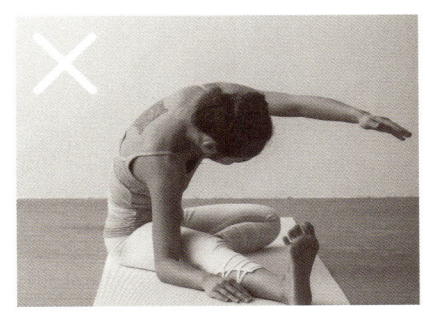

유연성이 부족하면 몸을 기울일수록 척추가 굽고 옆구리가 뻐근하게 조여듭니다. 뒤쪽 허리 근육이 지나치게 늘어나 몸을 일으킬 때 통증이 생깁니다.

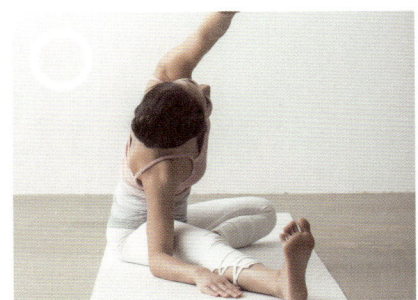

상체를 조금 일으켜 가슴을 활짝 편 상태를 유지할 수 있는 만큼만 기울입니다. 가슴을 내밀어 정면을 향하게 하고 옆구리와 겨드랑이 주변을 개운하게 스트레칭하세요.

WORST POSE 3

허리가 젖혀진다

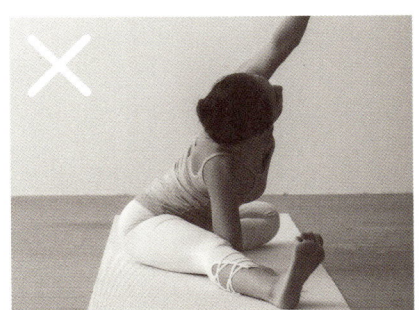

허리를 젖혀서 척추가 휘어지면 골반이 바닥에서 떨어져 자세를 유지하기 어렵고, 몸이 앞으로 쏟아집니다. 편 다리의 무릎에 체중이 치우쳐 과도하게 스트레칭되고 무릎 안쪽이 땅기며 통증이 생깁니다.

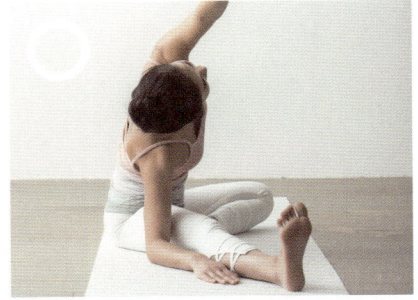

과도하게 내민 배와 가슴을 몸 안쪽으로 넣고 골반을 바닥에 밀착합니다. 발을 반듯하게 세워 발뒤꿈치를 바닥에 고정하고, 하체 뒷면을 균등하게 늘입니다. 상체를 많이 기울이기보다는 옆구리 스트레칭에 중점을 두고 연습하세요.

아기 자세
Baby Pose

엄마 배 속의 아기처럼 몸을 작게 웅크리고 호흡과 마음을 고요하게 정돈하는 자세입니다. 여러 요가 동작을 이어서 연습할 때 시작과 끝에 주로 등장하는 자세로 몸을 이완하고 휴식하기에 좋습니다. 발목과 골반의 움직임을 유연하게 만들고 척추를 길게 늘여 등의 피로를 풀기에도 적합합니다.

준비 무릎을 꿇고 앉아 양손으로 바닥을 짚습니다. 무릎을 어깨너비로 벌리고, 발끝이 맞닿도록 두 발을 붙입니다.

TIP. 무릎을 꿇기 어렵다면 골반 아래에 두툼하게 접은 담요나 방석을 깔고 앉으세요. 골반을 높이면 동작이 훨씬 수월합니다.

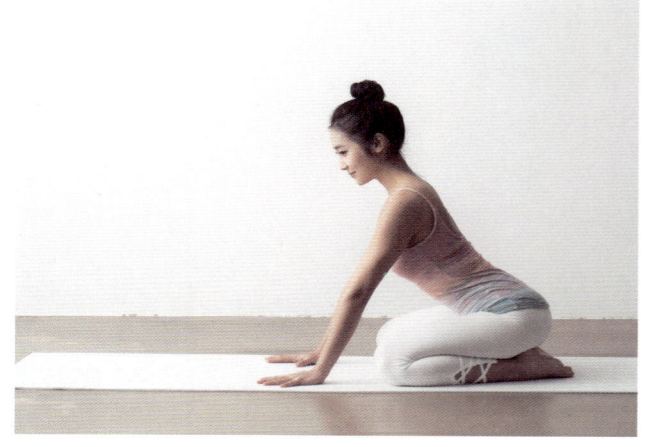

완성 매트 앞쪽으로 손을 번갈아 짚으면서 앞으로 나아가 서서히 상체를 숙입니다. 몸통을 다리 사이 공간에 넣어 낮추고 이마를 바닥에 둡니다. 5~10회 호흡을 고르며 휴식합니다.

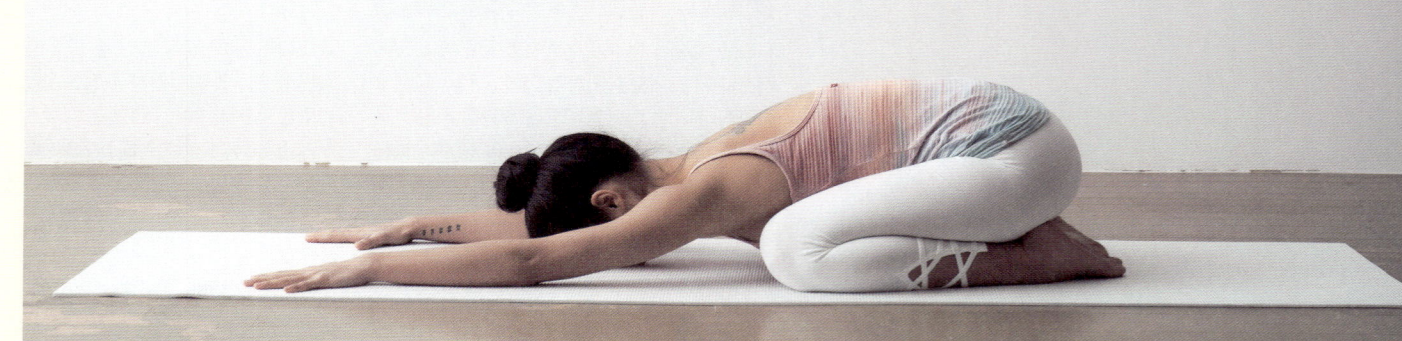

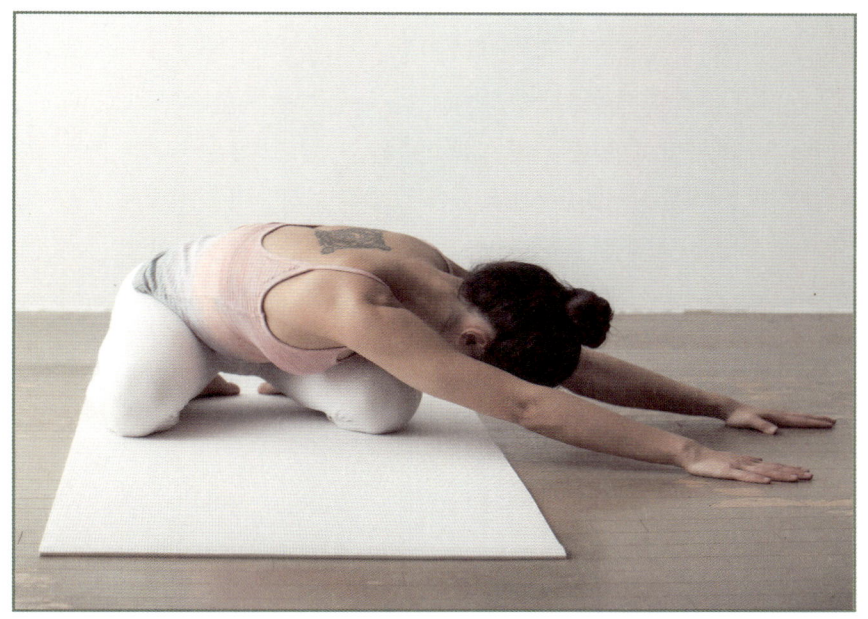

응용 자세 완성 자세에서 양손을 측면으로 이동해 몸통을 기울이고 옆구리를 늘립니다.

WORST POSE 1

엉덩이가 들뜬다

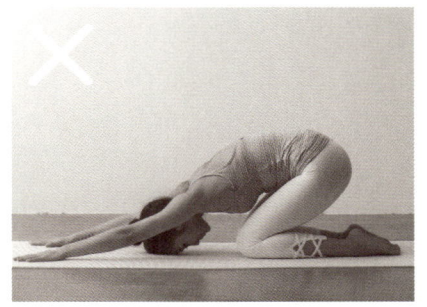

하체와 골반의 유연성이 부족하면 발목과 무릎 주변의 근육이 충분히 펼쳐지지 않아 엉덩이가 들뜹니다. 상체가 꼬꾸라지듯 쏟아져 얼굴과 어깨가 무겁게 느껴지거나 호흡이 답답해집니다.

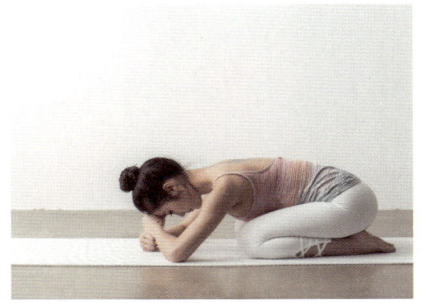 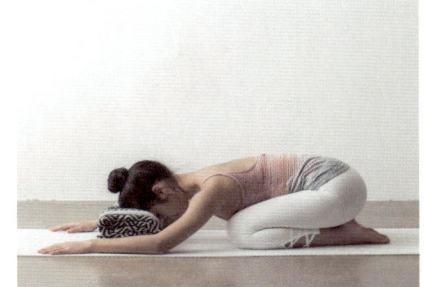 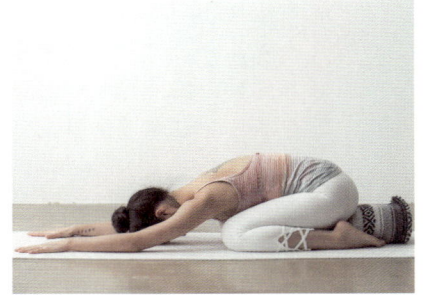

주먹을 포개어 그 위에 이마를 두는 것도 좋고 담요나 방석을 두툼하게 접어 얼굴을 받치는 것도 좋습니다. 혹은 엉덩이 아래에 담요를 까는 방법도 있습니다. 하체 근육이 타이트해지는 만큼 상체를 덜 숙여서 상·하체 유연성의 조화를 맞추세요.

견상 자세
Downward Facing Dog

강아지가 머리를 아래로 낮춰 스트레칭하는 모습의 자세입니다. 호흡과 심장 박동을 잠잠하게 만들어 수련을 준비하거나 동작을 전환할 때 체력 회복에 효과적입니다. 등과 가슴을 곧게 펴고 굽은 허리의 요인이 되는 뻣뻣한 하체를 유연하게 하며, 경직된 상체를 부드럽게 풀어주는 동작이지만 잘못된 자세로 연습하면 오히려 어깨가 굳어지기도 합니다. 신체 곳곳에서 쓰이는 힘과 체중의 이동을 관찰하며 연습해보세요.

준비 테이블 자세(p.42)를 만듭니다. 팔과 허벅지는 바닥과 수직이 되도록 하고, 발끝을 세워 바닥을 힘껏 누르며 하체를 견고하게 고정하세요. 뒤통수부터 골반까지 평평한 직선이 되도록 등을 일자로 만듭니다. 손으로 바닥을 견고하게 누르며 몸을 한쪽으로 기대지 않도록 주의하세요.

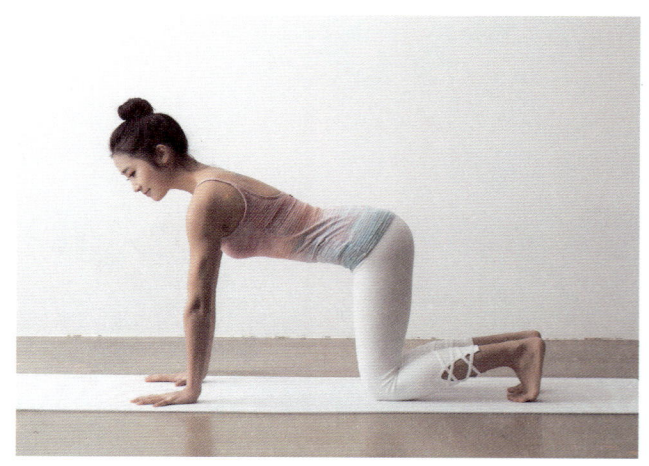

완성 천장에 매달린 듯 엉덩이를 위쪽으로 한껏 추켜올리며 아랫배를 납작하게 넣습니다. 목의 힘을 풀고 머리를 가볍게 떨어뜨리며 발 사이를 응시하세요. 양손으로 바닥을 살며시 누르며 미끄러지지 않게 고정하고, 날개뼈를 골반 쪽으로 낮추어 어깨의 긴장을 풉니다. 손과 발이 서로를 끌어당기듯 간격을 유지한 상태에서 5회 호흡하며 자세를 유지하세요.

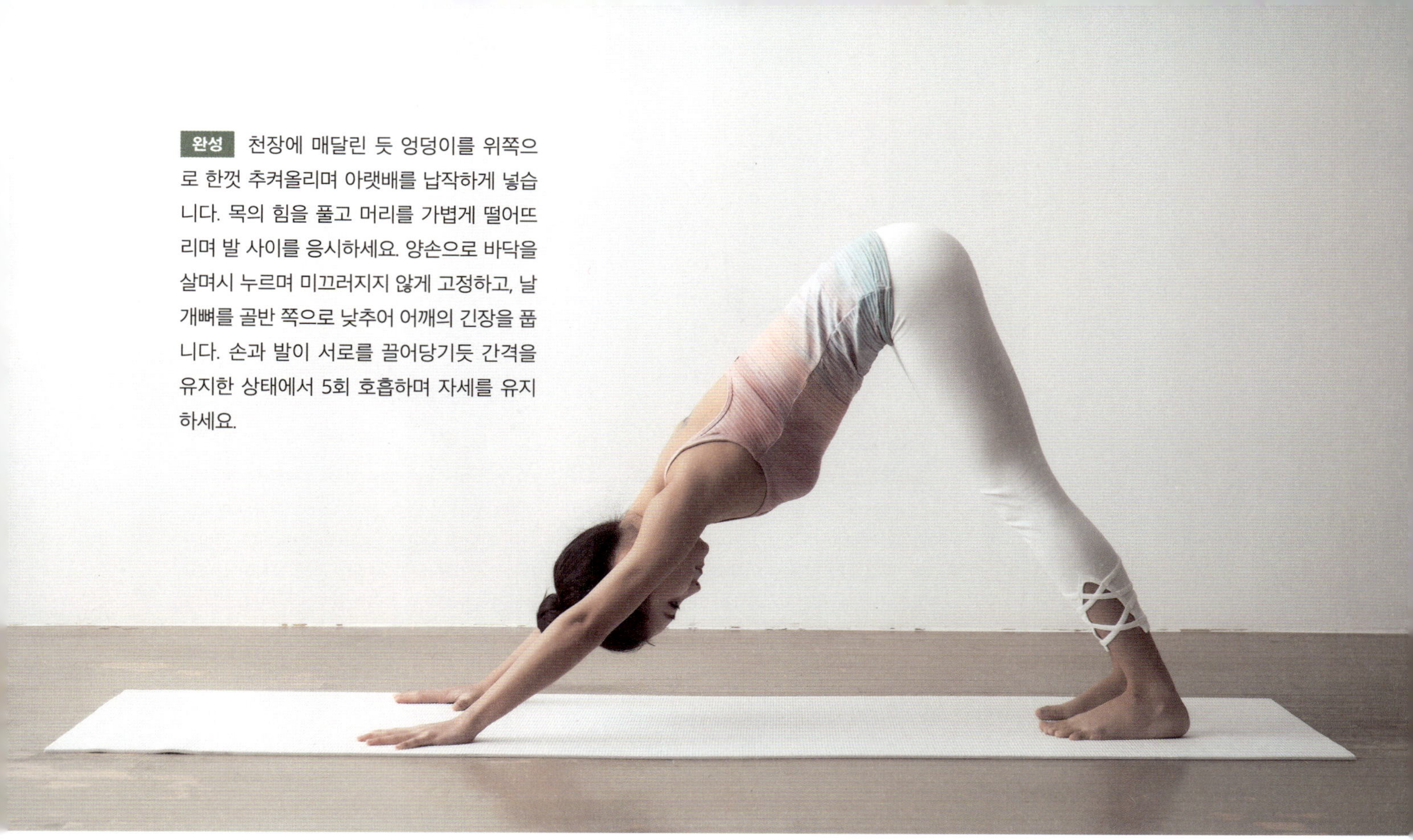

WORST POSE 1

팔을 지나치게 뻗는다

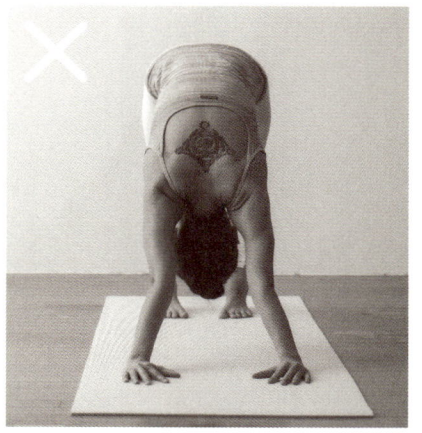 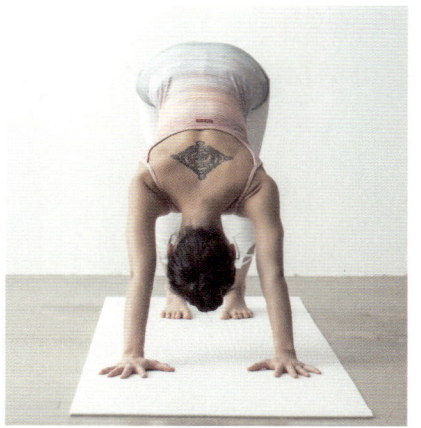

상체를 늘이려는 욕심에 바닥을 강하게 밀어내면 스트레칭되는 겨드랑이 주변은 시원하지만 손이 서서히 미끄러지고, 목과 어깨가 경직되며 손목 통증을 유발합니다. 손끝이 정면을 향하지 않고 서로를 향하면 팔도 안쪽으로 돌아가며 어깨가 수축되고 팔꿈치가 바깥쪽으로 굽습니다. 이를 보완하려 팔꿈치를 과도하게 펼 경우 관절이 꺾여 무리가 가중됩니다. 간혹 손에 땀이 나서 매트가 미끄러운 경우가 있는데, 강한 근력을 사용할 수 있는 몸통 근육과 날개뼈를 연결 지어 바닥을 밀어내는 힘을 줄이세요.

손끝을 정면으로 하고 꺾인 손목과 팔꿈치를 풀어 반듯한 직선으로 만듭니다. 날개뼈를 골반 쪽으로 낮추어 등 근육을 튼튼하게 조이고 귀와 어깨가 서로 멀어지도록 하세요. 손바닥은 바닥에 심듯이 누르며 밀착하고 바닥을 밀기보다는 아랫배를 움푹하게 넣고 유지하며 골반이 천장에 매달리듯이 엉덩이를 높입니다.

WORST POSE 2

등이 둥글게 굽는다

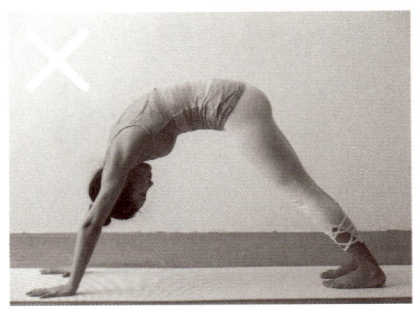 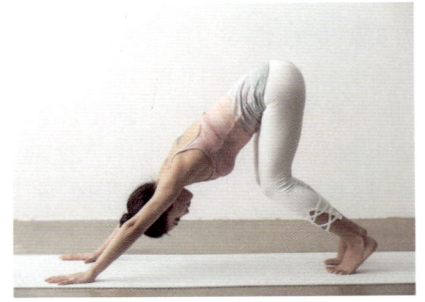

다리 뒷면의 근육이 충분히 늘어나지 않으면 골반과 허리뼈를 잡아당겨 등이 둥글게 말립니다. 몸무게가 편중된 어깨와 손목이 경직되고 몸이 개운하게 펼쳐지지 않으며 오히려 피로해집니다.

뒤꿈치를 조금 들고 무릎을 약간 굽혀서 팽팽한 다리 뒷면의 근육을 느슨하게 만듭니다. 골반은 위쪽으로 추켜올려 척추를 곧게 펼치며 늘어난 등 근육을 조여 상체가 반듯한 대각선을 그리도록 자세를 잡으세요. 시선은 발 사이를 향하되, 고개를 지나치게 숙이지 않아야 합니다.

WORST POSE 3

등이 과도하게 휘어진다

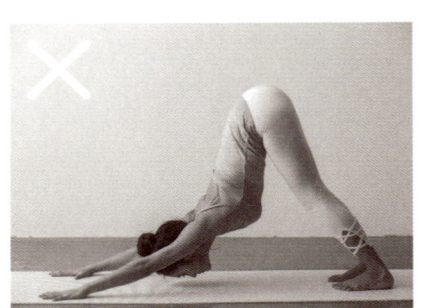 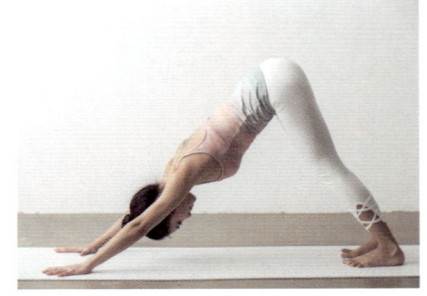

흉부를 크게 확장하려는 특별한 목적이 아니라면 부적절한 자세입니다. 등이 지나치게 휘어질 경우 팔의 기울기가 완만해지며 손이 매트에서 밀려나고, 복부의 힘이 느슨해집니다. 허리와 등 근육이 강하게 조이며 다리 뒷면은 과도하게 스트레칭되고, 다리가 뒤로 휘어지는 체형 변형이 일어날 수 있습니다. 무릎 주변 허벅지 근육이 단단하게 조여져 관절이 압박되며 통증이 생기기도 합니다.

바닥으로 가라앉은 가슴을 조금 들어 올려 척추를 평평하게 만들고, 손바닥으로 바닥을 눌러 밀착하세요. 허벅지와 무릎 주변의 힘을 이완하고 복부를 수축하며 발가락을 활짝 펼쳐 엄지·새끼 발가락으로 골고루 바닥을 누릅니다.

반 물고기 자세
Half Spinal Twist

상체를 나선형으로 회전하여 늘이는 자세로 유연성과 힘을 길러줍니다. 허리와 골반이 스트레칭되어 요통이 해소되며 내부 장기들을 자극하여 활성화합니다. 수축된 흉부 근육을 늘이며 호흡 공간을 확장하고, 말린 어깨를 펼쳐 척추를 건강하게 하는 등 이점이 특히 많으므로 신체 각 부분의 움직임에 신경 쓰며 올바른 자세를 만들어보세요.

준비 오른 다리가 아래에, 왼 다리가 위로 가도록 무릎과 발목을 교차하여 앉으세요. 왼 다리를 사선으로 세우고, 손끝으로 무릎을 가볍게 끌어당기며 척추와 어깨를 펼치세요. 아랫배와 괄약근을 살며시 조이고 양쪽 골반이 바닥에 균등하게 닿도록 앉은 자세를 한 번 더 점검합니다.

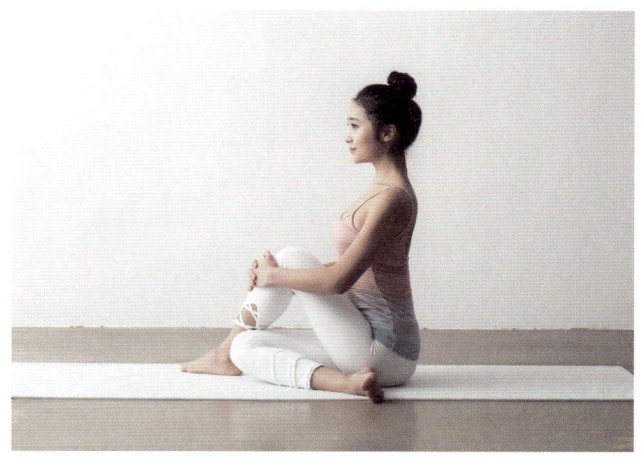

완성 왼 다리와 상체 앞면이 마주보도록 회전하며 오른팔로 다리를 안거나 오른팔을 교차하여 허벅지 바깥 면에 팔뚝을 얹습니다. 왼손은 골반 뒤 바닥에 짚어 바닥을 밀며 척추를 반듯하게 세우고, 뒤로 이동한 어깨를 젖혀서 날개뼈를 오므리세요. 뒤쪽을 바라보며 아랫배를 납작하게 넣은 채로 천천히 몸을 회전합니다. 가슴이 넓어지도록 숨 쉬고, 5회 호흡하며 자세를 유지합니다.

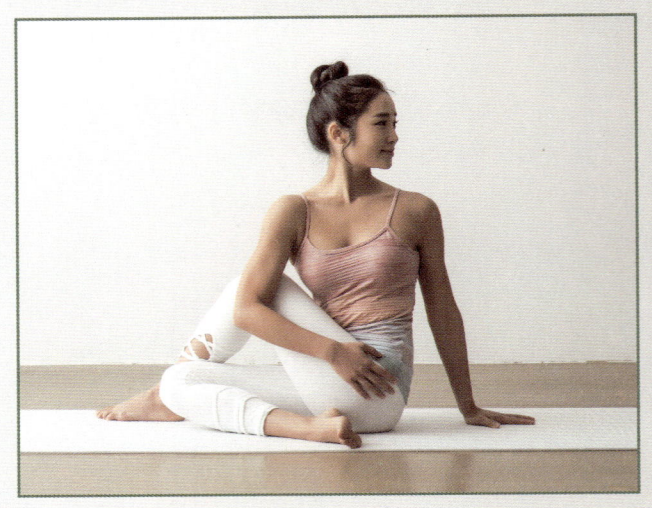

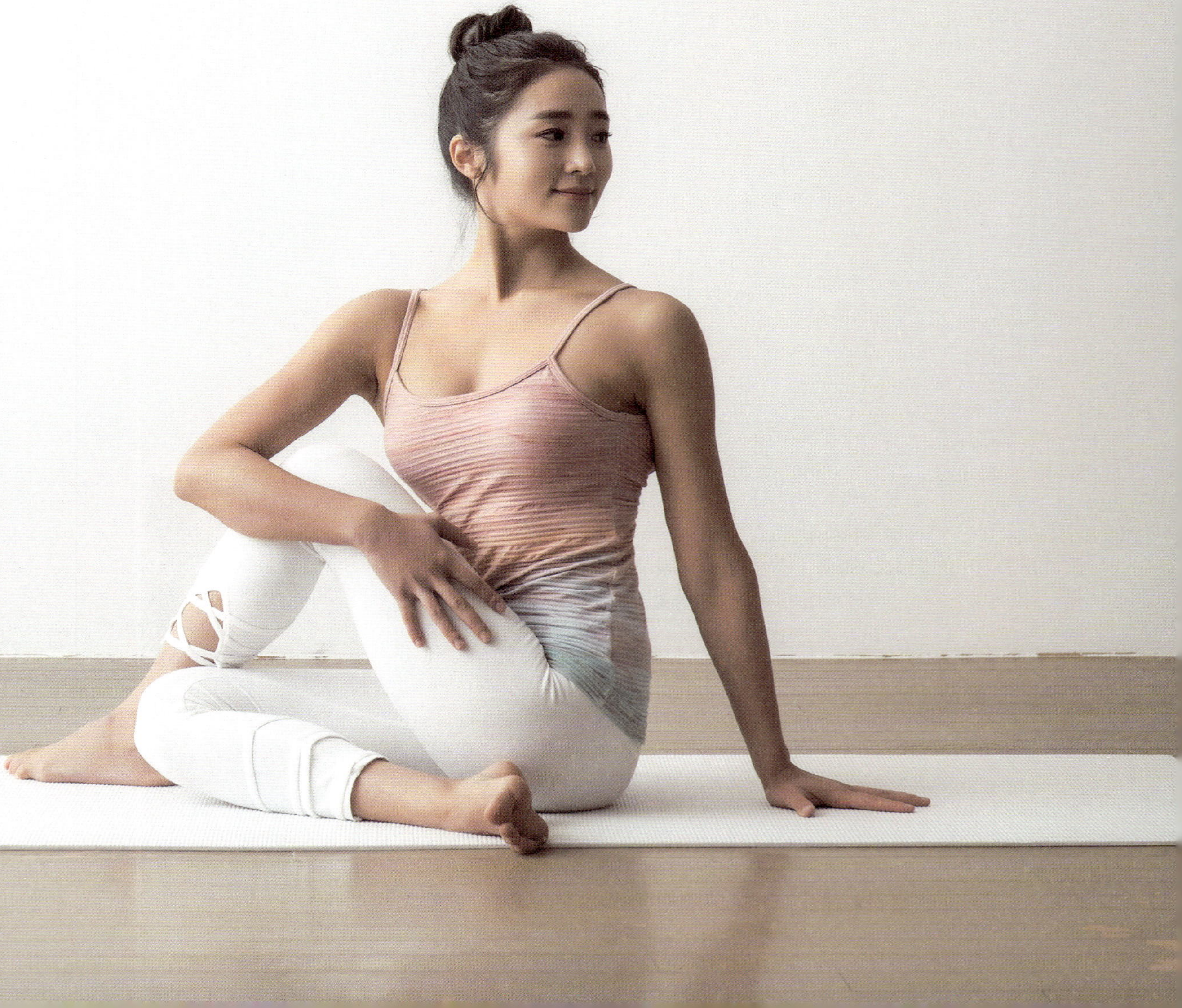

WORST POSE 1

엉덩이가 들뜨고 골반이 틀어진다

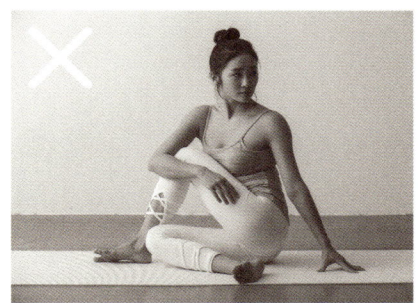

골반과 허벅지 근육이 충분히 늘어나지 못하면 엉덩이가 딸려 올라갑니다. 골반이 삐뚤면 척추도 휘어져 자세가 기울고, 자연스레 회전 자세의 효과가 떨어집니다. 무릎을 세운 다리를 과도하게 밀어내면 팔과 어깨에 불필요한 힘이 들어가고 골반이 더 많이 틀어집니다.

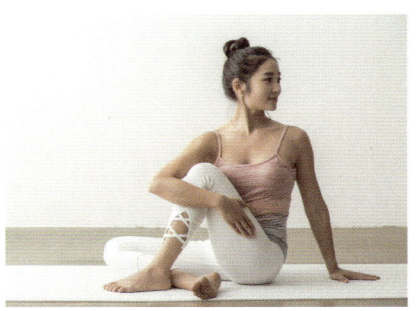

다리를 꼬지 말고 발목이 서로 교차하게 두세요. 골반이 바닥에 밀착되고 척추가 수직으로 반듯하게 세워진 상태를 지속할 수 있는 범위 내에서 몸을 회전합니다.

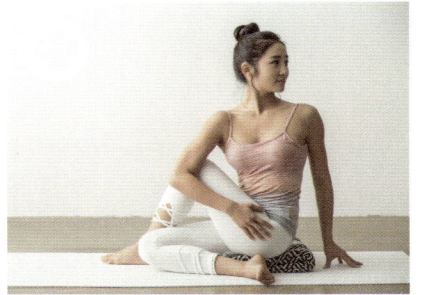

다리 모양을 만들기 어려울 때는 골반 아래에 두툼하게 접은 담요를 깝니다. 골반의 위치가 높아지면 엉덩이와 허벅지 근육의 팽팽한 땅김이 줄어 자세를 취하기가 수월합니다.

WORST POSE 2

팔에 몸을 기댄다

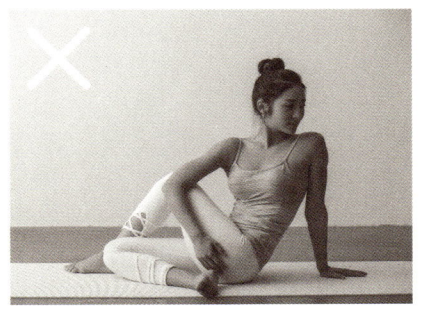

팔에 몸을 기대면 손목과 어깨에 체중이 치우쳐 통증이 생기며 회전할 때 사용하는 척추와 복부 근육의 힘도 풀어집니다. 몸통과 다리가 멀어져 팔꿈치가 다리에 잘 걸리지 않으며, 팔로 무릎을 강하게 밀면서 회전하면 무릎을 세운 다리가 기울고 토대가 무너져 반 물고기 자세의 목표인 척추와 어깨의 충분한 회전이 불가능해집니다.

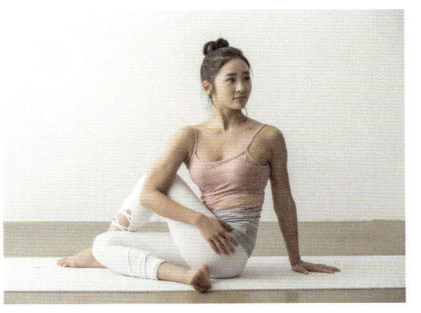

손바닥으로 바닥을 살며시 밀어내며 척추를 일으키세요. 교차된 팔과 다리는 서로를 밀어내며 밀착하고 어느 쪽으로도 기울지 않도록 합니다. 회전하는 방향으로 어깨와 가슴을 활짝 열고 고개를 반듯하게 들어 뒤쪽을 바라봅니다.

나비 자세
Bound Angle Pose

날개를 벌리고 나뭇잎 위에 앉아 쉬는 나비처럼 골반을 편안하게 바닥에 놓고 고요하게 휴식을 취하는 자세입니다. 무릎을 접은 다리를 양옆으로 열어 스트레칭하는 동시에 하체를 벌리는 동작을 통해 골반의 힘도 기를 수 있습니다. 골반 내·외부의 근육을 강화하고 혈액 공급을 원활하게 하여 비뇨·생식계통을 건강하게 합니다. 고관절이나 무릎 부상이 있다면 이 동작은 건너뛰세요.

준비 앉아서 뒤꿈치를 골반 가까이로 가져옵니다. 손으로 발을 잡고 무릎을 연 뒤 발날끼리 강하게 붙이고 발등과 발가락을 바닥으로 낮춥니다. 종아리를 서서히 바닥으로 내리고 엉덩이 바깥쪽에 단단하게 힘을 채우세요. 아랫배를 납작하게 넣어 척추를 세웁니다.

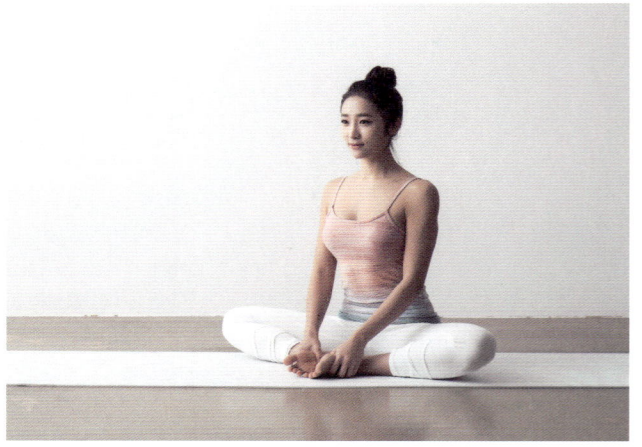

완성 날개뼈를 살며시 조이며 어깨를 젖히세요. 팔꿈치와 옆구리 사이는 반 뼘 정도로 벌리고 양쪽 엉덩이를 바닥에 밀착한 채 천천히 상체를 숙이세요. 허벅지 안쪽과 아랫배에 힘을 채우고 5회 호흡하며 자세를 유지합니다.

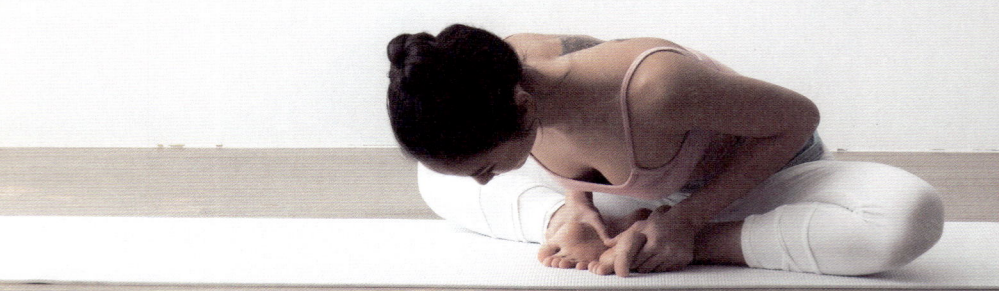

WORST POSE 1

척추가 잘 숙여지지 않고 머리만 숙인다

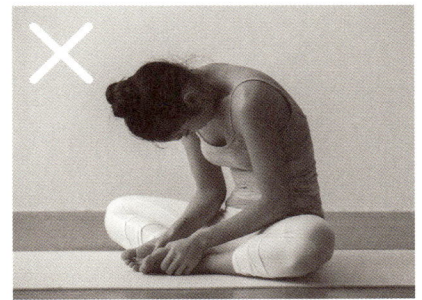

하체와 골반, 허리의 유연성이 부족하면 척추를 숙이기가 어려워 머리가 앞으로 꼬꾸라지듯 숙여집니다. 머리가 어깨에 매달리며 목과 어깨가 지나치게 늘어나 목에 통증이나 변형이 생깁니다.

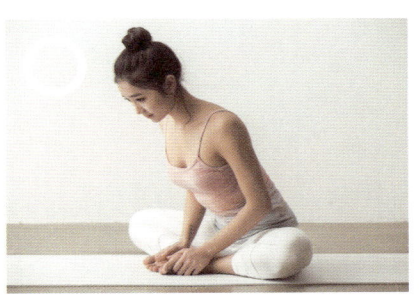

고개를 당겨 상체가 매끄러운 곡선을 그리도록 하되, 자세가 유지되는 선까지만 숙입니다.

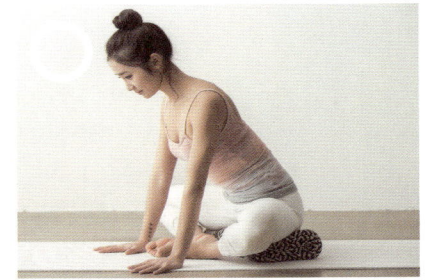

손으로 바닥을 짚어 상체를 비스듬히 세우는 정도로만 숙이는 것도 좋습니다. 무릎이 많이 뜬다면 두툼하게 접은 담요를 골반 아래에 까는 것을 추천합니다. 골반의 위치가 높아지면 엉덩이와 허벅지 근육의 팽팽한 땅김이 줄어 자세를 취하기가 수월합니다.

WORST POSE 2

척추를 과하게 늘여 몸이 앞쪽으로 치우친다

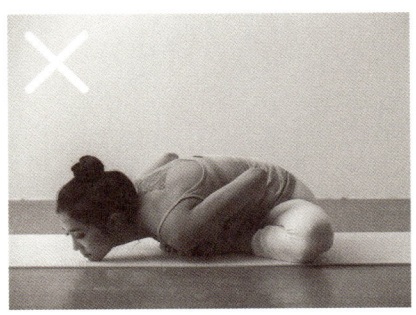

척추를 길게 뻗으면 골반 주변은 개운하지만 몸 무게가 앞쪽으로 치우쳐 골반이 바닥에서 떨어지고 자세를 유지하기 어려워지거나 자세를 풀 때 안정감이 떨어집니다. 허리가 꼿꼿하게 펼쳐져 복부가 길게 늘어나면 힘을 적절하게 유지하기가 어렵습니다. 또한 턱을 내밀어 바닥에 놓으면 목뼈가 바른 정렬을 벗어나고, 가슴이 움츠러들어 굽은 체형 교정에 방해가 됩니다.

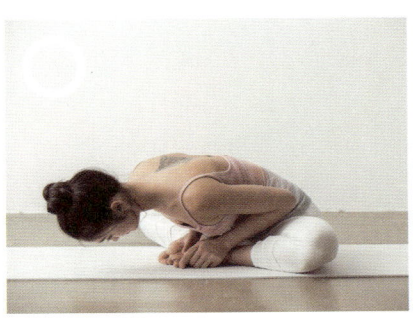

배를 깊숙이 넣고 무게 중심을 골반으로 옮겨 엉덩이를 바닥에 밀착하세요. 척추를 멀리 뻗기보다는 약간 둥글게 하고, 머리와 어깨를 몸 쪽으로 조금 당겨서 상체가 움츠러들지 않게 합니다. 상체를 바닥에서 띄운 채로 유지하고, 허리가 약한 편이라면 손으로 바닥을 짚습니다.

누워서 한 다리 스트레칭
Reclining Big Toe Pose

하체 뒤쪽 근육의 유연성이 부족하면 골반과 허리뼈가 처져 체형이 구부정해지고 허리와 엉덩이가 일직선상에 놓인 것처럼 보입니다. 척추를 지탱하는 근육이 느슨해져서 허리 관절 질환이 생길 수도 있습니다. 허리 디스크를 앓고 있거나 요통이 있는 사람도 쉽게 연습할 수 있는 이 동작을 통해 다리를 개운하게 늘이며 체형을 바로잡아보세요.

준비 바닥에 누워 왼 다리는 무릎을 세우고, 오른 다리는 천장으로 뻗으세요. 아랫배를 납작하게 넣고 손으로 오른 다리의 발이나 발목을 잡으며 시선과 코끝은 천장을 향합니다. 날개뼈를 바닥으로 가라앉혀 등을 조이세요. 유연성이 부족하다면 발에 타월을 감싼 뒤 손으로 타월 양끝을 잡고 자세를 유지합니다.

TIP. 유연성이 부족해 허벅지 근육이 강하게 땅기면 이 단계에서 머무르며 조금씩 연습량을 늘리세요.

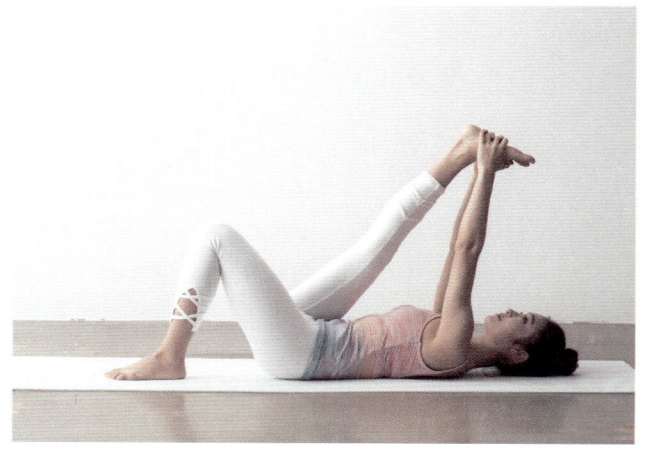

완성 다리를 길게 펴고 팔꿈치를 굽혀서 발을 얼굴 쪽으로 천천히 당깁니다. 다리 뒷면이 땅기는 자극과 등이 조이는 것을 느끼면서 5회 호흡하며 자세를 유지합니다.

TIP. 유연성이 충분하더라도 다리를 끌어당길 때 팔에 강한 힘이 쓰이며 어깨가 바닥에서 떨어지거나 가슴이 움츠러들 수 있습니다. 팔을 굽히기 전에 어깨를 낮춰 등을 바닥에 밀착하고 떨어지지 않도록 주의합니다.

응용 자세 가능하다면 왼 다리를 펴 바닥으로 뻗어보세요.

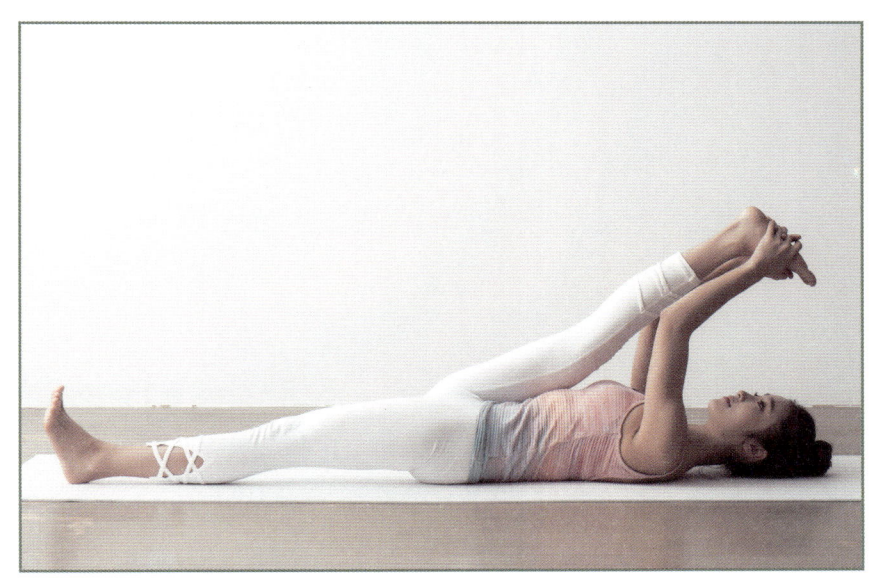

WORST POSE 1

다리가 잘 펴지지 않고 등과 어깨가 둥글게 말린다

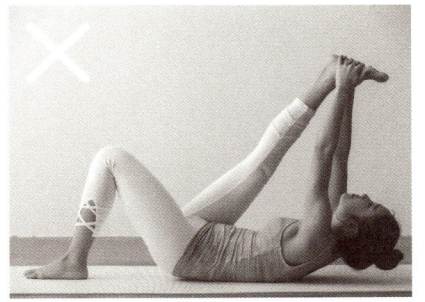

하체와 흉부 근육이 뻣뻣하면 다리를 펴기 어렵고, 등과 어깨가 둥글게 말리며 다리를 펴는 만큼 상체가 따라 올라갑니다. 고개가 젖혀지며 호흡이 어려워집니다.

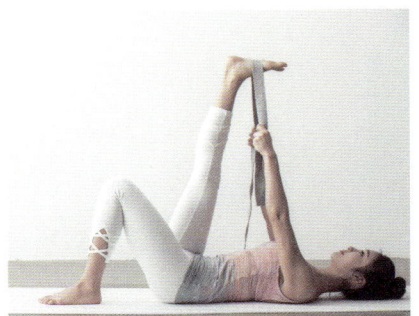

발에 타월을 감싼 뒤 스트랩 끝을 양손으로 잡고 다리를 펼 수 있는 만큼만 폅니다. 뒤통수와 날개뼈는 바닥에 밀착한 상태를 유지합니다.

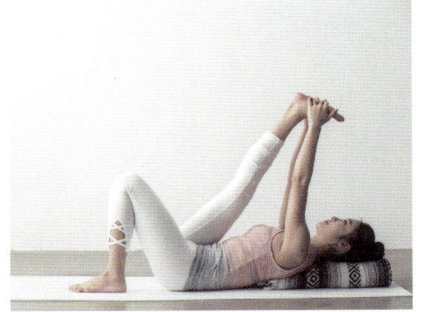

머리부터 어깨까지 두툼하게 접은 담요를 깔아 상체가 비스듬하게 높아지게 하면 쉽게 자세를 유지할 수 있습니다.

브리지 자세
Bridge pose

발과 머리는 멀리 떨어져 있지만 서로 연결되어 있습니다. 브리지 자세는 뒤통수부터 발바닥까지 연결되는 신체 뒷면 근육을 고루 발달시키는 동작으로 근력 저하로 발생하는 거북목과 굽은 자세를 개선하고 탄력 있는 엉덩이를 만듭니다. 전신의 조화를 느끼며 연습하세요.

준비 누워서 무릎을 세우고, 발은 엉덩이 한 뼘 앞에 골반 너비로 가지런히 놓습니다. 손은 바닥을 짚거나 손날을 세워서 바닥에 밀착하고, 팔뚝과 날개뼈로 바닥을 살며시 눌러요. 아랫배를 납작하게 넣고 허리를 평평하게 바닥에 붙입니다. 뒤통수로 바닥을 살며시 누르며 목과 바닥 사이에 손바닥이 들어갈 정도의 공간을 남깁니다.

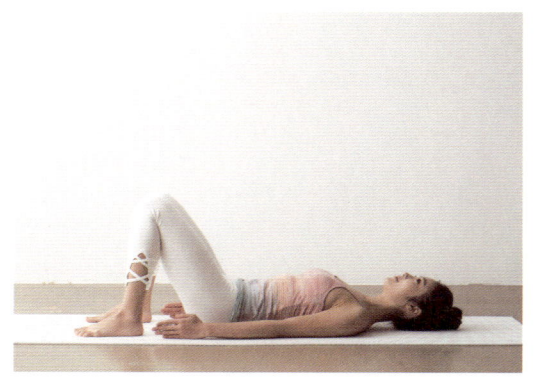

완성 뒤통수와 발바닥, 팔로 바닥을 누르고 허벅지-골반-척추 순으로 천천히 들어 올립니다. 가슴을 천장으로 높게 내밀고, 쇄골과 턱 사이에 주먹 하나 정도의 공간을 만듭니다. 엉덩이와 허리에 탄탄하게 힘을 채우고 5회 호흡하며 자세를 유지하세요.

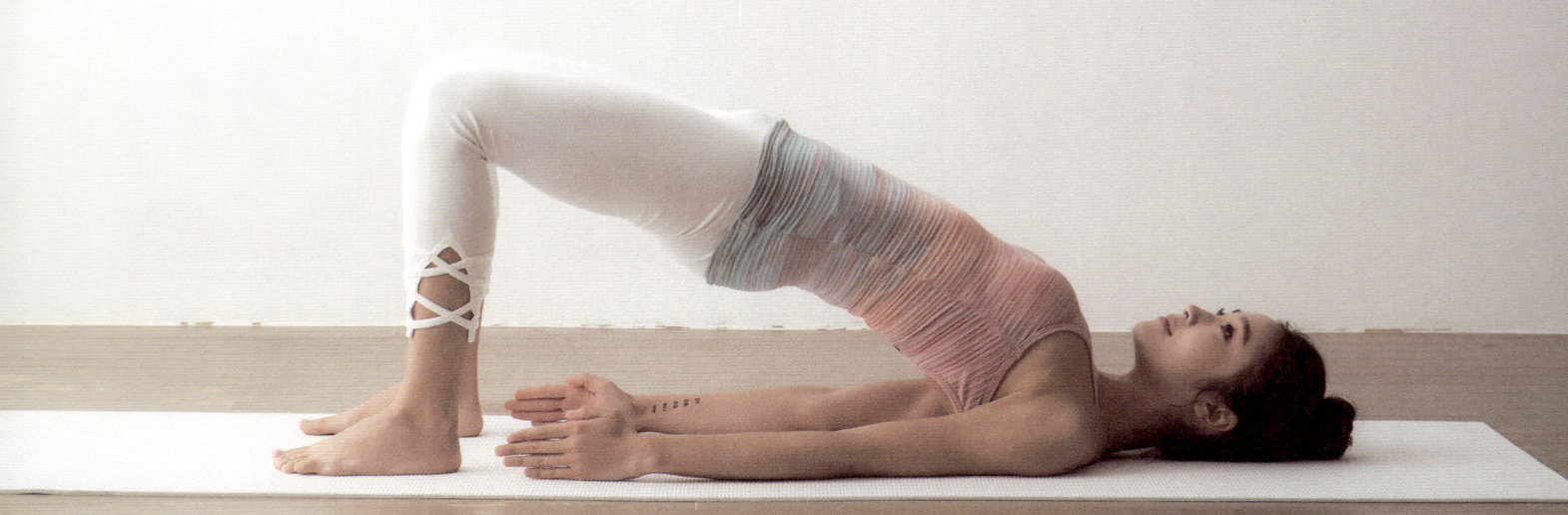

WORST POSE 1

배가 나오고
허리가 꺾인다

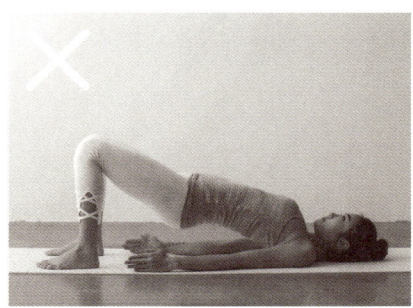

복부의 힘이 느슨하게 풀어지면 배가 나오며 허리가 꺾이고 통증이 생깁니다. 허리 주변이 지나치게 수축되고 엉덩이 근육의 활용이 떨어집니다.

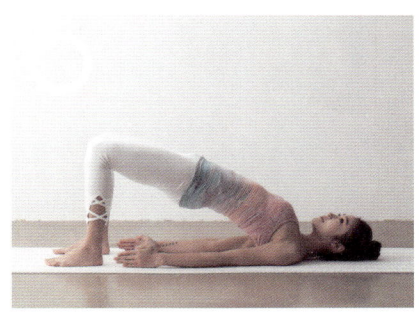

복부를 납작하게 넣어 옆구리와 허리를 조입니다. 배보다는 허벅지를 높이 들어 올려서 무릎부터 가슴까지 완만한 대각선이나 곡선을 만듭니다. 발은 정면을 향하도록 가지런히 놓고, 발바닥으로 균등하게 바닥을 누릅니다.

WORST POSE 2

목과 머리에
체중이 치우친다

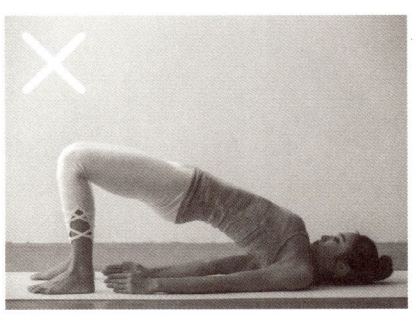

발로 바닥을 과도하게 밀어내면 무게 중심이 상체로 이동하여 목과 머리에 체중이 편중됩니다. 고개가 지나치게 꺾이고, 돌출된 목뼈가 바닥에 눌리면 통증이 생깁니다. 가슴과 턱이 목을 짓눌러 숨 쉬기가 불편해요.

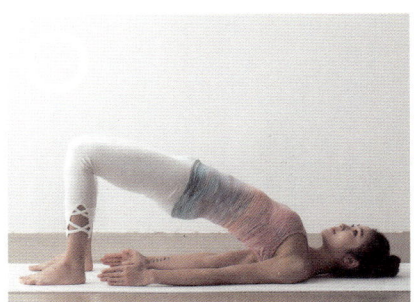

어깨와 뒤통수 가운데를 바닥에 밀착하고 턱 아래와 목 뒷쪽에 공간을 만드세요. 골반이 천장에 매달린 것처럼 가볍게 들어올립니다.

WEEKEND PROGRAM ①

소요시간 **20분**

첫째 주에는 기초적인 요가 자세를 배웠습니다. 수시로 쓰일 동작들이므로 익숙해지도록 자주 연습하세요. 바른 자세가 능숙해지면 여러 동작들을 연이어 수련할 때 동작을 원활하게 연결할 수 있고, 순발력과 활동성이 향상됩니다. 위크엔드 프로그램은 한 주 동안 배운 동작을 변형하면서 더욱 다양한 운동을 할 수 있도록 움직임의 범위를 넓힙니다. 자세의 형태는 달라지지만 토대는 동일하므로 낯선 자세라도 당황하지 말고 앞서 배운 방법들을 활용하며 수련하세요.

1

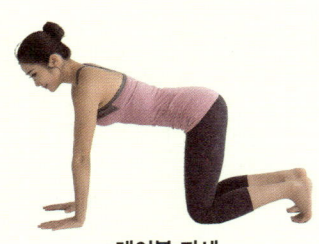
테이블 자세 p.42

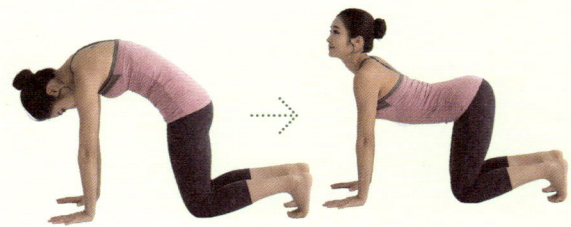
소·고양이 자세 p.42
번갈아 가며 5회 반복

2

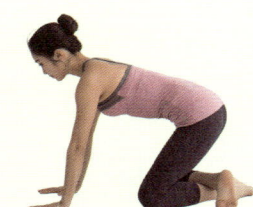
두 다리를 교차하고

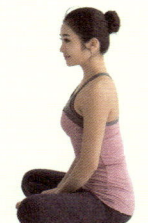
엉덩이를 내려 앉은 뒤

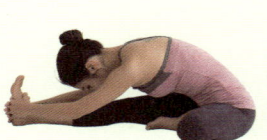
한 다리 스트레칭 p.45
5회 호흡

3

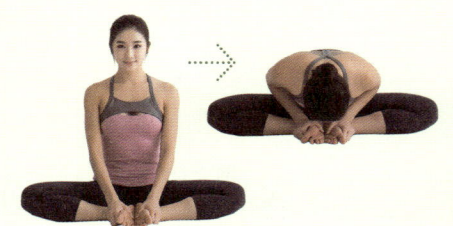
나비 자세 p.58
5회 호흡

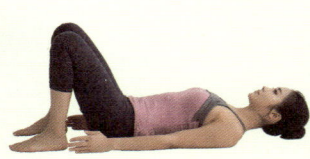
등을 대고 눕기

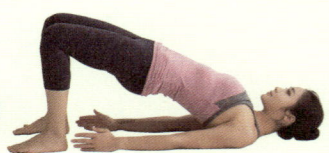
브리지 자세 p.62
5회 호흡

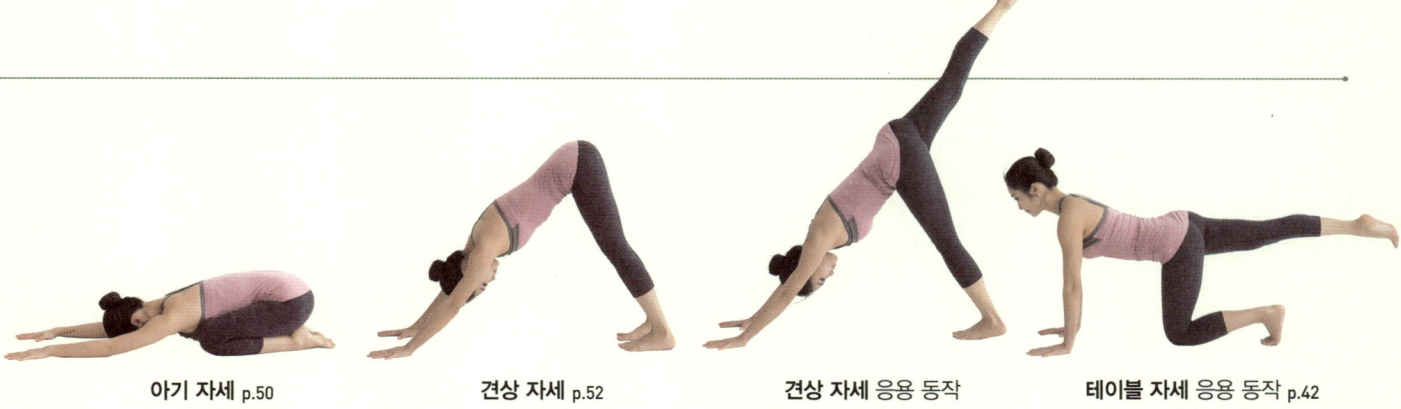

아기 자세 p.50
5회 호흡

견상 자세 p.52
5회 호흡

견상 자세 응용 동작
1회 호흡

테이블 자세 응용 동작 p.42
5회 호흡 후
테이블 자세로 돌아가
몸의 반대쪽으로 동작을 반복

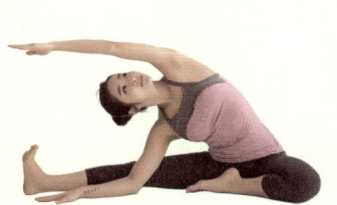 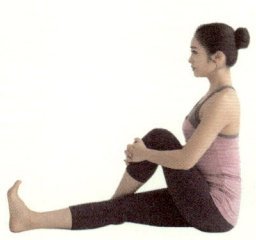 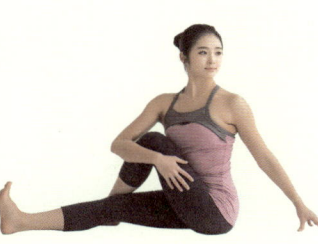 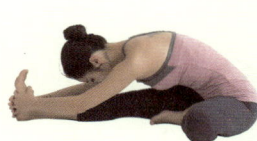

앉아서 기울기 자세 p.48
5회 호흡

접은 다리를 편 다리에
꼬아 세우고

반 물고기 자세 p.55
5회 호흡

한 다리 스트레칭으로 돌아가
몸의 반대쪽으로 동작을 반복

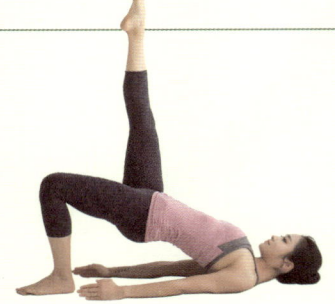 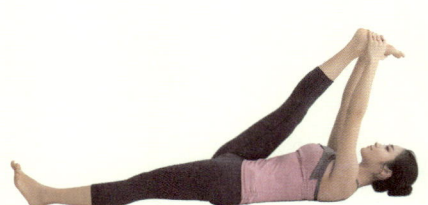 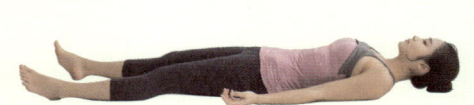

브리지 자세에서 한 발 들고
5회 호흡 후 양쪽 각 1회씩 반복

누워서 한 다리 스트레칭 p.60
5회 호흡 후 양쪽 각 1회씩 반복

사바사나 p.33
5~10분

WEEK 2
곧고 유연한 다리

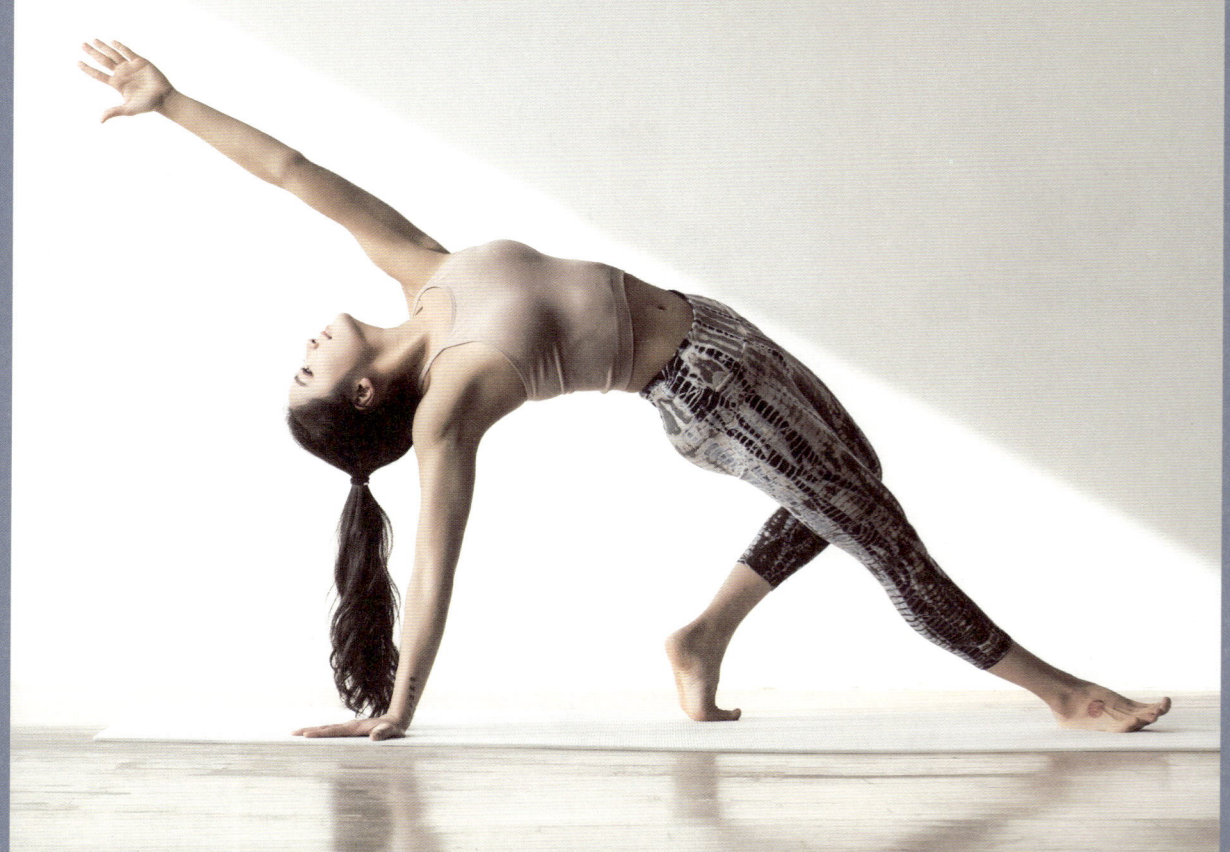

신체의 활동량이 적으면 혈액 순환이 원활하지 않고
너무 지나치면 다리가 붓거나 피로가 쌓입니다.
습관적으로 다리를 꼬거나 걸음걸이가 바르지 못하면
골반 균형이 망가집니다.
하체를 다양한 방식으로 스트레칭하는 요가를 통해 유연성을 기르면
하체의 피로 회복이 빨라지고 혈액 순환도 개선됩니다.
다리 근육과 골반은 무척 밀접한 관계를 맺고 있어서 좌우 하체를
골고루 운동하면 골반의 균형을 잡는 데에 무척 효과적입니다.
다리의 유연성은 허리 건강에도 영향을 미칩니다.
다리가 유연하지 않으면 골반 움직임이 저하되고,
자세를 만들 때 허리가 굽거나 지나치게 젖혀집니다.
신체 활동을 할 때 안정감이 떨어지고
허리 통증과 부상을 일으키기도 하지요.
요가를 할 때 등이 자주 굽거나 휜다면
평상시의 자세 또한 비슷한 모습일 가능성이 많습니다.
즉, 먼저 내 몸을 점검하고 알맞은 자세를 연습하며
개선해나가야 합니다.
그러나 과도한 스트레칭, 올바르지 않은 정렬로 만드는 요가
자세들은 오히려 독이 됩니다.
무릎이나 발목 관절에 통증과 부상이 발생하기도 하죠.
신체의 관절은 기본적으로 단단하고 질긴 성질이 있기 때문에
강제로 늘이면 본래의 기능이 저하됩니다.
따라서 하체 스트레칭을 할 때는
관절 주변이 심하게 땅기지 않는지 점검해야 합니다.
강하게 조여든 부위는 긴장을 풀고, 힘이 빠진 부위에는 힘을
보강하여 자세 전체를 조화롭게 만드세요.

서서 숙이기 자세
Standing Forward Bend

전신을 이완하고 신체의 뒷면, 특히 굽은 체형의 원인인 다리 뒷면의 유연성을 길러주는 자세입니다. 몸을 깊게 숙여 복부를 수축·압박하여 복부의 힘을 기르며 소화 기능을 개선합니다. 장시간 지속하면 자세를 풀고 일어설 때 어지러울 수 있으니 컨디션에 따라 완성 동작 유지 시간을 조절하세요.

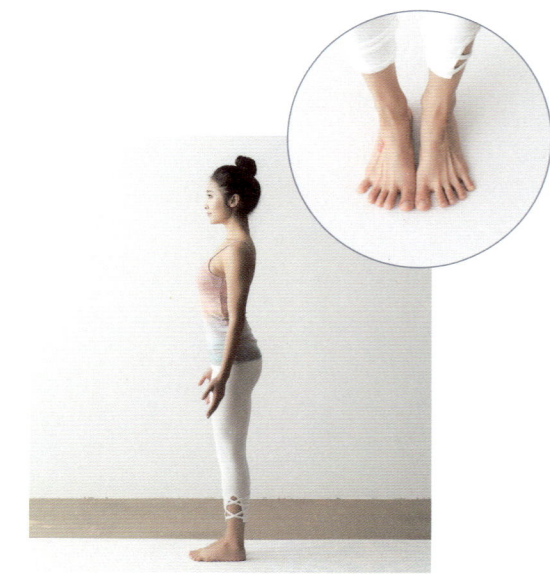

준비 발을 일렬로 가지런히 모으거나 골반 너비로 벌리고 바르게 섭니다. 발가락을 활짝 펼쳐 발바닥 전체에 체중을 골고루 싣습니다. 가슴을 펴고 아랫배를 납작하게 넣어요.

과정 양손으로 허리를 짚습니다. 척추는 굽거나 휘지 않고 평평한 모습을 유지한 채로 골반을 뒤쪽으로 내밀며 상체를 숙입니다.

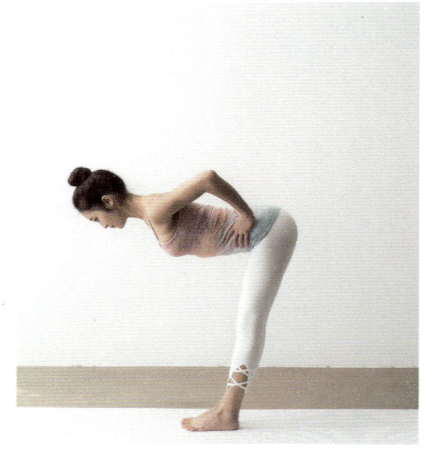

완성 발목이나 바닥을 짚고 상체를 바닥으로 떨어뜨립니다. 가능하다면 바닥에 손바닥을 밀착하고 그 반동으로 상체를 더욱 깊이 숙입니다. 가슴과 무릎을 서로 가까이하고, 배를 납작하게 넣어 배와 허벅지 사이의 공간은 넓게 만들어요. 날개뼈를 골반으로 당겨 목과 어깨를 길게 펴고, 다리 뒷면이 땅기는 자극을 느끼며 5회 호흡하며 자세를 유지하세요.

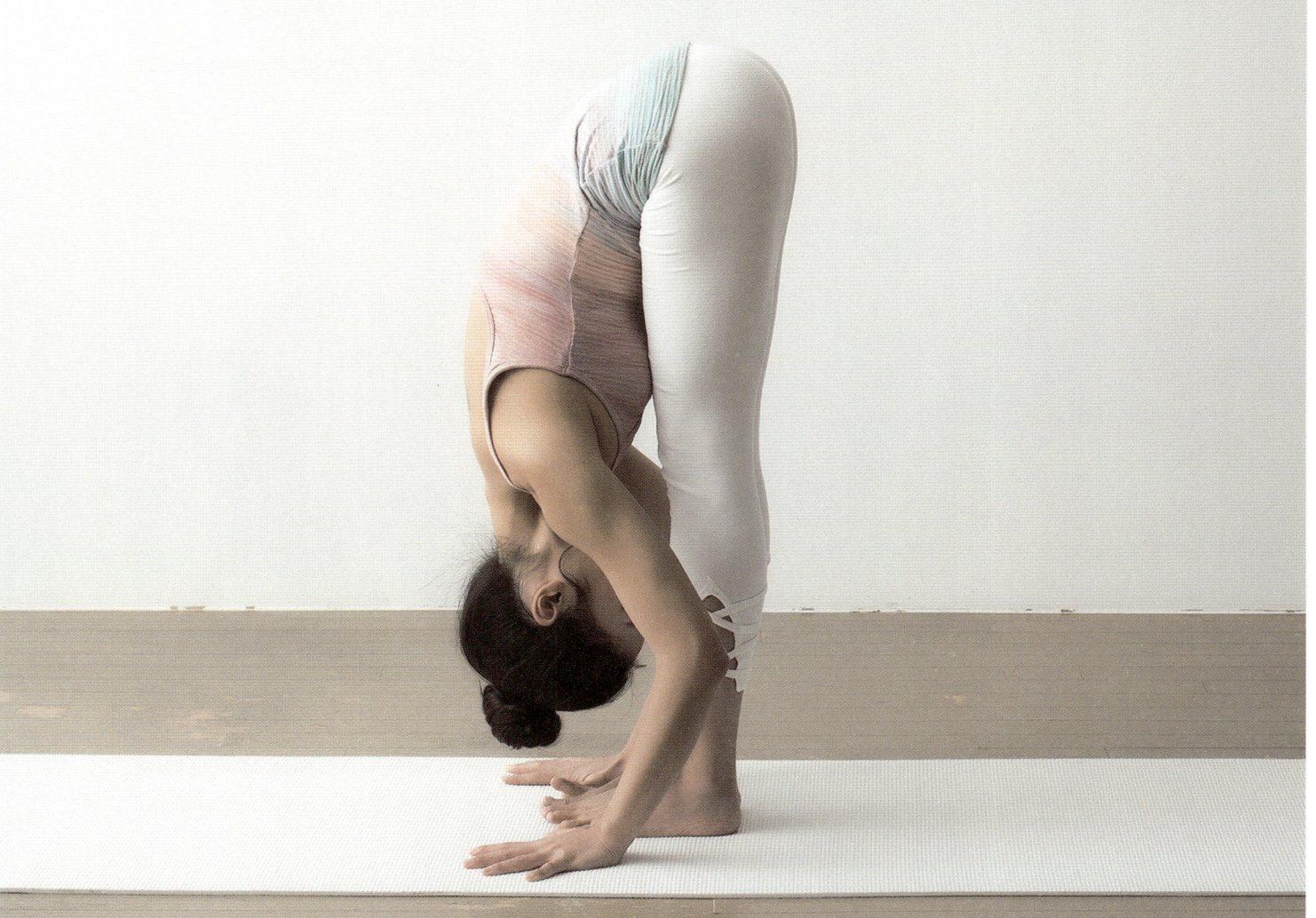

WORST POSE 1
등이 둥글어지고 골반과 허리가 내려간다

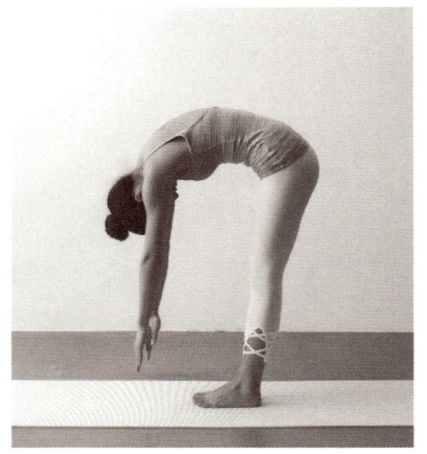 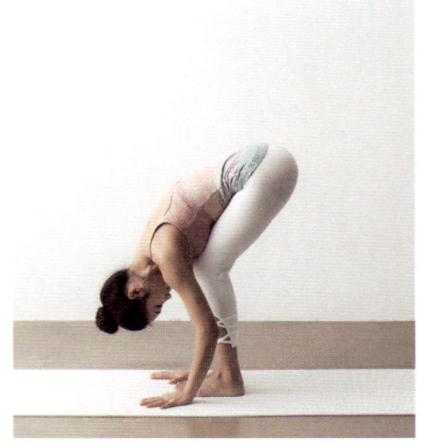

하체 근육이 늘어나지 못하면 골반과 허리를 끌어내리고, 등이 둥글어집니다. 상체의 무게가 허리에 쏠려 척추 근육이 팽팽하게 벌어지고 척추에 무리가 갑니다. 요통이나 부상이 발생할 수 있으며 굽은 체형이 더 악화됩니다.

무릎을 약간 굽혀 다리 뒷면을 느슨하게 만드세요. 가슴을 무릎 쪽으로 살며시 내밀어 척추를 곧게 폅니다. 엉덩이를 추켜올려 골반을 뾰족하게 만들고 상체의 경사를 가파르게 만듭니다.

WORST POSE 2
목과 어깨 주변이 긴장된다

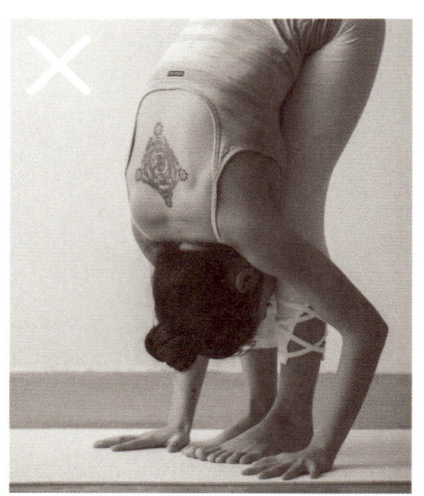 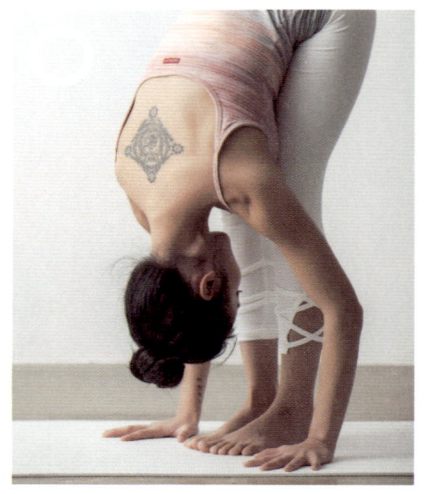

목을 앞으로 과도하게 빼내면 목과 어깨 근육이 긴장될 뿐만 아니라 거북목, 일자목, 목 디스크 등을 유발할 수 있으므로 주의합니다. 이미 목이 변형된 경우에는 이런 움직임이 습관적으로 나타날 수 있으며, 손을 더 멀리 짚으려고 무리하게 팔을 뻗는 경우에도 목이 단단하게 경직될 수 있습니다.

턱을 당겨서 머리를 무릎 반대편으로 이동합니다. 머리를 가볍게 떨어뜨려놓거나, 척추가 구부러지는 정도에 맞추어 약간만 숙여 골반부터 뒤통수까지 완만한 곡선을 만드세요. 고개를 내밀거나 숙이는 것이 아니라 상체 전체를 깊이 숙입니다. 날개뼈를 골반 쪽으로 낮추어 오므리고, 어깨가 올라가지 않을 만큼만 팔을 뻗어 긴장을 풉니다.

돌진 자세
Low Lunge

보폭을 넓혀 앞으로 전진하는 모습의 돌진 자세는 다리의 움직임을 향상시켜 여러 가지 하체 스트레칭 자세의 완성도를 높입니다. 허리와 허벅지뼈를 잇는 근육을 유연하게 만들어 허리와 고관절 통증을 완화하고, 상·하체를 연결하는 부분을 펼쳐 허리가 지나치게 꺾이는 것을 방지하므로 몸을 뒤로 젖히는 후굴 자세보다 선행하세요.

준비 두 발 사이가 세 걸음 간격이 되도록 앞뒤로 넓힙니다. 오른 무릎을 구부려 발을 무릎과 수직선상에 두고, 오른손의 엄지손가락을 발과 가까운 바닥에 댑니다. 왼 무릎과 발등을 바닥에 대고 발등으로 힘껏 눌러 밀착하세요. 아랫배를 납작하게 넣고 힘을 주어 다리에 몸의 무게를 기대지 않도록 합니다. 시선은 대각선 먼 바닥을 향합니다.

TIP. 유연성이 부족하다면 이 단계에서 자세를 유지해도 충분합니다. 발로 바닥을 지그시 누르며 고정하고 척추를 길게 펼칩니다.

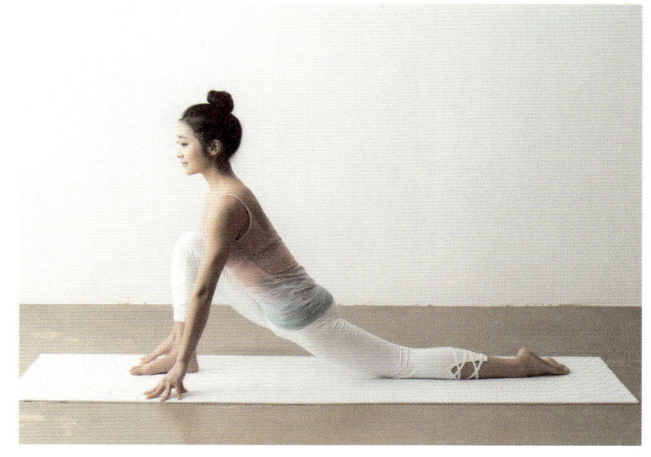

완성 손을 허리에 짚고 상체를 일으켜 정면을 바라봅니다. 발은 바닥에 고정하고 배를 깊숙하게 넣어 오른 다리와 복부 사이의 간격을 벌리며 척추를 반듯하게 세우세요. 팔꿈치를 뒤로 젖히며 등을 조이고 가슴을 넓혀서 5회 호흡하며 자세를 유지합니다. 허벅지와 골반 앞면을 팽팽하게 늘이며 자극의 정도에 따라 자세 유지 시간과 골반의 높낮이를 조절하세요.

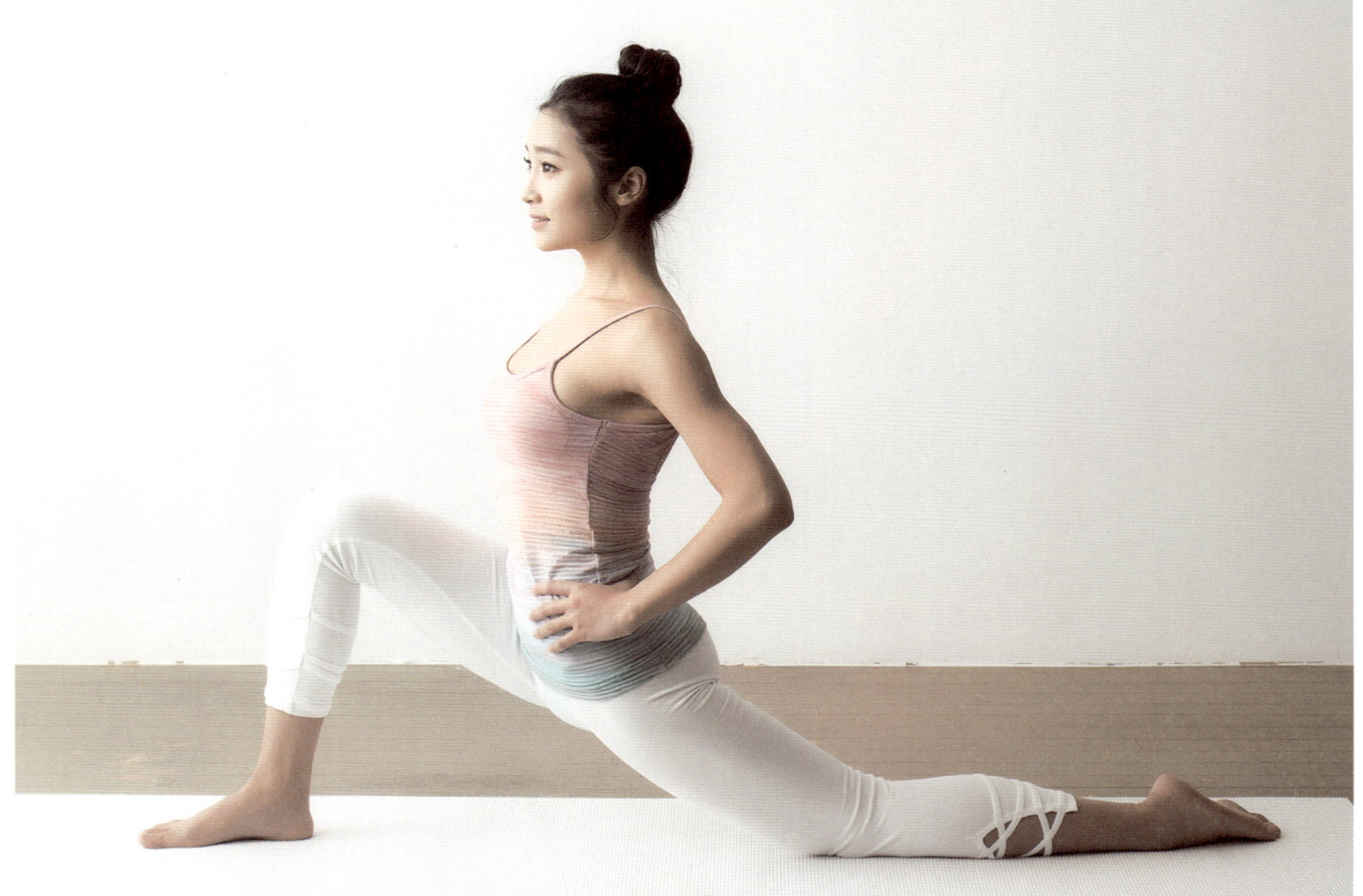

WORST POSE 1
무릎이 가운데로 오므라든다

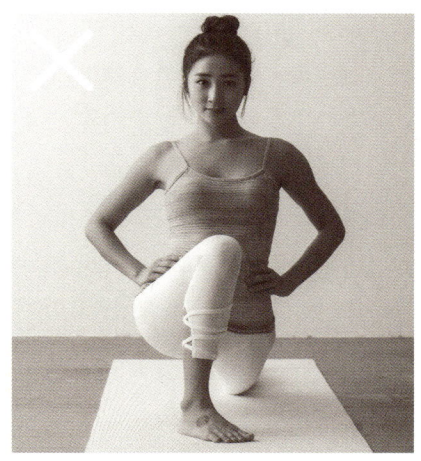 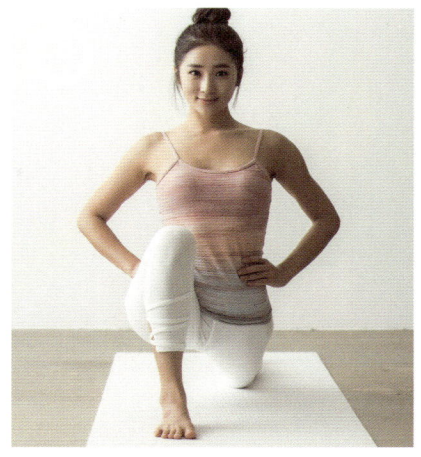

발을 매트 정중앙에 디디거나 굽힌 다리의 안쪽 근육이 타이트할 경우 무릎이 안쪽으로 오므라듭니다. 무릎과 발 안쪽에 힘이 치중되어 발바닥이 처지거나 뒤집히죠. 무릎과 발목에 경미한 통증이 생기고, 하체에 힘이 고르게 분포되지 않아서 균형 잡기가 어려워집니다.

준비 동작에서 새끼손가락이 매트 가장자리에 닿을 만큼 넓은 간격으로 바닥을 짚고, 앞쪽 다리의 발을 같은 쪽 손의 엄지손가락과 가깝게 딛습니다. 골반-무릎-발을 일렬로 놓아 발끝이 정면을 향하게 해요. 내려다보았을 때 발등이 무릎에 가려질 만큼 무릎을 바깥쪽으로 벌립니다.

WORST POSE 2
무릎이 바깥으로 벌어진다

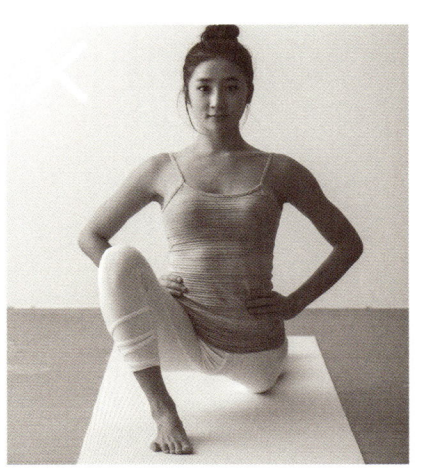 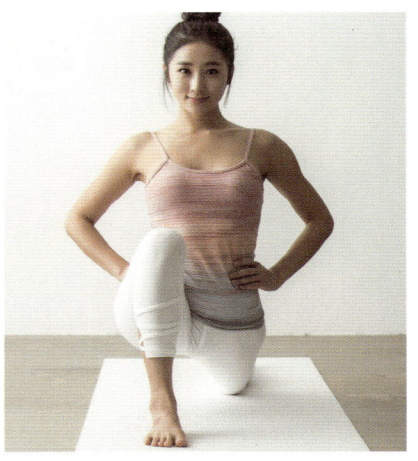

골반을 아래쪽으로 너무 낮추면 무릎이 벌어지며 가슴과 배가 나오고 허리가 강하게 젖혀지며 통증이 발생하기도 합니다. 하체에 힘이 고르게 분포되지 않아 균형을 잡기도 어렵고요. 유연성이 뛰어나더라도 정도가 지나치면 몸에 무리가 올 수 있어요.

골반을 조금 높이고, 무릎을 좌우로 움직여 발등을 가리는 위치에 고정합니다. 발가락을 활짝 펼쳐 바닥에 디디고, 발바닥을 바닥에 밀착하여 가장자리까지 모든 면으로 골고루 누르세요. 복부를 깊숙이 넣어 꺾인 허리를 반듯하게 세우고, 뒤쪽 발에도 힘을 주어 하체 전체에 고르게 체중이 실리도록 합니다.

BONUS

Q. 허리에 통증이 있습니다. 올바른 자세가 알고 싶어요.

A. 가슴을 펴는 동시에 배가 내밀어져 허리가 꺾일 수 있습니다. 어깨를 활짝 열면서 배를 납작하게 수축해서 옆구리와 허리를 압박하고, 허리를 반듯하게 세우는 연습이 필요합니다.

Q. 바닥에 닿은 무릎이 아픈데 계속 연습해도 괜찮은가요?

A. 뒤로 뻗은 다리에 몸무게가 치중되어 무릎에 압박이 커질 수 있습니다. 발목을 곧게 펴기 어렵다면 발목을 접어서 발 앞쪽을 바닥에 디딥니다. 바닥을 힘껏 눌러 다리에 실리는 무게를 발끝까지 분산하세요. 숙련되기 전까지는 도톰하게 접은 타월을 무릎 아래에 깔고 연습하는 것도 좋습니다.

하프 스플릿
Half Splits

다리를 앞뒤로 쭉 찢는 것에 번번이 실패했다면 한 다리씩 나누어 연습할 수 있어요. 허벅지 근육은 골반뼈와 연결되어 있어서 하체의 유연성이 부족하면 자세를 만들 때 골반이 틀어지거나 동작이 부정확해집니다. 골반 이동에 주의하며 다리 뒷면 근육을 유연하게 만들고 스트레칭의 정확도를 높이는 연습을 하세요.

준비 1 테이블 자세(p.42)를 만듭니다.

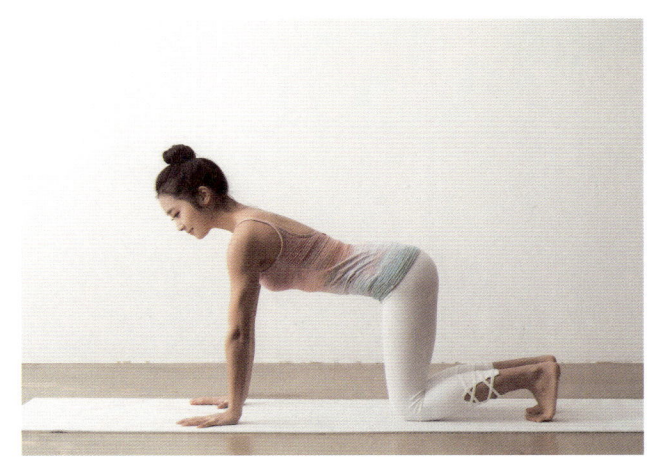

준비 2 왼 다리를 앞으로 뻗어 발끝을 천장을 향하도록 세웁니다. 손끝으로 바닥을 밀어내어 척추를 일으키고, 가슴을 펼치며 아랫배를 납작하게 넣어요. 오른 다리의 발끝을 바닥에 단단히 고정하여 발끝과 골반이 이동하지 않도록 하고, 왼 다리의 발뒤꿈치를 지그시 누르며 엉덩이를 뒤쪽으로 뾰족하게 내밉니다.

TIP. 유연성이 부족하면 종아리와 허벅지 뒷면이 강하게 땅기므로 이 단계에서 자세를 유지합니다. 발이 기울어지면 골반과 허리의 균형도 무너지므로 반듯하게 세웁니다.

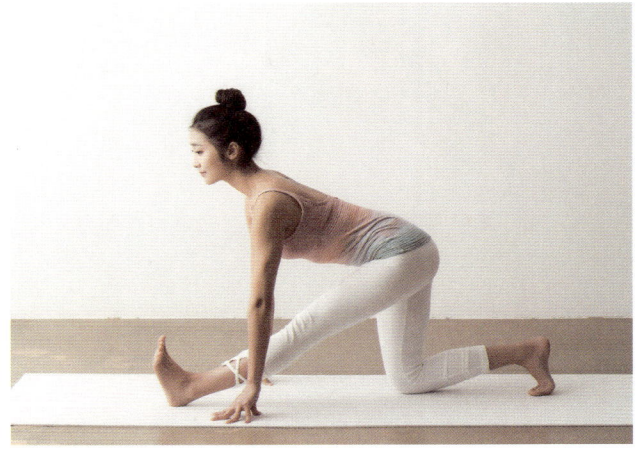

완성 상체를 숙일 수 있는 만큼 숙이며 손을 뻗어 먼 바닥을 짚습니다. 손으로 바닥을 밀어내며 상체를 지지하되 몸이 중심을 잡지 못하고 흔들리면 바닥을 짚은 두 손의 간격을 넓히세요. 종아리와 허벅지가 땅기는 자극을 느끼며 스트레칭합니다. 무릎 주변이 아프다면 무릎을 약간 굽혀서 연습하는 것도 좋습니다. 5회 호흡하며 자세를 유지하세요.

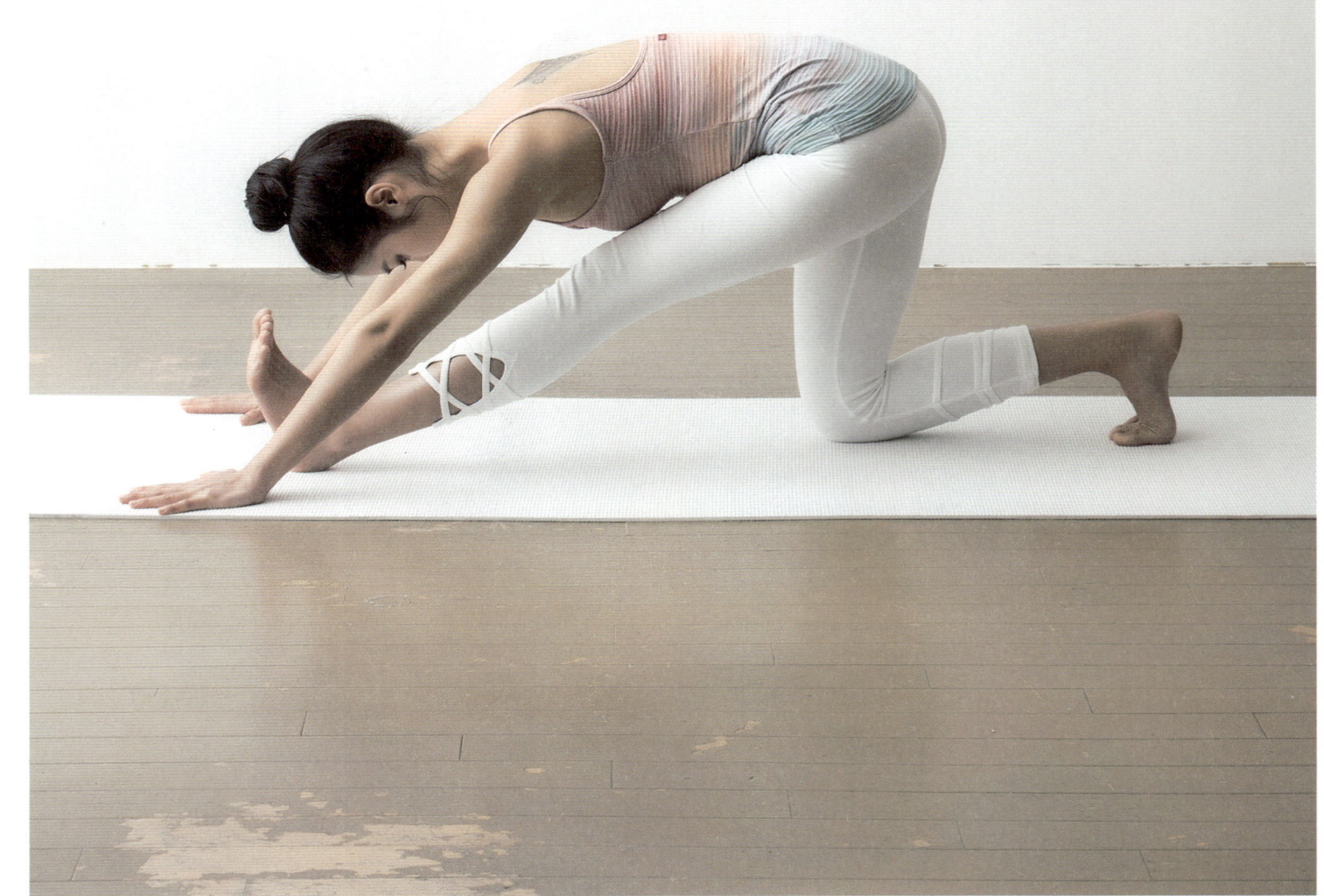

WORST POSE 1

골반과 허리가 내려가고 등이 둥글게 말린다

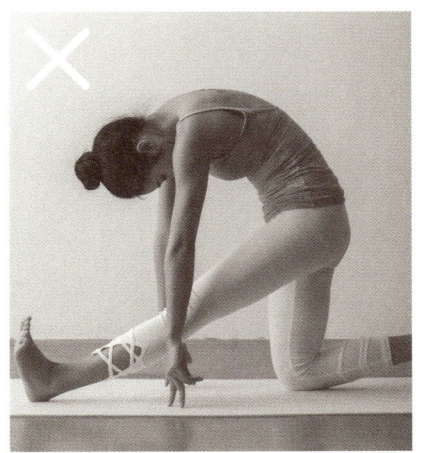

하체 근육이 타이트하면 골반과 허리를 끌어내리고 등이 둥글게 말립니다. 상체의 무게가 허리에 매달리고, 척추 근육이 팽팽하게 벌어져 척추에 무리가 갑니다. 요통이나 부상이 발생할 수 있으며 굽은 체형이 더욱 악화됩니다.

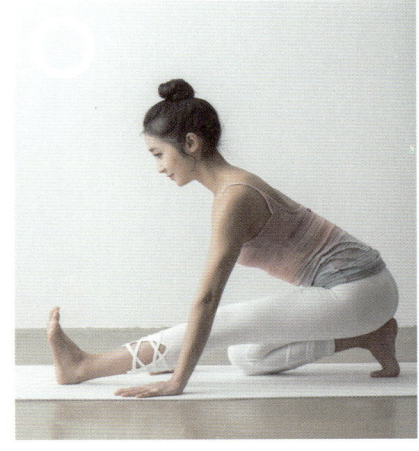

굽힌 다리 쪽의 골반이 뒤꿈치와 만나게 앉고, 앞뒤로 벌린 다리의 간격을 좁히세요. 앞으로 뻗은 다리 아래쪽에 두툼한 담요를 깔면 자세를 만들기가 수월합니다. 손끝으로 바닥을 밀어내며 가슴을 내밀고 굽은 허리를 펼치세요.

WORST POSE 2

목뼈가 앞으로 나온다

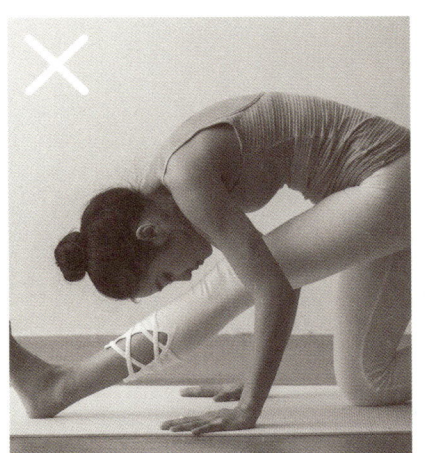

목뼈가 전방으로 과도하게 이동되면 목과 어깨 주변이 긴장됩니다. 목뼈의 전방 이동은 거북목, 일자목, 목 디스크를 유발할 수 있으므로 주의합니다. 이미 목이 변형된 경우에는 이런 움직임이 습관적으로 나타날 수 있습니다.

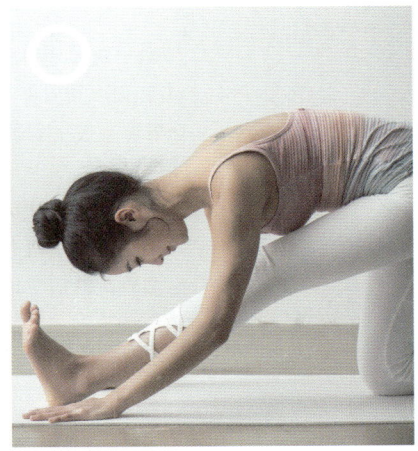

턱을 당겨서 머리를 뒤로 이동합니다. 목에 힘을 풀고 머리를 가볍게 떨어뜨려놓거나, 척추의 곡선에 맞추어 약간만 숙여서 골반부터 뒤통수까지 완만한 곡선을 만드세요. 고개를 내밀거나 숙이기보다는 몸통 전체를 깊게 숙입니다.

삼각 자세
Triangle Pose

하체와 허리를 유연하고 탄력 있게 만듭니다. 전신을 사방으로 균등하게 뻗어 몸을 확장하고, 팽팽한 힘으로 균형을 맞추세요. 측면을 기준으로 몸을 펼치면서 전면과 후면의 밸런스를 유지하는 것도 잊지 마세요.

준비 발을 어깨너비의 두 배로 벌리고 섭니다. 팔이 바닥과 수평을 이루도록 펼치고 어깨를 낮춰 긴장을 풉니다. 오른발은 뒤꿈치를 축으로 하여 바깥쪽으로 90도 회전해 열고, 왼발은 정면이나 조금 안쪽을 향하도록 오므려 바닥에 단단히 고정합니다. 가슴을 활짝 펴고 아랫배는 납작하게 조이세요.

TIP. 발이 미끄러지거나 유연성이 부족하다면 발 사이의 간격을 조금 좁힙니다.

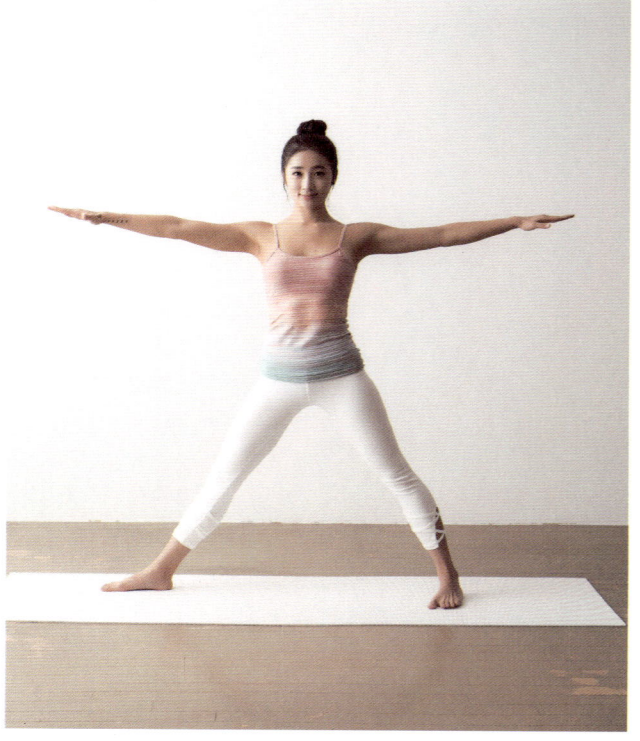

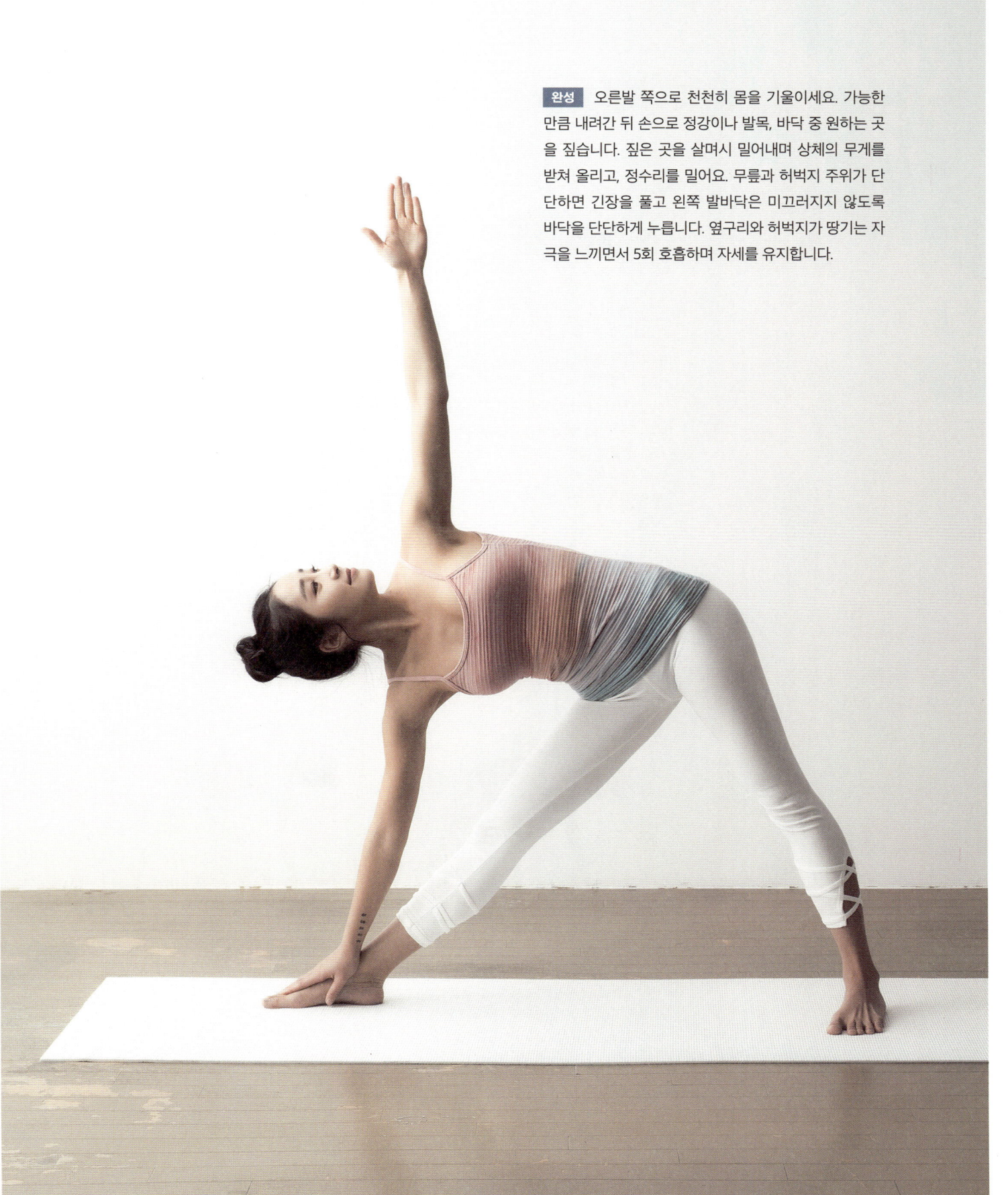

완성 오른발 쪽으로 천천히 몸을 기울이세요. 가능한 만큼 내려간 뒤 손으로 정강이나 발목, 바닥 중 원하는 곳을 짚습니다. 짚은 곳을 살며시 밀어내며 상체의 무게를 받쳐 올리고, 정수리를 밀어요. 무릎과 허벅지 주위가 단단하면 긴장을 풀고 왼쪽 발바닥은 미끄러지지 않도록 바닥을 단단하게 누릅니다. 옆구리와 허벅지가 땅기는 자극을 느끼면서 5회 호흡하며 자세를 유지합니다.

WORST POSE 1

등이 굽고
어깨가 움츠러든다

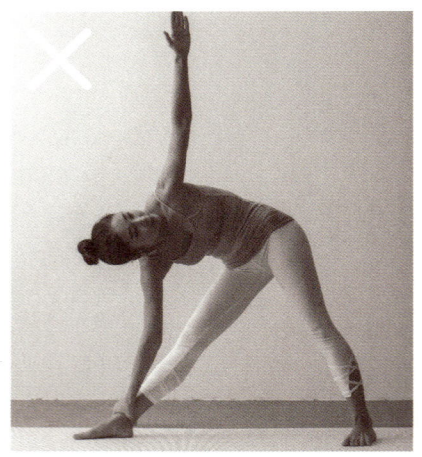 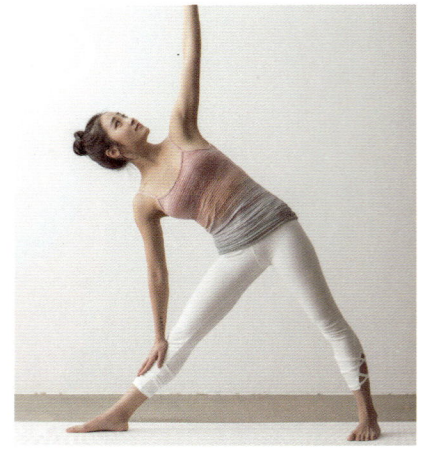

하체 근육이 타이트하면 골반과 허리를 끌어내리고 등이 둥글어집니다. 평소 바르지 못한 자세로 체형이 굽은 경우에 습관적으로 나타나는 움직임입니다. 하체가 매우 땅기고 허리가 강하게 조이며 지나친 스트레칭으로 통증이 발생합니다.

상체를 조금 일으켜 바닥이나 발목 대신 정강이를 짚으세요. 가슴을 내밀어 굽은 등을 평평하게 뻗어줍니다.

TIP. 기울인 쪽 다리와 몸통이 위아래로 겹치는 위치에 둡니다. 많이 기울이려 욕심내지 말고 조금씩 연습량을 늘리세요.

WORST POSE 2

몸통이 휘어
앞으로 쏟아진다

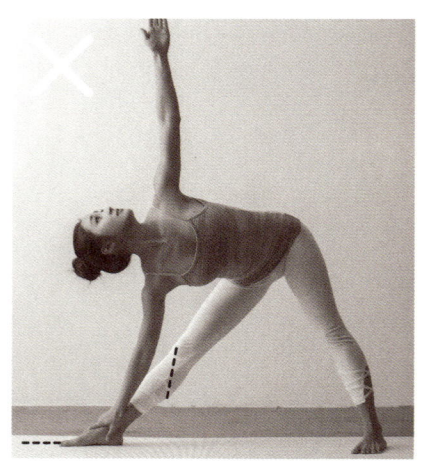 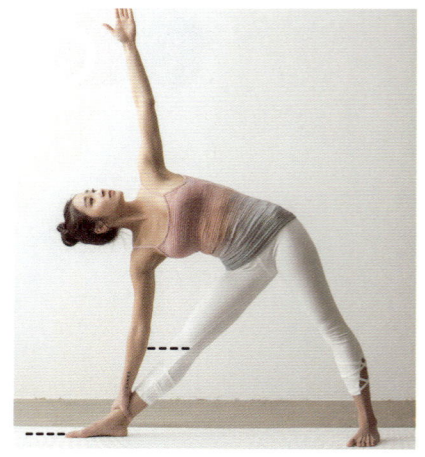

등과 허리를 지나치게 꺾으면 가슴과 배가 나오고 엉덩이가 뒤로 빠집니다. 상체를 기울인 쪽의 허벅지 뒷면 근육이 지나치게 스트레칭되어 무릎 통증이 생길 수 있습니다. 발바닥 안쪽에 무게가 집중되어 균형이 무너지기도 합니다.

복부와 명치 부위를 몸속으로 오목하게 넣고 등을 평평하게 만드세요. 뒤로 빠진 엉덩이를 몸의 중심부로 살며시 밀어 넣습니다. 열린 발끝과 무릎뼈의 방향이 서로 어긋나 있다면 같은 방향을 향하도록 맞춥니다.

BONUS

Q. 상체를 기울인 쪽 무릎 뒤가 팽팽하게 당기고 아픕니다.
계속 연습해도 괜찮을까요?

A. 다리에 힘을 균등하게 분산시키지 않으면 상체를 기울인 쪽으로 하중이 집중됩니다. 아랫배를 납작하게 넣어 들어 올리고 허벅지가 지나치게 수축되어 있다면 조금 이완하세요. 반대 쪽 발로도 바닥을 세게 눌러 힘을 두 다리에 고르게 분산합니다.

Q. 자세를 바르게 했는데도 몸이 휘청거려요.

A. 발의 위치가 어긋나지 않았는지 점검합니다. 두 발이 중심축으로 겹치면 자세가 흔들립니다.

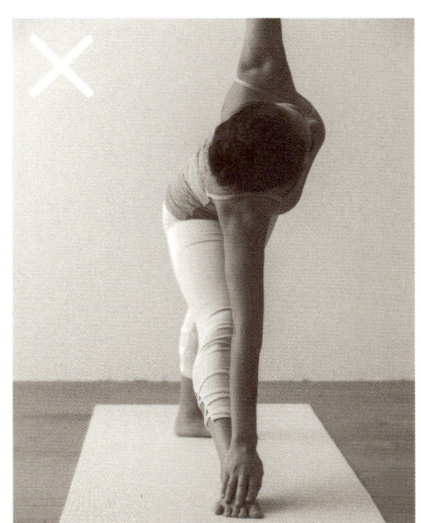 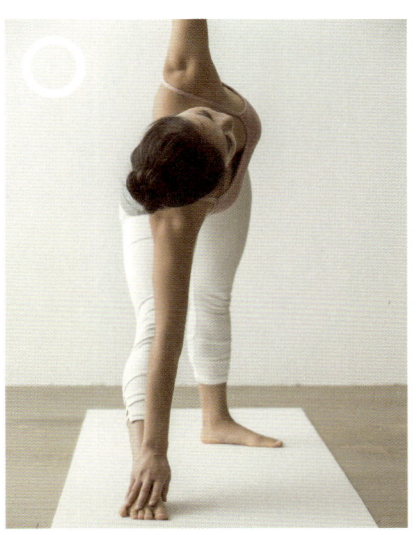

피라미드 자세
Pyramid Pose

유연하고 균형 잡힌 하체와 골반을 만들어주는 동작입니다. 하체 근육이 수축되거나 느슨해져 탄성이 고르지 않으면 동작할 때 골반이 비뚤어져 자세가 부정확해집니다. 이를 인지하며 정확한 자세로 수정하고, 골반과 허리를 제어할 수 있도록 습관을 만듭니다. 몸을 깊이 숙이며 복부를 수축하고 압박하여 복부의 힘을 기르며, 소화 기능을 개선합니다.

준비 어깨너비 두 배 정도 간격으로 왼발은 앞에, 오른발은 뒤에 놓고 섭니다. 왼발은 정면을 향하고 오른발 끝을 45도에서 60도 정도 바깥쪽으로 벌립니다. 손을 골반에 짚고 어깨와 가슴, 골반을 정면으로 맞춘 뒤, 아랫배를 납작하게 넣고 척추를 곧게 펼치세요.

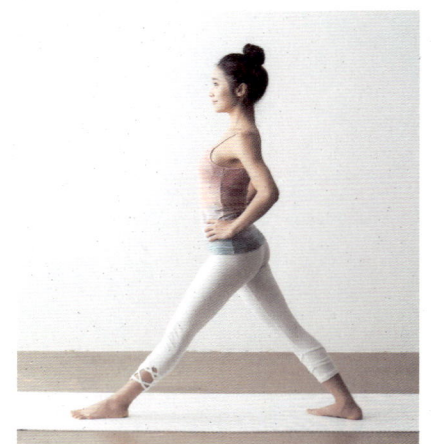

과정 골반이 기울거나 돌아가지 않게 통제하면서 상체를 숙입니다. 오른발을 단단하게 고정하고, 아랫배를 납작하게 넣어서 복부에 힘을 채워 상체가 급하게 숙여지지 않게 주의합니다.

TIP. 유연성이 부족해 손으로 바닥을 짚기 어렵거나 중심이 흔들린다면 이 단계에서 머무르며 연습량을 늘리세요.

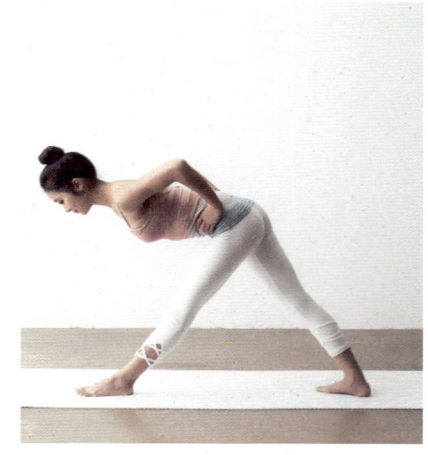

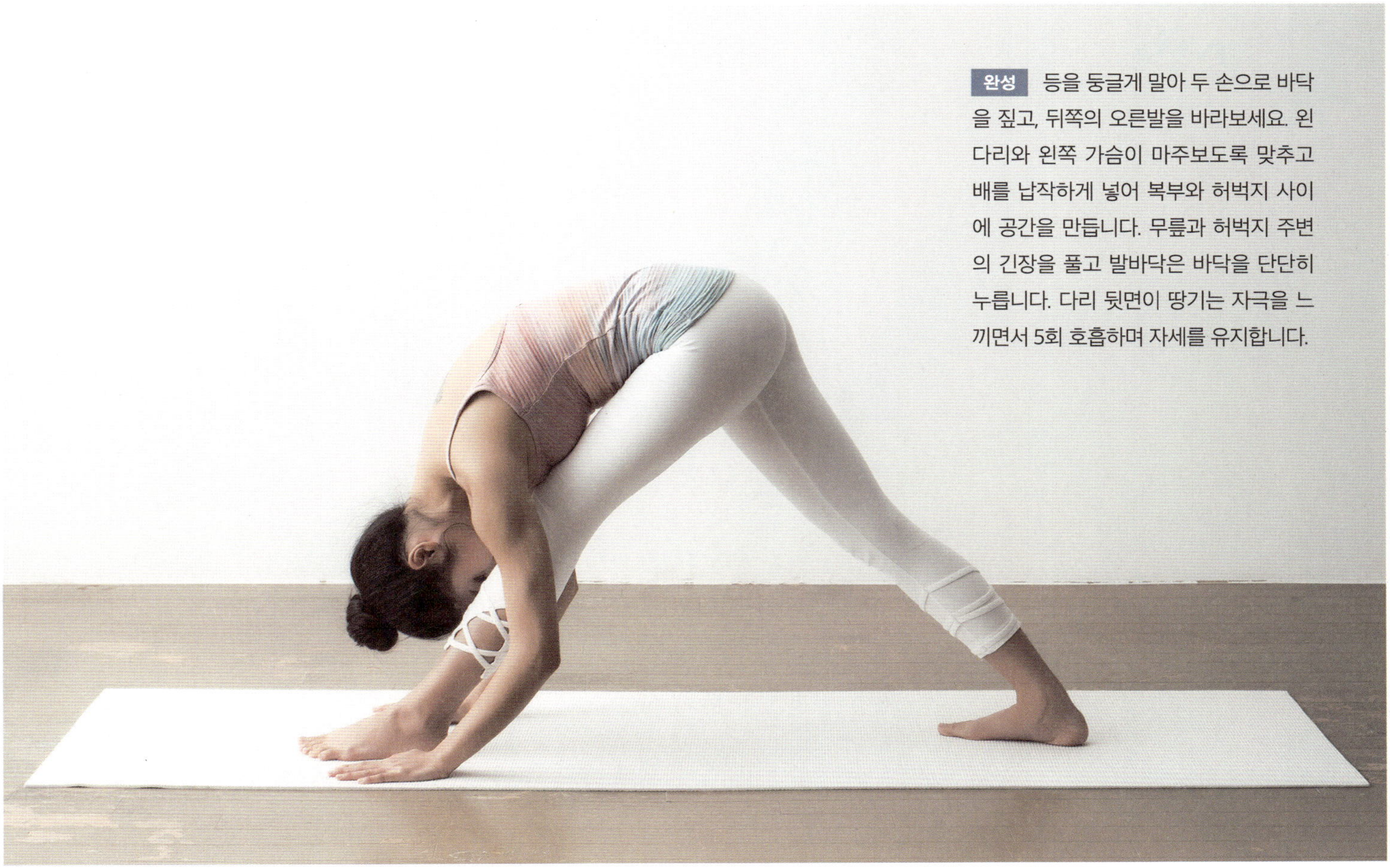

완성 등을 둥글게 말아 두 손으로 바닥을 짚고, 뒤쪽의 오른발을 바라보세요. 왼 다리와 왼쪽 가슴이 마주보도록 맞추고 배를 납작하게 넣어 복부와 허벅지 사이에 공간을 만듭니다. 무릎과 허벅지 주변의 긴장을 풀고 발바닥은 바닥을 단단히 누릅니다. 다리 뒷면이 땅기는 자극을 느끼면서 5회 호흡하며 자세를 유지합니다.

WORST POSE 1

등이 둥글게 말린다

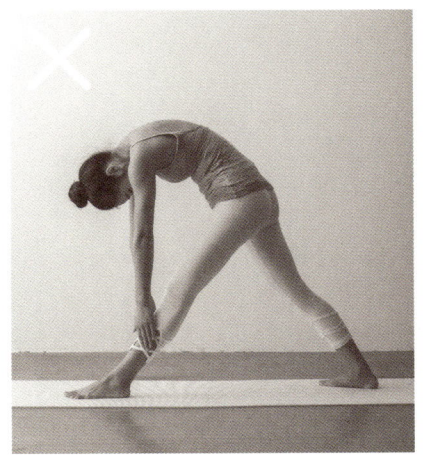

상체 무게가 허리에 매달려 척추에 무리가 됩니다. 척추 사이가 벌어지며 척추를 보호하는 근육과 인대가 느슨해져 요통이나 부상이 발생하고, 굽은 체형이 더 악화됩니다.

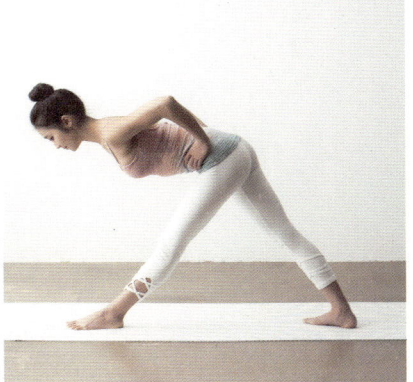

손으로 골반을 짚은 채 등을 곧게 펴고 절반만 숙인 자세를 유지합니다. 느슨하게 벌어진 등과 허리에 힘을 채우고, 척추를 곧게 뻗거나 일으켜 세워서 하체가 땅기는 자극을 조절하세요. 팔꿈치는 뒤쪽으로 약간만 젖힙니다.

WORST POSE 2

골반이
비뚤어진다

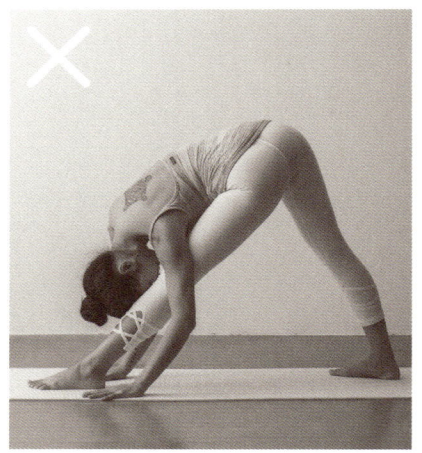

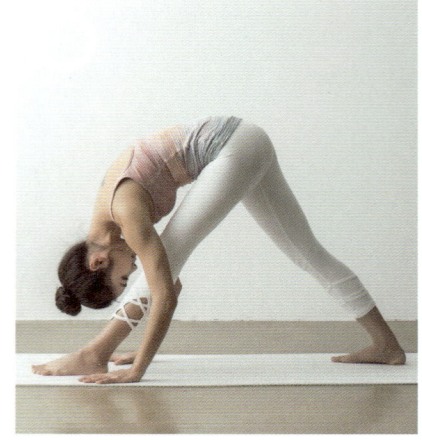

배와 가슴을 억지로 다리에 밀착하면 골반이 틀어지고, 앞쪽 다리에 체중이 치우치며 무릎과 고관절이 짓눌려 통증이 생깁니다. 자세를 유지하거나 풀 때 균형이 무너지기도 합니다.

상체를 다리에 기대지 않게 띄우고 배와 허벅지 사이에 주먹 하나 크기의 공간을 만듭니다. 처진 골반을 들어 올리고, 앞으로 비뚤어진 엉덩이를 뒤로 밀어서 골반의 수평을 맞추세요.

WORST POSE 3

발이
일직선상에 있다

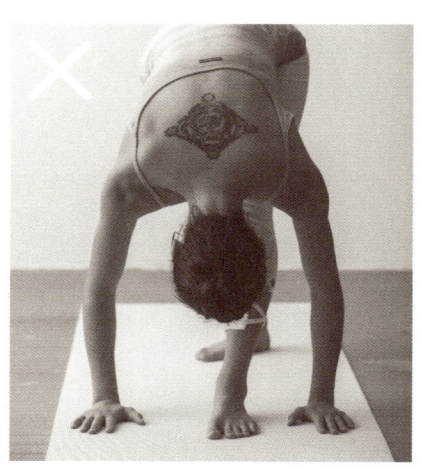

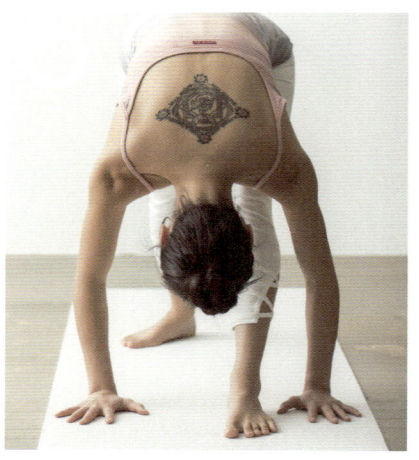

두 발이 일직선을 이루면 발바닥이 바닥에서 떨어져 균형을 잃기 쉽고, 골반이 비뚤어져 척추가 휩니다. 앞으로 뻗은 다리에 체중이 치우치고 허벅지 뒷면이 과도하게 늘어나 통증이 생기기도 하며, 이 방법이 습관화되면 무릎 관절의 부상으로 이어질 수 있습니다.

발을 각각 좌우로 벌리고 뒤쪽 발바닥을 바닥에 눌러 밀착합니다. 상체를 숙인 후에도 무게 중심은 골반에서 많이 벗어나지 않아야 하며, 다리의 힘을 고르게 사용하세요.

반 비둘기 자세
Single Pigeon Pose

가슴이 불룩한 비둘기 모습의 자세를 준비하는 과정입니다. 척추를 반듯하게 세우는 등과 허리 근육을 발달시키고, 가슴을 확장합니다. 이 동작은 몸을 뒤로 젖히는 후굴 자세에 속하며 후굴 자세를 할 때 매우 중요한 엉덩이와 하체 외측 근육의 유연성을 길러주며, 엉덩이와 허리의 긴장을 완화합니다. 또한 두툼하고 울퉁불퉁한 허벅지 근육을 슬림하게 만들고, 하체의 피로를 풀어줍니다. 목적에 따라 후굴이 아닌 상체를 숙이는 형태로도 연습할 수 있으며 골반과 허리의 통증이 개선됩니다.

준비 1 　테이블 자세(p.42)를 만듭니다.

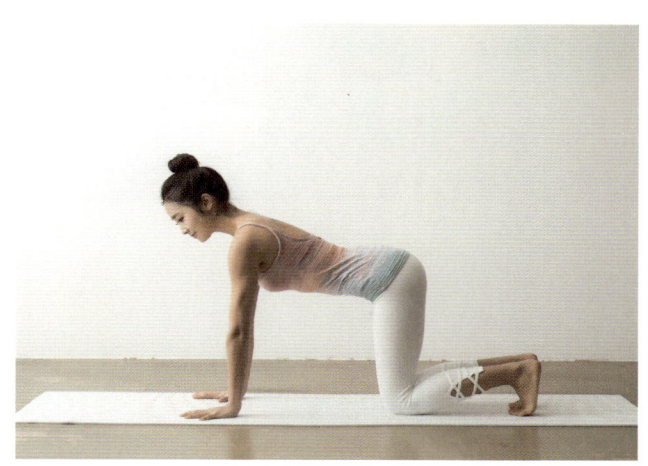

준비 2 　오른 다리는 무릎을 접어 종아리를 가로로 눕힌 채 앞쪽에 두고, 왼발은 발등이 매트 중앙에 닿도록 뒤로 멀리 뻗어 앉습니다. 오른쪽 골반을 바닥에서 약간 들어 올려 뒤로 밀듯이 옮기고, 왼쪽 골반은 앞으로 내밀어 양쪽 골반이 나란히 정면을 향하도록 맞춥니다. 아랫배와 괄약근을 조이고, 자세가 흔들리지 않도록 오른쪽 종아리와 발날을 지면에 꽉 눌러줍니다.

TIP. 유연성이 부족하다면 이 단계에 머물러도 충분합니다.

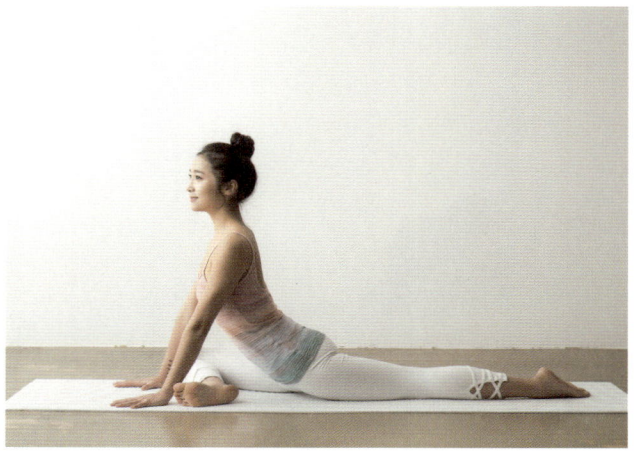

완성 1 다리를 천천히 구부리고 왼손으로 발등이나 발목을 잡으세요. 시선과 가슴은 정면을 향하며, 발뒤꿈치를 골반 쪽으로 당겨 허벅지 앞면을 스트레칭해도 좋습니다. 허벅지 앞면과 어깨, 가슴이 땅기는 자극을 느끼면서 5회 정도 호흡합니다.

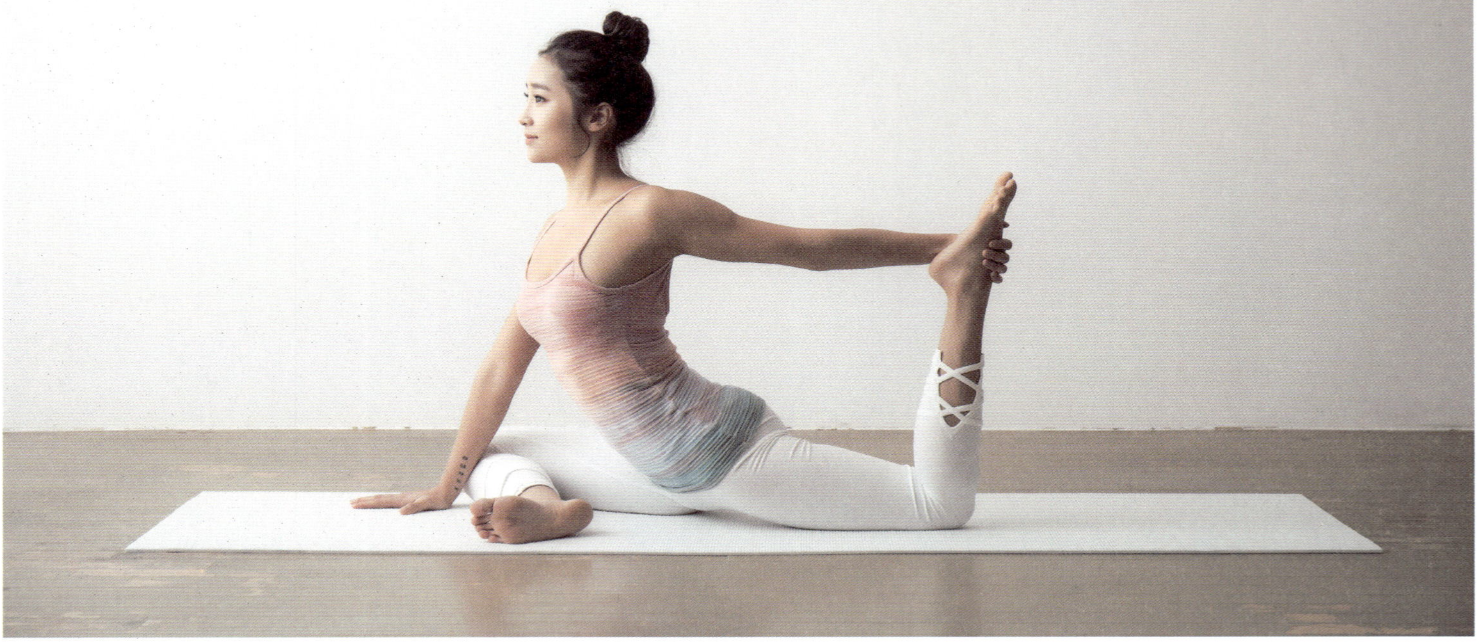

완성 2 골반의 위치를 유지하고 팔꿈치를 바닥에 놓으며 상체를 숙여요. 척추를 곧게 뻗어 평평하게 만들고, 아랫배를 납작하게 넣습니다. 엉덩이 주변이 땅기는 자극을 느끼면서 5회 호흡합니다.

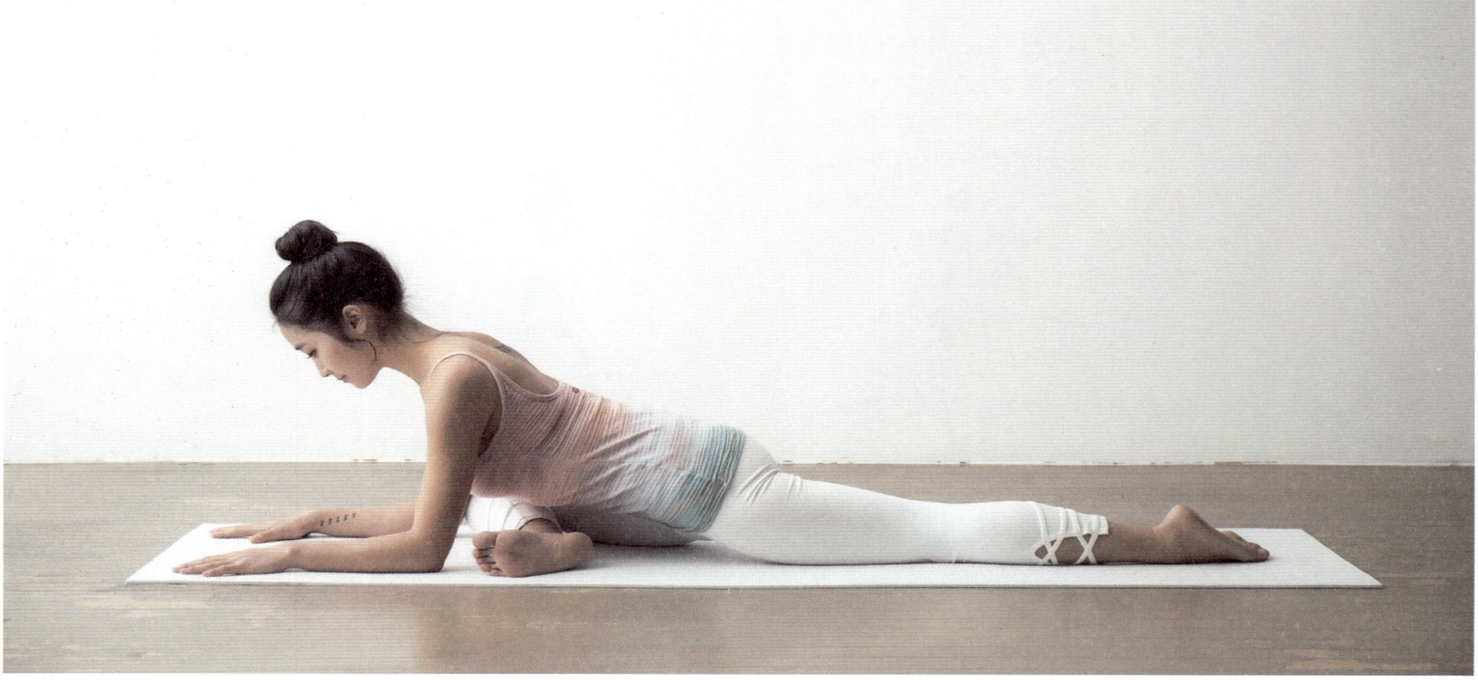

WORST POSE 1

골반이 뒤틀린다

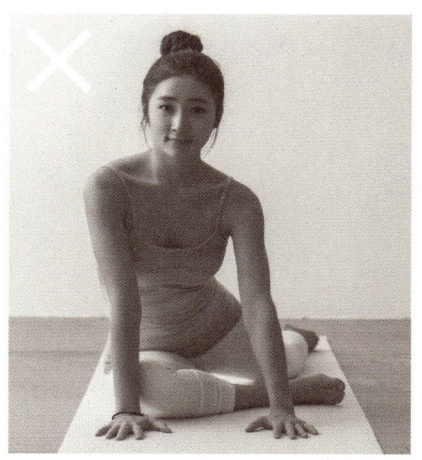 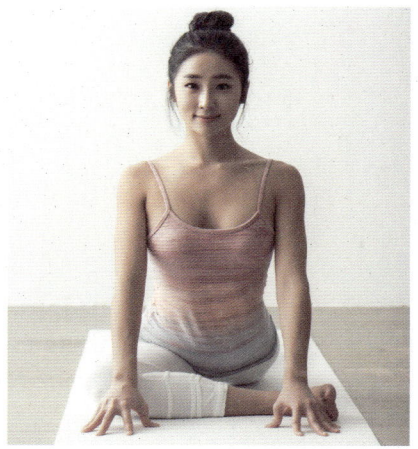

골반과 하체 근육이 타이트해서 충분히 늘어나지 못하면 골반이 잡아당겨져 바닥으로 가라앉습니다. 뒤로 뻗은 다리는 가장자리로 벌어지고 허리가 비뚤어져 스트레칭·교정 효과가 떨어집니다.

뒤로 뻗은 다리를 매트 중앙으로 옮겨 발등과 무릎뼈는 바닥과 맞닿게 하고, 앞에 놓인 발날로 바닥을 지그시 누르며 처진 엉덩이를 바닥에서 띄웁니다. 골반이 나란히 정면을 향하도록 하고 어깨와 가슴을 펼칩니다.

WORST POSE 2

앞쪽 다리의 무릎이 벌어지고 골반이 처진다

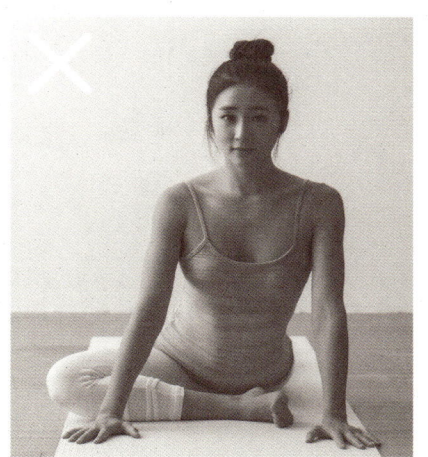 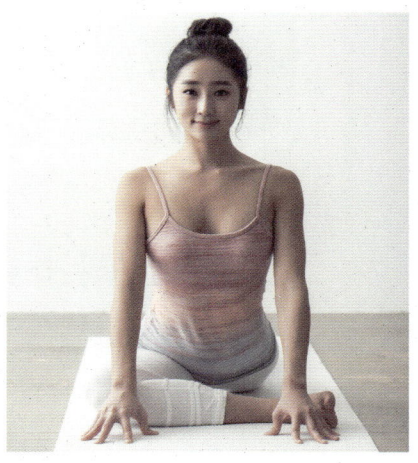

바닥에 눕힌 종아리가 몸의 중심부를 벗어나면 엉덩이 근육이 느슨해져 스트레칭 효과가 떨어집니다. 또한 몸이 바닥으로 처지며 가슴과 척추를 일으키는 힘이 부족해지고, 허리가 꺾일 위험이 있습니다.

눕힌 종아리가 몸의 정면, 가운데에 위치하도록 맞추세요. 복부를 납작하게 넣어 옆구리와 허리를 압박하며 척추를 반듯하게 세웁니다.

누워서 비틀기 자세
Recline Twist

몸 전체를 비틀어 전신의 유연성을 길러주고, 특히 상·하체를 연결하는 골반을 스트레칭하여 허리와 하체의 경직을 풀어줍니다. 누운 자세에서는 신체를 편안하고 안정적으로 다룰 수 있어 몸의 움직임이 큰 회전 동작도 안전하고 정확하게 연습할 수 있습니다.

준비 | 바르게 누워서 무릎을 굽혀 세운 뒤, 골반을 들어 왼쪽으로 한 뼘 정도 옮깁니다. 골반을 옮기지 않고 제자리에 서도 동작을 만들 수 있지만, 골반을 이동한 상태에서 회전하면 허리가 반듯하게 놓여 스트레스가 적습니다.

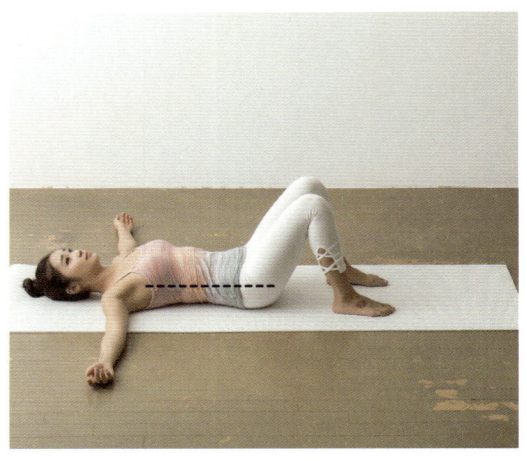 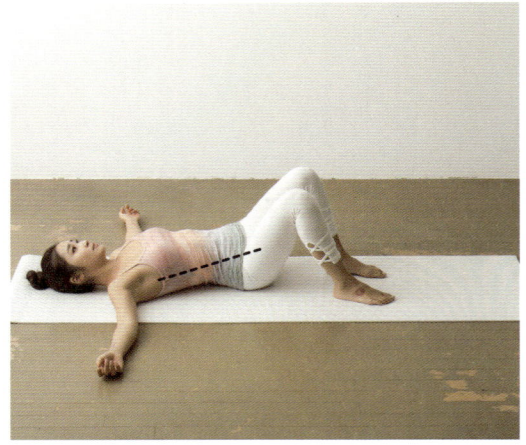

과정 | 왼 다리를 천장으로 뻗고, 오른 다리는 길게 뻗어 뒤꿈치로 바닥을 누릅니다. 손바닥이 천장을 향하도록 양 팔을 좌우로 벌립니다.

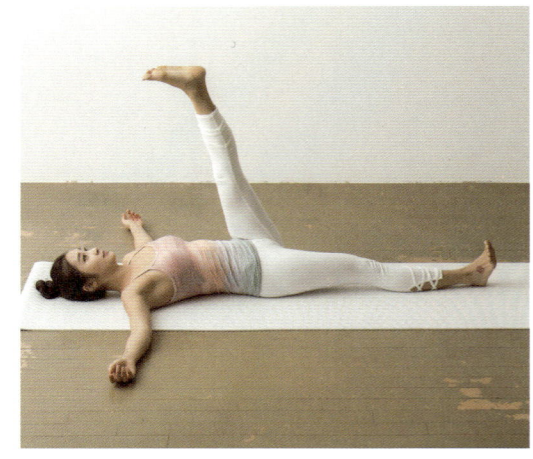

완성 아랫배를 납작하게 넣어 복부에 힘을 채우고, 왼 다리를 서서히 오른쪽으로 내린 뒤 오른손으로 무릎이나 발목, 발날을 잡으세요. 고개를 왼쪽으로 돌리고 허벅지와 엉덩이, 옆구리 주변이 땅기는 자극을 느끼면서 5회 호흡하며 자세를 유지합니다.

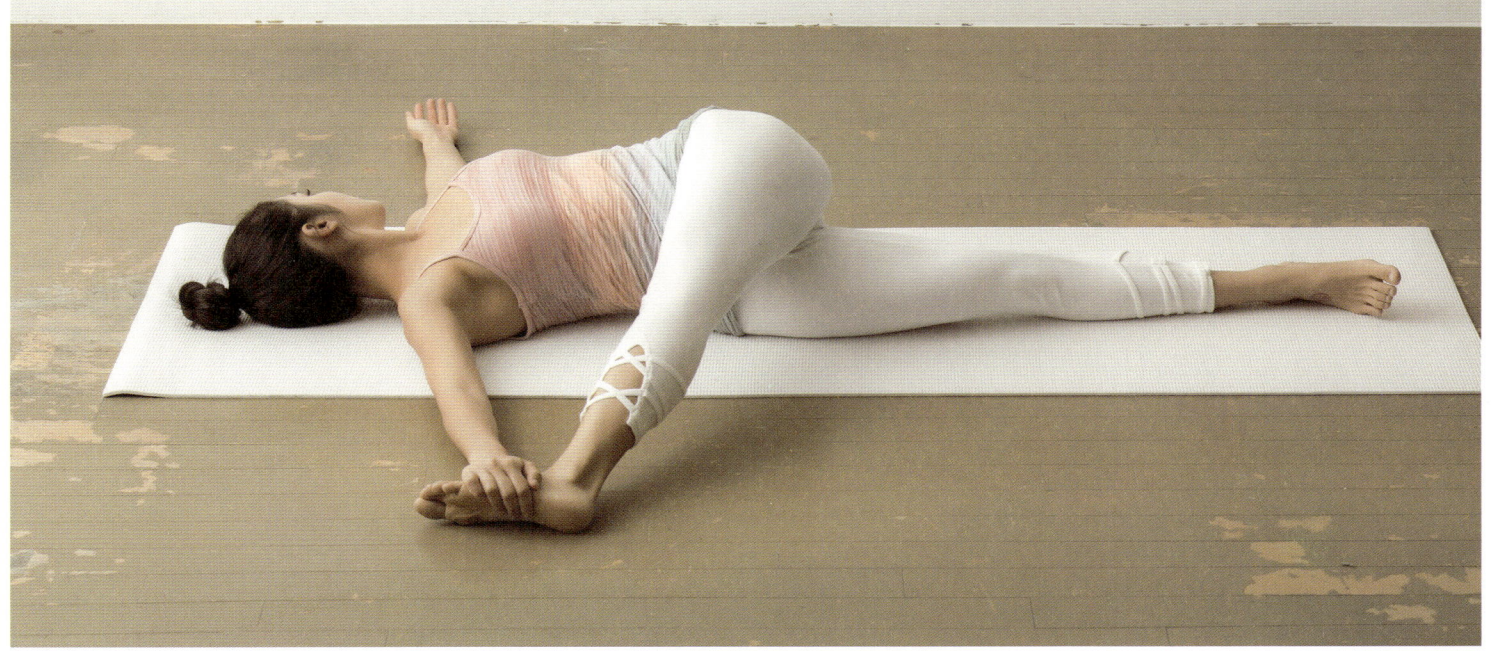

WORST POSE 1

다리가 잘 벌어지지 않는다

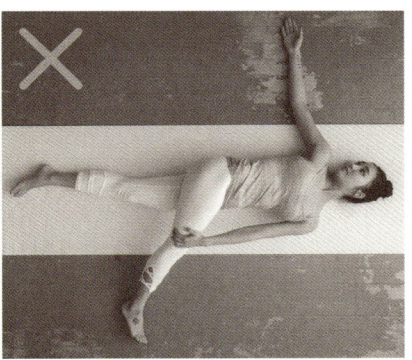 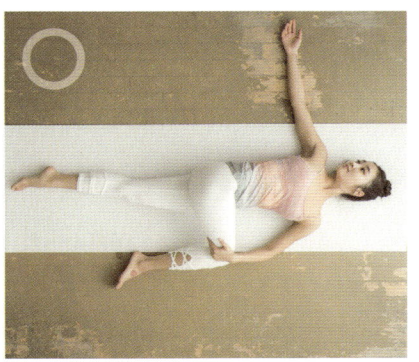

하체 근육이 타이트하면 다리를 충분히 벌리기 어렵습니다. 어깨가 들뜨고 회전이 부자연스러우며, 중심이 흔들릴 수 있습니다. 스트레칭 효과가 떨어지고, 허리에 뻐근한 통증이 생기기도 합니다.

무릎을 90도로 굽힌 뒤 손으로 무릎을 붙잡고 바닥으로 천천히 낮추며 몸을 늘입니다. 어깨나 무릎 중 어느 한쪽이라도 들뜬다면 비교적 무겁게 느껴지는 다리를 바닥에 먼저 놓고 떠 있는 어깨와 팔을 서서히 낮추세요. 그 반대의 순서도 좋습니다. 어깨나 다리가 공중에 떠 있더라도, 팔과 다리를 서로 반대 방향으로 멀어지듯이 같은 힘으로 늘입니다.

박쥐 자세 1
Wide Angle pose 1

다리와 발가락을 벌려 날개를 활짝 펴고 공중을 날아가는 박쥐를 닮은 자세입니다. 척추와 복부, 하체의 힘을 모아 몸통을 공중으로 들어 올리고 평평하게 펼쳐냅니다. 다리를 길게 뻗어 유연성을 기르고 복부를 강화하는 데 효과적입니다.

준비 다리를 어깨너비의 두세 배 정도로 벌려 앉습니다. 발끝은 천장을 향하고, 뒤꿈치로 바닥을 살며시 눌러 고정하며 허벅지 앞면이 지나치게 단단하지 않도록 긴장을 푸세요. 척추를 반듯하게 세워 가슴을 펼치며, 아랫배를 납작하게 넣어 복부 힘을 채웁니다. 꼬리뼈를 바닥에 심듯이 엉덩이를 밀착하여 고정하세요.

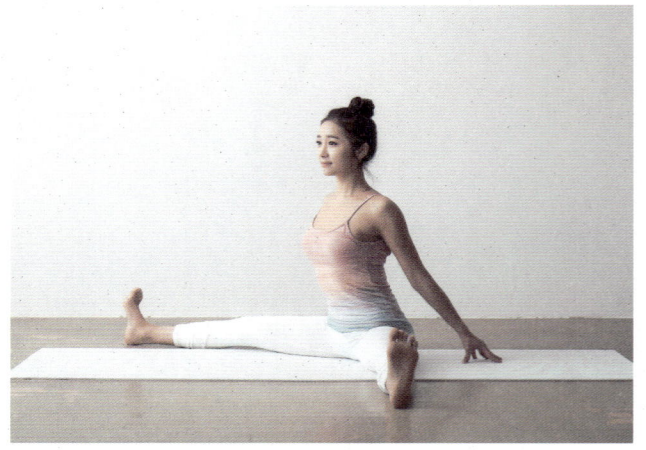

완성 손으로 발목이나 발날을 감싸 잡고, 골반이 들뜨지 않는 범위 내에서 척추를 숙입니다. 복부와 옆구리를 납작하게 넣고, 엉덩이와 정수리는 반대 방향으로 멀어지듯이 밀어냅니다. 날개뼈를 척추 쪽으로 살며시 오므리고, 다리 뒤쪽과 안쪽이 땅기는 자극을 느껴보세요. 5회 호흡하며 자세를 유지합니다.

TIP. 유연성이 떨어지면 바닥을 짚어도 괜찮습니다.

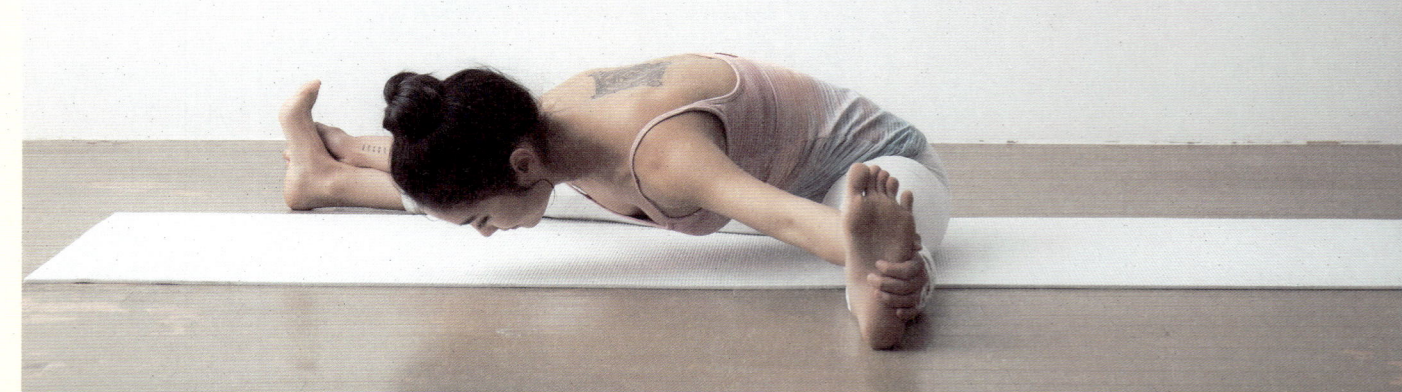

WORST POSE 1
얼굴과 상체가 바닥에 붙고 엉덩이가 들뜬다

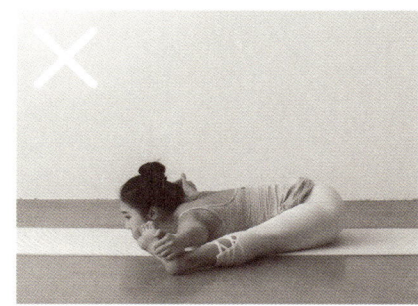

상체를 바닥에 기대면 다리 안쪽에 체중이 실리고 스트레칭이 강해져 개운함을 느낄 수 있지만 자칫 무릎 주변의 지나친 스트레칭으로 통증이 생길 수 있고 복부의 힘이 감소합니다.

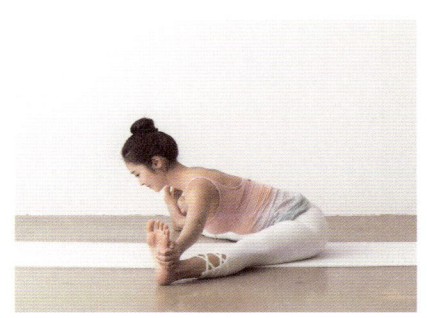

척추를 직선으로 뻗기보단 자연스럽게 구부리고 아랫배와 괄약근에 힘을 주어 허리와 엉덩이를 바닥으로 끌어 내리듯 밀착시키세요. 자세가 지나치게 구부정해진다면 상체를 조금 더 일으켜도 좋습니다.

WORST POSE 2
등이 말리고 고개가 고꾸라진다

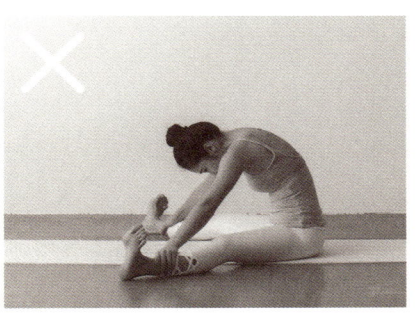

등과 어깨가 굽고 하체 근육이 타이트하면 척추를 반듯하게 세우려고 할 때 무릎이 들뜨거나 상체가 뒤로 넘어갑니다. 무리하게 팔을 뻗고 고개를 숙이면 가슴, 어깨와 목 주변이 단단하게 긴장되며 허리 근육이 느슨하게 벌어져 허리에도 스트레스가 됩니다.

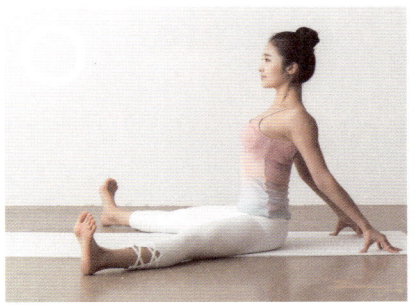

손끝으로 골반 뒤쪽 바닥을 짚고 밀어내어 척추를 곧게 펼치세요. 가슴을 내밀며 날개뼈를 조여 유지하고, 정면이나 먼 곳 바닥을 바라봅니다. 몸을 숙이지 말고 굽은 등과 뻣뻣하게 수축된 하체 근육의 길이를 회복하는 것에 목적을 두고 연습하세요.

반 영웅 자세
Half Hero Pose

허벅지와 무릎, 발목의 유연성을 기르는 자세로 몸이 뻣뻣하다면 매우 고통스러울 수 있습니다. 발목과 무릎 주변의 근육, 힘줄이 찢어질 듯 땅기고 골반은 꽉 조여져 답답해지므로 몸 상태를 주시하며 조심스럽게 시도하세요.

준비 왼 다리를 접어 발등을 길게 펼친 뒤 엉덩이 옆에 놓아두고, 오른 다리는 펼쳐서 발뒤꿈치로 바닥을 눌러 견고하게 고정합니다. 두 무릎 사이에는 주먹 하나가 들어갈 만큼 공간을 만드세요. 골반 한 뼘 뒤 바닥을 양손으로 짚고 바닥을 밀어내며 척추와 어깨를 곧게 펴고 아랫배를 납작하게 넣어 복부에 힘을 채웁니다.

TIP. 유연성이 부족해 자세를 만들기 어렵거나 허벅지 근육이 심하게 땅긴다면 이 단계에서 머무르고, 조금씩 연습량을 늘리세요.

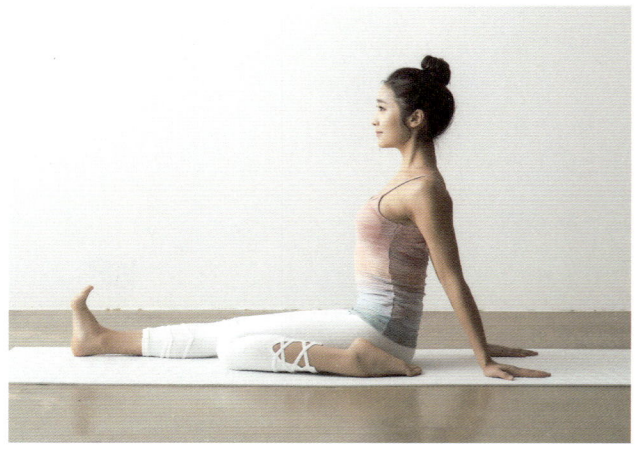

과정 팔꿈치를 하나씩 바닥에 대고 상체를 서서히 눕히세요. 정면을 바라보며 가슴을 내밉니다.

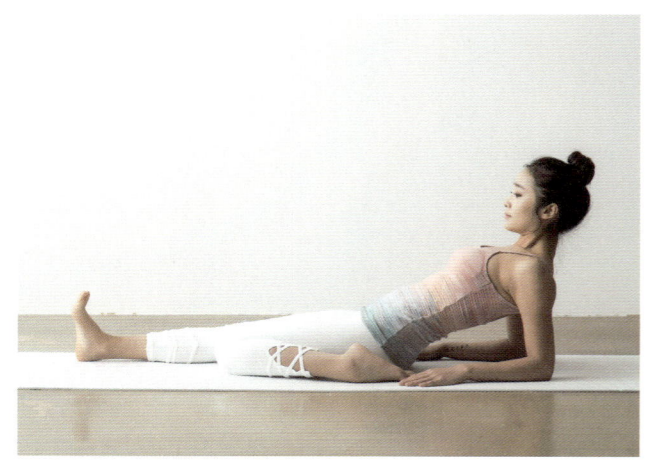

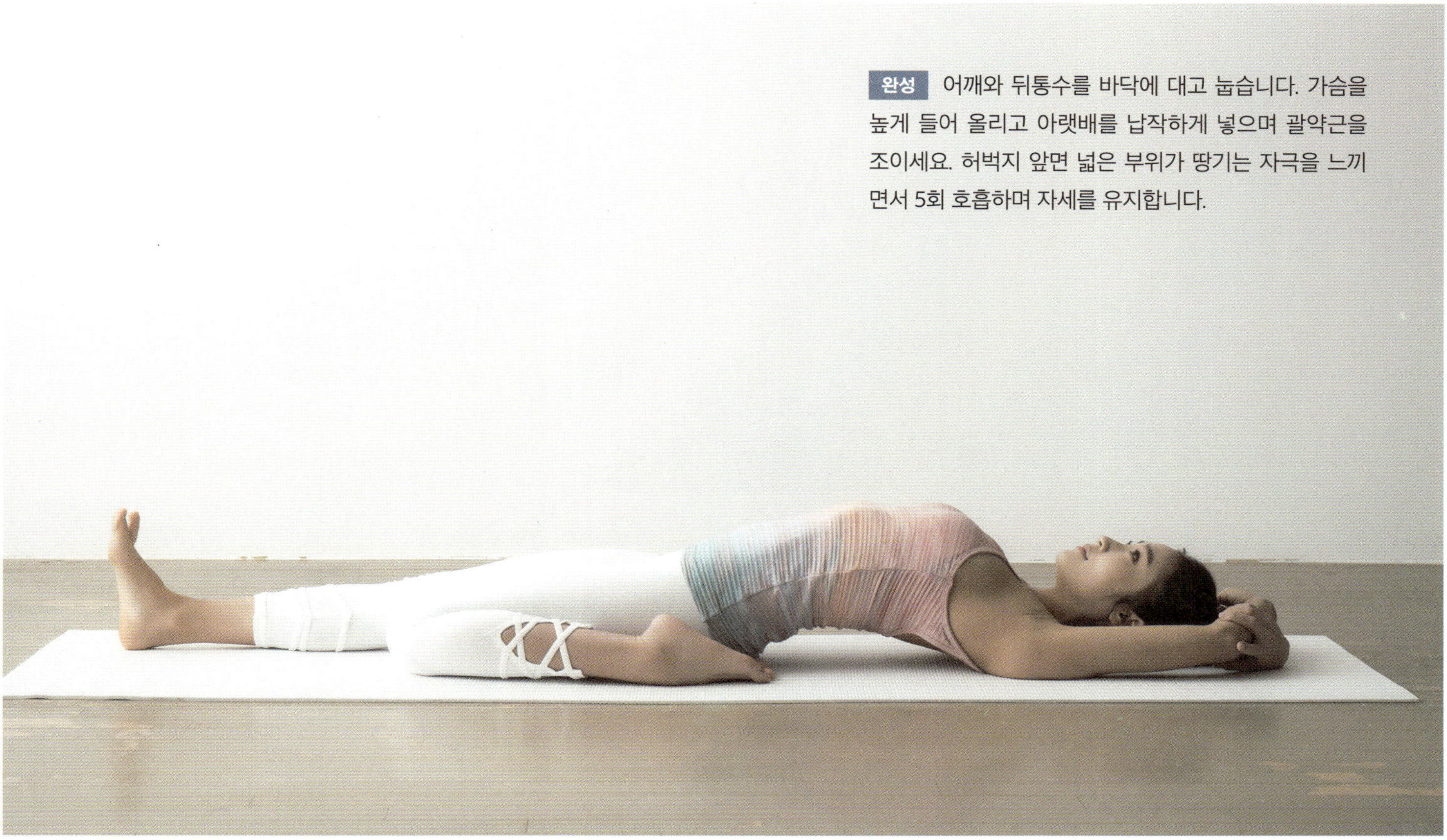

완성 어깨와 뒤통수를 바닥에 대고 눕습니다. 가슴을 높게 들어 올리고 아랫배를 납작하게 넣으며 괄약근을 조이세요. 허벅지 앞면 넓은 부위가 땅기는 자극을 느끼면서 5회 호흡하며 자세를 유지합니다.

WORST POSE 1

골반과 무릎이 뜬다

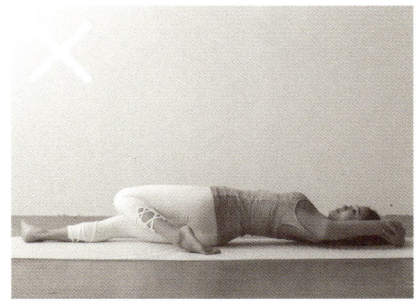

허벅지 앞면이 타이트하면 근육이 충분히 늘어나지 못하고 골반과 무릎이 들뜨며 발목과 무릎의 통증이 심해져요. 자세가 기울어져 뒤뚱거릴 수 있고, 운동 효과가 떨어집니다.

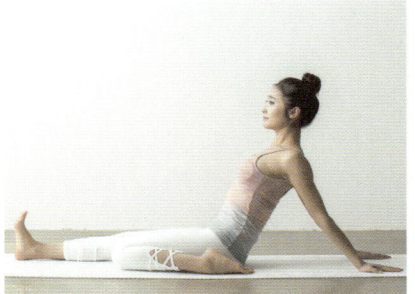

상체를 비스듬히 일으키거나 앉은 상태에서 무릎을 바닥에 붙이세요. 유연성이 부족한 상태라면 준비 자세를 취하는 정도만으로도 충분한 스트레칭 효과를 기대할 수 있습니다.

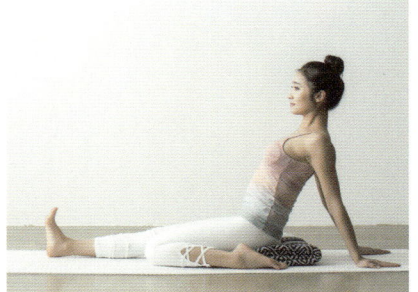

골반이 들뜨며 균형이 깨진다면 골반 아래에 방석이나 담요를 깔아 골반의 위치를 높입니다.

WORST POSE 2

발목이 꺾인다

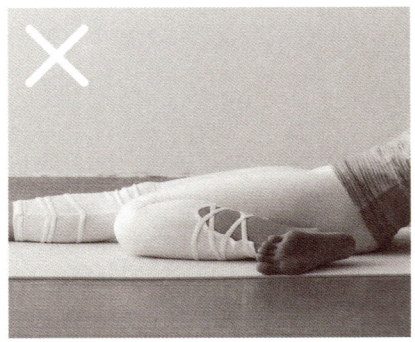

이 자세는 허벅지가 안쪽으로 회전하는 동작인데 발목이 반대쪽인 바깥쪽으로 꺾이면 정강이뼈도 바깥쪽으로 회전하고, 무릎 관절이 지나치게 벌어지며 통증을 유발합니다. 무릎 관절은 질긴 힘줄과 인대로 구성되어 있는데, 강한 스트레칭을 할 때 무릎 관절을 고정하는 힘이 약해져 체형의 불균형과 부상을 유발하며, 회복도 매우 더딥니다.

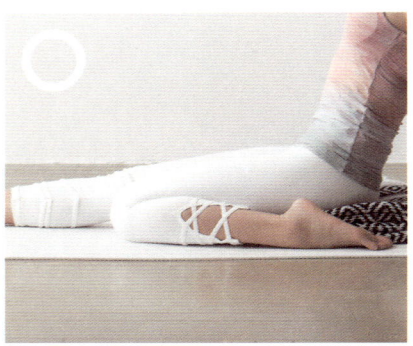

발끝이 몸의 뒤쪽을 향하도록 발목을 곧게 펼치고, 발톱으로 바닥을 누를 수 있게 연습하세요. 방석이나 담요를 접어서 깔고 앉아 골반을 높이면 자세 만들기가 훨씬 수월합니다.

BONUS

Q. 발목과 무릎이 아픈데 연습해도 괜찮을까요?

A. 통증의 신호 중에서 근육의 땅김과 관절의 땅김을 구분해야 합니다. 관절은 유연해야 하지만 관절이 아플 정도로 스트레칭하는 것은 오히려 몸에 해롭습니다. 준비 단계에서 멈추거나, 통증이 없는 단계에서 머무르며 조금씩 연습량을 늘리세요.

소머리 자세
Cow Face Pose

교차된 두 무릎이 머리가 큰 소의 입술을 닮은 소머리 자세는 엉덩이와 허벅지, 발목을 스트레칭하여 하체 혈액 순환에 효과적입니다. 유연성이 부족하면 입이 벌어진 소머리 자세가 되기도 하지만 집에 있는 도구로 간단히 교정할 수 있습니다.

준비 왼 다리 위에 오른 다리를 얹은 뒤, 무릎이 서로 맞닿도록 다리를 교차하여 앉습니다. 발이 벌어지거나 골반에 깔리지 않게 주의하세요. 손으로 발바닥을 눌러 고정하고, 골반을 바닥에 밀착하며 척추와 어깨를 곧게 펼칩니다.

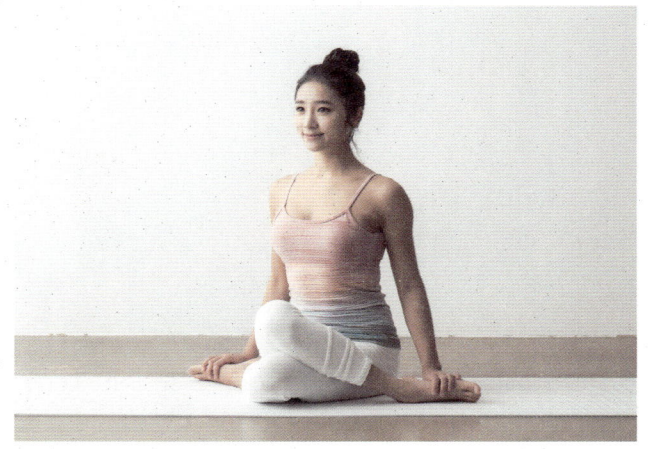

완성 아랫배를 납작하게 넣어 복부에 힘을 채우고, 상체를 천천히 숙입니다. 골반이 들뜨지 않는 범위 내에서 자세를 만들고 골반과 허벅지 바깥쪽이 땅기는 자극을 느끼면서 5회 호흡하며 자세를 유지하세요.

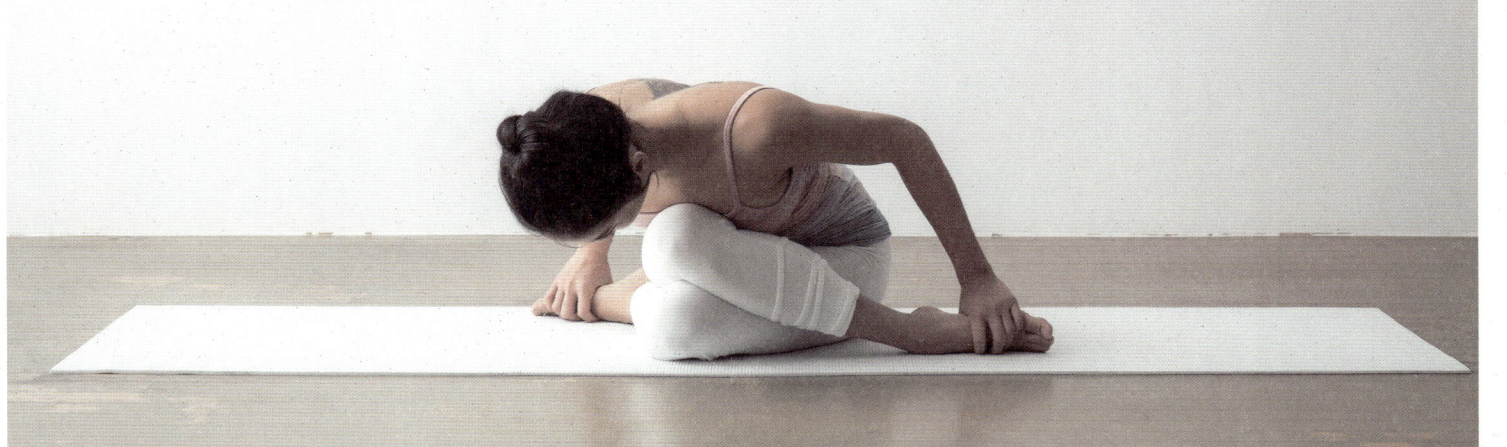

WORST POSE 1

무릎이 들뜨고
골반이 비뚤어진다

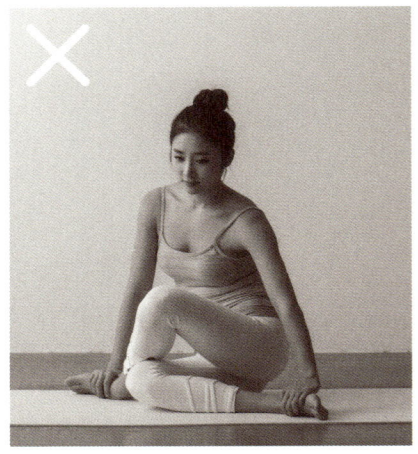

허벅지와 엉덩이 근육이 타이트하면 무릎을 가운데로 오므려 교차하기 어렵고, 자세를 만들었을 때 들뜨는 무릎을 따라 골반이 위로 이동하며 비뚤어집니다.

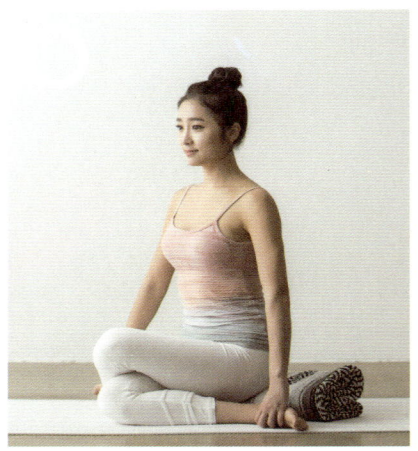

방석이나 담요를 접어서 깔고 앉아 골반을 높이면 팽팽하게 잡아당기는 엉덩이 근육이 느슨해지고 무릎을 오므리기가 수월합니다. 상체를 억지로 숙이기보다는 척추를 곧게 펼쳐 골반을 바로 세워주세요.

왜가리 자세
Heron Pose

왜가리의 긴 목처럼 하체를 길게 늘이는 자세입니다. 하체 뒷면을 유연하게 만들고, 복부를 자극하여 소화 기능을 향상시킵니다. 비상하는 왜가리처럼 가뿐한 몸을 만들 수 있어요.

준비 ｜ 바닥에 앉아 왼쪽 무릎을 접어 세우고 양손으로 발목이나 발바닥을 감싸 잡으세요. 눕힌 오른 다리는 견고하게 고정되도록 발등과 발날로 바닥을 잘 누릅니다. 아랫배를 납작하게 넣어 복부에 힘을 채우고 척추와 어깨를 반듯하게 펼칩니다.

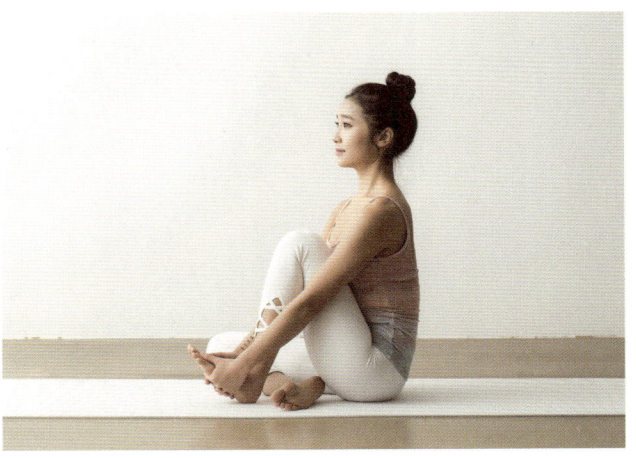

과정 ｜ 왼발을 무릎 높이까지 들어 올립니다. 동작을 만드는 과정에서 등이 굽을 수 있으니 주의하며 한 번 더 척추를 세워주세요.

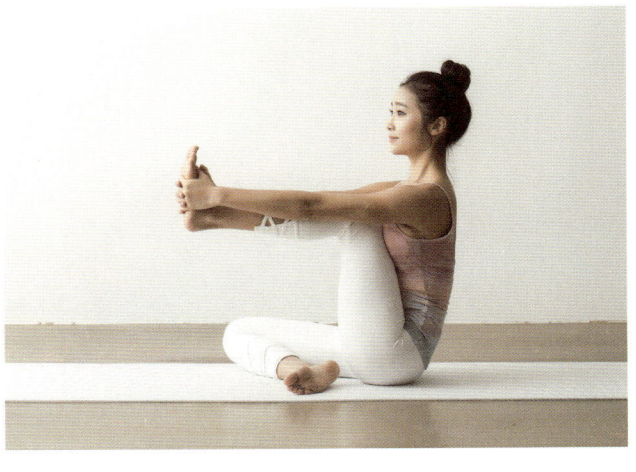

완성 다리를 대각선으로 멀리 뻗고, 날개뼈를 살며시 오므리며 가슴을 내밉니다. 뻗은 다리의 무릎 주변이 과도하게 수축하지 않도록 자연스럽게 이완하고, 발목은 약 90도를 유지합니다. 하체 뒷면이 땅기는 자극을 느끼면서 5회 호흡합니다.

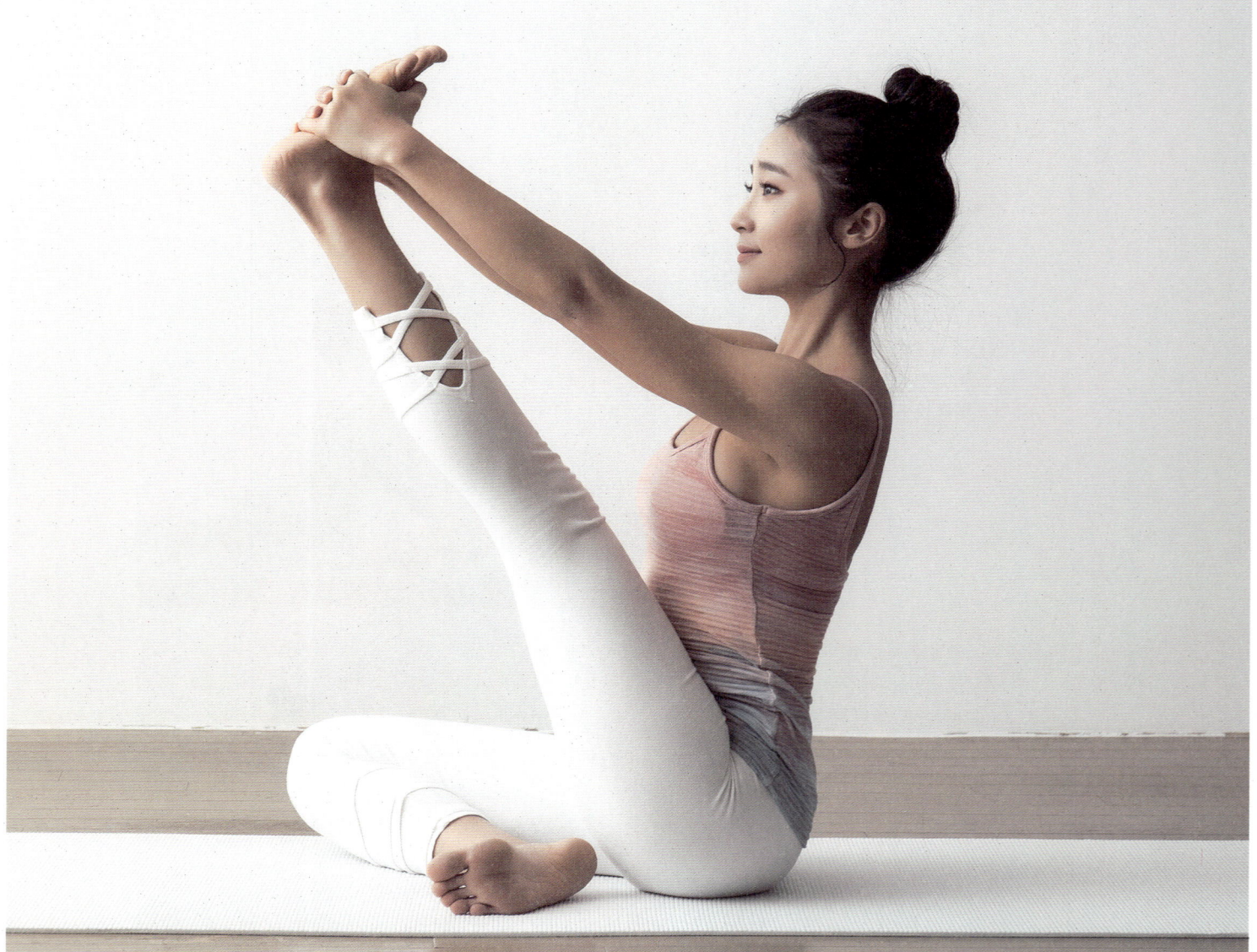

WORST POSE 1

등이 둥글게 말린다

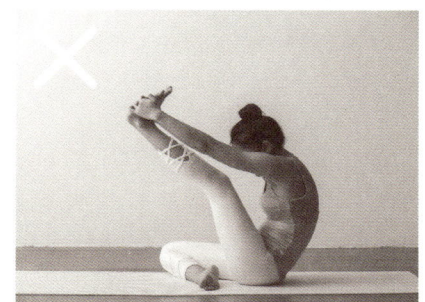

하체의 유연성이 떨어져 허리와 등이 아래로 끌어당겨지고, 다리를 펼수록 상체가 굽습니다. 가슴, 어깨와 목 주변은 단단하게 긴장되고 허리 근육은 느슨하게 벌어져요. 허리에도 스트레스가 되고 허벅지에 매우 강한 통증이 발생합니다.

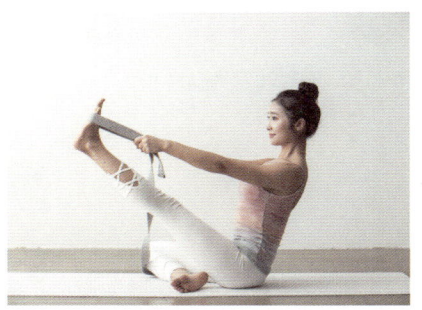

발에 스트랩을 감싸 잡고, 다리와 몸통 사이의 간격을 멀리 띄웁니다. 어깨를 뒤로 젖히면서 가슴은 내밀고 척추를 곧게 펼치며 아랫배를 납작하게 넣습니다. 스트랩을 팔의 힘으로 억지로 잡아당기지 말고 팔꿈치를 펼친 채 조금씩 짧게 잡으세요.

WORST POSE 2

고개가 앞으로 나온다

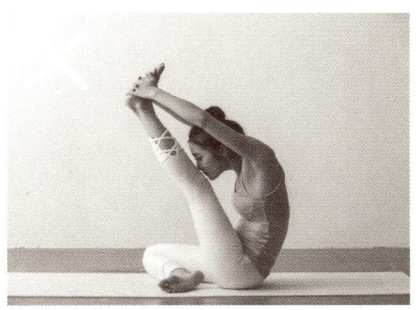

얼굴이 정강이 쪽으로 지나치게 이동하면 목뼈가 전방으로 이동되는 변형이 생깁니다. 평소 굽은 어깨나 거북목, 일자목 등으로 자세가 좋지 않은 경우에 습관적으로 나타납니다.

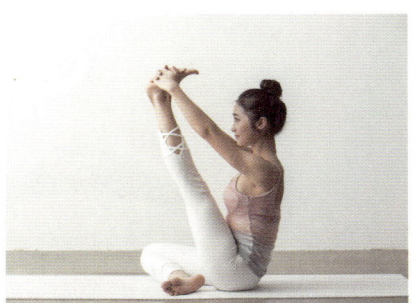

턱을 당겨 머리를 몸통, 어깨와 일직선에 두고, 정수리를 천장으로 들어 올리듯이 상체 전체를 곧게 펼치세요. 머리를 제자리에 두면 목뼈는 바른 정렬을 찾고 굽은 등이 바로 세워집니다.

WEEKEND PROGRAM ②

소요 시간 **30분**

생리통, 골반, 허리 통증을 줄이고, 부기 없는 날씬한 다리를 만드는 동작들로 하체를 길게 스트레칭하며 자세를 점검하고, 연결 동작으로 능숙하게 자세를 전환하는 법을 연습합니다. 다리의 굽힘과 펼침, 발의 각도와 상체의 방향이 바뀌었더라도 토대는 같습니다.

자전거를 탈 때 앞바퀴로 방향을 틀고 뒷바퀴의 동력으로 목적지를 향해 나아가듯이 앞으로 내미는 다리는 목표하는 곳을 명확하게 하고, 뒤로 뻗은 다리는 자세를 완수할 수 있도록 지지해야 합니다. 자세를 전환할 때 몸의 흔들림을 줄이고, 올바른 동작들이 연이어져 운동 효과가 향상되게끔 자세 하나하나 주의 깊게 연습하세요.

1

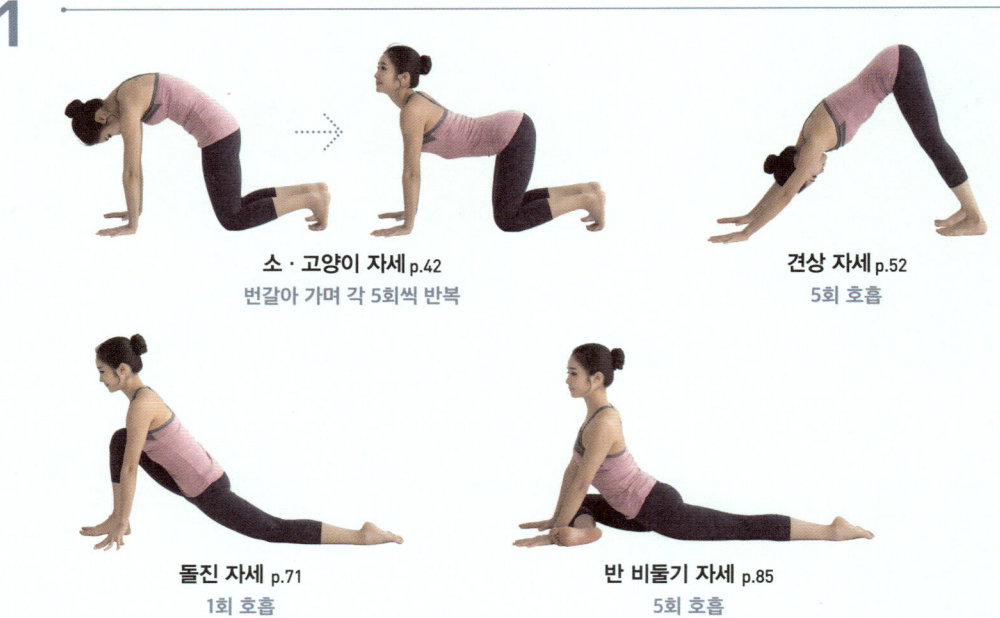

소·고양이 자세 p.42
번갈아 가며 각 5회씩 반복

견상 자세 p.52
5회 호흡

돌진 자세 p.71
1회 호흡

반 비둘기 자세 p.85
5회 호흡

2

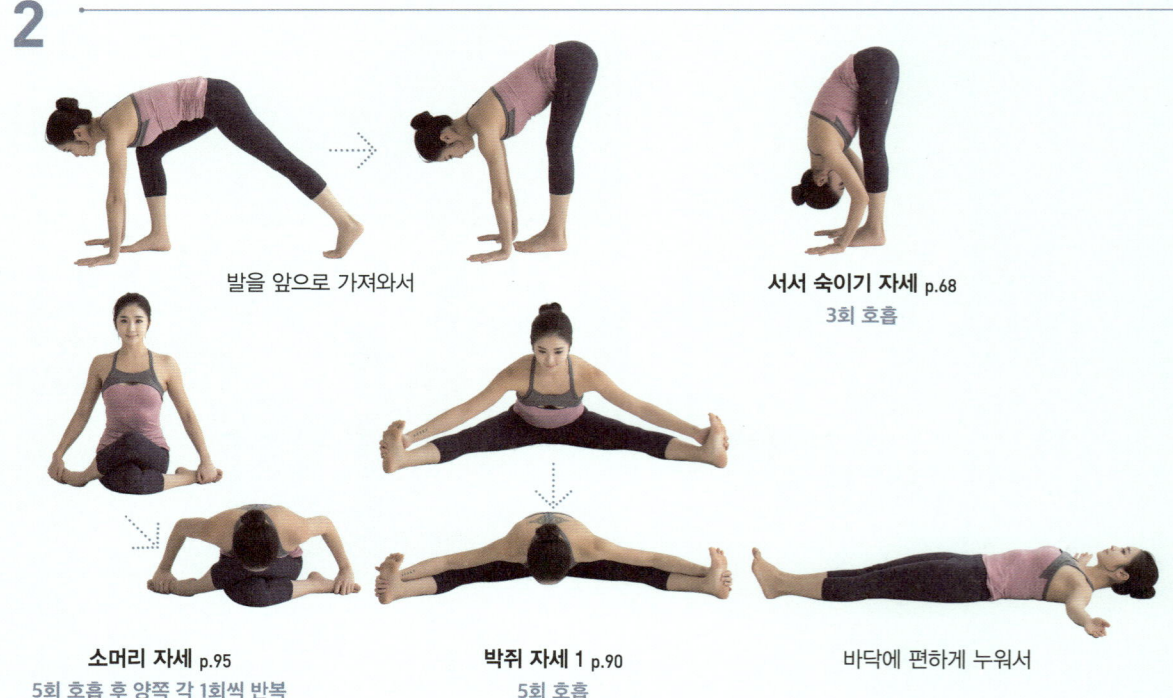

발을 앞으로 가져와서

서서 숙이기 자세 p.68
3회 호흡

소머리 자세 p.95
5회 호흡 후 양쪽 각 1회씩 반복

박쥐 자세 1 p.90
5회 호흡

바닥에 편하게 누워서

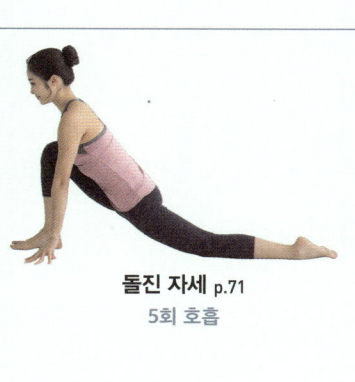
돌진 자세 p.71
5회 호흡

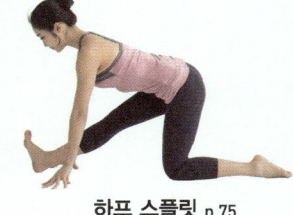
하프 스플릿 p.75
5회 호흡

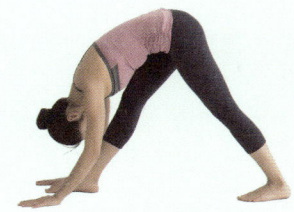
피라미드 자세 p.82
5회 호흡

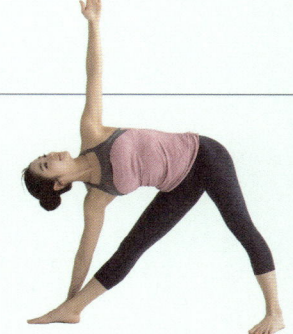
삼각 자세 p.78
5회 호흡

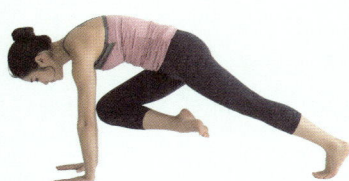
양손으로 바닥 짚고, 앞쪽 발을
뒤쪽 옮긴 뒤

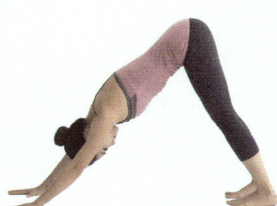
견상자세로 돌아가
몸의 반대쪽으로 동작 반복

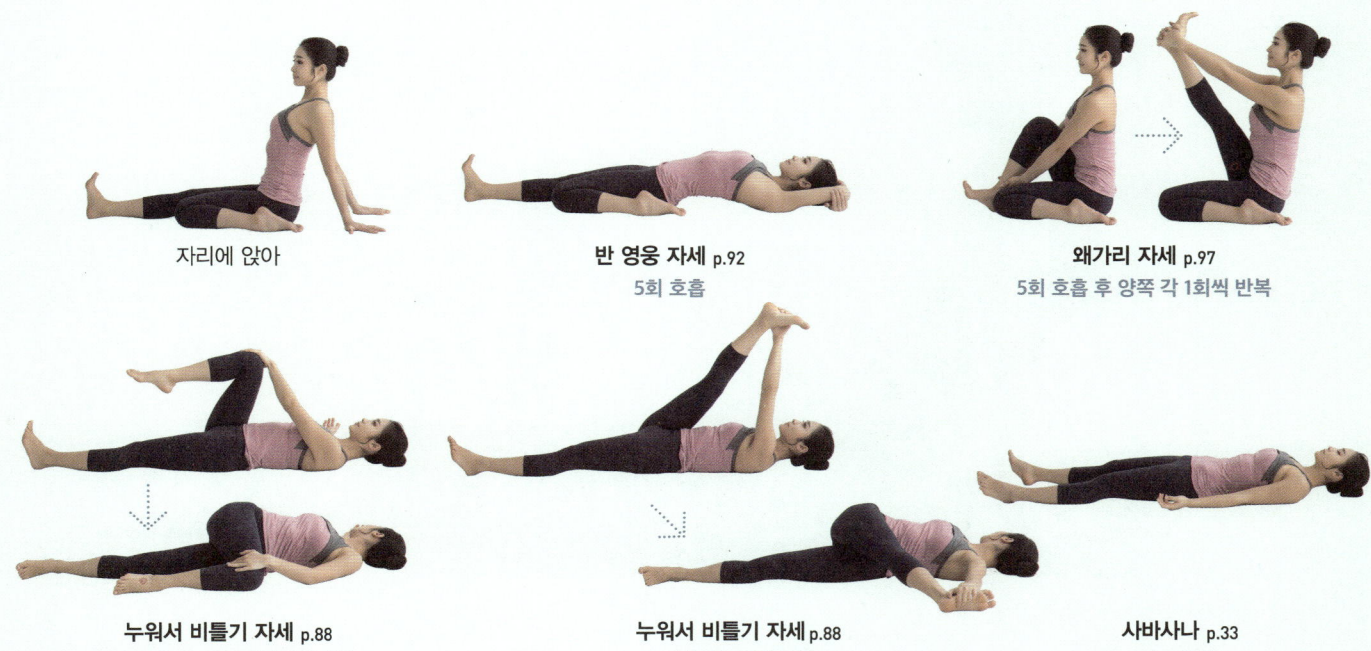

자리에 앉아

반 영웅 자세 p.92
5회 호흡

왜가리 자세 p.97
5회 호흡 후 양쪽 각 1회씩 반복

누워서 비틀기 자세 p.88
5회 호흡 후 양쪽 각 1회씩 반복

누워서 비틀기 자세 p.88
양쪽 각 1회씩 반복

사바사나 p.33
5~10분

WEEK 3

슬림한 팔과 어깨, 잘록한 허리

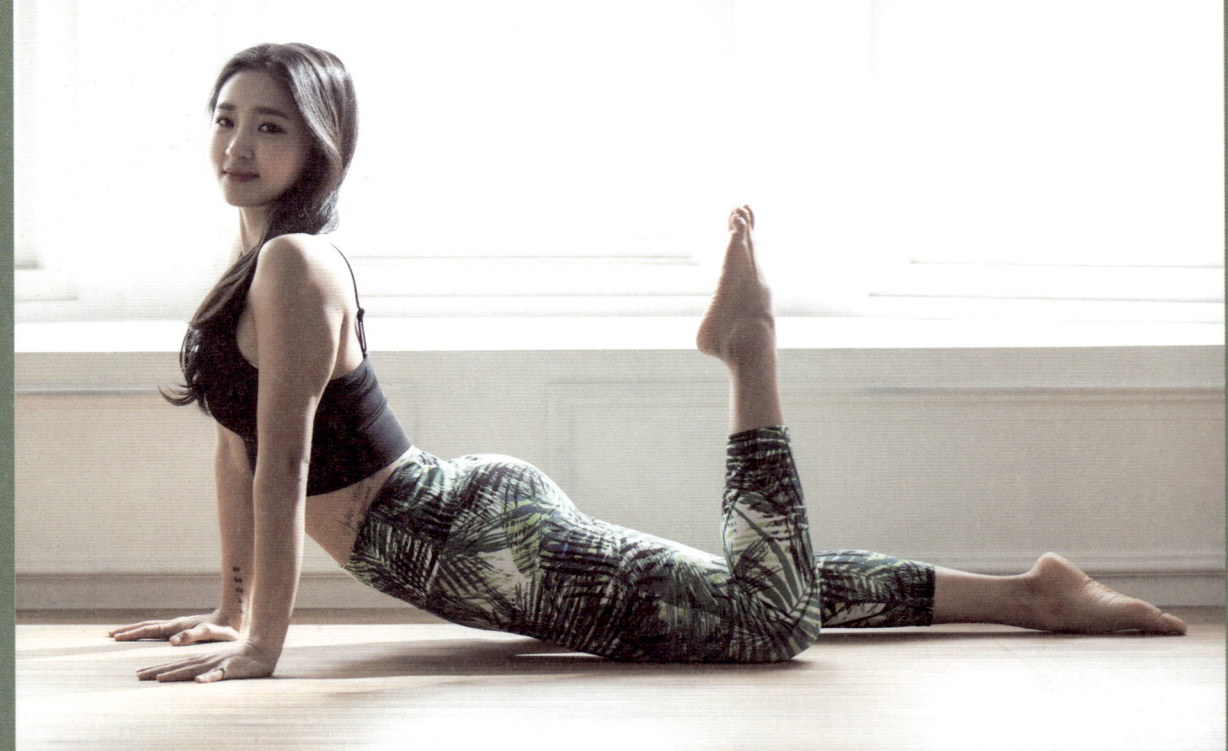

슬림한 팔과 어깨, 잘록한 허리
그리고 목부터 허리까지 이어지는 반듯한 선!
누구나 꿈꾸는 몸매입니다.
잘못된 자세로 말미암은 뻣뻣하고 구부정한 등, 움츠러든 가슴,
거북목 등은 사람을 둔하고 무기력해 보이게 할 뿐만 아니라
건강상의 문제를 가져온다는 점에서 치명적이죠.
복부가 느슨해지면서 배가 처지는 것은 물론
어깨와 목, 허리 통증은 거의 만성 질환일 정도입니다.
거북목으로 스트레스를 받은 척추를 방치하면 목 디스크로
이어지기도 하며, 움츠러든 채로 굳어버린 몸통 앞면의 근육이
장기를 압박하여 호흡과 소화 기능을 방해합니다.
이런 자세가 굳어진 사람은 쉽게 피로를 느끼고 자주 스트레스를
받게 됩니다. 어깨가 뭉치고 두통이 생기는 일도 잦을 거예요.
마음이 답답할 때 한숨이 나오는 것은
긴장을 해소하기 위한 무의식적인 현상이랍니다.
이번 주에는 상체의 선을 우아하게 만드는 데
효과적인 요가를 소개합니다.
몸이 뻣뻣한 사람도 쉽게 따라할 수 있는
고양이 자세나 빗장 자세로 가슴과 옆구리를 크게 늘이고,
바늘 끼기 자세나 코브라 자세를 통해 척추의 힘을 기르세요.
등과 어깨의 근육을 단련하고 유연하게 할 거꾸로 테이블 자세와
어깨 스트레칭도 반드시 거쳐야 할 코스입니다.
특정 자세를 연습할 때 어깨가 아프다면 무리하게 동작을 하지 말고,
몸의 신호를 잘 살피면서 연습하길 바랍니다.
어깨와 허리는 상체 위주의 요가가 아닌 다른 요가를 할 때도 매우
중요한 부위로, 이 부분의 유연성을 키워주면
다른 요가 동작도 훨씬 수월하게 할 수 있습니다.

빗장 자세
Gate Pose

옆구리를 시원하게 늘이는 이 자세는 대문을 걸어 잠그는 빗장의 모습과 닮았습니다. 굽은 자세로 굳어 버린 몸통 전체를 펼치는 동작으로 자세 교정에 필수입니다. 몸을 뒤로 젖히는 후굴 동작에 반드시 필요한 연습이기도 하죠. 가슴과 몸통의 측면을 펼치는 것에 집중하세요.

준비 | 무릎을 꿇고 선 자세에서 오른 다리를 사선 옆쪽으로 뻗으세요. 발끝은 다리를 뻗은 방향과 일치시키고, 골반을 수평으로 맞춥니다. 척추를 곧게 펴고 아랫배를 납작하게 넣어 복부에 힘을 채우며 엉덩이가 뒤로 빠지지 않도록 머리부터 무릎까지 일렬로 반듯하게 세웁니다.

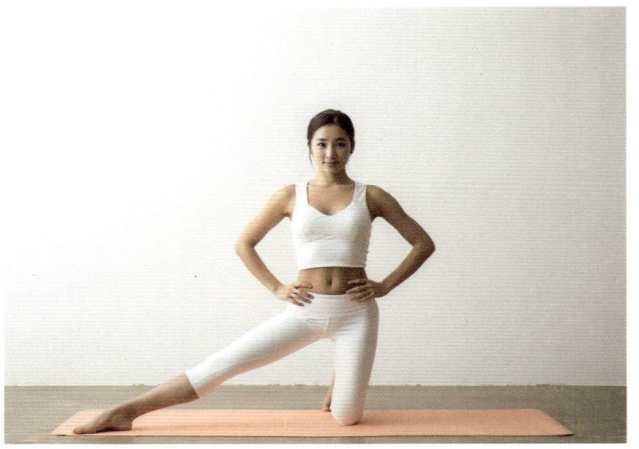

과정 | 오른손은 허벅지 위에 살며시 얹고 왼팔은 머리 위로 뻗어요. 어깨의 긴장을 풀어 으쓱대지 않도록 하고, 발은 바닥을 지그시 눌러 고정합니다.

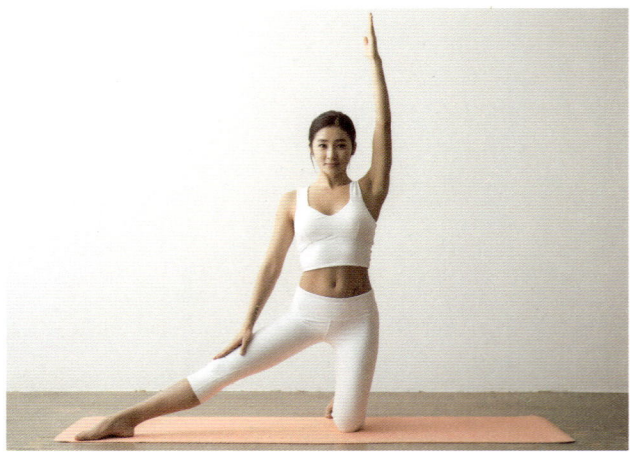

완성 가슴이 정면을 향한 상태를 유지하며 오른 다리 쪽으로 천천히 척추를 기울여요. 옆구리와 겨드랑이가 땅기는 자극을 느끼며 숨을 들이마실 때 몸통을 부풀리고, 내쉴 때 아랫배를 더 수축합니다. 5회 호흡하며 자세를 유지하세요.

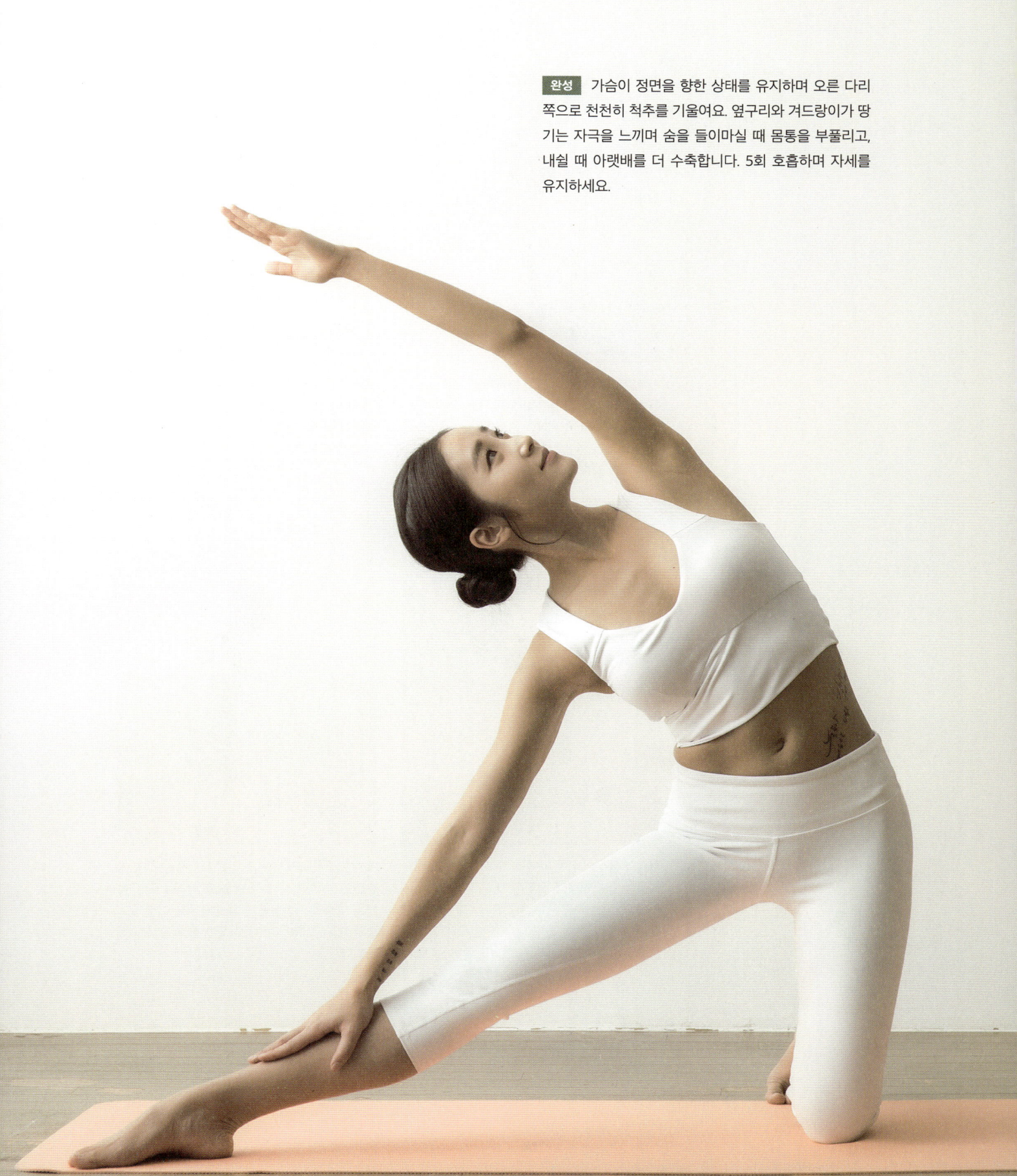

WORST POSE 1
어깨가 긴장되고 솟아 있다
& 팔에 몸을 기댄다

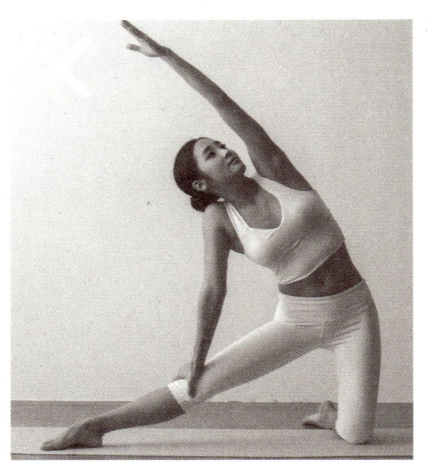 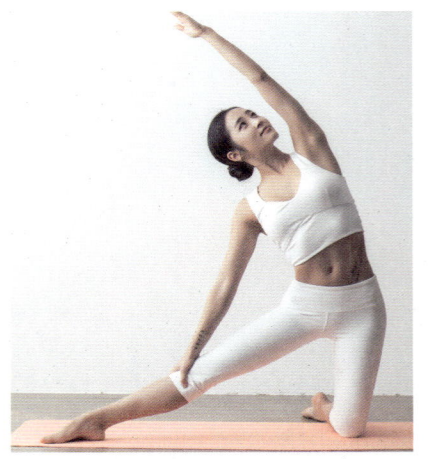

하체와 허리, 복부의 힘이 부족하면 상체의 무게를 버티지 못하고 몸통이 쏟아지듯 기울어집니다. 긴장한 목과 어깨에는 불필요한 힘이 들어가고, 체중이 무릎 관절을 압박하여 통증이나 경미한 부상을 일으킵니다.

옆구리와 엉덩이, 하체에 힘을 주어 기울인 상체 무게를 버텨주세요. 들어 올린 팔을 높게, 멀리 뻗어서 옆구리를 늘이고, 다리를 짚은 손은 정강이를 쓸어내리듯 조금씩 낮추세요.

WORST POSE 2
등이 굽는다

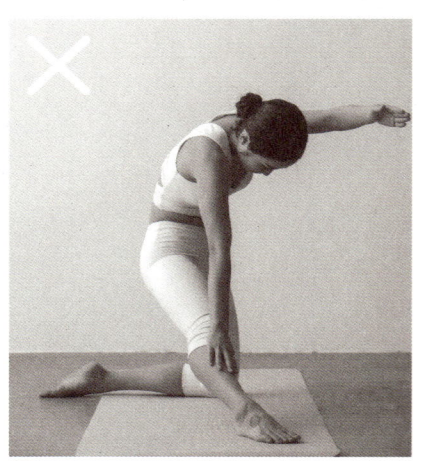 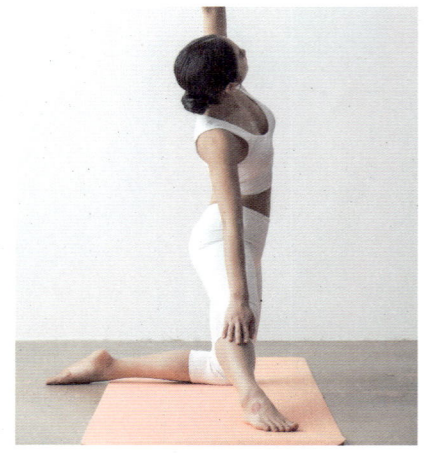

가슴과 몸통의 근육이 수축되어 충분히 펼쳐지지 않는 경우입니다. 잘못된 자세로 등이나 어깨가 굽어 있는 사람은 이 동작을 할 때 습관적으로 몸이 휘어질 수 있습니다. 단단하게 경직된 상태를 방치하면 스트레칭 효과도 떨어집니다.

척추를 반듯하게 뻗은 상태를 유지하는 것이 키 포인트! 숙여지는 고개를 들고 아래쪽으로 향하는 가슴과 시선을 정면을 향해 내밀어주세요. 옆구리와 갈비뼈, 겨드랑이 주변을 개운하게 늘립니다.

WORST POSE 3

등이 과도하게 휘어진다

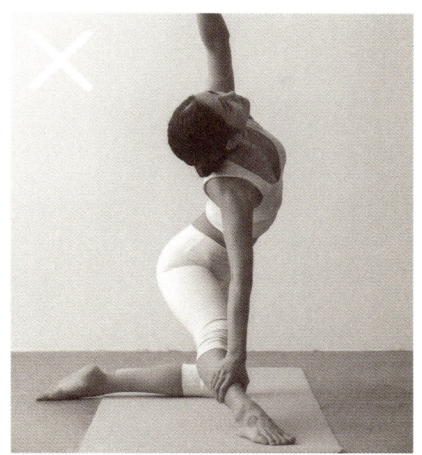 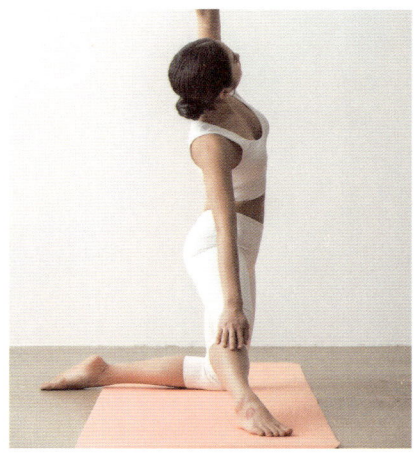

욕심을 부려 몸을 지나치게 기울이다 보면 몸통이 앞으로 쏠리며 엉덩이가 뒤로 빠지고 허리가 꺾입니다. 접은 다리가 뻐근해지고, 뻗은 다리의 근육이 과도하게 늘여져 무릎 안쪽이나 뒤쪽에 통증이 생기기도 하죠. 다리의 힘이 느슨하게 풀어지면서 동작이 쉬이 무너집니다.

과유불급, 모든 요가 동작에 해당하는 말입니다. 한 부분의 근육을 스트레칭하는 것에 집중하지 말고 몸 전체의 소리에 귀를 기울입니다. 상체를 조금만 일으켜 세워서 복부를 납작하게 넣어 힘을 주고 척추를 평평하게 만드세요. 골반과 허벅지를 살며시 앞으로 내밀어 몸을 반듯하게 세우고, 앞으로 쏟아진 몸통을 뒤로 옮겨서 뻗은 다리와 일직선이 되도록 맞춥니다.

BONUS

Q. 접은 다리의 무릎이 아파서 자세를 유지하기가 힘들어요.

A. 발등이나 발볼이 바닥에 밀착되었는지 점검하세요. 종아리와 발목 관절이 유연하지 않으면 발목을 꺾거나 펼치기 어려워 발을 바닥에 밀착하기 힘듭니다. 몸을 지지하는 힘이 부족해지며 무릎에 체중이 집중되어 고통을 느끼게 됩니다. 발 모양을 만들기 힘들다면 무릎 아래에 도톰한 담요를 깔고 연습하세요. 하지만 계속해서 보조 도구에 의존하는 것은 좋지 않으므로 점차 발목의 움직임을 개선할 수 있도록 꾸준히 연습하세요.

고양이 자세
Cat Pose

고양이가 개운하게 기지개를 켜는 것처럼 가슴을 낮추고 엉덩이를 높이 추켜올려 가슴과 배를 늘여요. 굽은 자세 교정에 효과적인 동작입니다. 날렵하고 유연한 고양이의 모습을 상상하며 자세를 따라해보세요.

준비 테이블 자세(p.42)에서 시작합니다. 허벅지를 바닥과 수직이 되도록 맞추고, 발은 바닥을 단단하게 눌러 고정합니다.

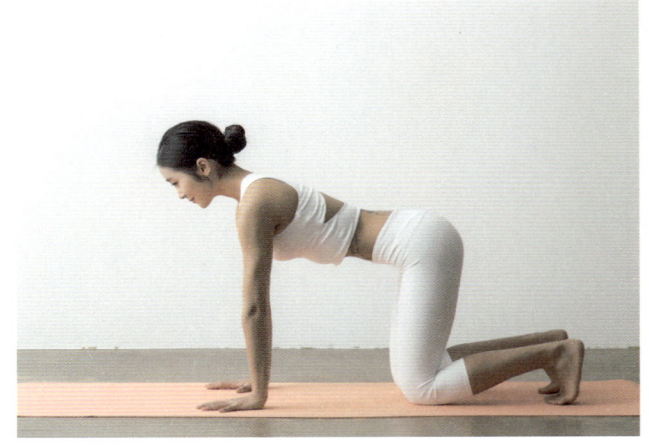

과정 두 손을 한 걸음 정도 앞으로 이동하여 바닥에 고정합니다. 날개뼈를 골반 쪽으로 낮춰 어깨의 긴장을 푸세요. 골반이 상체를 따라가지 않도록 주의하며 제자리에서 동작을 유지합니다.

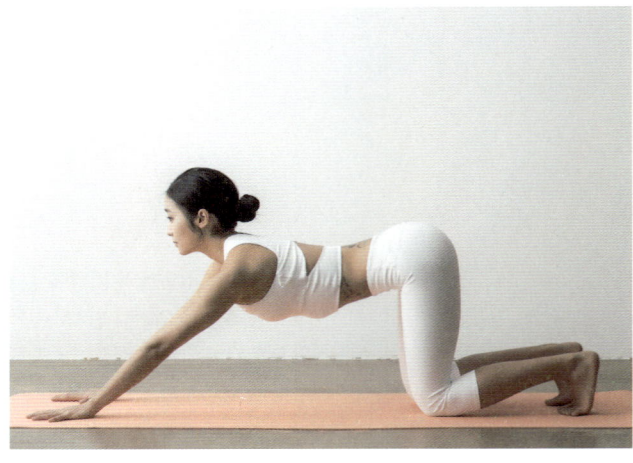

완성 가슴을 천천히 바닥으로 향하며 내밀어 낮추고, 등을 오목하게 만듭니다. 아랫배를 납작하게 넣어 힘을 채우고, 골반을 추켜올리세요. 턱이 눌려 아프거나 목이 불편하다면 이마를 바닥에 두거나 한쪽으로 고개를 돌려 놓아도 좋습니다. 천천히 호흡을 고르며 겨드랑이와 가슴, 복부가 땅기는 자극을 느껴보세요. 5회 호흡하며 자세를 유지합니다.

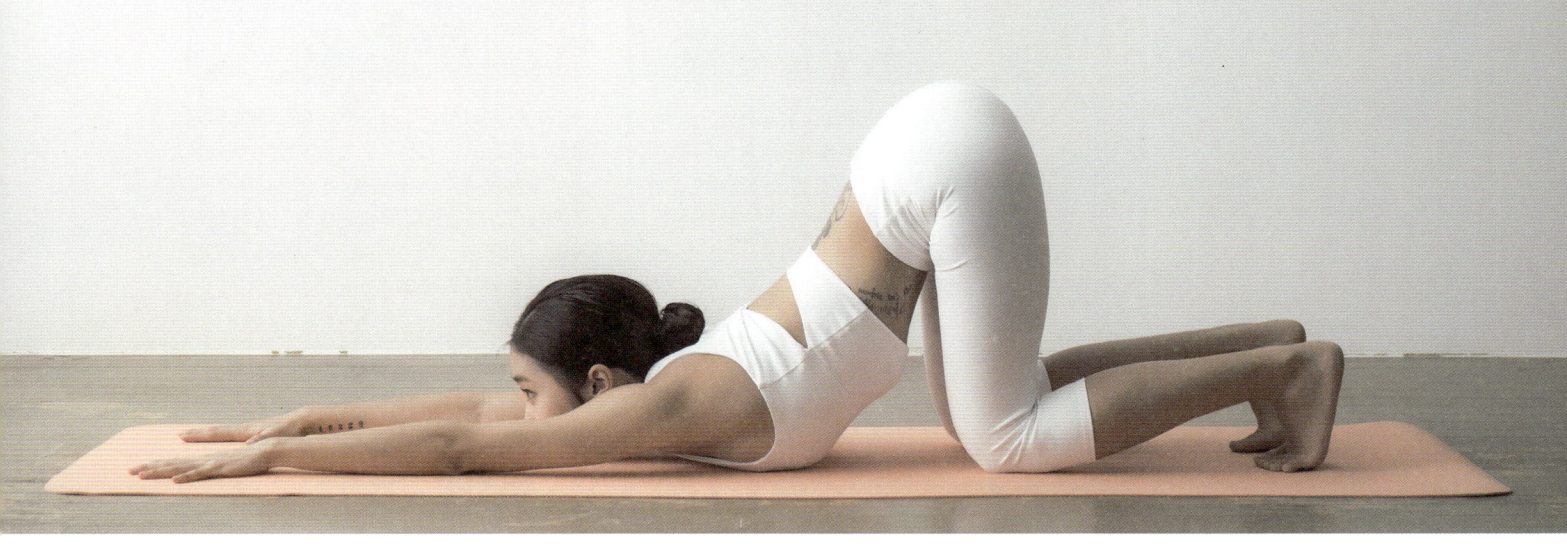

WORST POSE 1

손과 무릎의 간격이 너무 멀다

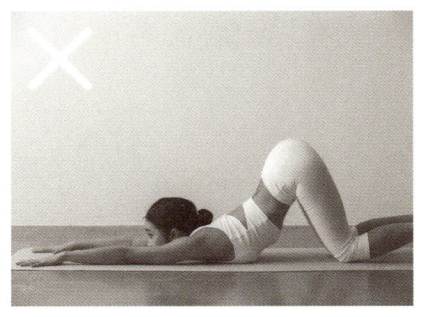 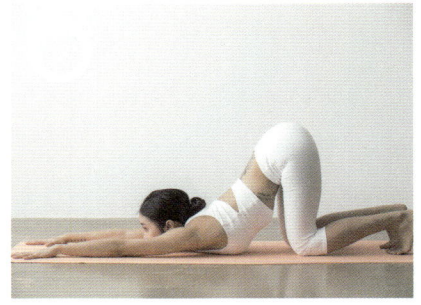

손과 무릎의 간격이 너무 멀면 서서히 미끄러져 엎드리는 자세가 됩니다. 동작을 마치고 돌아올 때 몸을 들어 올리는 힘이 부족해 휘청거릴 수도 있어요.

골반 아래 수직 지점에 무릎이 위치하도록 두고 팔과 상체를 너무 멀리 뻗지 마세요. 손과 발은 바닥을 민다는 느낌보단 바닥으로 뿌리를 내린다는 느낌으로 고정하고, 가슴이 바닥에 살며시 눌려지도록 연습합니다.

WORST POSE 2

가슴이 바닥에 닿지 않고
공중에 뜬다

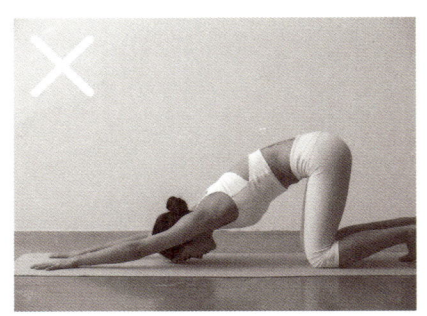

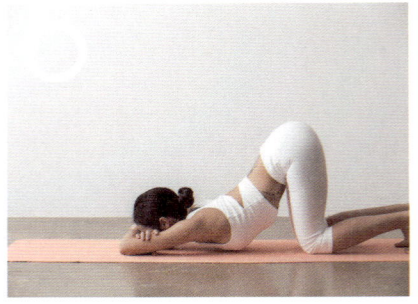

유연성이 부족한 경우입니다. 어깨와 가슴이 충분히 펼쳐지지 않고 몸통이 공중에 매달려 어깨 근육이 긴장하게 됩니다. 팔꿈치가 어중간하게 굽기도 하며 팔에 힘을 많이 주게 되어 운동 후 피로를 느낄 수 있습니다.

양손으로 팔을 서로 맞잡고 이마를 아래쪽 팔에 살며시 기댑니다. 천천히 가슴을 내밀며 바닥을 향해 낮춰요. 날개뼈를 골반 쪽으로 내려서 목 주변에 공간을 만들되 절대 반동을 사용하지 마세요. 이마와 가슴 아래에 쿠션이나 두툼하게 접은 담요를 깔아도 좋습니다.

BONUS	Q. 어깨가 아파요. 연습을 그만두어야 하나요?
	A. 어깨에 부상이 있거나 병원 치료를 받는 중이라면 이 동작을 중단하고 경과를 지켜보아야 합니다. 심각한 부상이 아니라면 연습 방법을 바꾸어 통증을 개선할 수 있습니다. 이 자세는 상체 앞면이 충분히 펼쳐지면서 그 반대인 상체 뒷면은 다소 수축됩니다. 수축이 과도해지면 어깨 주변의 근육이 조여 들고, 관절의 공간도 좁아집니다. 손을 세워 손바닥이 아닌 손날로 바닥을 지지하고 어깨의 조임을 완화시켜주세요.

바늘 끼기 자세
Thread the Needle

척추의 회전 기능을 향상시키고 등 근육을 강화하며, 굽은 어깨와 가슴을 펼치는 자세입니다. 신중함과 집중력을 가지고 연습한다면 몸의 균형을 바로잡고 올바른 자세를 만들 수 있습니다. 바늘 구멍에 실을 꿰는 모습을 떠올리며 동작을 따라합니다.

준비 테이블 자세(p.42)를 만듭니다. 팔과 허벅지를 지면과 수직이 되도록 하고, 바닥을 디딘 발은 고정하여 기울어지지 않게 합니다. 아랫배를 납작하게 넣고 준비하세요.

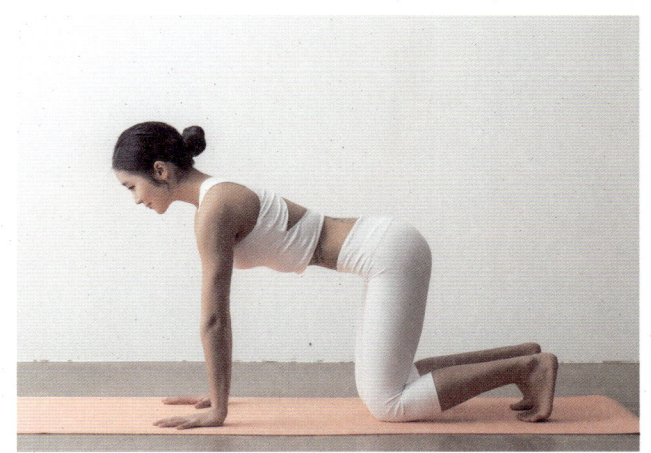

과정 오른팔을 들어 왼팔의 손목 바로 아래쪽으로 지나가듯 밀어 넣습니다. 손등과 어깨를 바닥에 놓으며 살며시 누르고, 귀와 뺨이 바닥에 닿지 않도록 고개를 비스듬히 기울이세요. 왼손으로는 바닥을 가볍게 밀어내어 척추를 회전합니다.

TIP. 균형 잡기가 어렵다면 이 단계에서 머물러도 좋습니다.

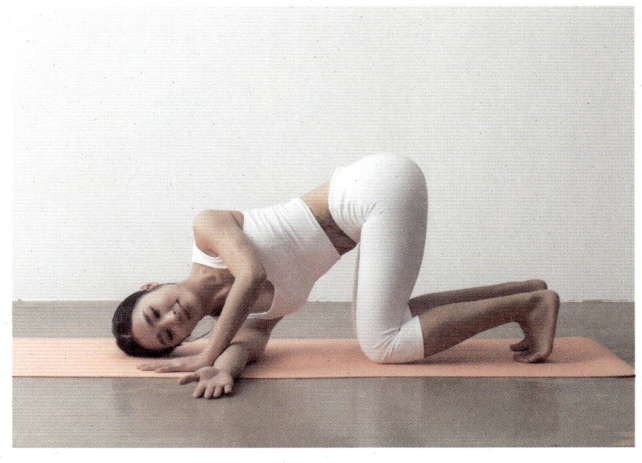

완성 왼팔을 천장으로 뻗고, 두 팔이 서로 반대 방향으로 멀어지도록 펼칩니다. 왼팔을 가능한 만큼 뒤로 젖히고 가슴과 어깨 앞면이 땅기는 자극을 느끼면서 5회 호흡합니다.

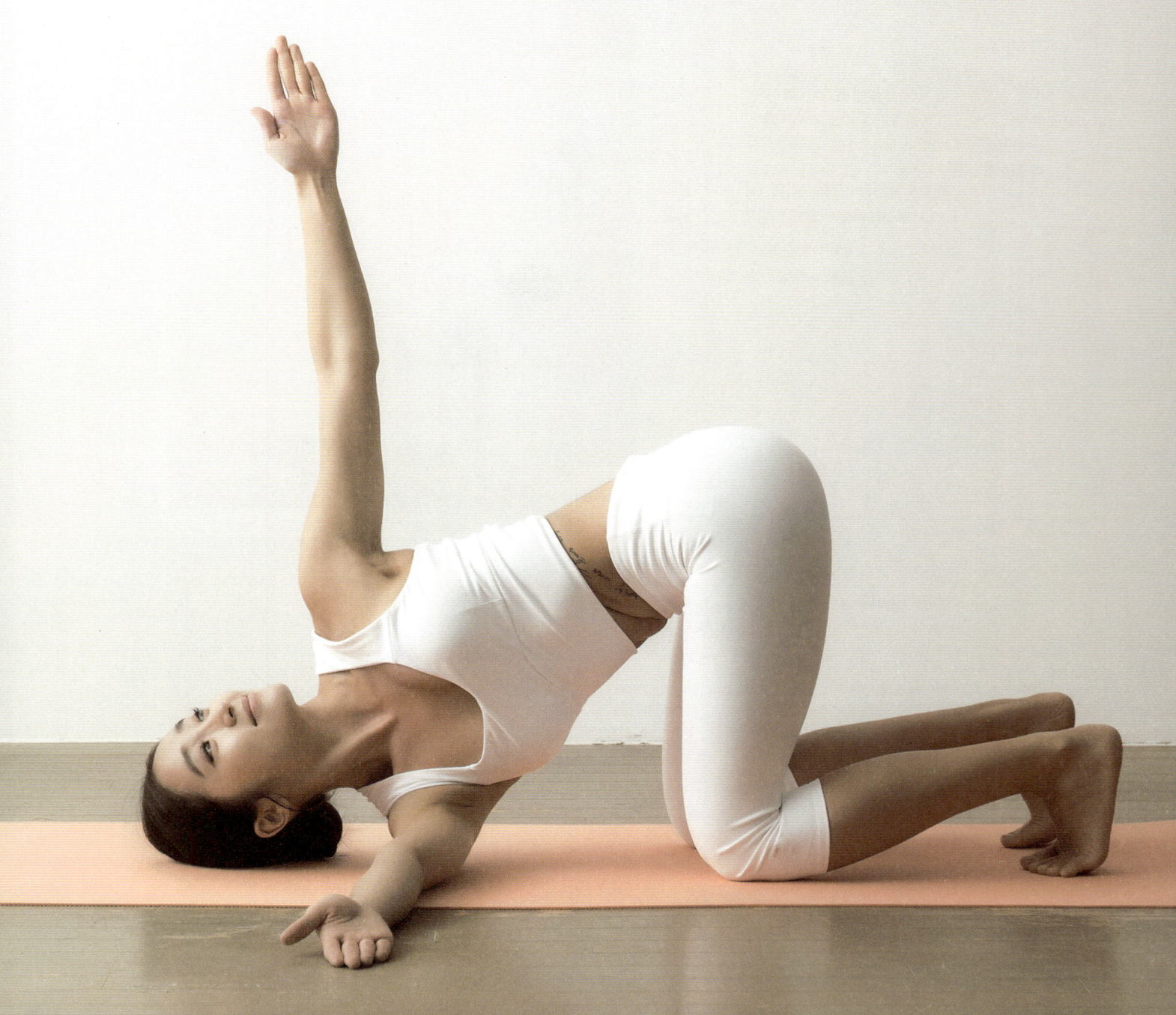

WORST POSE 1

뺨이 바닥에 닿는다

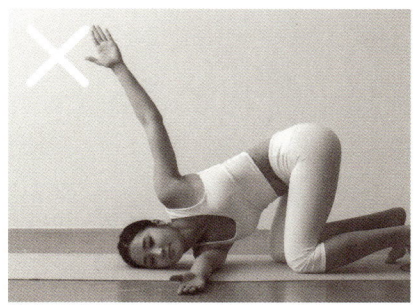

바닥에 뺨을 대면 목이 강하게 꺾이며 어깨가 짓눌려 통증이 발생하고 자세가 무너집니다. 척추가 휘어져 옆구리가 조여지며 회전이 잘 일어나지 않고, 어깨와 팔을 충분히 젖히기가 어렵습니다.

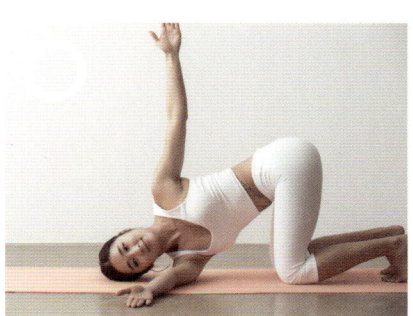

고개를 갸우뚱하듯이 기울이고 배와 옆구리를 납작하게 조여 골반부터 정수리까지 대각선을 만듭니다. 목과 어깨 사이의 공간을 확보하고, 바닥으로 뻗은 팔에도 힘을 주어 살며시 바닥을 눌러 고정하세요. 어깨와 가슴이 측면을 향하도록 서서히 회전합니다.

WORST POSE 2

손이 뒤집히고
팔이 처진다

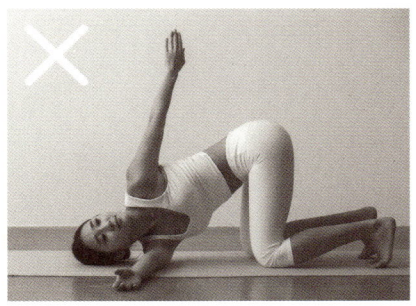

들어 올린 팔을 억지로 넘기려고 하면 손이 뒤집히거나 팔이 골반 쪽으로 내려갈 수 있고, 어깨와 가슴이 펴지지 않고 움츠러듭니다. 몸이 매우 무겁게 느껴지고, 자세가 흐트러질 수 있습니다.

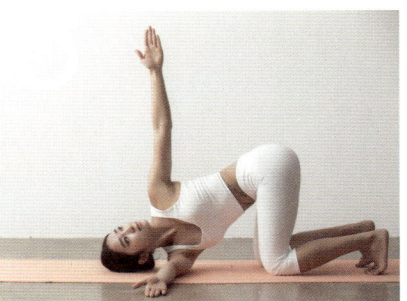 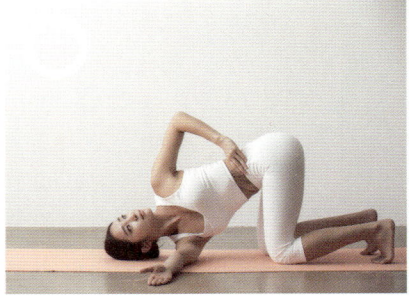

들어 올린 손바닥이 가슴과 같은 방향을 보는 상태로 천장을 향해 끊임없이 뻗어냅니다.

또는 손을 허리에 두고 팔꿈치를 젖히면서 어깨, 가슴이 열리는 것에 따라 척추를 회전해도 좋습니다.

코브라 자세
Cobra Pose

코브라는 척추가 매우 많아서 움직임이 부드럽고 유연합니다. 강한 척추 근육으로 몸통을 반듯하게 들어 세우는 데에도 문제가 없죠. 코브라의 모습처럼 등과 허리의 힘으로 상체를 들어 올리는 연습은 굽은 자세 교정과 척추 건강에 도움이 됩니다. 가슴과 복부를 활짝 펼치니 소화와 호흡 기능 향상에도 무척 효과적입니다.

준비 바닥에 엎드려서 시작합니다. 발은 골반 너비로 벌려 가지런히 놓고, 손은 어깨 아래 바닥을 짚습니다. 아랫배를 납작하게 넣어 바닥과의 사이에 공간을 만들고, 괄약근을 조입니다. 팔꿈치를 골반 쪽으로 낮추어 어깨와 목을 길게 펴고 등에 힘을 채우세요.

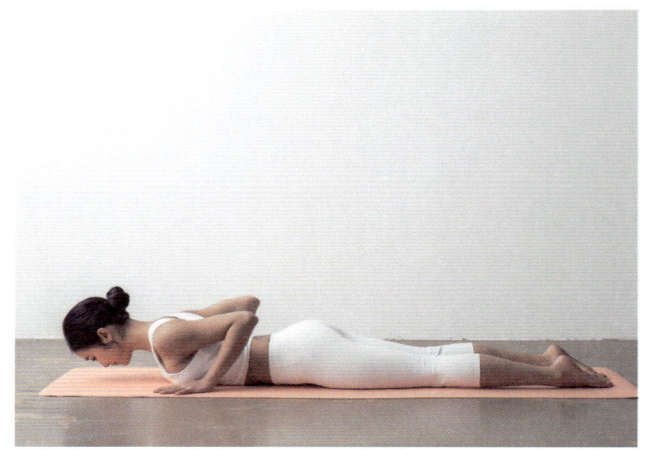

과정 발등으로 지면을 살며시 누르며 고정하고, 손바닥은 지면을 끌어당긴다는 느낌으로 어깨를 젖히세요. 가슴을 정면으로 내밀며 한 번 더 아랫배에 힘을 채우고 천천히 호흡을 고릅니다.

TIP. 유연성이 부족하다면 이 단계에서 머물러도 좋습니다.

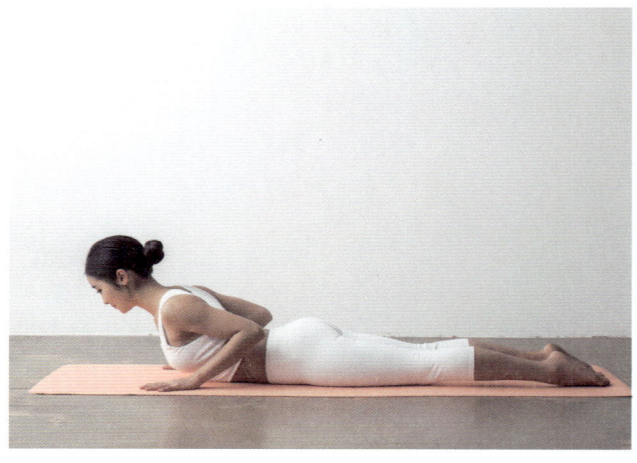

완성 가슴을 활짝 펼치며 조금씩 더 일으키세요. 척추와 등의 힘에 집중하고, 세워진 상체를 지지하는 팔에는 최소한의 힘만 남깁니다. 시선은 정면이나 대각선 천장을 향한 상태로 3~5회 호흡하며 자세를 유지합니다. 동작을 완전히 마칠 때까지 복부와 등의 힘이 빠지지 않도록 주의하세요.

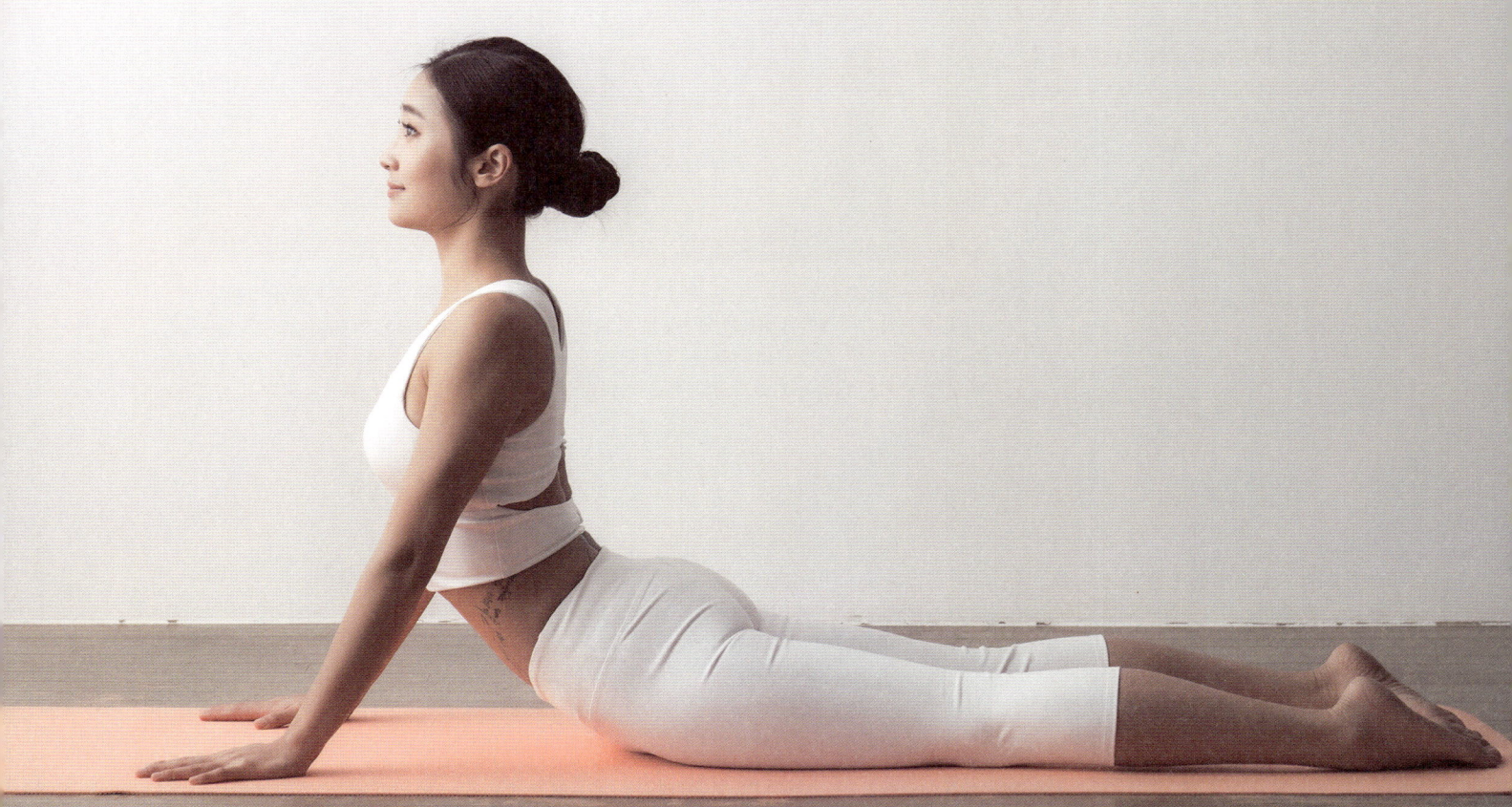

WORST POSE 1

턱을 내밀거나
지나치게 들어 올린다

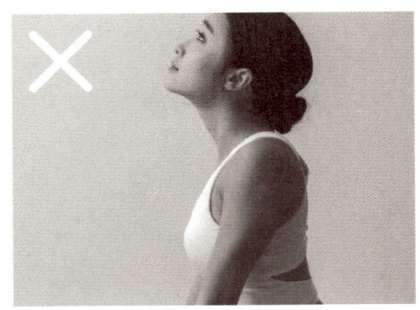 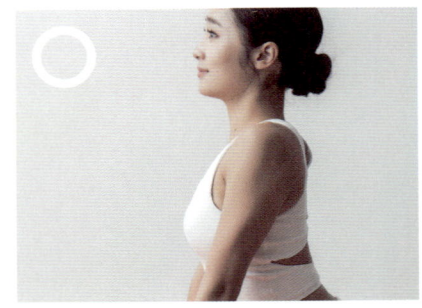

목의 위치를 부정적으로 변형시킬 수 있습니다. 평소 굽은 자세, 거북목 증후군, 목 디스크 질환이 있다면 머리를 지지하는 근육이 매우 약해져 수련 중에도 습관적으로 턱을 내밀게 되며, 이는 잘못된 습관을 더 악화합니다.

턱을 몸 쪽으로 당겨 고개를 뒤로 물리세요. 머리부터 어깨, 가슴과 등으로 이어지는 옆모습이 완만한 곡선을 이루도록 합니다. 머리가 원래의 위치로 돌아오면 등과 어깨, 가슴이 모두 활짝 펼쳐집니다. 평소에도 턱을 당기고 가슴을 펼치는 습관으로 거북목 증후군을 예방하세요.

WORST POSE 2

손과 팔에 과도한 힘을 준다

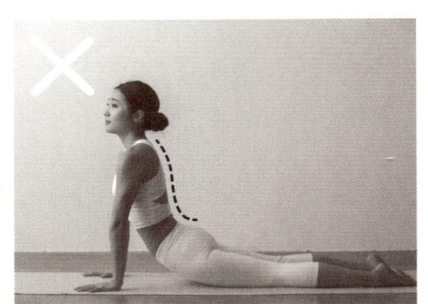 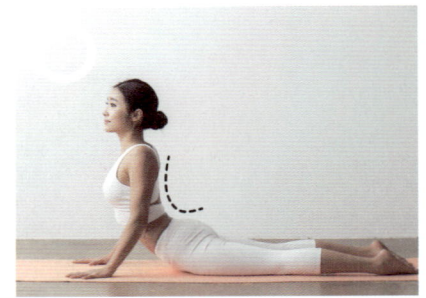

바닥을 세게 밀어내면 상체는 더 높일 수 있으나 흉부 근육이 수축되어 어깨가 움츠러듭니다. 등이 자연스러운 곡선을 이루지 못한 채 평평해지거나 굽고, 허리만 과하게 꺾여 통증이 발생합니다.

손으로 바닥을 밀어내는 힘을 줄이고, 팔 위에 몸통을 약간 기대어 낮추면 가슴과 등 근육의 수축과 팽팽함이 감소하여 어깨를 뒤로 젖히기 수월합니다. 등과 허리 전체가 오목한 곡선이 되도록 하세요.

WORST POSE 3

팔에 상체를 기댄다

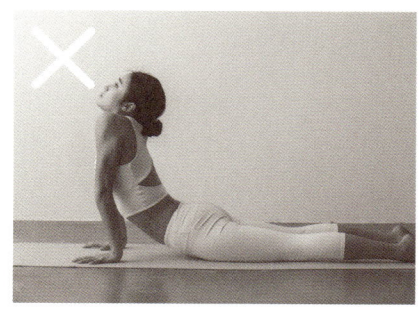

팔꿈치를 과도하게 뻗으면 손목 관절이 지나치게 꺾이며 손목과 팔꿈치 관절, 어깨의 통증과 경직을 유발합니다. 손목 안쪽 근육이 팽팽해지면 손끝까지 연결된 근육이 당겨져 손가락이 구부러지며 손바닥이 바닥에서 떨어집니다.

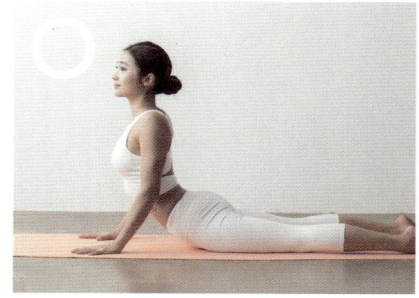

팔꿈치는 최대로 펼치기보다는 약간 굽혀서 몸통을 향해 오므리세요. 어깨를 낮추어 목을 길게 빼내고, 가슴을 내밀듯이 펼칩니다. 몸을 들어 올렸을 때 허리 통증이 느껴진다면 과정 단계에서 머무르며 조금씩 연습량을 늘려야 합니다.

WORST POSE 4

다리를 골반 너비 이상으로 벌린다

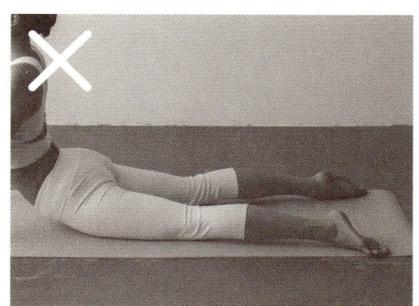

발등의 바깥쪽이 들뜨며 바닥에 밀착되지 않아 고정하는 힘이 약해집니다. 엉덩이와 허리의 근육이 지나치게 수축되어 허리가 쉽게 꺾이고 통증이 발생합니다.

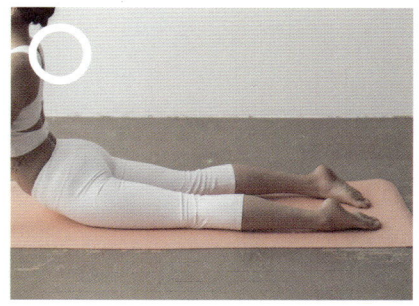

발을 골반 너비로 가지런히 놓고 무릎과 발등의 중앙이 지면과 맞닿도록 합니다. 열 개의 발톱과 발등 전체로 바닥을 고르게 눌러 고정하고 괄약근을 조이세요. 아랫배를 납작하게 넣어서 허리를 압박하고, 배를 내밀지 않도록 주의하세요.

반 활 자세
Half Bow Pose

활시위를 잡아당겨 휘어진 활대를 연상시키는 자세입니다. 어깨와 가슴을 펼쳐 굽은 자세를 교정하는 데 효과적이며, 상체의 피로를 덜어주고 척추와 엉덩이를 탄력 있게 만듭니다.

[준비] 바닥에 엎드리고 왼 무릎을 접습니다. 왼손은 어깨 아래 바닥을 짚고, 오른팔은 바깥쪽으로 뻗어 바닥에 놓습니다. 아랫배를 납작하게 넣고, 괄약근을 살며시 조이세요.

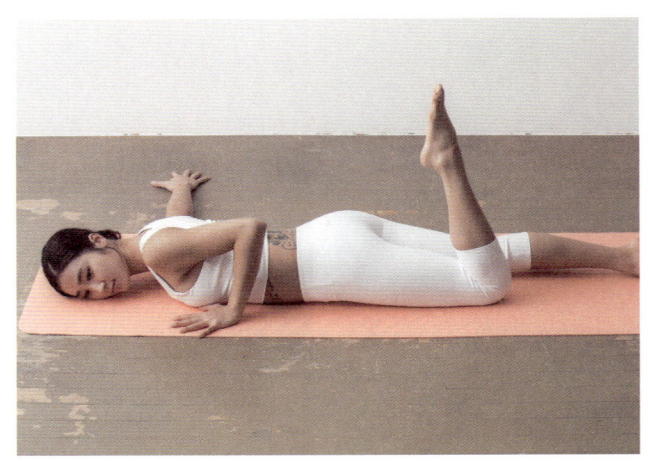

[과정] 몸통이 측면을 향하도록 왼손으로 바닥을 밀어내며 몸통을 회전합니다. 머리는 바닥에 편안히 기대고, 왼 다리는 골반 높이로 들어 올린 상태로 유지합니다.

TIP. 자세 유지가 어렵다면 이 단계에서 머물러도 좋습니다.

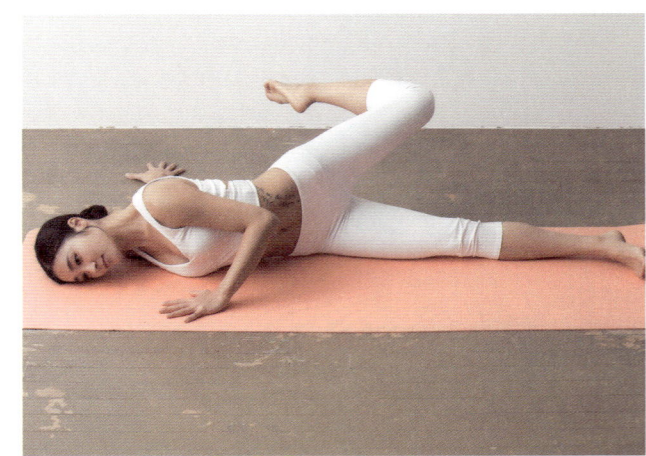

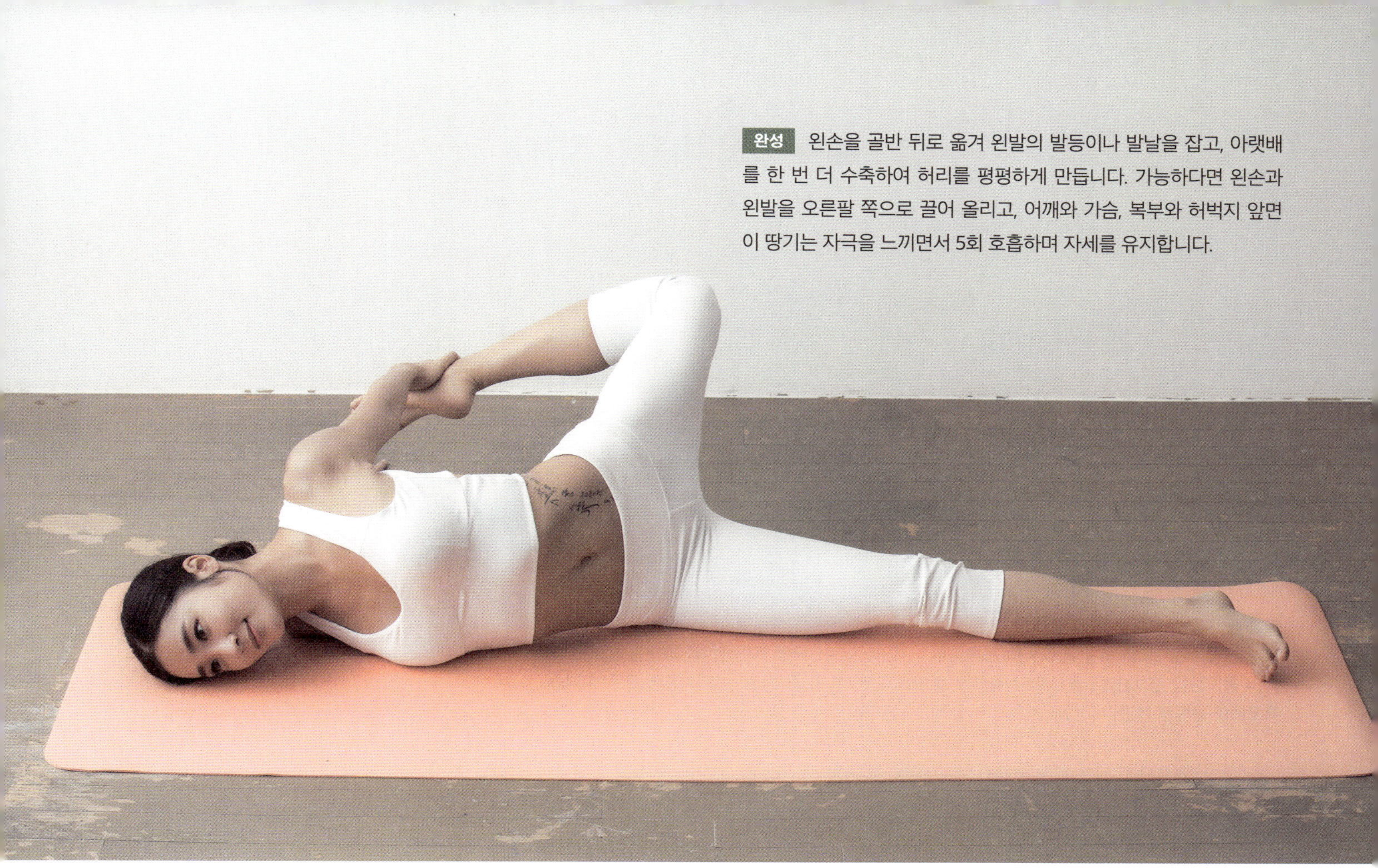

완성 왼손을 골반 뒤로 옮겨 왼발의 발등이나 발날을 잡고, 아랫배를 한 번 더 수축하여 허리를 평평하게 만듭니다. 가능하다면 왼손과 왼발을 오른팔 쪽으로 끌어 올리고, 어깨와 가슴, 복부와 허벅지 앞면이 땅기는 자극을 느끼면서 5회 호흡하며 자세를 유지합니다.

WORST POSE 1

발을 잡기가 어렵다

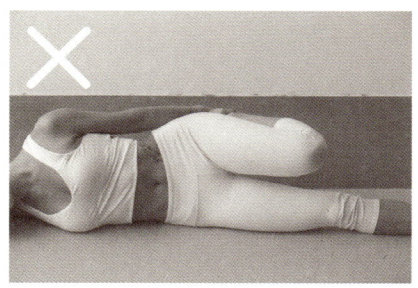

몸통과 허벅지 앞면의 유연성이 부족하면 어깨를 젖히고 발을 잡는 동작을 하기 어렵습니다. 무리해서 발을 잡더라도 몸이 움츠러들 수 있고, 몸을 뒤틀어 억지로 자세를 만들면 어깨나 목 주변에 불필요한 긴장감이 생깁니다.

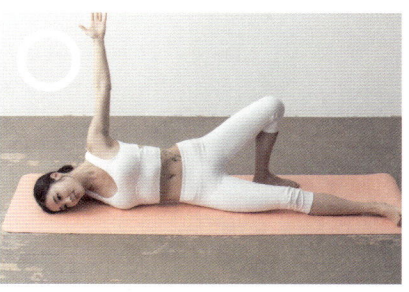 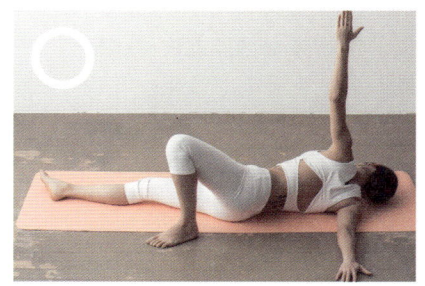

발바닥을 엉덩이 뒤쪽 바닥에 놓고 고정합니다. 팔을 천장 높이 들어 뻗은 뒤 서서히 어깨와 가슴을 젖혀서 펼치세요.

옆으로 누워서 비틀기 자세
Lying Twist Pose

척추를 중심으로 몸을 회전하는 옆으로 누워서 비틀기 자세는 척추뿐만 아니라 가슴, 팔, 엉덩이와 허벅지까지 운동 범위가 매우 넓습니다. 어깨를 펼쳐 자세를 바르게 하고 하체의 바깥 부분을 스트레칭하여 골반과 하체의 통증, 피로 해소에도 효과적입니다.

[준비] 옆으로 웅크리듯이 눕고, 척추를 일직선으로 반듯하게 만듭니다. 팔과 다리는 90도로 접어 포개어놓고 괄약근과 아랫배에 힘을 채웁니다.

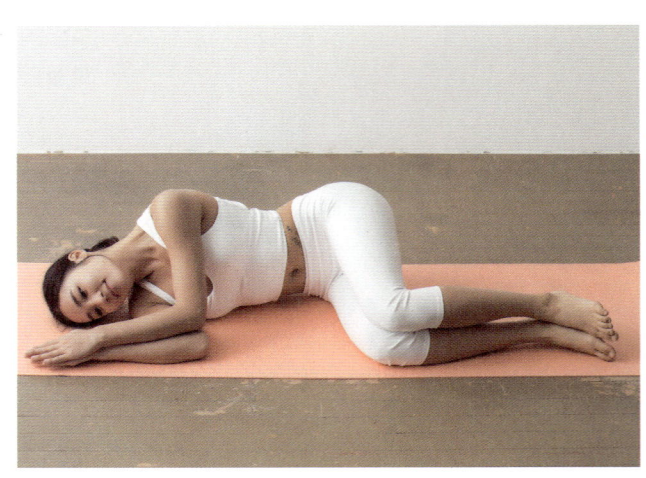

완성 왼팔을 들어서 90도를 유지한 채로 서서히 뒤쪽 바닥으로 넘깁니다. 가슴과 시선은 팔을 따라 자연스럽게 이동합니다. 목에 힘을 풀고 머리를 바닥에 편안하게 기댄 상태를 유지하며 무릎을 오므리고 두 팔은 서로 반대 방향으로 벌립니다. 팔과 가슴, 엉덩이가 땅기는 자극을 느끼면서 5회 호흡하며 자세를 유지합니다.

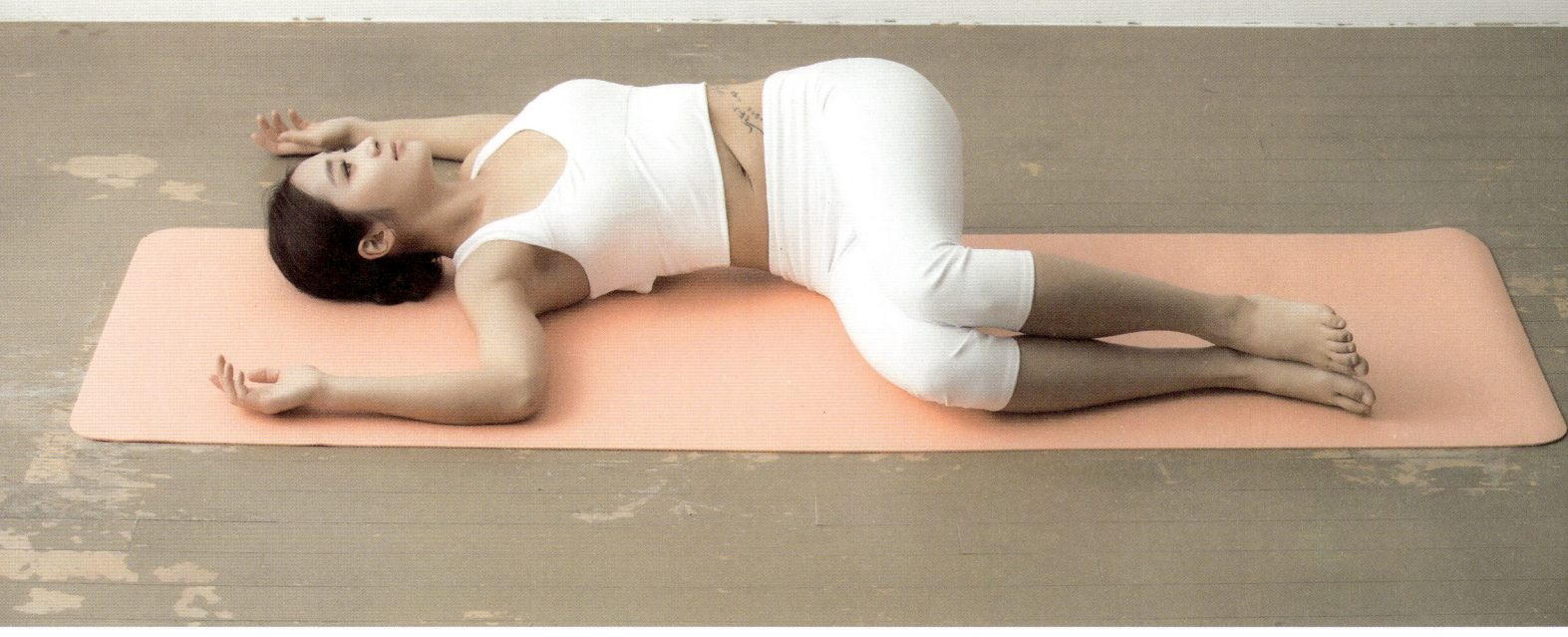

WORST POSE 1

무릎이 처진다

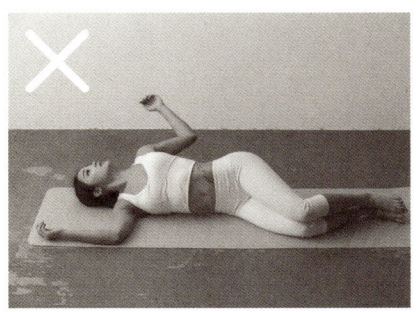

다리가 아래로 처지면서 복부 근육이 길게 펼쳐지고 힘이 풀려 배가 나옵니다. 허리가 꺾여 회전할 때 통증을 느끼거나 상체의 회전이 덜 되어 어깨가 들뜨고 움츠러들기도 합니다.

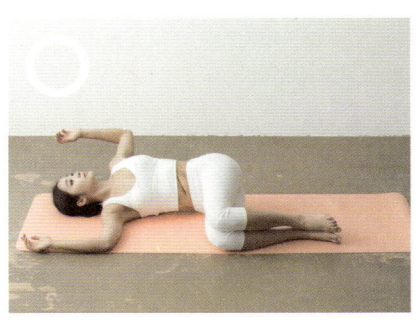

몸통을 많이 회전하지 못하더라도 바른 자세를 유지해야 합니다. 무릎을 골반이나 배꼽 높이에 맞추고, 아랫배를 납작하게 넣어 가볍게 압박하세요. 팔꿈치는 반대쪽 팔과 일렬로 맞추고 바닥으로 서서히 낮춥니다.

거꾸로 테이블 자세
Reverse Table Pose

반듯한 테이블 모양을 만드는 이 자세는 어깨와 손목의 유연성을 기르고, 탄력적인 등과 엉덩이를 만드는 데 도움이 됩니다. 등과 엉덩이 근육이 강하게 단련되면 굽은 척추와 어깨 뒤쪽을 조여 자세 교정에도 효과적이죠. 단, 손목이나 어깨에 부상을 당한 사람에게는 추천하지 않습니다. 회복한 후에 도전하세요.

준비 무릎을 세워 앉고 손끝이 골반을 향하도록 등에서 한 뼘 뒤쪽 바닥을 짚습니다. 발은 골반 너비, 손은 어깨너비로 벌리고, 팔꿈치를 약간 굽힌 채 활짝 펼친 손바닥으로 견고하게 지면을 누릅니다. 가슴을 내밀어 팽팽하게 만들고, 아랫배를 납작하게 조이며 시선은 정면을 바라보세요.

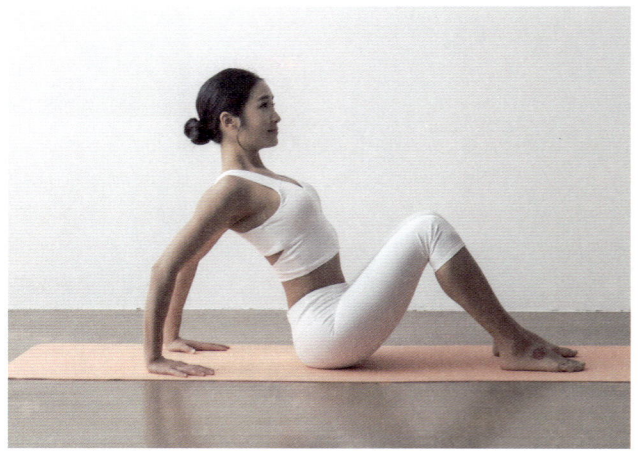

완성 손과 발로 균등하게 바닥을 누르고 골반과 허벅지를 높이면서 가슴을 천장으로 내밀듯이 천천히 들어 올리세요. 가슴부터 허벅지까지 평평한 탁자 모양을 만들고 5회 호흡을 유지하세요. 어깨와 가슴이 땅기는 자극과 척추, 엉덩이의 힘을 느껴봅니다.

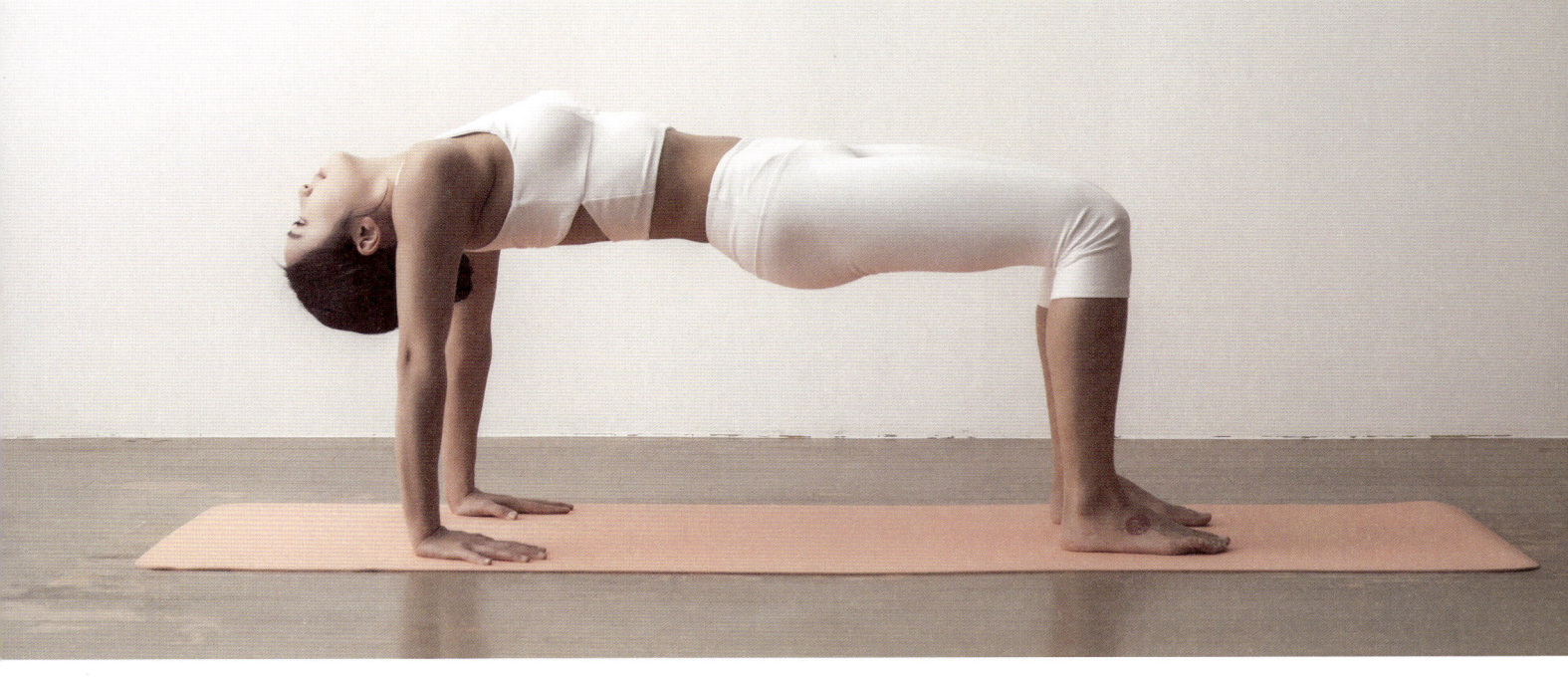

WORST POSE 1

팔꿈치가 꺾일 정도로 팔에 과한 힘을 준다

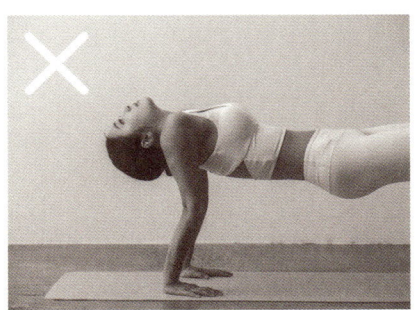

힘이 손바닥부터 팔 전체로 고루 분산되지 못하고 팔꿈치에 치중됩니다. 손목이 과하게 꺾이면서 손목과 팔꿈치가 아프고 자세 유지가 어려워집니다.

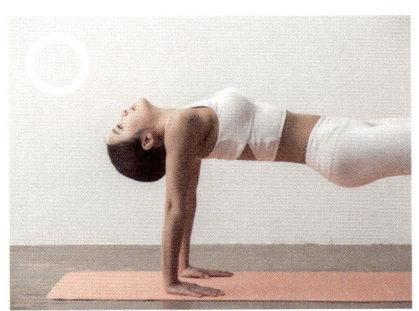

팔꿈치가 꺾이지 않도록 살짝 굽히고 팔과 바닥이 수직이 되게 만듭니다. 손바닥, 발바닥, 허리와 하체를 균등하게 사용하여 몸을 들어 올리세요.

어깨 스트레칭 자세
Shoulder Stretching

이 자세는 레슨 6에서 배운 소머리 자세와 함께 흔히 쓰입니다. 어깨 관절의 전반적인 유연성을 향상시키고 만성 통증을 완화하는 데 좋습니다. 굽은 어깨를 개선할 뿐 아니라 팔뚝과 등 주변을 매끈하게 하고 가슴의 탄력을 더해주는 등 상체 운동에 여러모로 효과적입니다.

준비 1 오른팔을 머리 위로 넘겨 왼손으로 팔꿈치를 잡아요. 머리가 기울어지지 않도록 주의하며 왼손으로 팔꿈치를 살며시 눌러 오른팔 바깥쪽 면을 늘입니다. 손바닥은 날개뼈 사이에 놓으세요. 5회 호흡을 유지하며 양쪽을 번갈아 연습합니다.

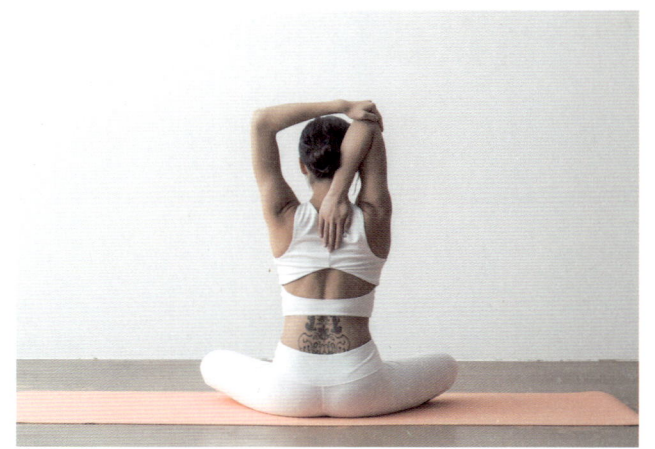

준비 2 왼팔을 허리 뒤로 가져간 뒤, 오른손으로 팔꿈치를 잡으세요. 팔꿈치가 몸의 가운데에 오도록 가볍게 당기고, 이때 손등은 날개뼈 사이에 둡니다. 5회 호흡을 유지하며 양쪽을 번갈아 연습합니다.

TIP. 팔꿈치를 잡기가 힘들면 손목을 잡고 연습하세요. 필요에 따라 연습량을 늘려도 좋습니다.

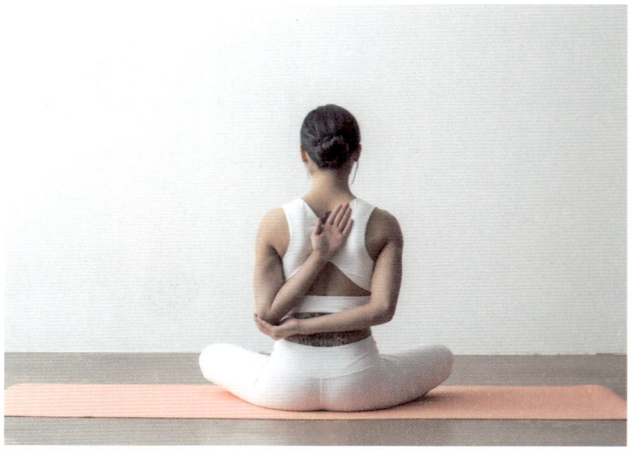

과정 왼팔은 등 뒤로 가져가 손등을 날개뼈 사이에 두고, 오른팔은 머리 위로 뻗어 손바닥이 뒤쪽을 향하도록 두세요.

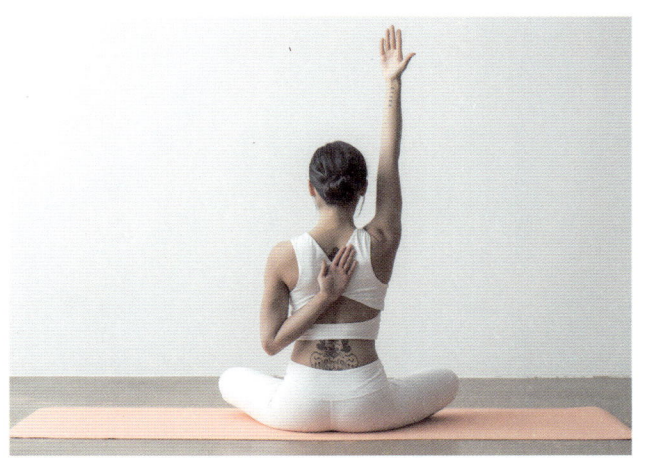

완성 손끝이 서로 닿도록 하고, 가능하면 깍지를 끼워주세요. 오른팔 팔꿈치는 천장을 향하도록 하고, 왼팔은 바닥과 수직을 이루도록 만듭니다. 아랫배는 납작하게 넣고 어깨에 긴장을 풀며 5회 호흡하면서 자세를 유지하고 양쪽을 번갈아 연습합니다. 팔과 어깨, 가슴이 펼쳐져 팽팽해지는 감각을 느껴보세요.

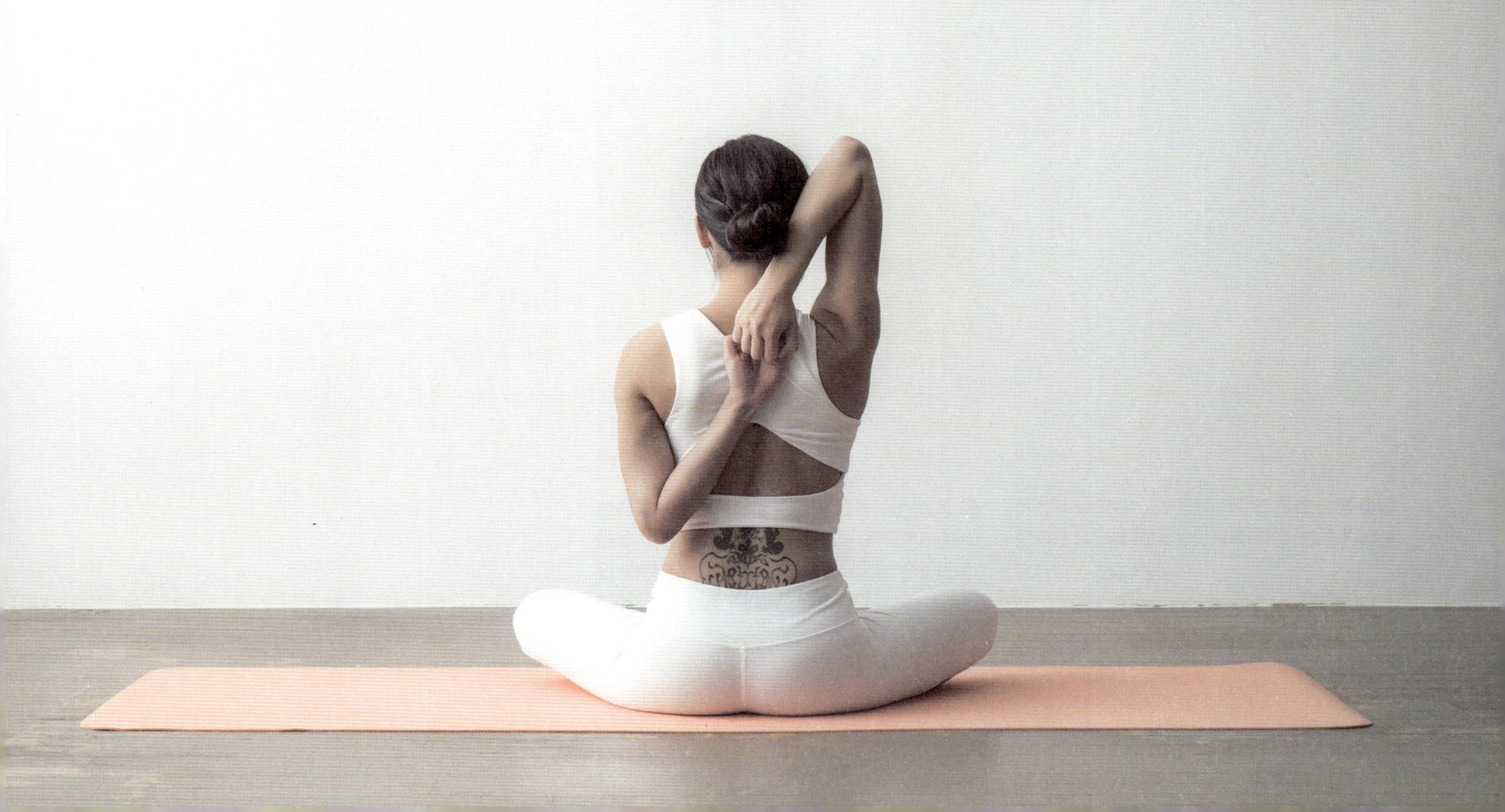

WORST POSE 1

고개가 숙여지거나
기울어진다

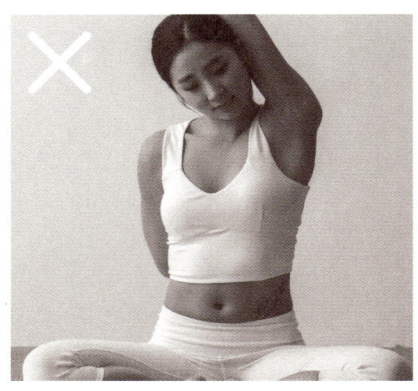

어깨의 유연성이 부족하면 팔을 충분히 넘기지 못하여 고개를 누르게 됩니다.

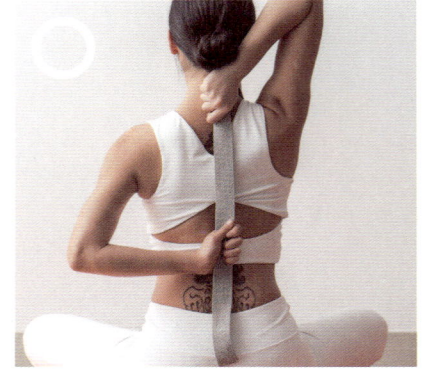

양손을 서로 맞잡는 대신 타월이나 밴드의 양끝을 잡고 동작을 만듭니다. 머리는 중앙에 바르게, 뒤통수로 들어 올린 팔을 살며시 밀며 팔과 겨드랑이를 충분히 펼치세요. 유연성이 부족한 상태에서 손을 맞잡는 것에만 집중하여 억지로 자세를 만들 경우 오히려 역효과를 일으킬 수 있으니 주의하세요.

WORST POSE 2

억지로 손을 맞잡아서
손목이 뒤틀린다

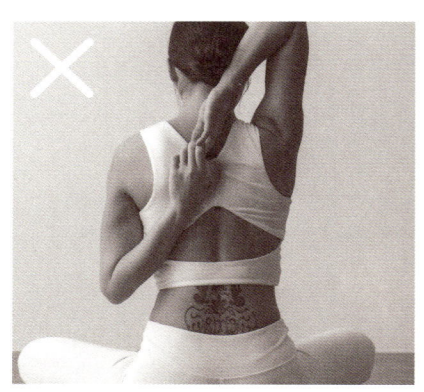

손목의 회전은 어깨 관절의 움직임에도 영향을 미칩니다. 손을 억지로 맞잡으려고 강하게 힘을 쓰거나 팔을 뒤틀면 어깨 관절에 무리가 가고 심할 경우 부상이 생깁니다.

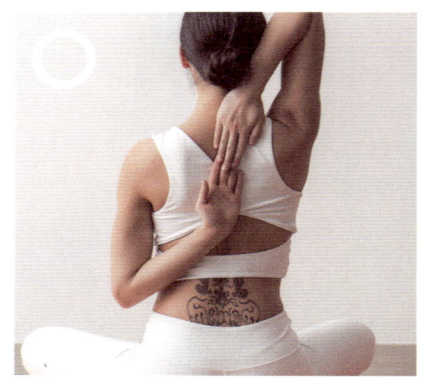

아래로 넘긴 팔은 손등과 등이 맞닿고, 위로 넘긴 팔은 손바닥과 등이 마주보도록 하세요. 어깨와 손목이 꼬이지 않아야 합니다. 양손으로 타월 양 끝을 잡아서 손을 연결해도 좋습니다.

BONUS

Q. 양쪽을 비교해 보았을 때 한쪽이 잘 안되는데 그 쪽만 더 많이 연습하면 되나요?

A. 생활 방식과 습관 때문에 한쪽 어깨가 조금 더 굳어 있을 수 있습니다. 잘되지 않는 쪽이 정상 범위로 맞추어질 때까지 반대쪽과 비교해보며 양쪽을 골고루 연습하세요. 전문가의 도움 없이 독단적으로 판단하여 무리하게 동작을 만드는 것은 금물! 조금씩 연습량을 늘리세요.

Q. 자세를 바르게 한 것 같은데도 어깨가 아파요.

A. 이 자세는 팔의 움직임 범위가 크고 어깨 관절의 공간이 좁아져 통증이 생길 수 있습니다. 한 번에 자세를 만들지 말고 완성 동작을 참고해 팔을 조금씩 회전해보세요. 어깨 관절이 움직이기 좋은 경로를 만들고, 귀와 어깨가 멀어지도록 하여 긴장을 풀어야 합니다.

WEEKEND PROGRAM ③

소요 시간 **30분**

한 주 동안 꼼꼼하게 연습했나요? 바른 동작을 반복하고, 서로 시너지가 되는 자세들을 연결 지어 수련한다면 소홀함과 익숙함으로 굽어진 몸을 더욱 빨리 본래 모습으로 되돌릴 수 있습니다. 주로 옆구리와 가슴을 펼쳤던 셋째 주 수업의 동작들은 몸을 늘이는 것뿐만 아니라 등의 넓은 부분을 탄탄하게 조여서 또다시 몸이 굽어지지 않게 바른 상태로 유지하는 탄성을 만듭니다. 느슨한 나사를 조이듯 부족한 힘을 채우며 호흡의 공간을 넓히는 것에 집중하세요. 꾸준히 연습하면 어느새 당당하고 선이 아름다운 몸을 갖추게 됩니다.

1

빗장 자세 p.104
5회 호흡

바늘 끼기 자세 p.111
5회 호흡

2

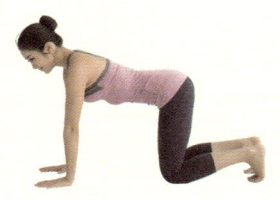

고양이 자세 p.42
5회 호흡

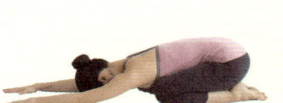

아기 자세 p.50
3회 호흡

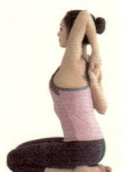

어깨 스트레칭 자세 p.124
5회 호흡 후 양팔 방향 바꿔서
각 1회씩 반복

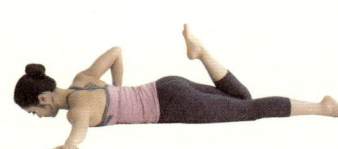

엎드려서 한쪽 무릎 접어
발 올리고

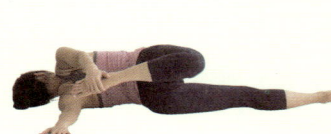

반 활 자세 응용 동작 p.118
5회 호흡 후 양쪽 각 1회씩 반복

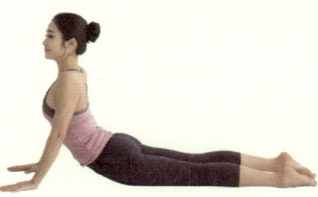

코브라 자세 p.114
5회 호흡 후 양쪽 각 3회씩 반복

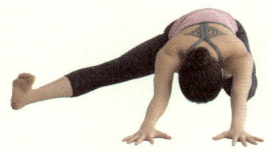

하프 스플릿 응용 동작 p.75
바닥을 어깨너비로 짚고,
발끝을 세운 뒤 골반을 뒤쪽으로 가라앉히기
5회 호흡

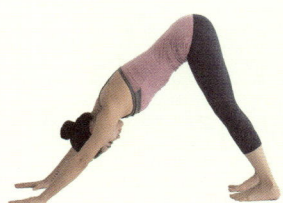

견상 자세 p.52
5회 호흡

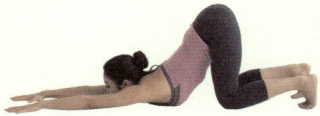

고양이 자세 p.108
처음으로 돌아가
몸의 반대쪽으로 동작 반복

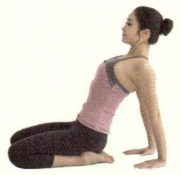

뒤쪽 바닥 짚고

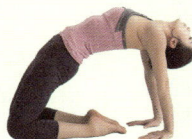

낙타 자세 p.241
5회 호흡

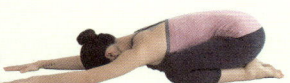

아기 자세 p.50
3회 호흡

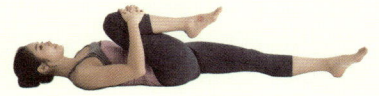

등 대고 누워서 바람 빼기 자세
5회 호흡 후 양쪽 각 1회씩 반복

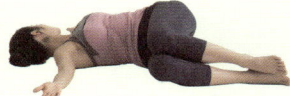

옆으로 누워서 비틀기 p.120
5회 호흡 후 양쪽 각 1회씩 반복

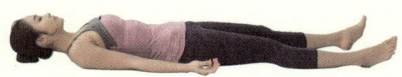

사바사나 p.33
5~10분

WEEK 4

날씬하고 탄력 있는 다리

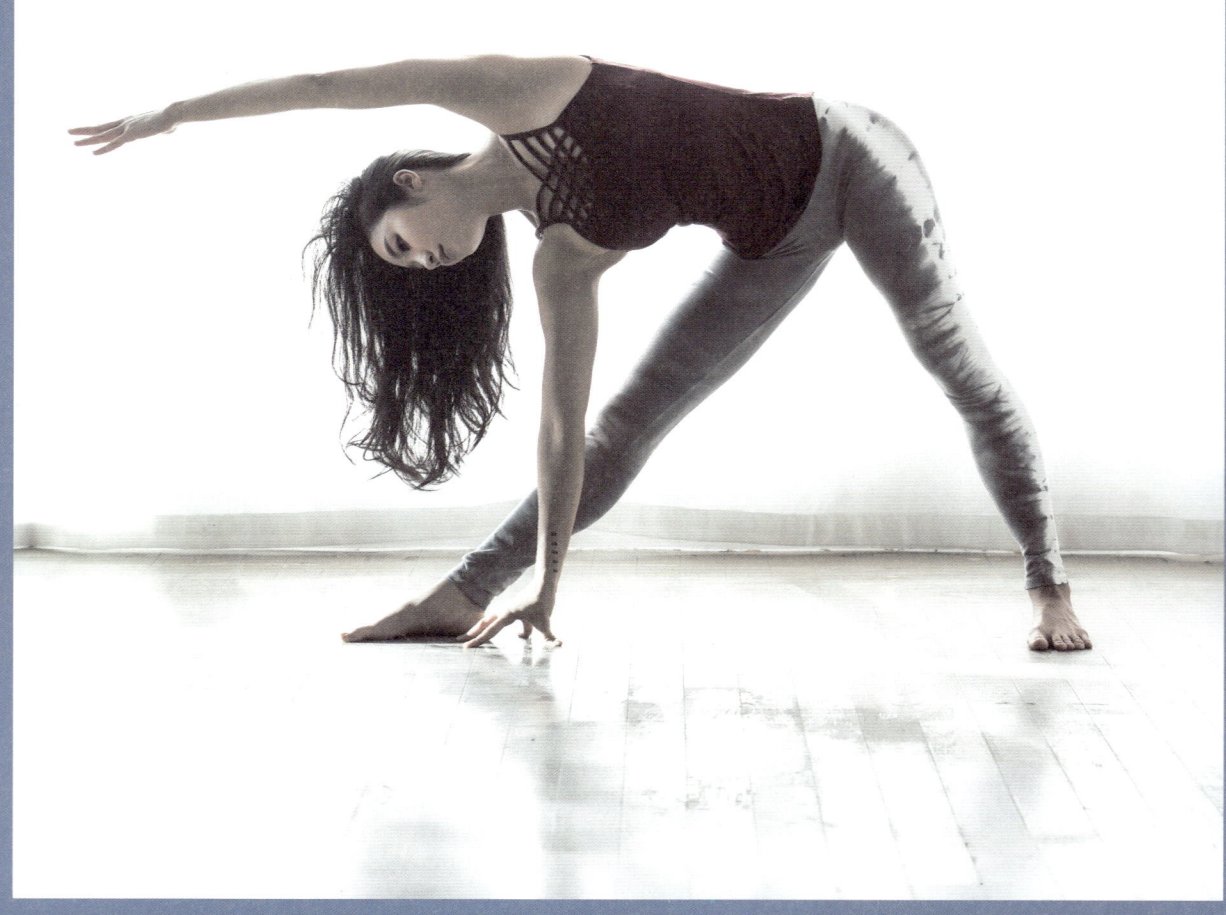

하체의 근육을 고르게 발달시키고,
탄력적으로 가꾸는 동작을 소개합니다.
근육의 기본적인 기능은 우리 몸을 움직이게 하는 것이지만
그 외에도 체내 열을 만들어내어 체온을 유지하고
뼈를 지지하며 관절을 보호하는 등 다양한 역할을 수행합니다.
특히 몸 전체의 70퍼센트에 해당하는 근육이 분포하는 하체는
가장 많은 열량을 소비하는 신체 부위입니다.
심장에서 하체로 내려간 혈액을 다시 심장으로 올려 보내는 것도
하체 근육의 중요한 역할이며 혈관 건강에도 영향을 미칩니다.
종종 하체 근육이 너무 발달될까 하는 걱정에
하체 운동을 피하는 경우가 있습니다.
하지만 하체 운동을 소홀히 하면 열량 소모량이 부족하여
체중 감량이 어렵습니다.
특히 배와 허리에 살이 찌기 쉽고,
몸 전체의 균형이 깨져 몸매가 빈약해집니다.
근본적인 근육의 기능을 다하지 못해 골다공증이나 관절,
심혈관 질환에 노출될 가능성도 커집니다.
요가는 체중을 도구로 삼아 지탱하며
균형을 잡고 자세를 유지하면서 근육을 단련하는 운동입니다.
동작을 지속하면 하체가 뻐근해지거나 근육통이 생길 수도 있지만,
부하되는 무게 변화와 반복 횟수가 적어
근육이 울퉁불퉁하게 발달하거나 커지지는 않으니
충분히 운동해도 괜찮습니다.
오히려 근육을 길고 날씬하며 탄력적으로 가꿀 수 있어요.
다만 통증의 정도가 지나치거나 적은 부위에 힘이 치우친다면
올바른 자세로 연습하고 있는지 점검해야 합니다.

의자 자세
Chair Pose

의자는 네 개의 다리가 균형을 이루어 사람이나 물체를 안정적으로 지탱합니다. 신체의 받침대인 두 발을 균형 잡힌 의자 다리처럼 활용하고, 척추를 편히 기댈 수 있는 등받이처럼 튼튼하게 만들어보세요.

준비 발을 골반 너비로 벌리고 바르게 섭니다. 발가락을 활짝 펼쳐 발바닥이 골고루 바닥에 닿게 합니다. 발바닥의 모든 면에 균등한 힘을 주어 몸이 흔들리지 않게 하세요. 가슴을 펼치고 아랫배를 납작하게 넣어 힘을 채웁니다.

TIP. 발목과 발의 움직임이 저하된 상태라면 발에 경직이 일어날 수 있습니다. 천천히, 조금씩 연습량을 늘리세요.

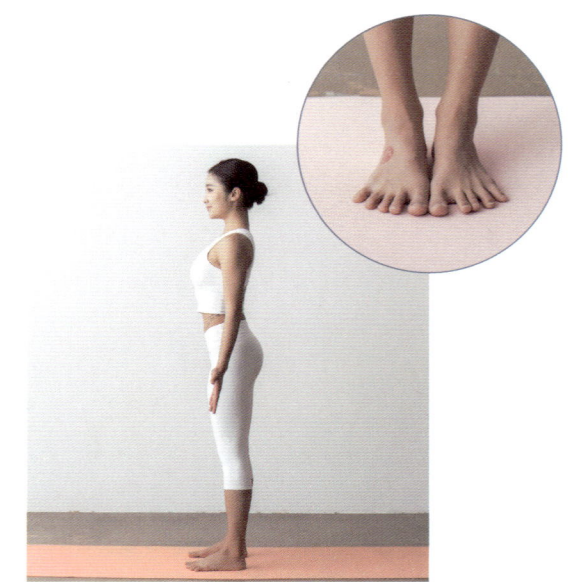

과정 양손으로 골반을 짚고 무릎을 구부리며 엉덩이를 뒤로 내밉니다. 발바닥이 균등하게 바닥을 누르고 있는지 다시 한 번 확인하며 엄지·새끼발가락을 더 단단히 고정하세요. 상체를 대각선으로 반듯하게 뻗되, 허리가 지나치게 휘지 않도록 주의합니다.

TIP. 체력이 약하고 유연성이 부족하다면 이 단계에서 멈추고 운동량을 늘리세요.

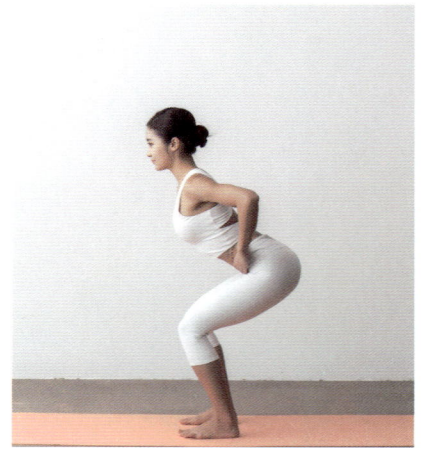

완성 보이지 않는 의자에 앉듯, 골반을 무릎보다 약간 높은 정도로 낮춥니다. 복부를 납작하게 넣어 배와 허벅지 사이에 공간을 만들고 팔을 얼굴 옆쪽으로 뻗으세요. 3~5회 호흡하며 엉덩이와 허벅지, 허리 근육에 힘을 채우고 자세를 유지하세요.

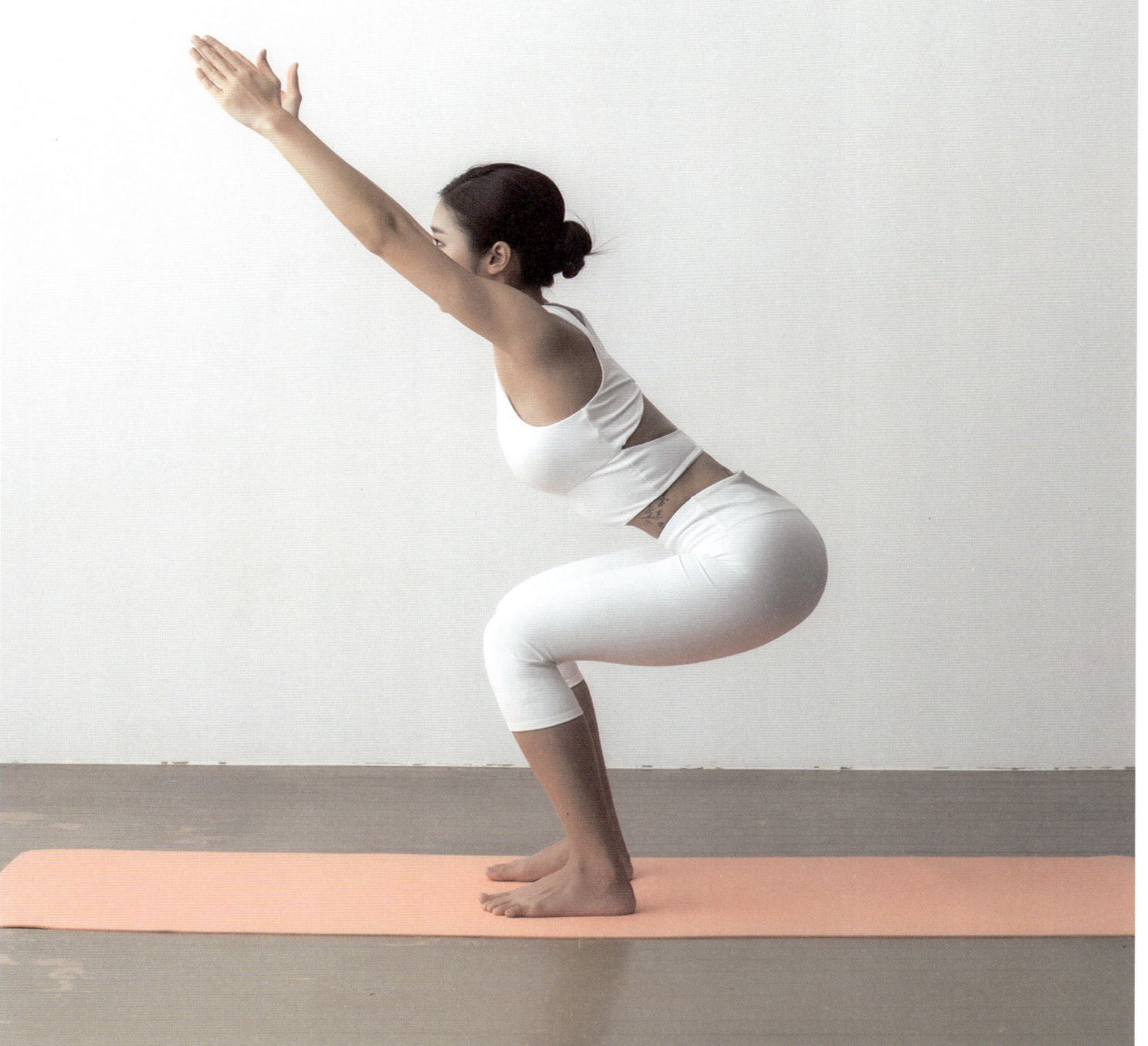

WORST POSE 1

골반과 허리가 처지고
상체가 휜다

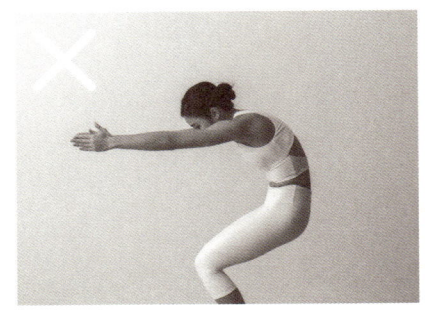
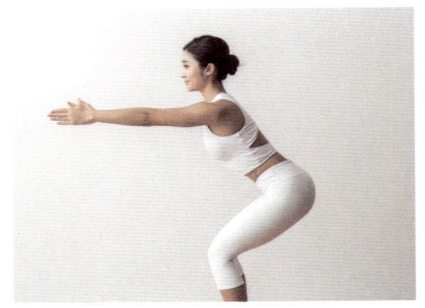

하체 근육의 유연성이 부족한 경우로 허벅지 앞면이 피로해지고 자세를 지속하기 힘들며 목과 어깨가 긴장합니다. 평소 굽은 체형을 가지고 있다면 습관적으로 잘못된 자세가 만들어집니다.

골반을 조금만 낮추세요. 상체를 평평한 대각선으로 만들어 등과 허리 근육을 튼튼하게 조이고, 양손은 앞으로 나란히 뻗거나 골반을 짚어 어깨의 긴장을 풉니다.

WORST POSE 2

허리가 지나치게 휜다

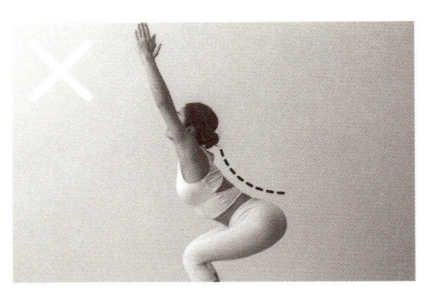
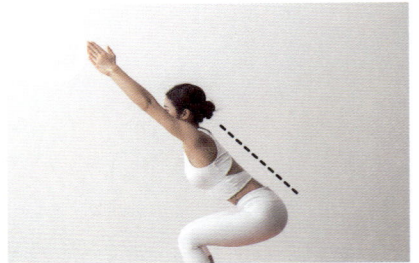

복부가 내밀어지고 힘이 풀려서 오히려 허리에 무리가 갑니다. 또한 고관절 주위가 압박되며 경미한 통증이 발생할 수 있습니다.

복부가 움푹하게 들어가도록 납작하게 넣어 배와 허벅지 사이에 공간을 만들고, 척추가 평평한 대각선이 되도록 하세요. 과도하게 내밀어지는 가슴과 복부를 통제하고, 배의 힘을 길러야 합니다.

WORST POSE 3

무릎이 과도하게
내밀어진다

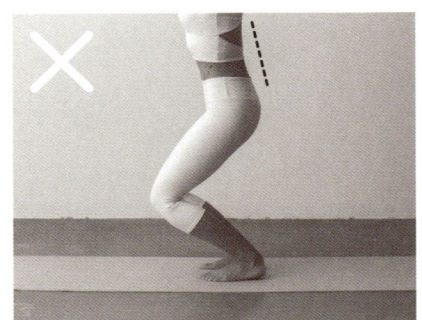
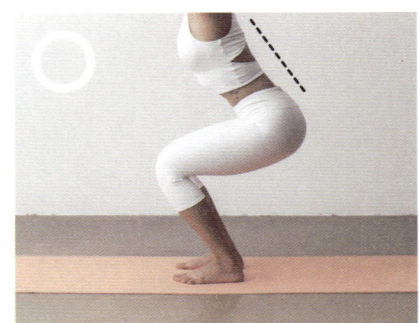

척추를 수직으로 세우면 허리에는 부담이 적지만 무릎 주변과 발가락에 힘이 몰리고 하체의 피로도가 높아져 자세를 유지하기 어렵습니다. 뒤꿈치가 바닥에서 떨어져 자세가 흔들립니다.

무릎을 내미는 만큼 골반을 뒤쪽으로 빼내고, 깊숙이 내려가 앉으세요. 척추를 숙여 평평한 대각선이 되도록 하며 발끝에 치우쳤던 체중을 뒤꿈치에 분산합니다.

한 발 균형 자세
Half Standing Split

손을 보조로 사용하여 안정감을 주지만 엄연히 한 발 서기 자세이니 손에 의존하지 말고 다리로 균형을 잡을 수 있도록 연습하세요. 자세를 바르게 만들면 하체의 뿌리인 엉덩이 근육이 정확한 힘을 쓰게 되어 탄력 있는 엉덩이를 만들 수 있습니다.

준비 발을 가지런히 놓고 상체를 숙여 곧게 폅니다. 상체에 체중이 치우치지 않도록 주의하며 손끝이나 손바닥으로 바닥을 짚습니다. 발 전체에 체중을 골고루 분산시키며 아랫배를 납작하게 넣고 복부에 힘을 채우세요. 시선은 발끝이나 발보다 약간 앞쪽 바닥을 응시하며 자세에 집중합니다.

TIP. 바닥에 손이 닿지 않는다면 무릎을 조금 굽히거나 의자를 짚는 등 도구를 활용해도 좋습니다.

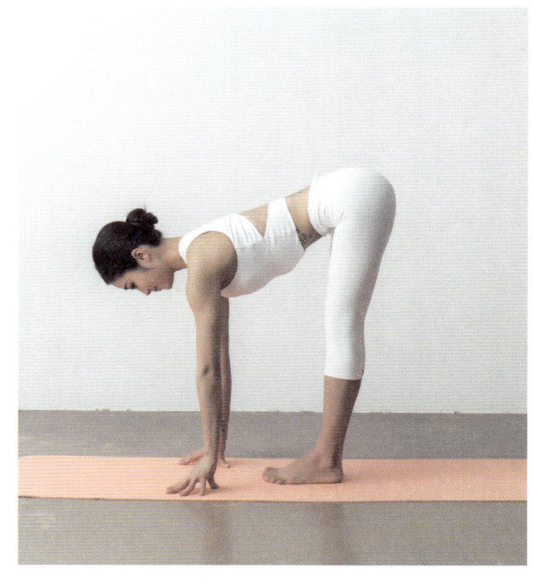

완성 양손 사이를 응시하며 왼발을 뒤로 들어 올려 멀리 뻗으면서 엉덩이가 수축되는 힘을 느끼세요. 바닥을 디딘 발뒤꿈치도 지면 아래로 깊게 뿌리 내리듯이 하체 전체에 힘을 고르게 분산합니다. 정수리와 뒤로 뻗은 발을 서로 반대 방향으로 밀어내듯이 뻗으면서 5회 호흡하세요.

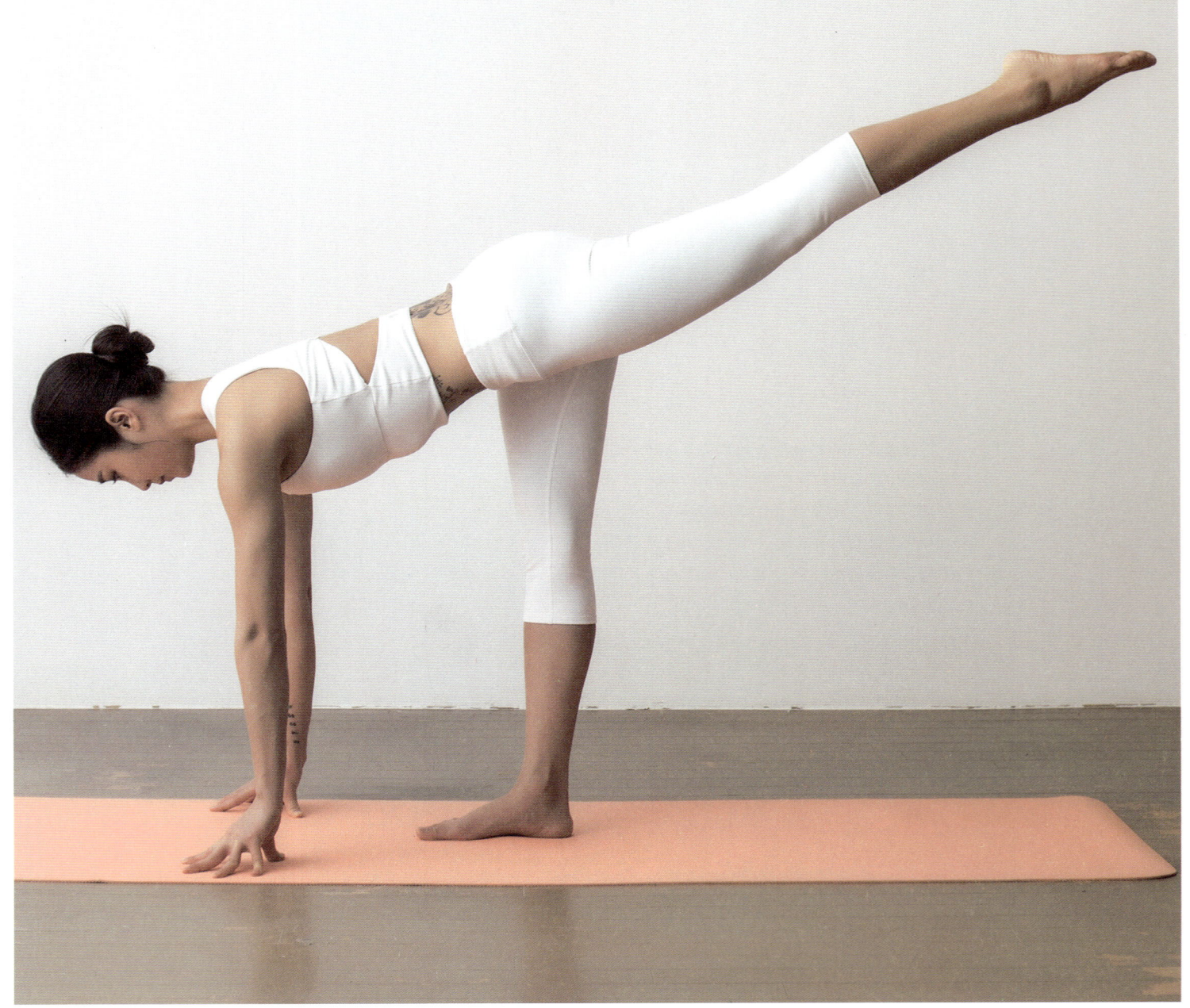

WORST POSE 1
척추가 굽는다

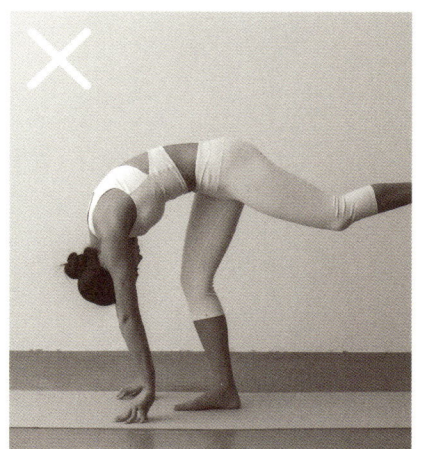 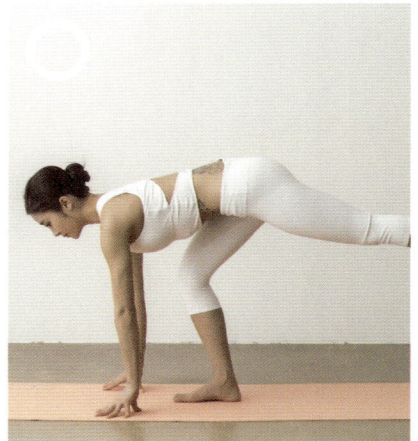

하체 근육의 유연성이 떨어지면 골반과 허리가 내려가고 척추가 굽어집니다. 또한 양쪽 다리가 잘 벌어지지 않고 들어 올린 다리가 처질 수 있습니다. 몸통을 깊게 숙이지 못해 손이 바닥에 닿기 어렵고 어깨가 움츠러듭니다.

상체나 발가락에 체중이 치우치지 않도록 발바닥 전체에 체중을 분산하고, 들어 올린 발은 골반 높이 정도로 유지하며 엉덩이와 허리의 힘을 느껴 보세요. 무릎을 약간 굽혀서 연습해도 좋습니다.

WORST POSE 2
상체를 과도하게 뻗는다

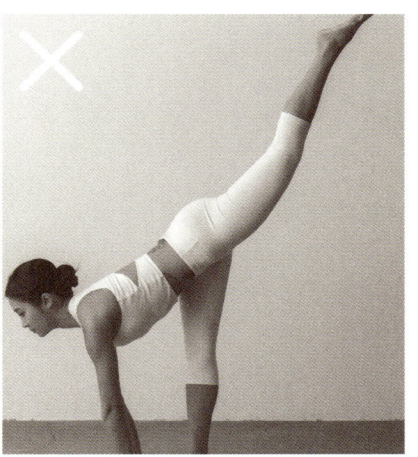 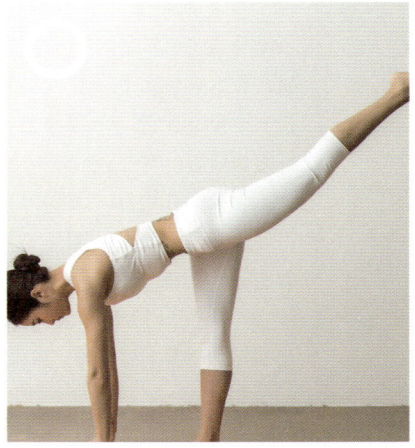

척추를 지나치게 뻗으면 등과 허리가 꺼지고 허리 근육이 조여지면서 복부의 힘이 약해져서 균형이 흐트러집니다. 바닥을 디디고 있는 다리의 허벅지 뒷면은 지나치게 늘어나고, 무릎과 허벅지 앞면이 단단하게 조여들어 무릎 관절에 무리가 갑니다. 다리가 높게 올라갈수록 골반이 더 삐뚤어질 수 있으므로 주의하세요.

복부를 납작하게 넣어 오목하게 꺼진 허리에 힘을 채워 평평하게 펴줍니다. 서 있는 다리 무릎의 단단한 조임을 이완하고, 무릎 뒷면에 강한 자극이 없게 합니다. 다리를 높게 들기보다는 멀리 뻗어 엉덩이에 힘을 채우고, 골반 높이를 일정하게 유지하세요.

전사 자세 1
Warrior Pose 1

칼을 뽑아 들어 올린 전사가 돌진하기 위해 준비하는 모습입니다. 날렵한 추진력을 만들어 내는 하체를 고루 발달시키고 탄력 있게 가꾸어주는 전사 자세 수련을 통해 균형감을 기르고, 신체의 앞면을 활짝 열어 용감한 전사처럼 당당해 보이는 자세를 만들어보세요.

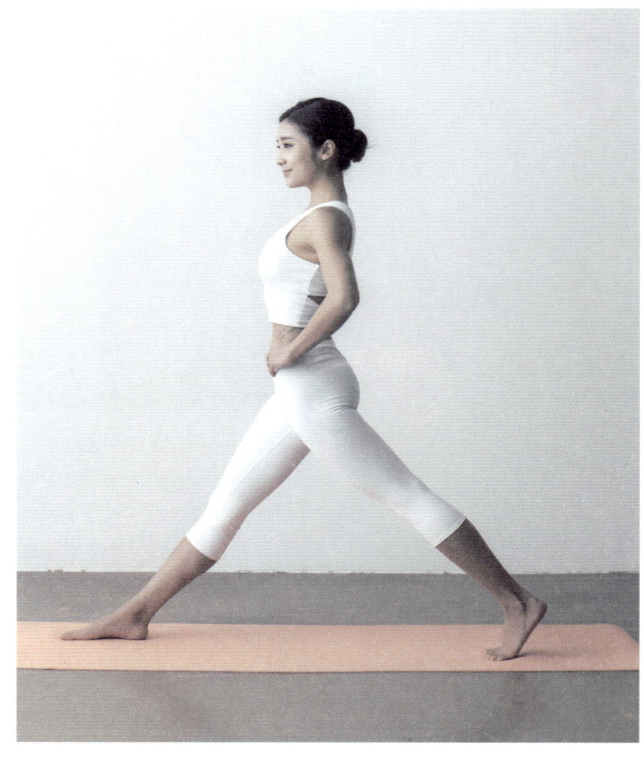

준비 | 오른발은 앞에, 왼발은 뒤에 두고 어깨너비의 두 배쯤 벌리고 서서 발끝은 모두 정면을 향하게 합니다. 오른 발바닥은 균등하게 바닥을 누르고, 왼발은 뒤꿈치를 들고 발볼로 몸을 지탱합니다. 발이 바닥과 닿는 면적은 서로 다르지만 힘을 고르게 분배하여 균형을 맞춥니다. 손은 골반을 짚고 양쪽 골반은 정면을 바라봅니다. 아랫배를 납작하게 넣어 허리를 평평하게 만드세요.

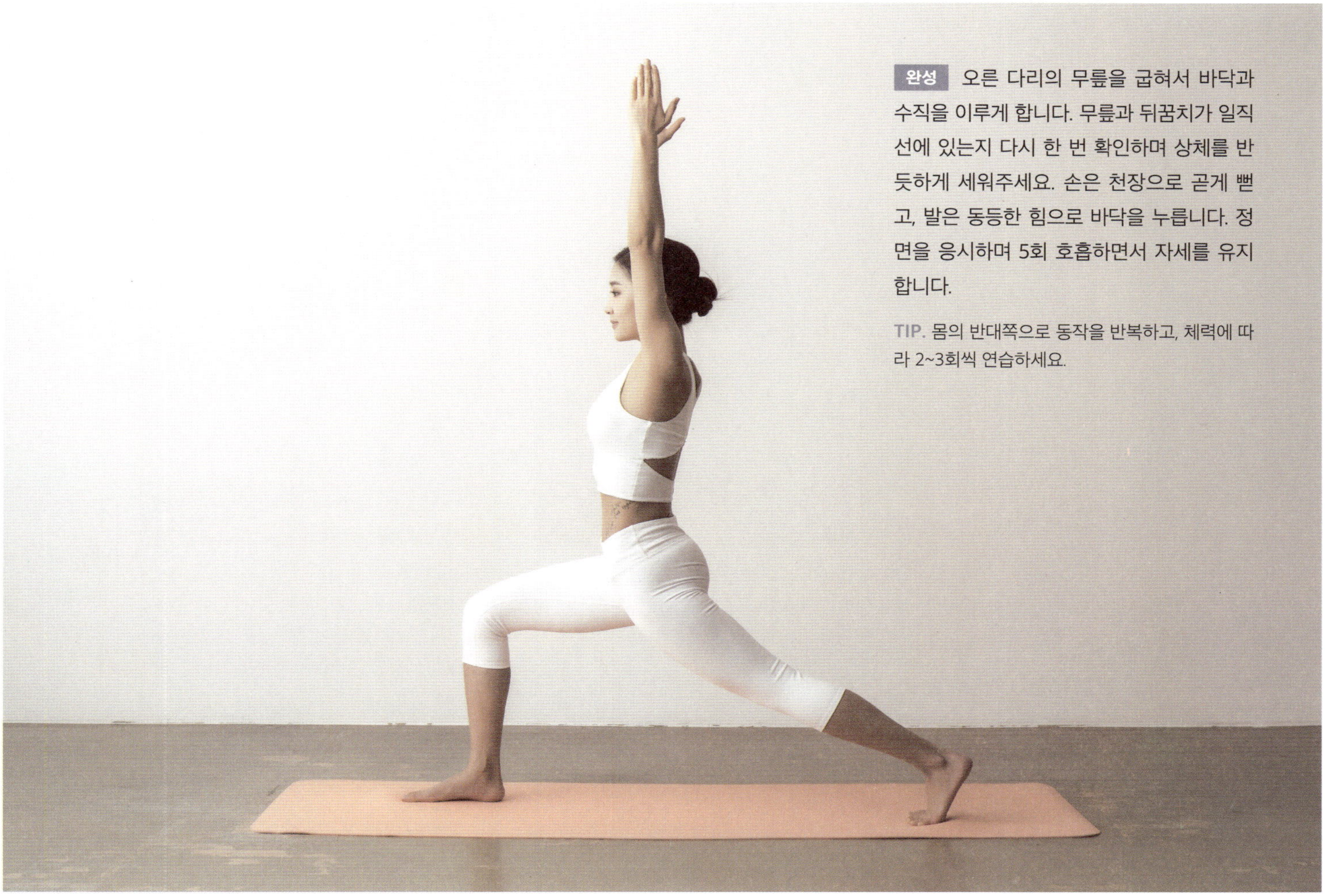

완성 오른 다리의 무릎을 굽혀서 바닥과 수직을 이루게 합니다. 무릎과 뒤꿈치가 일직선에 있는지 다시 한 번 확인하며 상체를 반듯하게 세워주세요. 손은 천장으로 곧게 뻗고, 발은 동등한 힘으로 바닥을 누릅니다. 정면을 응시하며 5회 호흡하면서 자세를 유지합니다.

TIP. 몸의 반대쪽으로 동작을 반복하고, 체력에 따라 2~3회씩 연습하세요.

WORST POSE 1

앞쪽으로 몸이 기운다

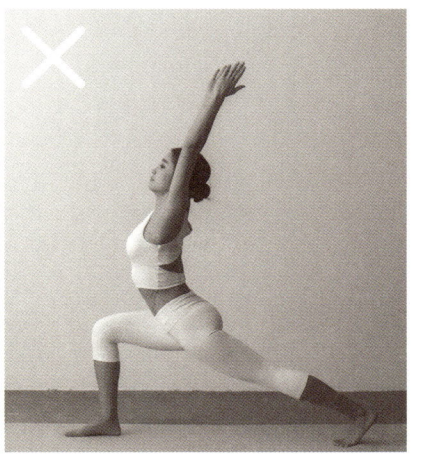

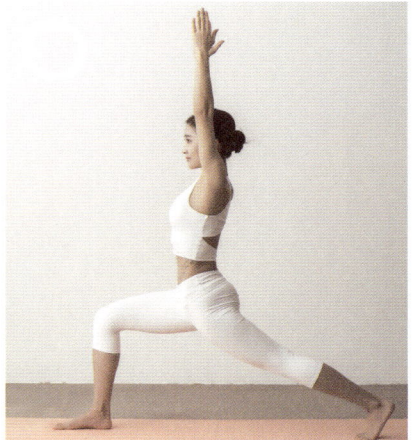

앞 다리에 체중을 실으면 허벅지가 피로해져서 힘을 지속적으로 쓸 수 없습니다. 뒤쪽 발이 느슨해져 몸 전체가 흔들리며, 허리가 꺾이면서 복부가 내밀어지고 몸 전체의 균형이 무너집니다.

복부를 몸속으로 숨기듯이 끌어당기며 척추를 수직으로 반듯하게 세웁니다. 뒤쪽 발은 바닥에 심겨지듯이 눌러서 두 발에 힘을 분산하세요. 자세를 고치기 어렵다면 꼬리뼈를 말아 내린다는 느낌으로 골반을 움직이세요.

WORST POSE 2

골반이 틀어진다

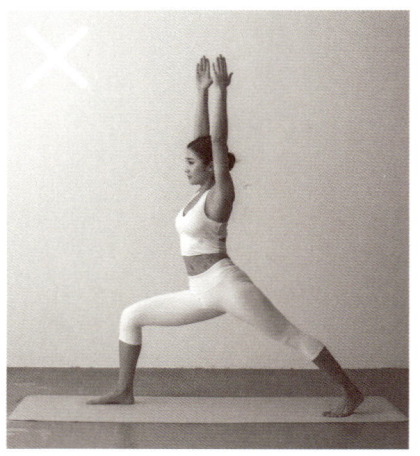

하체 근육이 충분히 늘어나지 못해 골반이 앞뒤로 딸려가며 틀어집니다. 다리와 양쪽 허리의 힘이 불균형하여 자세가 흔들립니다.

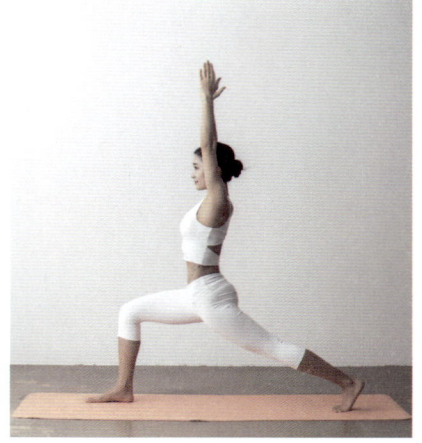

뒤로 밀린 골반을 앞으로 이동해서 허벅지 앞면을 팽팽하게 늘입니다. 앞쪽 다리의 골반은 뒤로 밀어내며 낮추어 뒤꿈치에 체중을 싣고, 지면을 힘껏 눌러서 엉덩이에 힘을 채우세요.

WORST POSE 3

뒷발의 뒤꿈치가 아래로 처지거나 지나치게 들린다

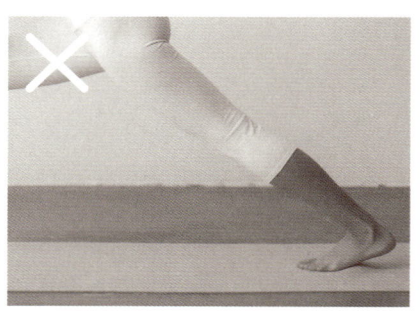

뒤꿈치가 처지면 종아리와 발목 근육이 지나치게 늘어나서 바닥을 딛는 힘이 느슨해집니다.

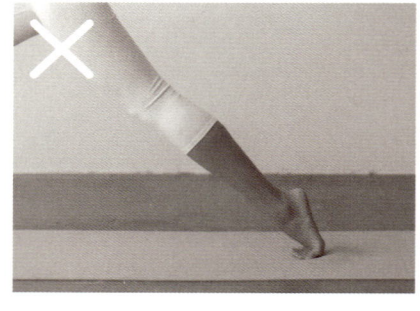

발끝을 지나치게 꺾으면 발볼이 헐거워져 몸을 단단하게 지지하지 못하고 발가락에 경미한 통증이 생깁니다.

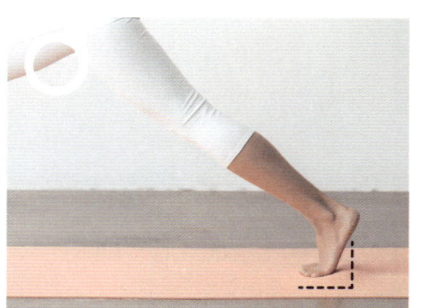

발목을 약 90도로 굽히고, 발볼로는 지면을 수직으로 눌러주세요. 혹은 발볼을 바닥에 밀착시킨 채 정면으로 끌어오듯이 당기면 골반을 정면으로 맞추기가 수월해져 자세도 안정적으로 유지할 수 있습니다.

WORST POSE 4

무릎을 가운데로 오므린다

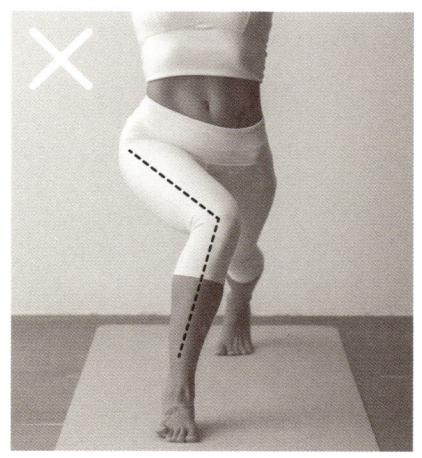
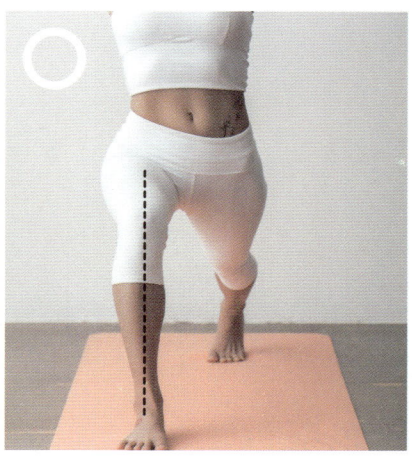

무릎을 오므리면 무릎과 발목이 어긋나며 체중이 실려 관절에 무리가 가고 경미한 통증이 생깁니다. 다리 안쪽은 조여져 발의 내측이 처지고, 바깥쪽은 팽팽하게 늘어나 발날이 느슨하게 들떠서 하체에 힘이 고르게 분포되지 않아 균형 잡기가 어려워집니다.

발을 매트의 중앙에서 바깥으로 한 뼘 이동합니다. 오므려진 무릎을 벌리고 엄지와 새끼발가락을 활짝 펼쳐 발바닥의 모든 면에 균등한 힘을 주어 몸을 지탱하세요. 엉덩이는 앞으로 살며시 밀어 넣고, 아랫배를 납작하게 수축해 배와 허리를 평평하게 만듭니다.

WORST POSE 5

두 발이 일직선을 이룬다

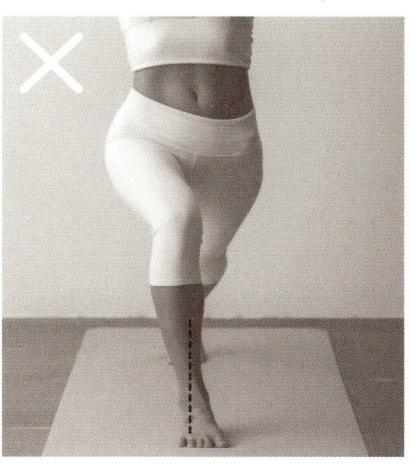
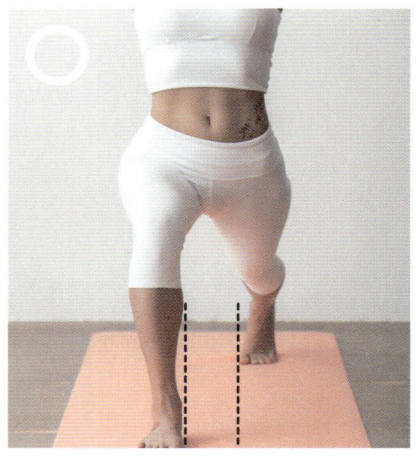

발이 일직선상에 놓이면 중심이 흔들리고, 무릎이 쉽게 오므려집니다.

발을 매트의 중앙에서 바깥으로 한 뼘 이동합니다. 양발이 서로 교차되지 않도록 연습하세요.

전사 자세 2
Warrior Pose 2

양방향의 적에게 두 개의 칼을 겨누는 전사의 모습으로 가슴을 넓게 펼쳐 팔을 멀리 뻗고, 굽은 어깨를 바르게 합니다. 낮은 자세를 지속하며 하체를 튼튼하게 단련하고, 엉덩이와 허벅지를 매끈하게 가꾸세요.

LESSON 11

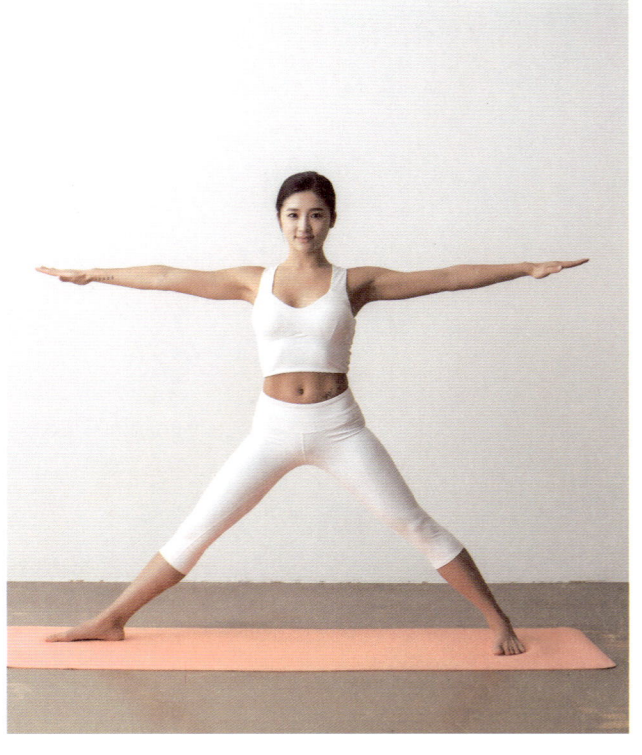

준비 | 발을 어깨너비의 2.5배 정도로 벌리고 선 뒤 오른발을 측면으로 90도 정도 열고, 왼발은 안쪽으로 20도 가량 오므려 닫습니다. 팔 역시 양옆으로 뻗어요. 바닥과 수평을 이루도록 손끝과 어깨의 높이를 맞추며 손가락을 멀리 뻗습니다. 어깨와 목의 긴장을 풀고 아랫배를 납작하게 넣어 힘을 채웁니다.

완성 회전한 오른 다리를 구부려 무릎과 복사뼈를 수직으로 맞춥니다. 왼발로 바닥을 살며시 눌러서 고정하며 허벅지 안쪽에 힘을 채우세요. 척추를 반듯하게 세우고 시선은 오른쪽 손끝을 향한 상태에서 5회 호흡하며 자세를 유지합니다.

TIP. 몸의 반대쪽으로 동작을 반복하고, 체력에 따라 2~3회씩 연습하세요.

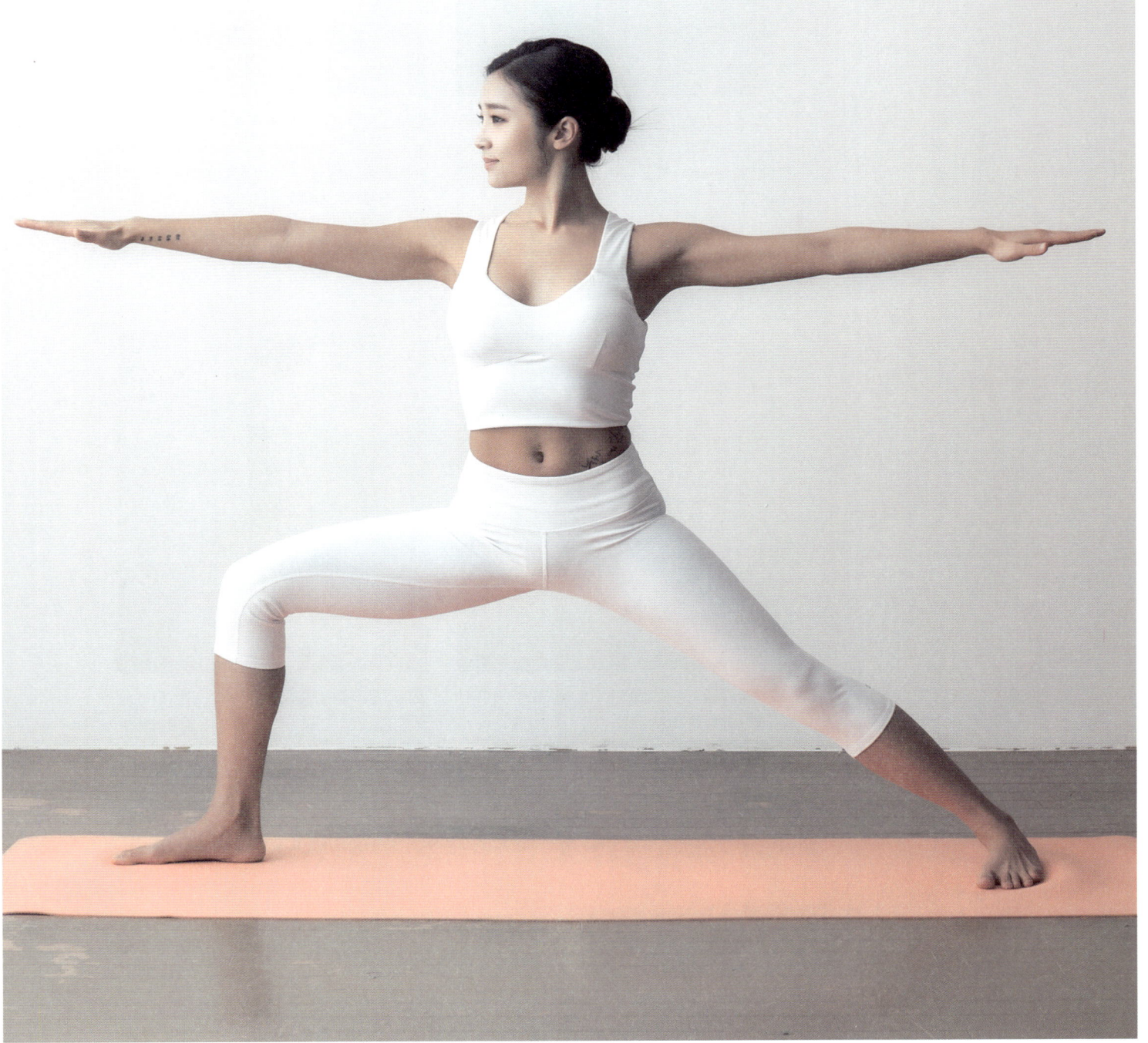

WORST POSE 1

구부린 다리에
체중이 치우치고
골반이 삐뚤어진다

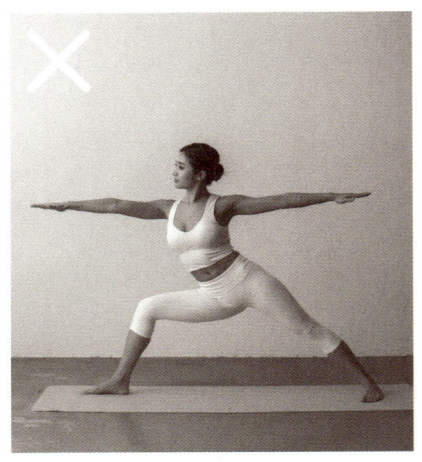 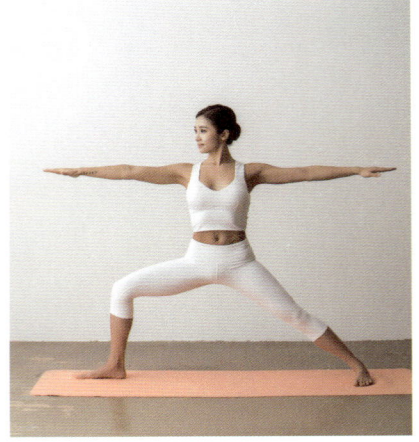

척추가 기울고, 복부와 옆구리, 하체의 힘이 감소하여 몸이 점점 아래로 처지고 자세를 풀 때 반동을 사용하게 됩니다. 반대쪽 발이 느슨해져 미끄러지기 쉽고 몸이 흔들립니다.

양쪽 골반의 높이를 맞추고, 한쪽으로 치우친 상체를 일으켜 중앙에 놓습니다. 발이 균등한 힘으로 지면을 누른 상태에서 엉덩이는 바닥으로, 머리는 천장으로 서로 멀리 밀어내며 척추를 뻗으세요. 온몸을 사방으로 팽팽하게 잡아당기듯 펼칩니다.

WORST POSE 2

허리가 꺾인다

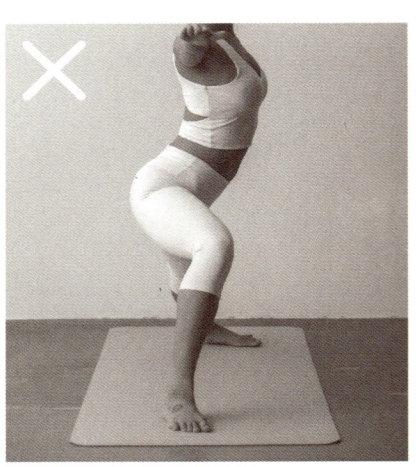 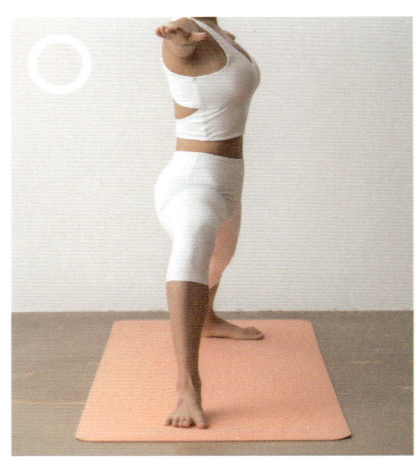

허리가 꺾이면 엉덩이가 뒤로 빠지고 체중이 분산되어 상체가 앞으로 숙여집니다. 자연스레 무릎도 오므러지고요. 상체를 무리하게 세우려고 하면 허리가 더 심하게 꺾여 통증을 유발합니다. 하체가 비스듬히 기울어 균형이 흔들리고 무릎 안쪽의 부적절한 스트레칭으로 관절에 스트레스가 누적되어 통증이 발생합니다.

오므러진 무릎을 벌리고, 발바닥의 모든 면이 균등한 힘으로 지면을 누르게 합니다. 엉덩이를 앞으로 살며시 밀어 넣고, 아랫배를 납작하게 수축하여 배와 허리를 평평하게 만드세요.

WORST POSE 3
무릎을 너무 많이 구부려
골반이 무릎 높이 아래에 있다

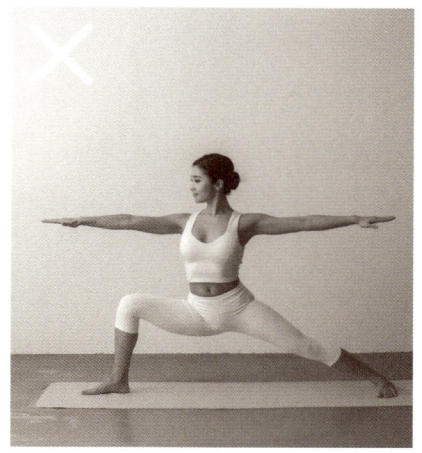 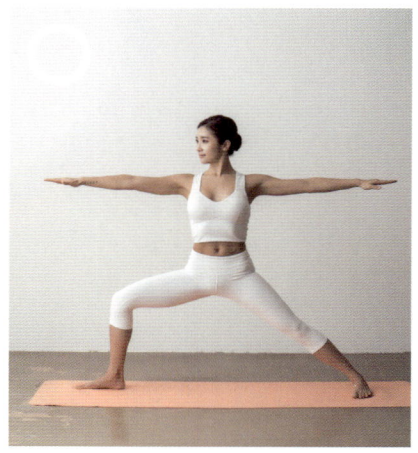

무릎과 허벅지의 근육이 늘어나 힘이 풀어집니다. 자세 유지가 어려워 동작을 끝내고 돌아올 때 반동을 사용하게 됩니다.

엉덩이를 무릎 높이와 비슷하거나 조금 더 높은 정도로 고정하세요. 발 사이의 간격이 너무 넓다면 체력과 유연성에 맞춰 조금 좁혀도 좋습니다.

WORST POSE 4
발이 교차된다

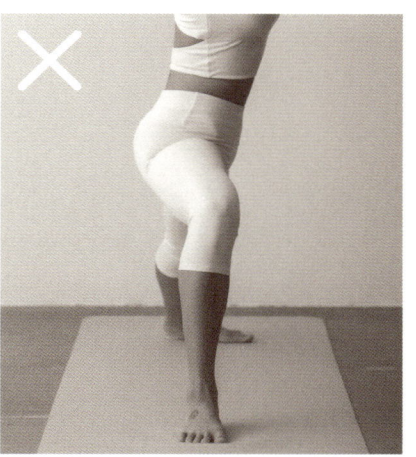 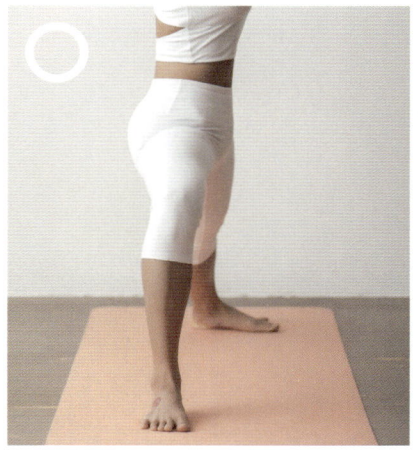

두 발이 일직선상에 놓이면 중심이 흔들리고, 무릎이 쉽게 오므려집니다.

뒤꿈치를 서로 같은 선에 놓이도록 하거나 조금 더 벌려 다리가 서로 교차되지 않도록 연습하세요.

나무 자세
Tree Pose

땅속으로 단단하게 뿌리를 내린 나무의 곧은 기둥과 줄기처럼 균형 잡힌 자세입니다. 포인트는 발가락의 섬세한 움직임과 바닥에 고정되어 있는 힘입니다. 발과 발목을 강화하며 평발을 개선하는 데에도 효과적이죠. 신체의 뿌리인 골반과 허리를 튼튼하게 하여 근력 저하로 생기는 자세 불균형과 통증을 개선하며, 엉덩이와 하체를 탄력적으로 만드는 등 하체의 고른 발달에 필수적인 동작입니다.

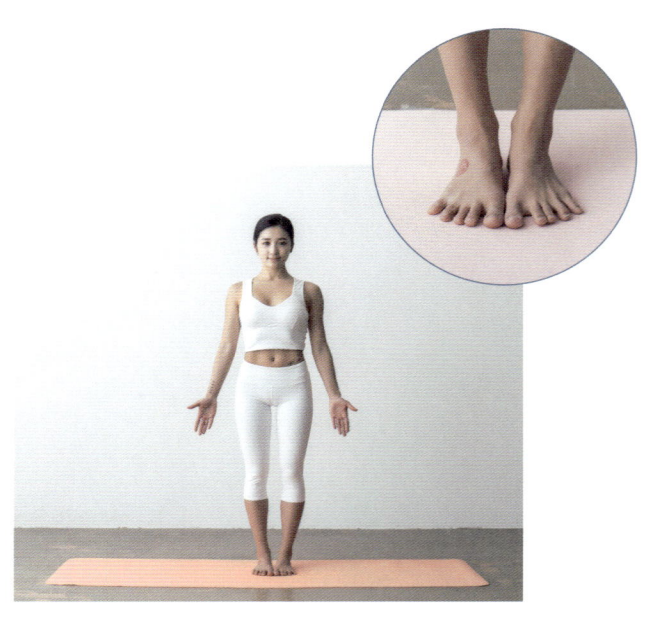

준비 다리를 가지런히 모으고 섭니다. 발가락을 활짝 벌려 발바닥의 모든 면이 골고루 지면에 닿도록 하며, 이 동작이 끝날 때까지 발 전체에 균등한 힘을 유지하세요. 가슴을 펼치고 아랫배를 납작하게 넣어 힘을 채웁니다.

TIP. 발목과 발의 움직임이 저하된 상태라면 이 연습으로 발에 쥐가 날 수 있습니다. 천천히, 조금씩 연습량을 늘리세요.

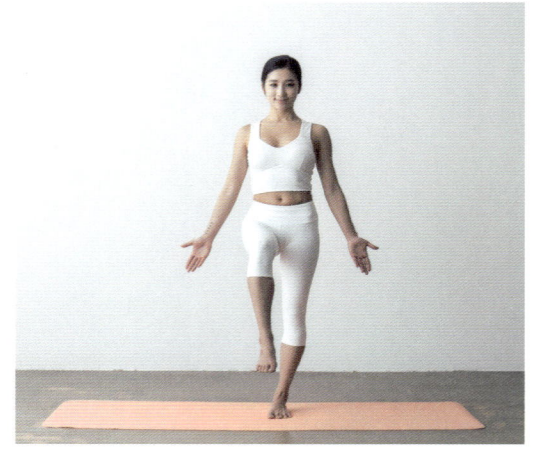

과정 오른 무릎을 접어 올리세요. 골반은 같은 높이를, 왼다리는 견고한 토대를 유지하세요. 왼발은 발가락으로 바닥을 움켜쥐지 말고 뒤꿈치로 지면을 힘껏 누르며 다리를 곧게 펍니다.

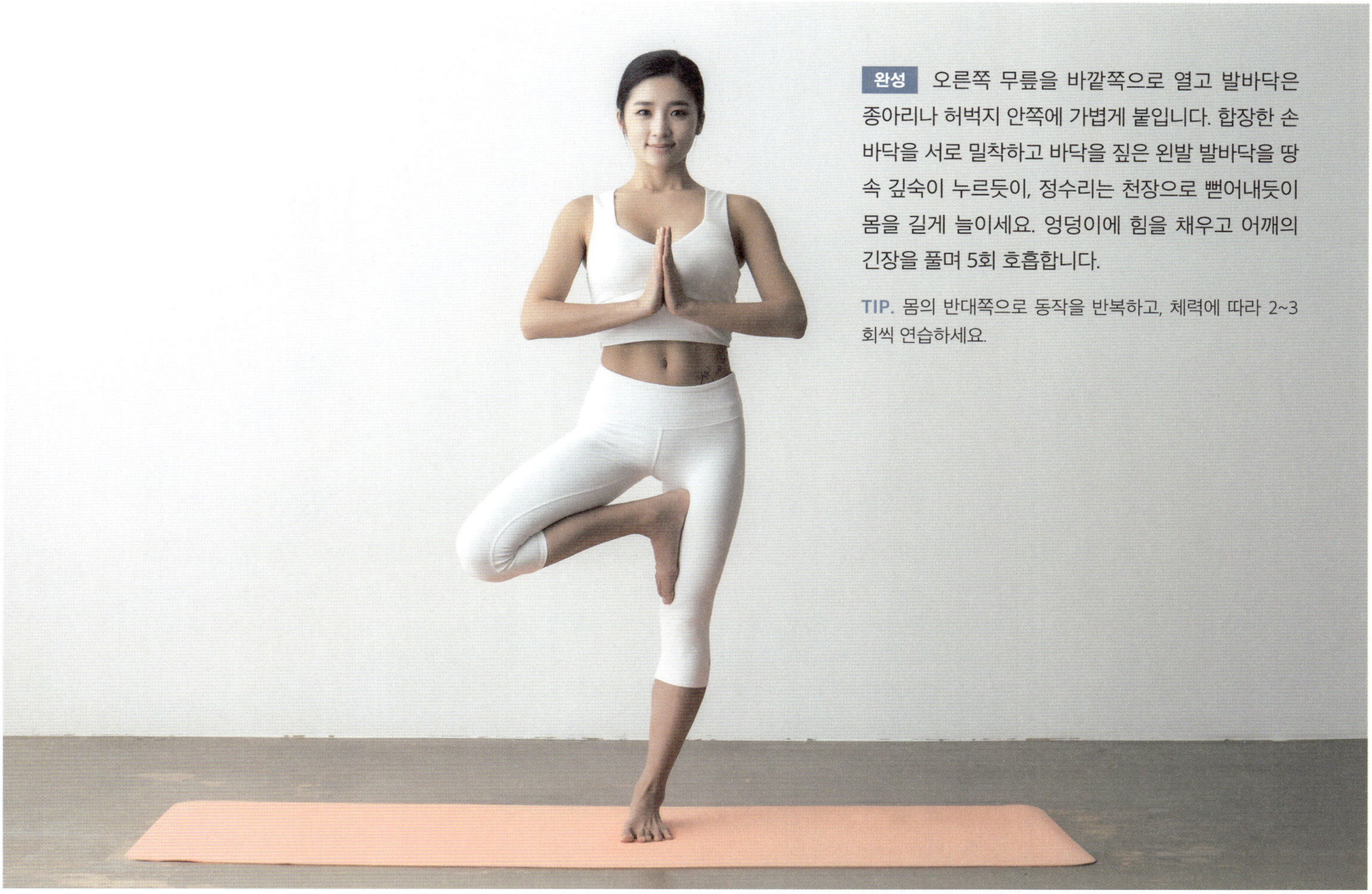

완성 오른쪽 무릎을 바깥쪽으로 열고 발바닥은 종아리나 허벅지 안쪽에 가볍게 붙입니다. 합장한 손바닥을 서로 밀착하고 바닥을 짚은 왼발 발바닥을 땅속 깊숙이 누르듯이, 정수리는 천장으로 뻗어내듯이 몸을 길게 늘이세요. 엉덩이에 힘을 채우고 어깨의 긴장을 풀며 5회 호흡합니다.

TIP. 몸의 반대쪽으로 동작을 반복하고, 체력에 따라 2~3회씩 연습하세요.

WORST POSE 1

허리가 꺾인다

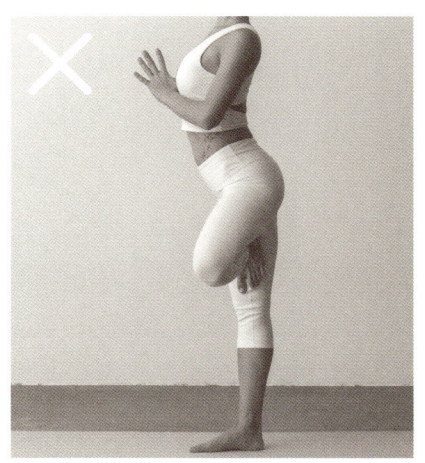
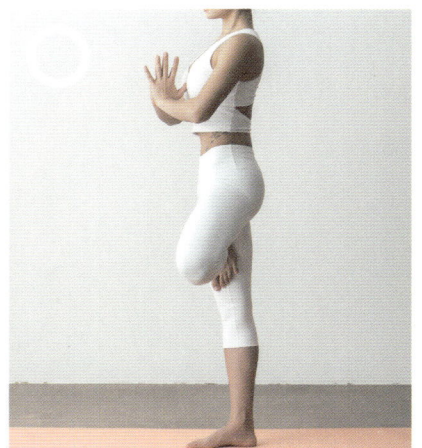

배와 엉덩이가 내밀어지고 복부 근육이 느슨해져 몸 앞뒷면의 균형이 깨집니다. 허벅지의 힘을 지나치게 사용해 무릎뼈 주변이 조여들면서 통증이 생기기도 합니다. 무릎이 정상 위치보다 뒤로 이동되어 다리가 휘어지는 변형이 있다면 체중이 무릎에 치중됩니다.

엉덩이를 앞으로 살며시 밀어 넣고, 아랫배를 납작하게 수축시켜 배와 허리를 평평하게 만듭니다. 허벅지가 너무 단단하거나, 다리가 뒤로 휘었다면 무릎을 약간 구부려 일직선으로 만들어서 하체의 긴장을 풀어주세요.

WORST POSE 2

유연성이 부족해 몸이 전체적으로 말린다

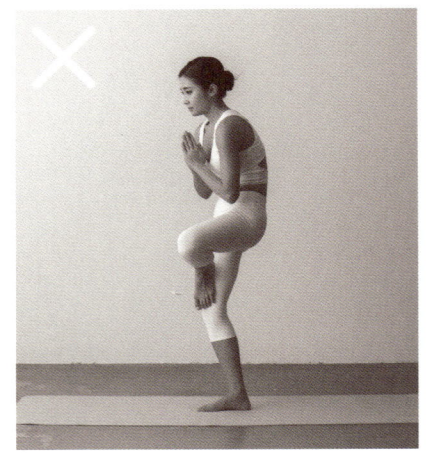 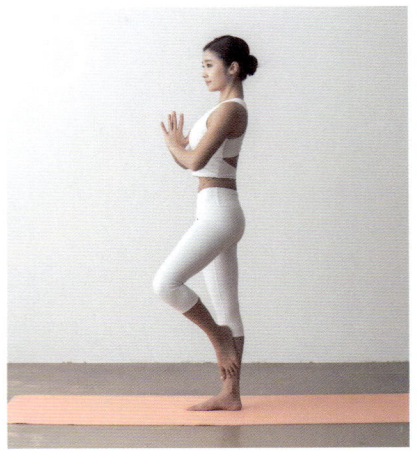

충분히 펴지지 않는 다리와 무릎, 아래로 내려간 골반과 허리, 말린 등과 어깨는 유연성이 부족한 경우에 흔히 나타나는 모습입니다. 발을 너무 높게 들어 올리거나 무릎을 많이 벌릴수록 골반이 비뚤어지고 균형을 잃기 쉽습니다.

들어 올린 발을 낮춰 종아리나 발목에 대고, 무릎은 절반 정도만 여세요. 다리와 척추를 곧게 펼 수 있도록 연습하세요.

WORST POSE 3

골반의 높이가 다르다

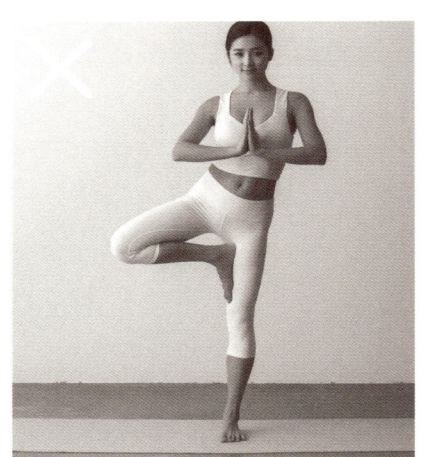 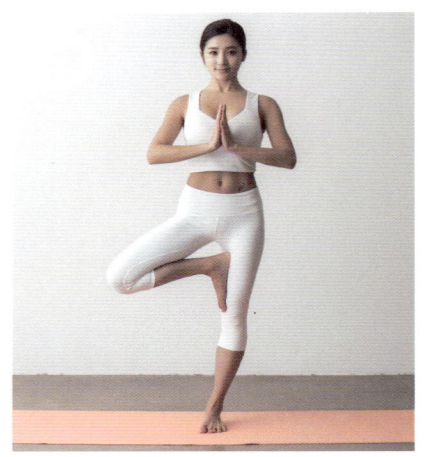

양쪽 골반의 높이 차가 커지면 서 있는 다리의 골반 외측에 힘이 쏠립니다. 내측 근육이 팽팽하게 늘어나 발목이 휘고 발의 아치가 처지거나 들뜨며 자세가 흔들립니다.

골반이 지나치게 내려가지 않도록 주의하며 수평을 맞춥니다. 조여졌던 다리 외측 근육과 늘어나 있던 다리 내측 근육의 길이가 회복되며 발바닥이 바닥에 밀착되어 균일한 힘을 사용할 수 있습니다.

선 활 자세
Dancer Pose

활시위를 잡아당겨 휘어진 활대의 모양을 연상시키는 자세입니다. 발레리나처럼 아름다운 동작으로 무용수 자세라고도 불립니다. 가슴을 활짝 열어 어깨, 등, 허리의 피로감을 덜고, 척추와 엉덩이를 탄력 있게 만듭니다. 하체를 고르게 발달시키고 군살을 제거할 뿐 아니라 균형감과 집중력을 길러주는 선 활 자세! 흔들림에 주의하며 천천히 연습하세요.

준비 다리를 가지런히 모으고 섭니다. 발가락을 활짝 벌려 발바닥의 모든 면이 골고루 바닥에 닿도록 하며, 이 동작이 끝날 때까지 발 전체에 균등한 힘을 유지하세요. 가슴을 펼치고 아랫배를 납작하게 넣어 힘을 채웁니다.

TIP. 발목과 발의 움직임이 저하된 상태라면 이 연습으로 발에 경직이 일어날 수 있습니다. 천천히, 조금씩 연습량을 늘리세요.

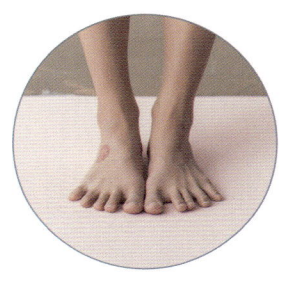

과정 1 왼발을 뒤로 들어 올리고, 바닥을 디딘 발이 흔들리지 않게 평정심을 유지합니다.

과정 2 왼손으로 발등이나 발목을 잡고, 어깨와 골반이 한쪽으로 치우치지 않고 수평을 이루도록 맞추세요. 오른손은 앞으로 나란히 뻗어 무게 중심을 맞춥니다.

TIP. 동작이 서툴고 균형 잡기가 어렵다면 이 단계에서 머무르거나 벽을 짚고 연습해도 좋습니다.

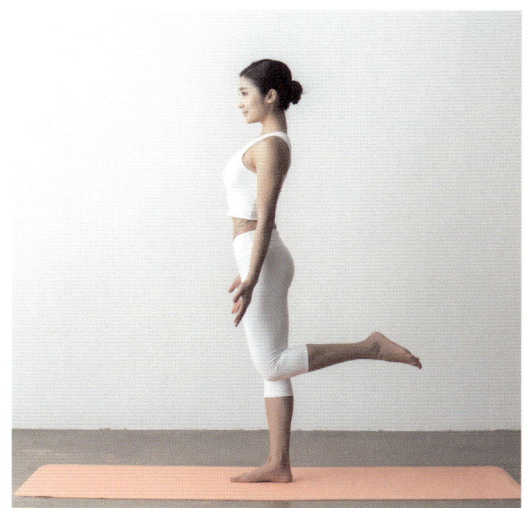
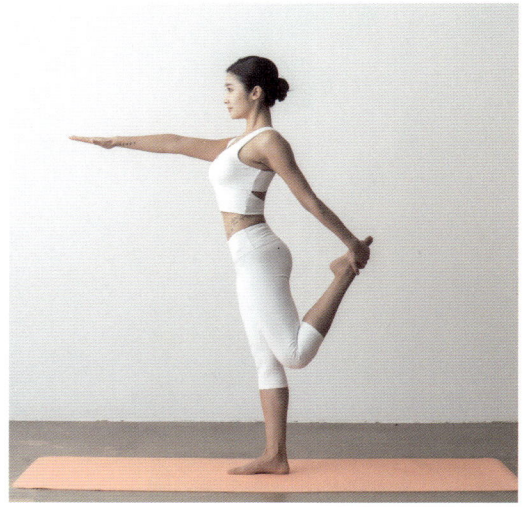

완성 가슴과 골반이 정면을 향하게 맞추고, 뒤로 잡은 왼발을 더 높게 끌어 올리면서 가슴을 활짝 펼칩니다. 시선은 정면을 향해 두고 전신의 균형을 느끼면서 5회 호흡하세요.

TIP. 몸의 반대쪽으로 동작을 반복하고, 체력에 따라 2~3회씩 연습하세요.

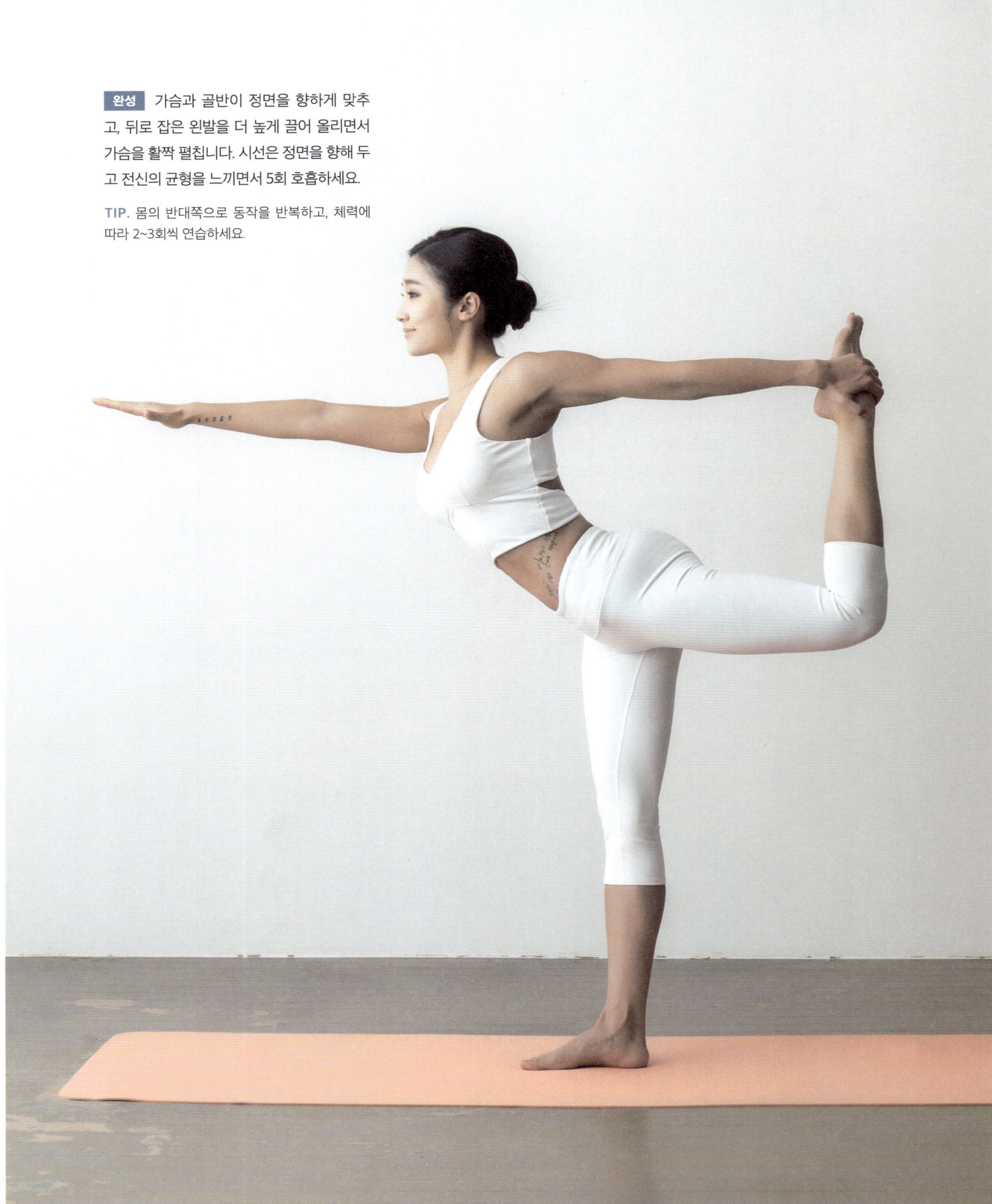

WORST POSE 1
가슴과 골반이 뒤틀린다

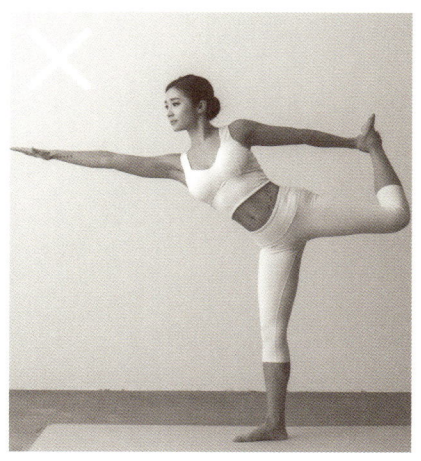 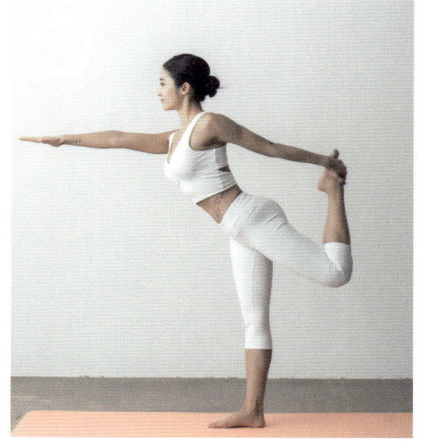

신체 앞면의 유연성이 부족하거나 억지로 발을 높이면 가슴과 골반이 뒤로 들어 올린 다리 쪽으로 넘어갑니다. 허벅지의 안쪽 면이 서로 팽팽하게 잡아당겨져 다리의 균형이 무너집니다.

뒤로 넘어간 어깨와 골반을 정면으로 내밀어 몸통이 중앙에 놓이도록 하며, 들어 올린 허벅지 앞면과 어깨를 펼쳐 늘입니다. 발을 높게 올리지 못하더라도 다리의 균형을 맞추는 것에 중점을 두어 연습하세요.

WORST POSE 2
몸이 숙여진다

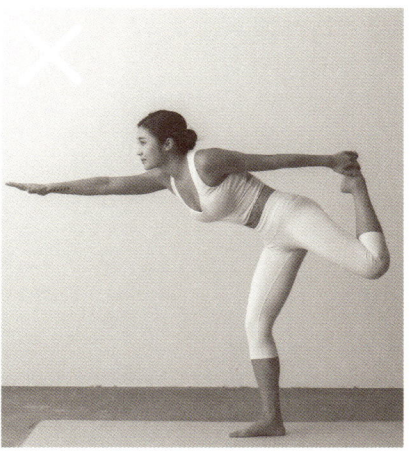 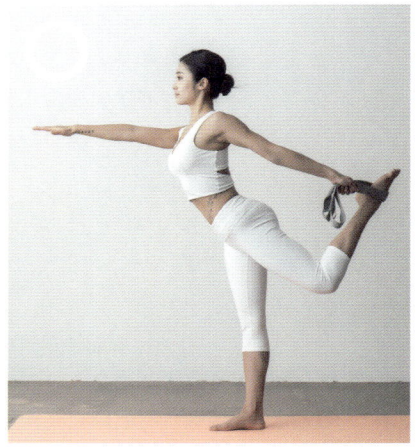

가슴과 어깨, 하체가 유연하지 않아 충분히 펼쳐지지 못한 경우입니다. 다리를 끌어 올리려고 상체를 숙이면 오히려 중심을 잃어버리거나 어깨와 목이 경직됩니다.

발등에 스트랩을 감싸 손으로 잡고, 상체를 일으킵니다. 가슴을 내밀어 등을 오목하게 만들고, 발을 뒤로 차올리며 몸의 앞면을 팽팽하게 만들어요. 다리의 균형을 맞추고, 상체를 활대처럼 휘어주세요.

측각도 자세
Extended Side Angle Pose

긴 대각선 모양으로 전신을 뻗어내는 자세로 몸을 길게 늘여 분산된 체중을 버티고 유지하여 하체의 힘을 기를 수 있습니다. 자세를 바르게 완성하면 엉덩이와 허벅지를 탄력적으로 가꾸고 옆구리를 날씬하게 만드는 데 매우 효과적입니다. 다리에 무게를 기대지 않도록 주의하며 자세를 완성하세요.

준비 발을 어깨너비의 2.5배로 벌린 뒤, 오른발을 측면으로 90도 정도 열고 왼발은 안쪽으로 약간 오므려 닫습니다. 팔은 바닥과 수평을 이루도록 손끝과 어깨의 높이를 맞추며 손가락을 멀리 뻗습니다. 어깨와 목은 긴장을 풀고 아랫배를 납작하게 넣어 힘을 채운 뒤 양쪽 골반의 수평을 맞춥니다.

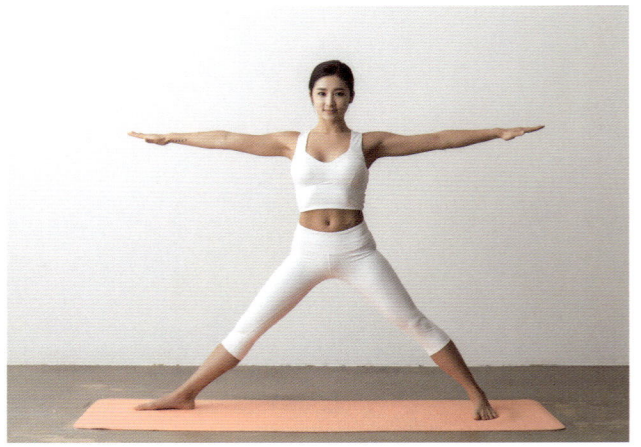

과정 오른 다리를 구부려 무릎과 복사뼈를 수직으로 맞춥니다. 왼발로 바닥을 살며시 눌러서 고정하며 허벅지 안쪽 근육에 힘을 채우세요.

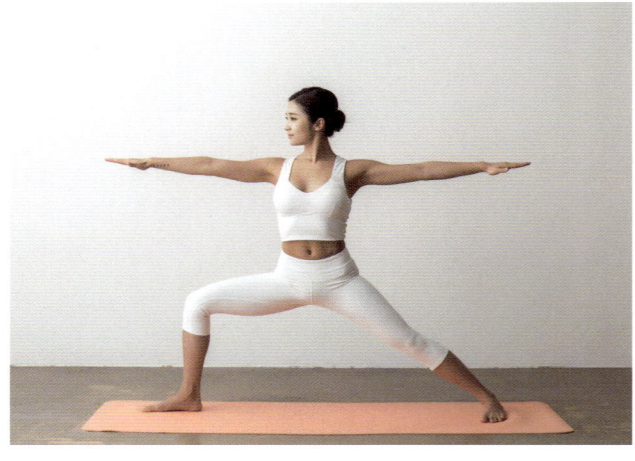

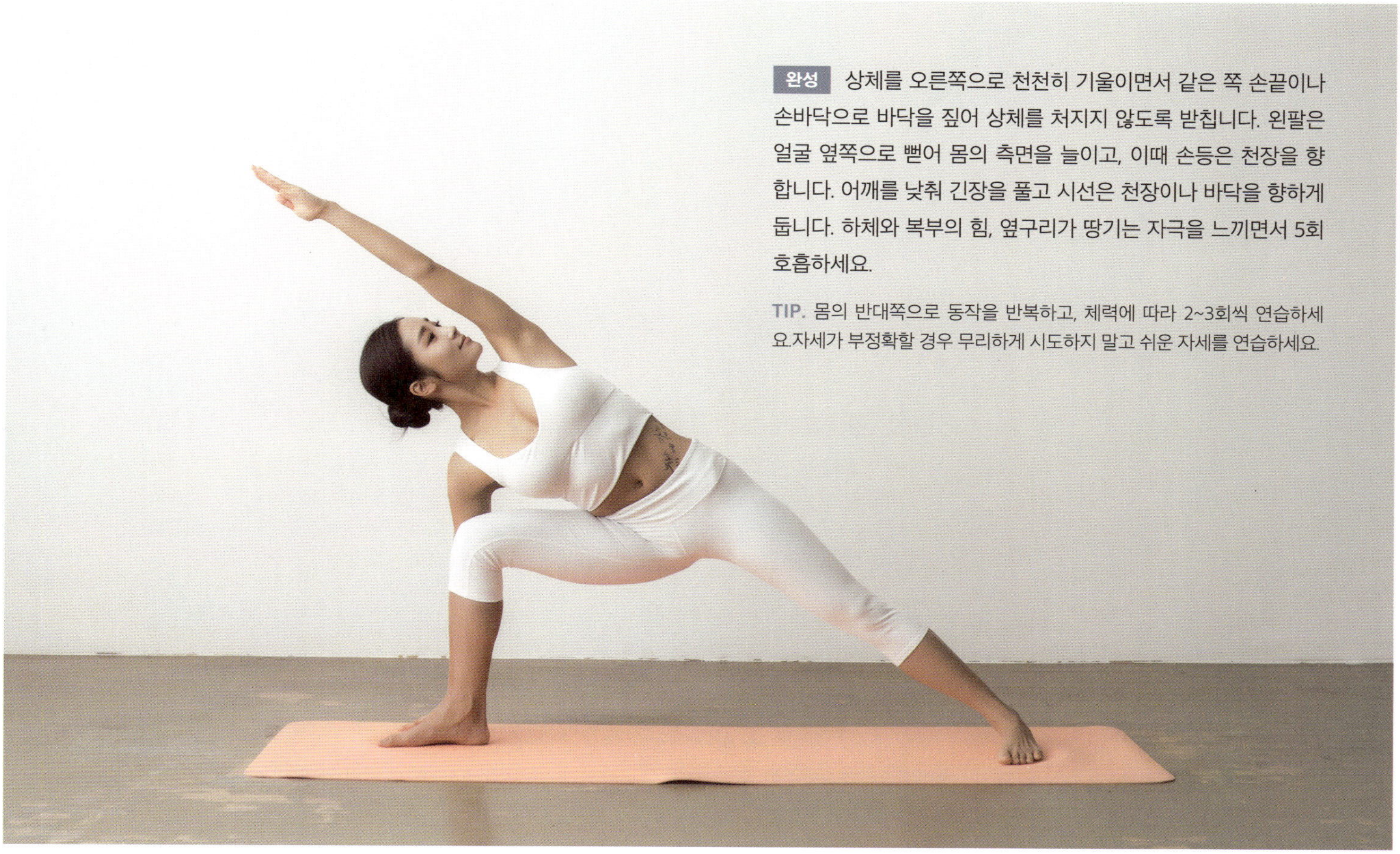

완성 상체를 오른쪽으로 천천히 기울이면서 같은 쪽 손끝이나 손바닥으로 바닥을 짚어 상체를 처지지 않도록 받칩니다. 왼팔은 얼굴 옆쪽으로 뻗어 몸의 측면을 늘이고, 이때 손등은 천장을 향합니다. 어깨를 낮춰 긴장을 풀고 시선은 천장이나 바닥을 향하게 둡니다. 하체와 복부의 힘, 옆구리가 땅기는 자극을 느끼면서 5회 호흡하세요.

TIP. 몸의 반대쪽으로 동작을 반복하고, 체력에 따라 2~3회씩 연습하세요. 자세가 부정확할 경우 무리하게 시도하지 말고 쉬운 자세를 연습하세요.

쉬운 자세 두 발 사이의 간격을 조금 좁히고, 굽힌 팔을 허벅지 위에 살며시 놓으세요. 단, 허벅지와 팔에 상체를 기대지 말고 복부와 옆구리의 힘으로 몸을 지탱하세요.

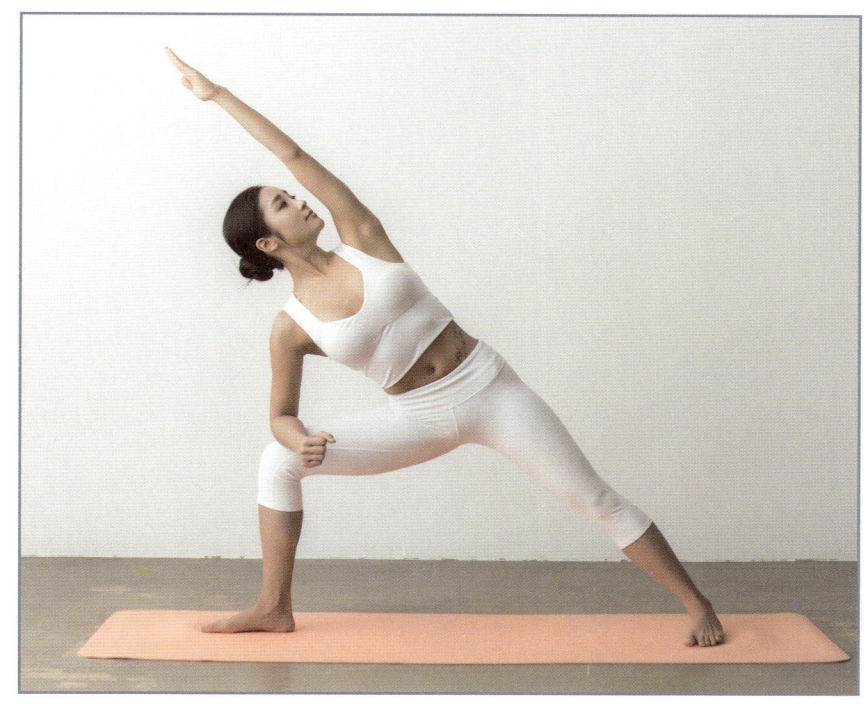

WORST POSE 1
구부린 다리와 받치고 있는
팔에 몸을 기댄다

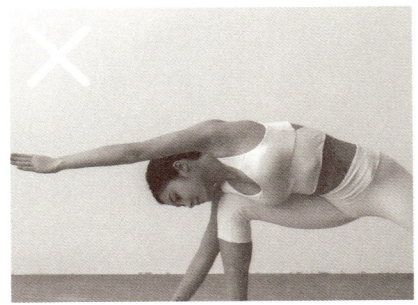

몸이 처지고, 하체의 힘이 풀리며 고관절과 어깨가 조여져 경미한 통증이 생깁니다. 옆으로 뻗은 다리가 느슨해져 자세가 흔들리기 쉽고 복부 근육의 활용이 떨어집니다.

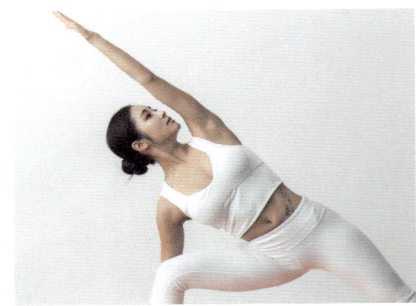

손으로 바닥을 밀어내고, 옆구리를 허벅지에서 띄워 몸을 들어 올립니다. 골반이 너무 가라앉아 있다면 무릎보다 약간 높게 드세요. 발이 미끄러진다면 발 사이 간격을 좁혀도 좋습니다.

WORST POSE 2
등이 둥글게 굽어진다

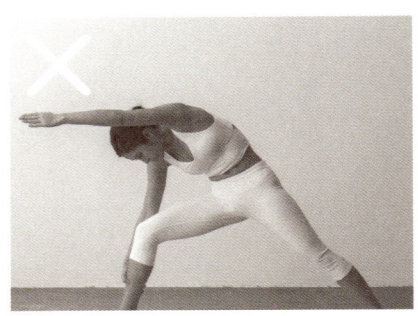

어깨와 가슴이 뻣뻣해서 몸이 움츠러들고 어깨와 목이 무겁게 느껴집니다.

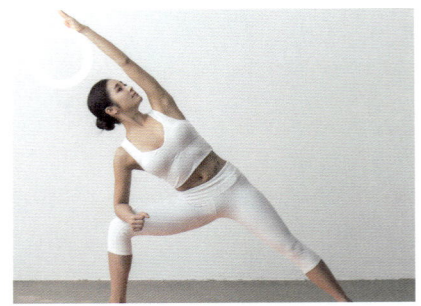

상체를 덜 기울이고 척추를 곧게 펼칩니다. 가슴이 정면을 향하도록 하며 팔뚝으로 허벅지를 살며시 밀어내면서 몸통을 받쳐주세요.

WORST POSE 3
무릎이 오므려진다

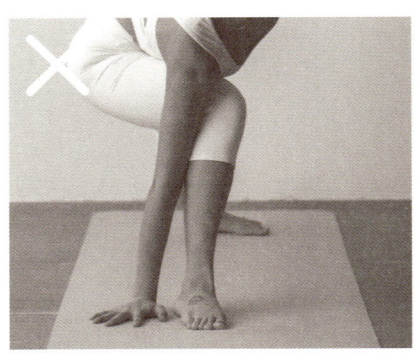

무게 중심이 발의 내측으로 쏠리며 발날이 들뜹니다. 무릎이 기울어지며 균형이 흔들리고 무릎 안쪽의 부적절한 스트레칭으로 관절에 스트레스가 누적되어 통증이 발생합니다. 엉덩이가 뒤로 빠지고, 체중이 분산되어 상체가 앞으로 숙여지며 허리가 꺾여 통증을 느끼게 됩니다.

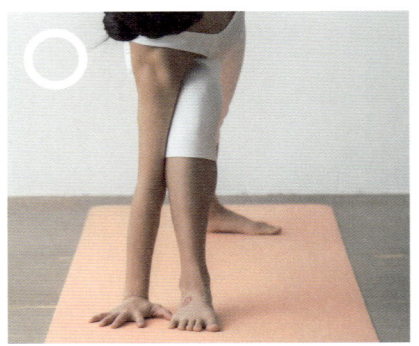

무릎을 벌려 기울어진 정강이를 수직으로 세웁니다. 엄지와 새끼발가락을 활짝 펼치며 발바닥을 지면에 밀착합니다. 발날을 바닥에 밀착하며 골반을 앞으로 내밀고, 아랫배를 납작하게 넣어 배와 허리를 평평하게 만드세요. 손을 발의 안쪽에 짚고, 팔로 허벅지를 디뎌도 좋습니다.

전사 자세 3
Warrior Pose 3

양손에 칼을 쥐고 적을 공격하는 용맹한 전사의 모습을 연상시키는 이 자세는 전신을 강하게 단련하는 데 효과적입니다. 등과 허리 근육을 보완하며 굽은 자세를 교정하고, 엉덩이를 탄력 있게 가꾸어줍니다. 바닥을 딛고 서는 다리와 공중에 들어 올리는 다리 모두에게 운동 효과가 크며, 하체를 균형 있게 발달시켜줍니다.

준비 두 손으로 허리를 짚어 골반의 균형을 맞춰주세요. 왼발을 뒤로 뻗고 바닥을 디딘 발이 흔들리지 않게 평정심을 유지하세요. 아랫배를 납작하게 넣으세요.

TIP. 발목과 발의 움직임이 저하된 상태라면 발에 경직이 일어날 수 있습니다. 천천히, 조금씩 연습량을 늘리세요.

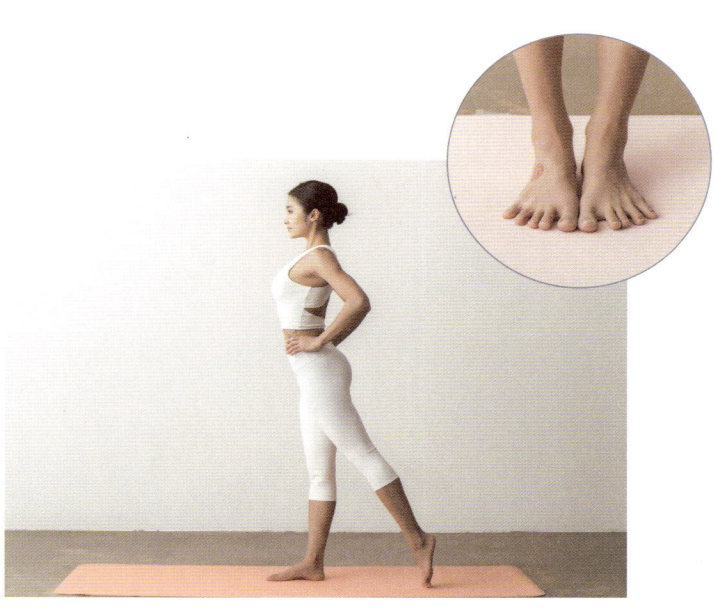

과정 척추를 꼿꼿하게 펼친 채 상체를 45도 정도 숙입니다. 상체를 숙이는 만큼 왼다리를 들어 올리고 팔꿈치를 뒤로 살며시 조여 등 근육에 힘을 채웁니다.

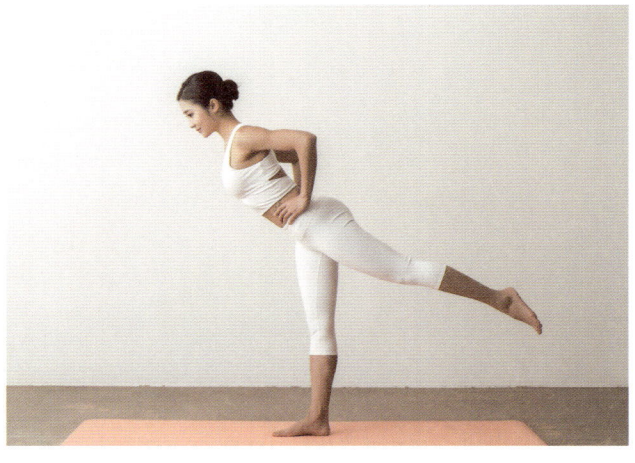

완성 몸을 가로로 길게 펼치고 팔을 앞쪽으로 뻗으세요. 어깨를 골반 쪽으로 낮추고 목과 어깨의 긴장을 풉니다. 아랫배를 납작하게 넣고 등과 허리, 엉덩이의 탄탄한 힘을 느끼면서 5회 호흡하며 자세를 유지하세요.

TIP. 몸의 반대쪽으로 동작을 반복하고, 체력에 따라 2~3회씩 연습하세요.

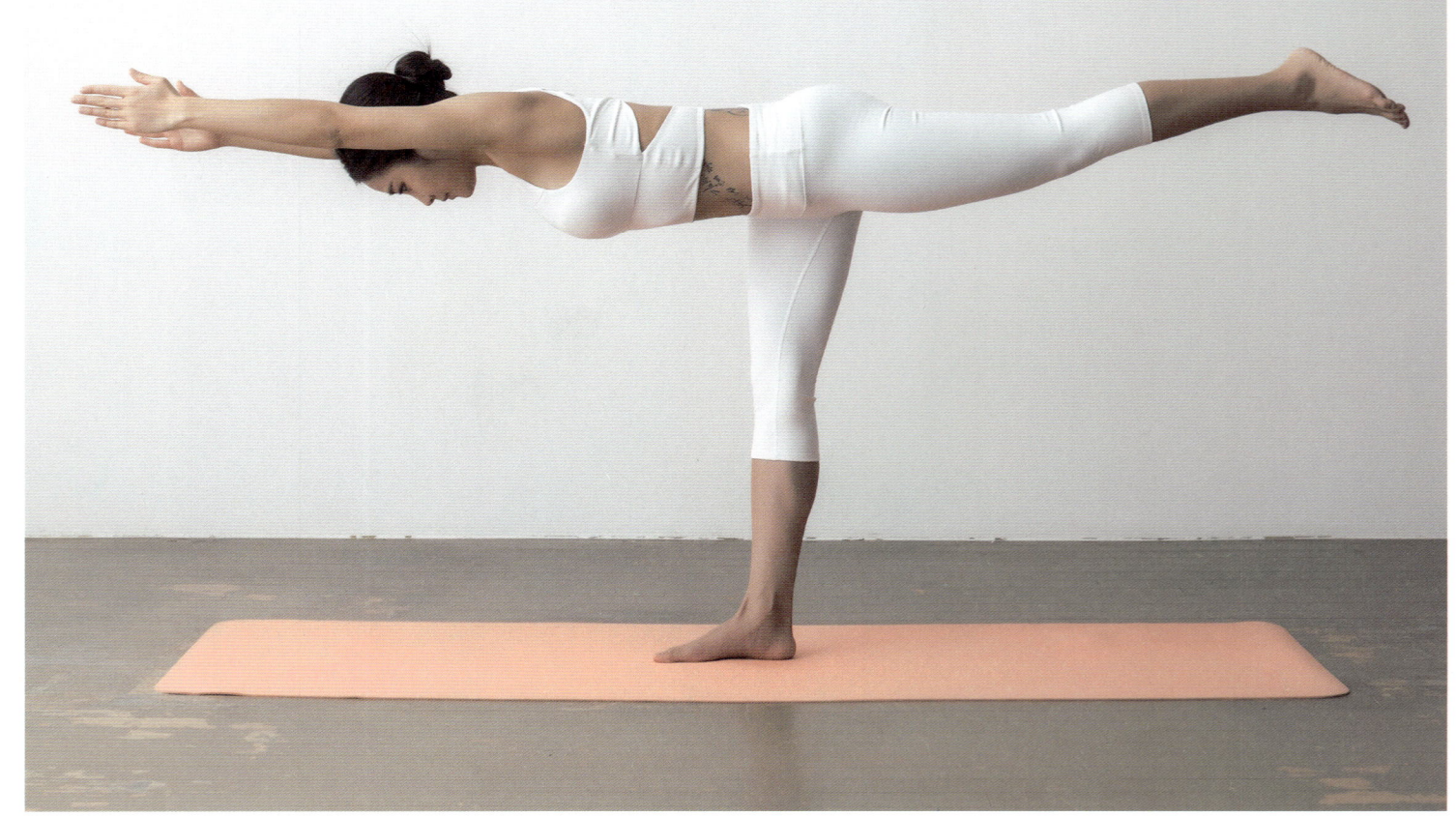

WORST POSE 1

서 있는 다리에 의존하여 몸이 휜다

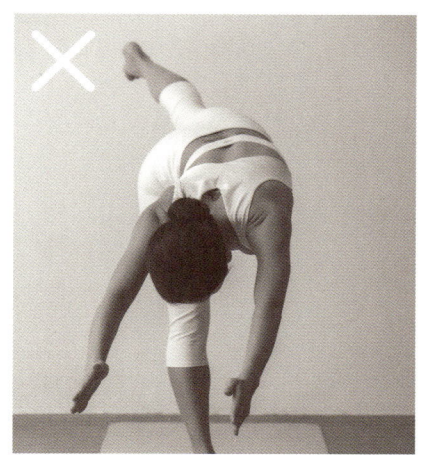 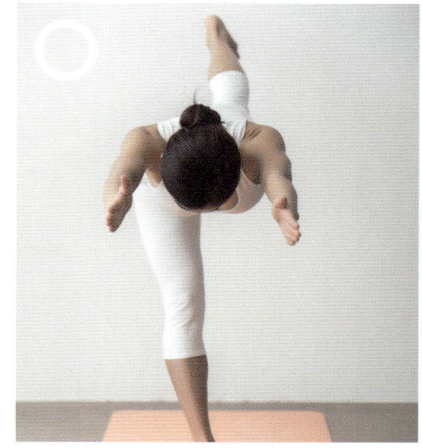

서 있는 다리에 체중을 실으면 몸이 휘어지며 양쪽 허리와 골반이 삐뚤어집니다. 뒤로 뻗은 다리의 골반이 위로 올라가면 바닥을 디딘 발의 바깥쪽에 체중이 치우쳐 발바닥이 들뜨고 균형이 무너집니다.

상체와 들어 올린 다리를 서 있는 다리의 반대편으로 옮겨 몸을 일직선으로 맞추세요. 다리에 몸무게를 기대지 말고, 뒤꿈치로 바닥을 힘 있게 밀어내며 몸 전체를 천장으로 들어 올립니다.

WORST POSE 2

골반과 몸통이 돌아간다

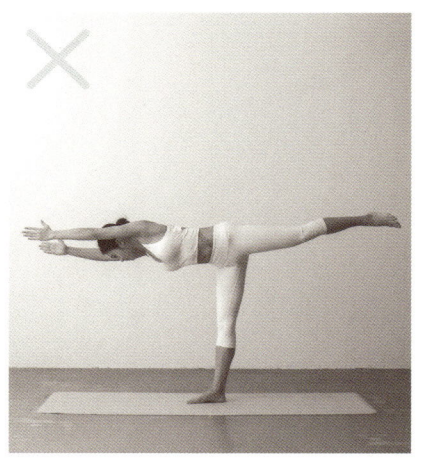 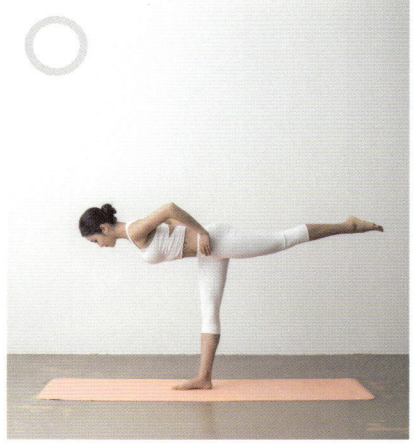

중력을 받는 몸통의 면적이 좁아지고 서 있는 다리에 더 많은 하중이 실립니다. 허벅지가 서로 멀어지면서 다리 안쪽의 근육이 늘어나며, 종아리와 발의 내측이 팽팽하게 당겨져 발바닥이 들뜨고 몸이 바깥쪽으로 휘청거립니다.

가슴과 배꼽이 바닥을 향하도록 상체를 숙여 척추와 바닥의 수평을 맞추고, 무릎뼈와 발등을 바닥과 마주보게 합니다. 몸을 평평하게 만들며 등과 허리, 엉덩이를 수축하세요.

WEEKEND PROGRAM ④

소요 시간 **30분**

피겨 스케이터의 아름다운 몸짓처럼 힘의 균형을 갖추고 예쁜 다리를 만드는 데 효과적인 동작들입니다. 움직임이 크고, 팔과 다리가 중심에서 멀어지는 동작이 많은 만큼 더욱 집중력이 필요합니다. 연결 동작 사이에 몸이 흔들리지 않도록 평정심을 유지하며 골반의 평형을 지켜주세요.

넷째 주 수업의 자세들을 연습하고 난 뒤 체형과 상황에 따라 뻐근한 근육통이 생기기도 합니다. 피로감이 심하다면 위크 1~2에서 배운 동작이 휴식과 회복에 도움이 되므로 함께 병행하세요.

1

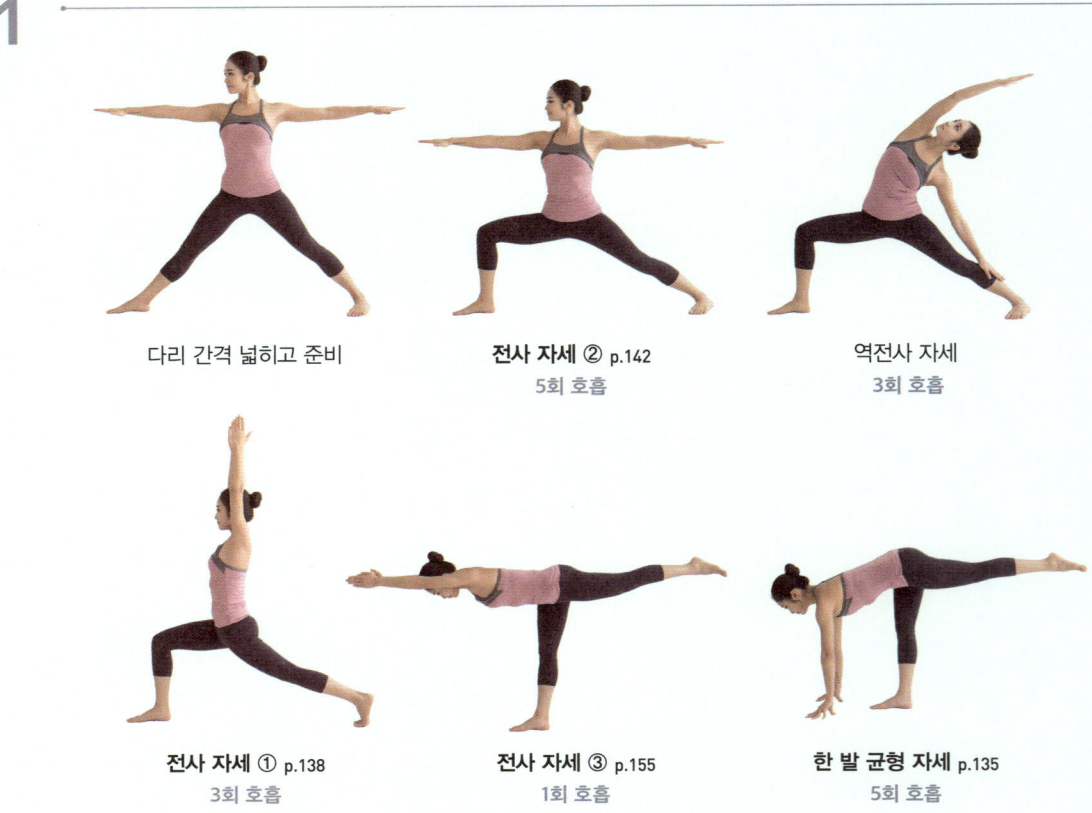

다리 간격 넓히고 준비

전사 자세 ② p.142
5회 호흡

역전사 자세
3회 호흡

전사 자세 ① p.138
3회 호흡

전사 자세 ③ p.155
1회 호흡

한 발 균형 자세 p.135
5회 호흡

2

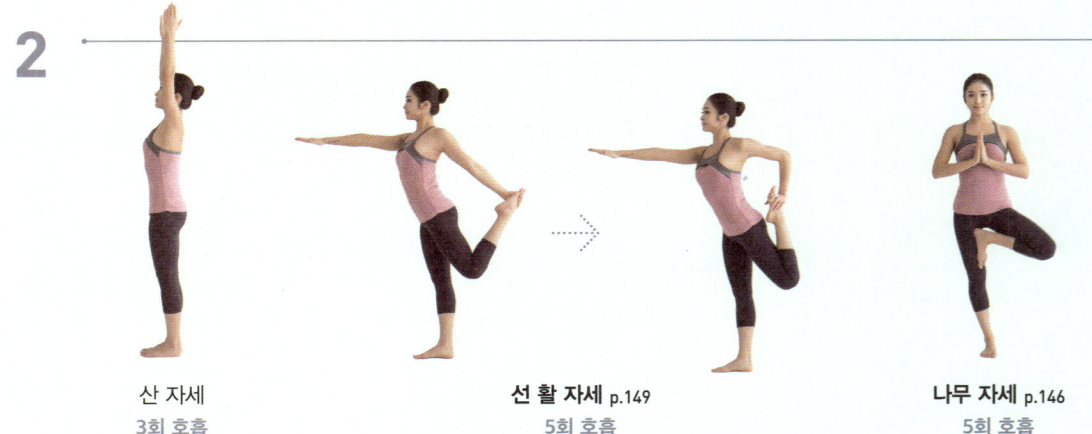

산 자세
3회 호흡

선 활 자세 p.149
5회 호흡

나무 자세 p.146
5회 호흡

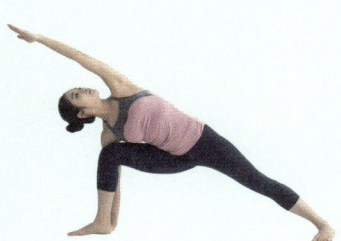
측각도 자세 p.152
5회 호흡

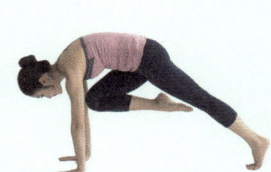
양손으로 바닥 짚고, 앞쪽 발을
뒤쪽 위로 올리며

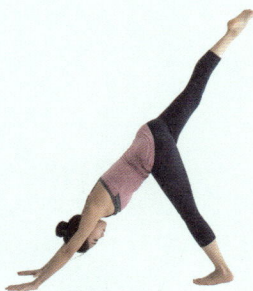
견상 자세 응용 동작 p.52
3회 호흡

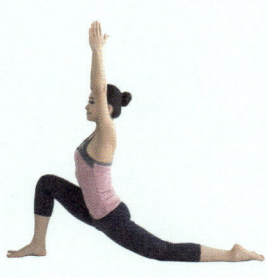
돌진 자세 p.71
5회 호흡

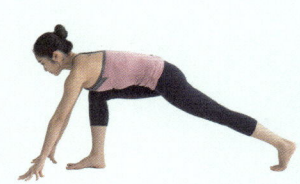
바닥 짚고 앞으로

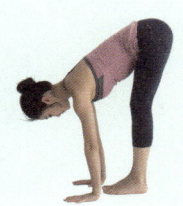
서서 숙이기 자세 p.68
3회 호흡 후 처음으로 돌아가
몸의 반대쪽으로 동작 반복

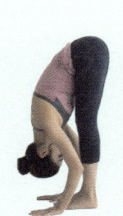
서서 숙이기 자세 p.68
3회 호흡

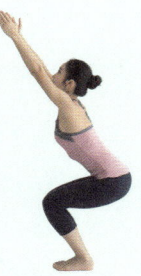
의자 자세 p.132
5회 호흡

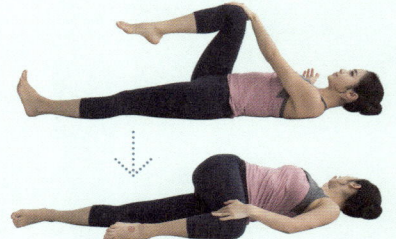
누워서 비틀기 자세 p.88
5회 호흡 후 양쪽 각 1회씩 반복

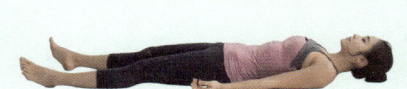
사바사나 p.33
5~10분

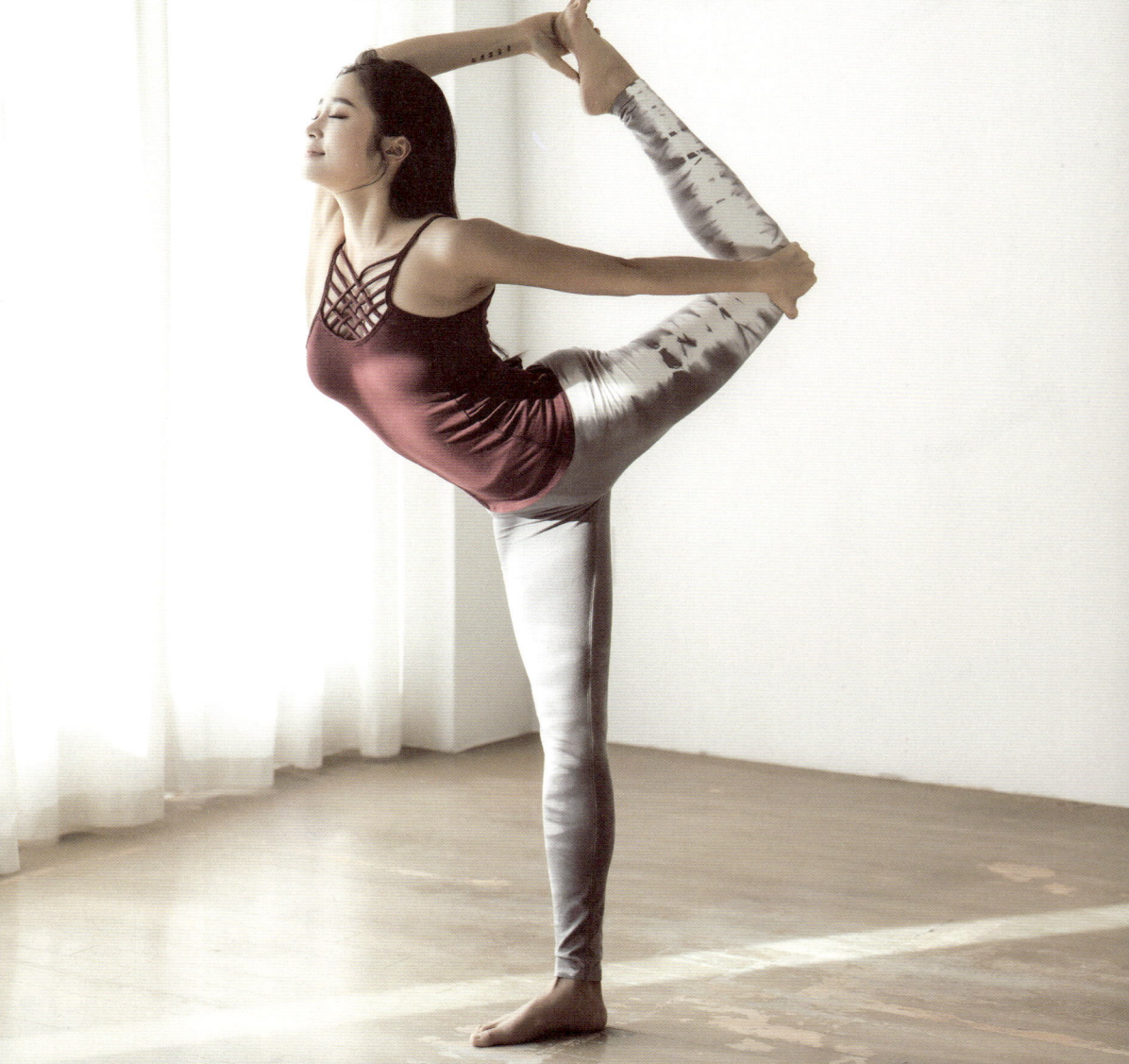

WEEK 5
탄탄한 복근과 등 근육

신체의 중심을 감싸는 코어 근육을 단련할 차례입니다.
대표적인 코어 근육은 복부와 허리, 등과 엉덩이 부위의 근육입니다.
골반과 상체를 지지하고 운동과 신체 활동을 할 때
안정성을 책임지죠.
코어 근육을 단련하면 날씬하고 볼륨감 있는 몸매를 가꿀 수 있어요.
이번 주에 배울 동작은 대부분 균형 감각과 힘을 필요로 합니다.
시소의 양쪽 무게가 비슷할 때 서로 오르내리며 움직일 수 있듯이
유연성과 힘이 동등한 비율로 조화롭게 맞추어졌을 때
비로소 균형이 만들어집니다.
근력은 강하지만 그에 비해 유연성이 부족한 편이라면 근력을 조금
더 부드럽게 사용하고, 반대로 유연하지만 근력이 약하다면 오히려
유연성을 의식적으로 절제하세요.
비례가 맞지 않는 움직임은 자세를 흔들리게 하고,
경미한 통증이나 부상으로 이어질 수 있습니다.
자세가 부정확하므로 운동 효과가 떨어지는 것은 물론,
불균형한 신체 부위를 더욱 악화시킬 수도 있어요.
완벽한 요가 자세를 만드는 것보다
신체 조건에 맞게 운동하는 것이 더 중요하다는 것을 잊지 마세요.
코어 강화 동작들을 더 효과적으로 만들어내려면 운동의 목표가 되는
부위뿐만 아니라 다양한 방향으로 멀리 뻗어나가는 사지를
서로 가깝게 당기거나 밀어내면서 전신을 컨트롤해야 합니다.
손과 발을 섬세하게 사용하고 각 신체 부위가
서로 부드럽게 이어져 온몸이 온전히 하나가 되었을 때
강한 힘을 사용하면서도 고요하게 자세를 지속할 수 있습니다.
정확한 운동 자극으로 근육이 뻐근하거나 일시적으로 단단하게
수축할 수 있는데, 근육통이 심하지 않다면 운동 빈도를 높이세요.
앞서 배운 스트레칭 동작을 병행하면 불충분한 움직임을 보완할 수
있고, 운동으로 뭉친 근육을 풀어낼 수 있습니다.

판자 자세
Plank Pose

몸을 비스듬한 대각선으로 만들어 복부와 엉덩이, 허벅지, 팔 등 전신의 근육을 골고루 발달시키며, 지구력과 인내심을 길러줍니다. 엎드린 자세이지만 바닥에 서 있는 자세를 상상하며 연습하세요. 발은 더 깊숙이 뿌리내리고, 상체는 더 멀리 뻗으며 전신을 팽팽하게 만들어야 합니다. 자세를 유지하는 힘을 온몸으로 분산시켜 손목과 어깨에 무리가 되지 않도록 주의하세요.

준비 테이블 자세(p.42)를 만듭니다. 팔과 허벅지가 바닥과 수직이 되도록 하세요. 아랫배를 납작하게 넣고, 손은 활짝 펼친 채 바닥을 힘껏 밀어서 척추를 평평하게 뻗습니다.

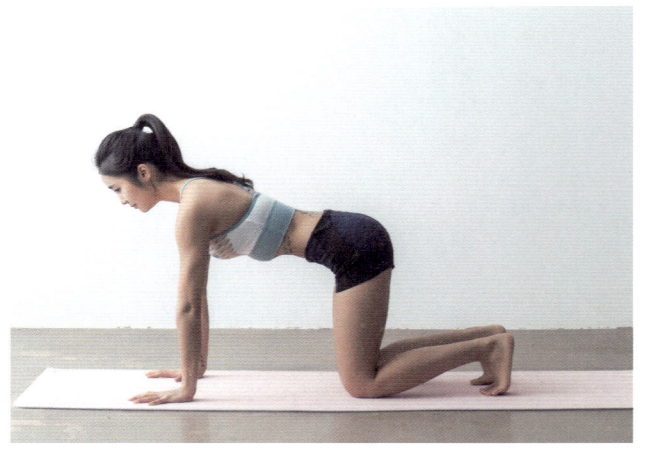

과정 한 발씩 한 걸음 뒤로 옮긴 뒤 발볼을 지면에 힘껏 눌러 고정하세요. 발이 이동하는 동안 상체는 제자리를 유지합니다.

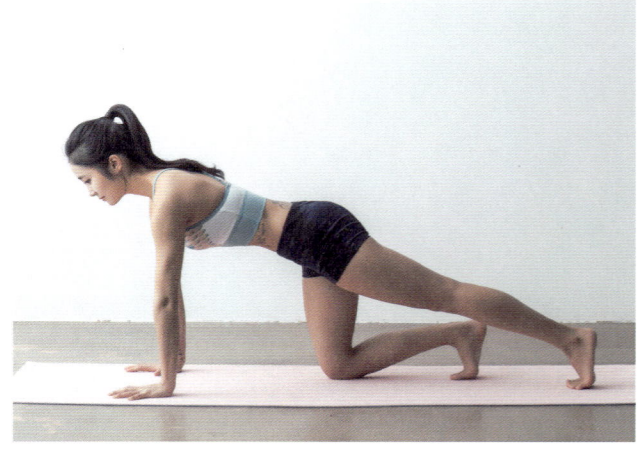

완성 뒤로 뻗은 발을 골반 너비로 벌리고 발볼과 손으로 힘껏 바닥을 눌러 몸을 들어 올립니다. 뒤꿈치에서 뒤통수까지 평평한 대각선을 만들며 서로 반대편으로 멀어지듯 펼치세요. 몸 전체를 팽팽하게 늘이면서 복부를 납작하게 넣고 괄약근을 조입니다. 복부의 강한 힘을 느끼며 자세가 무너지지 않는 범위 내로 30초~1분 혹은 가능한 만큼 오래 유지하세요.

TIP. 자세를 완전히 풀어 잠시 휴식하고 체력에 따라 2~3회 반복하세요.

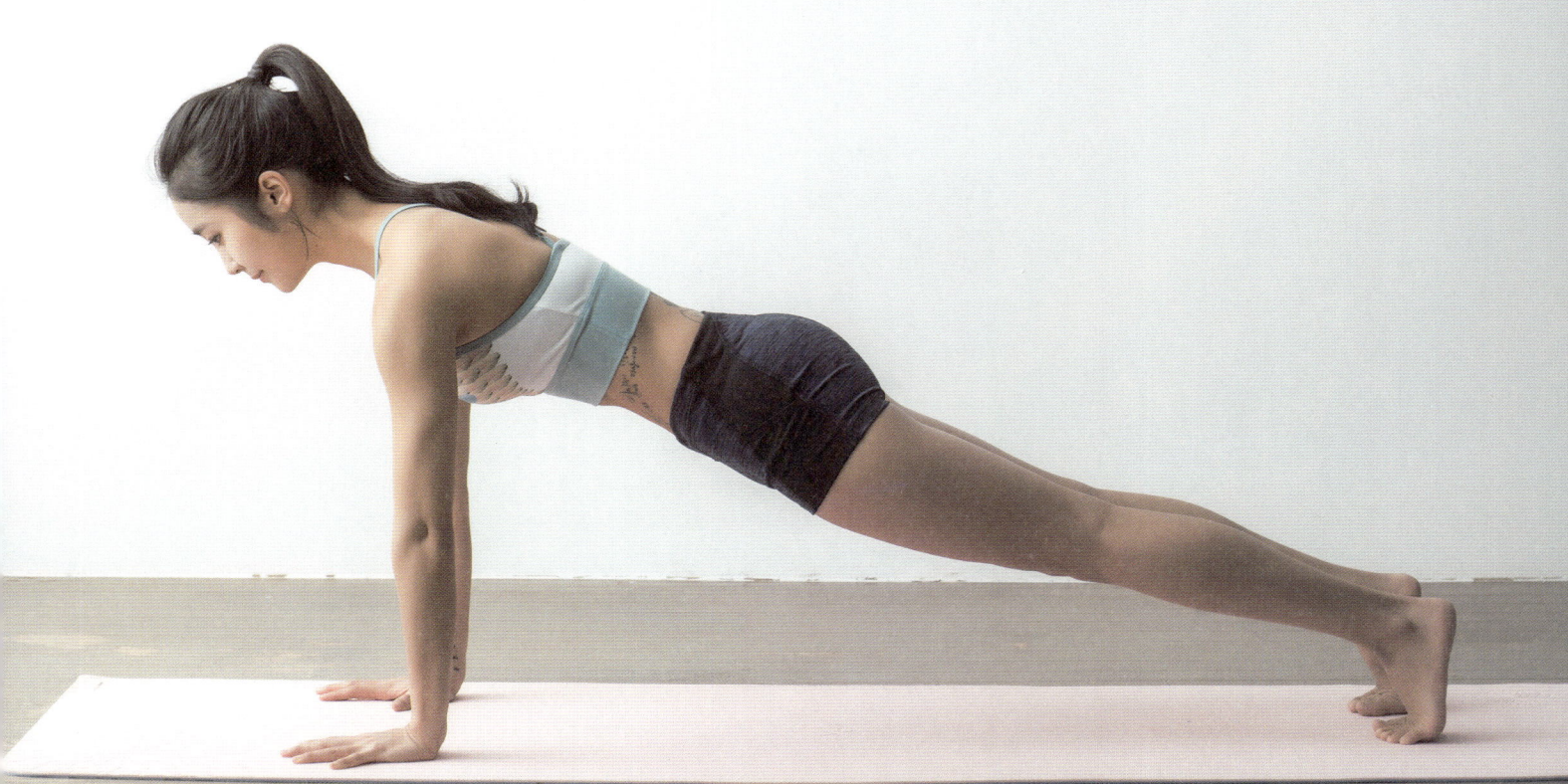

WORST POSE 1

발뒤꿈치가 지나치게 내려가거나 올라간다

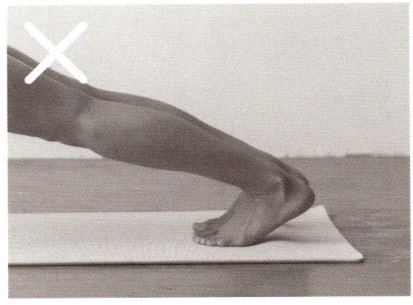 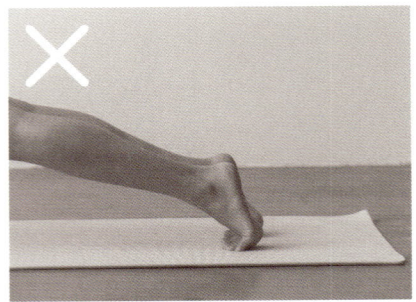

발뒤꿈치가 뒤쪽 바닥으로 처지면 종아리 근육이 길게 늘어나고, 몸이 뒤로 밀립니다. 손과 발이 서로 반대 방향으로 미끄러질 수 있고, 바닥을 누르는 힘이 약해지며 엉덩이가 처지거나 올라갈 수 있습니다.

뒤꿈치를 너무 많이 들어 올리면 발가락이 지나치게 꺾이고, 발끝이 위태롭게 세워져 발로 바닥을 누르는 힘이 약해져 자세가 흔들립니다. 손목과 팔꿈치, 어깨에 힘이 치우치고 배와 허리가 아래로 처지면서 허리에 통증이 발생하기도 합니다.

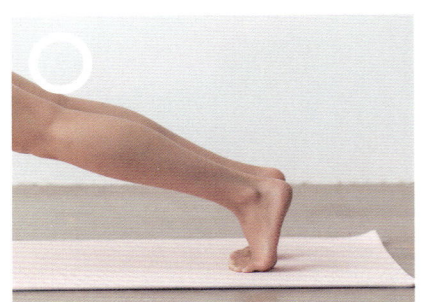

발의 유연성에 따라 발목 각도를 90도 정도로 맞추거나 유연성이 충분하다면 발바닥이 지면과 수직을 이루도록 뒤꿈치를 드세요. 발가락과 발볼이 바닥에 골고루 닿도록 하고, 뿌리를 내리듯 바닥을 힘껏 누르세요.

WORST POSE 2

팔꿈치가 굽어지고 팔에 몸을 기댄다

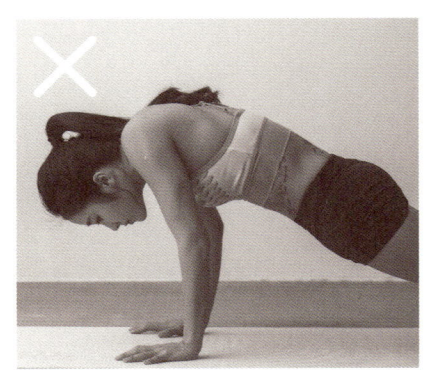 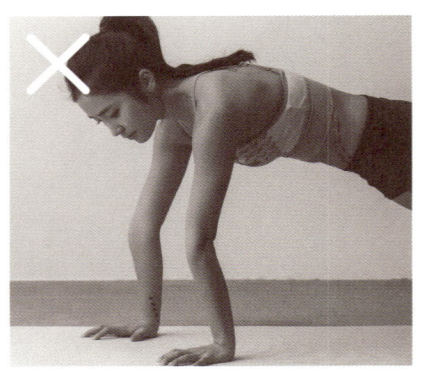

팔꿈치를 구부린 채로 판자 자세를 지속하면 팔 근육이 금방 피로해져 자세를 유지하기 어렵습니다. 어깨에 몸이 기대어지며 머리가 숙여져 목의 근육이 힘없이 늘어나고 목과 어깨에 스트레스를 주죠. 복부가 처져 몸통이 바닥으로 가라앉으면서 허리에 통증이 생기기도 합니다.

몸무게가 팔과 손바닥으로 분산되지 못하고 팔꿈치에 모여 관절에 부담이 됩니다. 손목의 공간도 좁아져서 통증이 발생합니다.

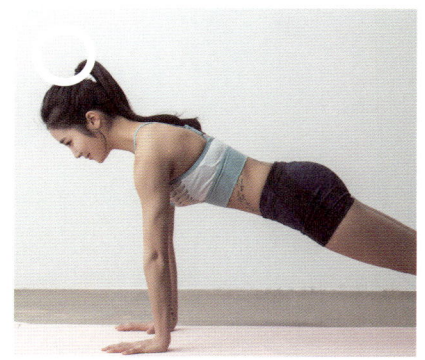

바닥을 힘껏 밀어서 몸을 들어 올리고 머리가 어깨보다 물러나도록 턱을 당겨요. 팔이 꺾인다면 약간 굽혀서 직선에 가깝게 만듭니다.

BONUS

Q. 손목이 아픕니다. 이 자세를 연습해도 괜찮을까요?

A. 손목의 부상이나 관절 질환 때문이라면 연습을 중단하고 치료에 집중하는 것이 좋습니다. 그 외에는 동작을 할 때 생기는 통증이 개선되는 방향으로 조금씩 연습량을 늘려 실력을 향상시킵니다. 손목에 통증이 생기는 몇 가지 이유는 다음과 같습니다.

첫 번째는 손목의 유연성이 부족한 경우입니다. 한쪽 팔을 앞으로 곧게 펴고 손바닥이 정면을 향하게 한 뒤 다른 손으로 뻗은 팔의 손끝을 몸 쪽으로 당겨보세요. 판자 자세에서 바닥을 짚을 때만큼 손목이 꺾이지 않는다면 손목의 유연성이 부족하다는 신호입니다. 자리에 앉아서 손가락이 몸 쪽을 향하도록 양손으로 바닥을 짚는 등 손목이 뻣뻣하게 굳지 않고 원활하게 움직이도록 수시로 손목 스트레칭을 하세요.

두 번째는 팔에 몸무게를 싣는 경우입니다. 전신에 힘을 분산하여 몸을 들어 올리지 않고 어깨와 몸통을 팔에 기대며 체중을 실으면 손목에도 과한 하중이 몰려 통증이 발생합니다. 등을 천장으로 팽팽하게 밀어내며 버티세요. 세 번째는 팔꿈치와 손목이 지나치게 꺾여 있는 경우로 워스트 포즈에서 소개된 자세와 비교하며 팔 자세를 점검합니다.

메뚜기 자세
Locust Pose

기다란 뒷다리 일부가 위로 솟아 있는 메뚜기의 모습을 닮은 자세입니다. 메뚜기는 먼 거리를 점프해서 이동할 만큼 강한 다리를 갖고 있습니다. 우리의 몸은 걷거나 뛸 때 허벅지와 엉덩이 근육의 힘을 사용하는데 메뚜기 자세를 연습하면 이 근육들을 강화할 수 있죠. 하체에 탄력을 더하고 군살을 제거하며 등 근육을 예쁘게 가꾸는 메뚜기 자세를 소개합니다.

준비 바닥에 엎드려 발을 골반 너비로 가지런히 벌리고, 팔은 하체 쪽으로 뻗어 몸과 가까운 바닥을 짚으세요. 아랫배를 납작하게 넣어 배꼽과 바닥 사이에 약간의 공간을 만듭니다. 괄약근을 살며시 조이고 어깨를 약간 들어 올려 날개뼈를 천천히 오므립니다.

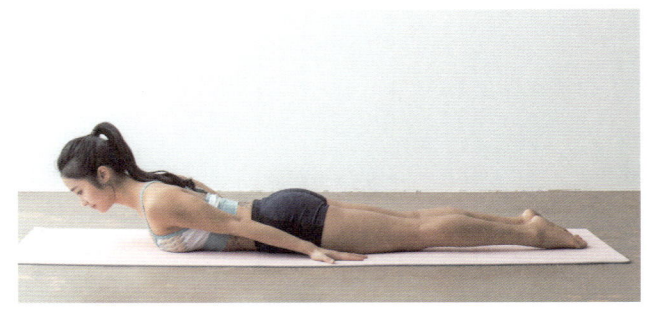

완성 복부에 힘을 유지하며 상·하체를 들어 올리고, 손은 엉덩이 위로 높이 듭니다. 가슴을 정면으로 내밀고 어깨를 활짝 펼치며 시선은 먼 바닥을 향합니다. 5회 호흡합니다.

TIP. 자세를 완전히 풀어 잠시 휴식하고 체력에 따라 2~3회 반복하세요.

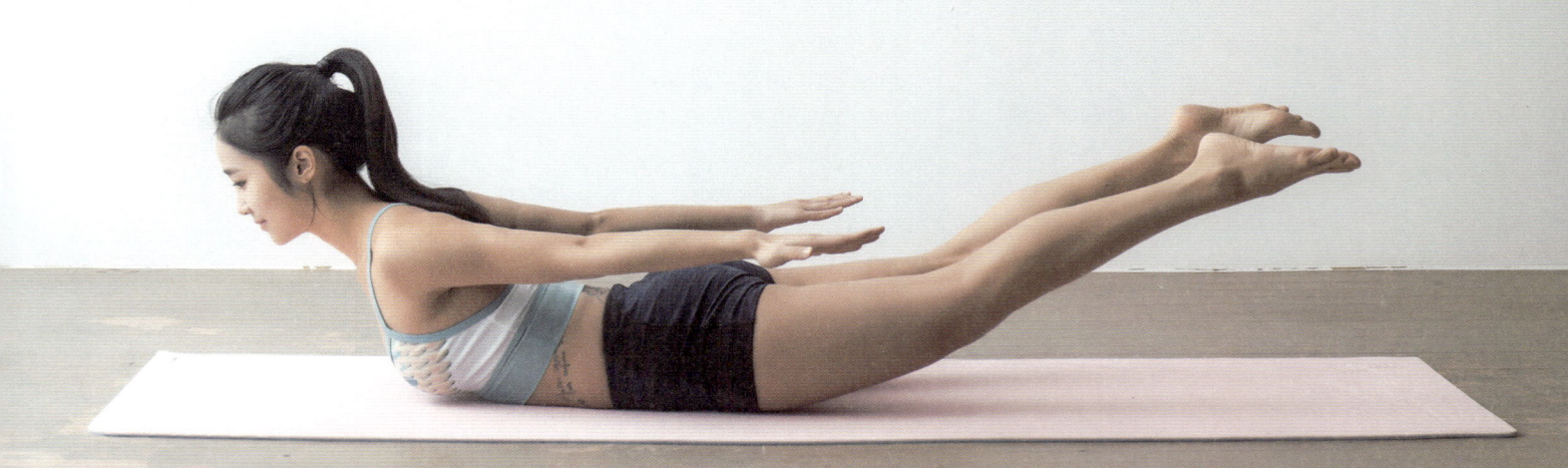

WORST POSE 1

고개가 지나치게 젖혀진다

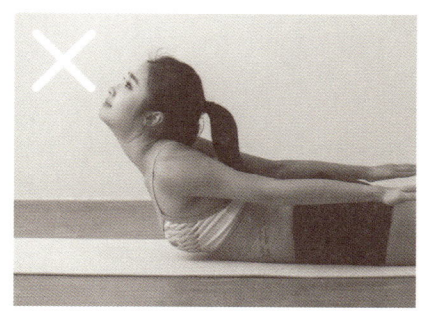 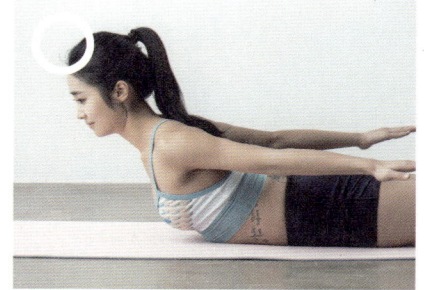

가슴과 어깨가 열릴 수 있는 유연성에 비해 고개를 너무 많이 젖히면 목 뒤쪽과 어깨가 조여지며 경직됩니다. 목의 앞면이 팽팽하게 늘어나 호흡의 통로를 압박할 수 있고, 어깨와 가슴이 움츠러듭니다.

턱을 가슴 쪽으로 조금 끌어당겨 낮추고 눈은 매트의 가장자리나 약간 먼 곳 바닥을 바라봅니다. 뒤통수부터 허리까지 매끄러운 곡선을 만들고, 균등한 힘으로 몸을 들어 올리세요. 팔꿈치와 날개뼈를 골반 쪽으로 낮춰 어깨의 긴장을 풉니다.

WORST POSE 2

발끝이 바깥쪽으로 열린다

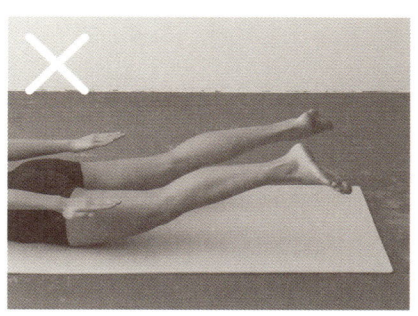 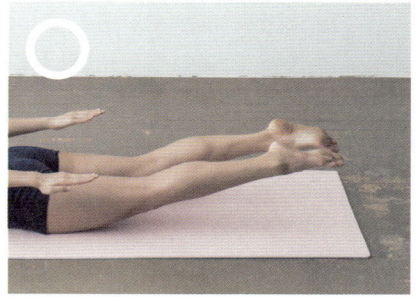

발끝이 바깥쪽으로 열리면 무릎과 허벅지도 같은 방향으로 회전하며 엉덩이 근육이 지나치게 조입니다. 강한 힘으로 다리를 더 높게 들어 올릴 수는 있지만 허리가 꺾이며 통증이 생길 수 있습니다.

발바닥을 11자로 맞추거나 안쪽으로 오므립니다. 다리를 높게 올리기보다는 멀리 뻗어내듯이 밀어서 자세를 유지하는 내내 힘이 지속될 수 있게 합니다.

회전 삼각 자세
Revolving Triangle Pose

상체 무게를 들어 올리는 동시에 회전하기 때문에 복부와 허리의 강한 힘이 필요합니다. 팔을 넓게 펼쳐 자세를 완성하면서 등 근육까지 활용되어 전체적인 상체 근육 강화에 좋아요.

준비 ┃ 매트 앞쪽에 가지런히 선 다음, 오른발을 뒤로 두 걸음 옮긴 뒤 발끝을 45~60도 각도로 바깥쪽으로 벌립니다. 손은 골반을 짚고, 어깨와 가슴, 골반이 정면을 향하도록 맞추고 아랫배를 납작하게 넣어요.

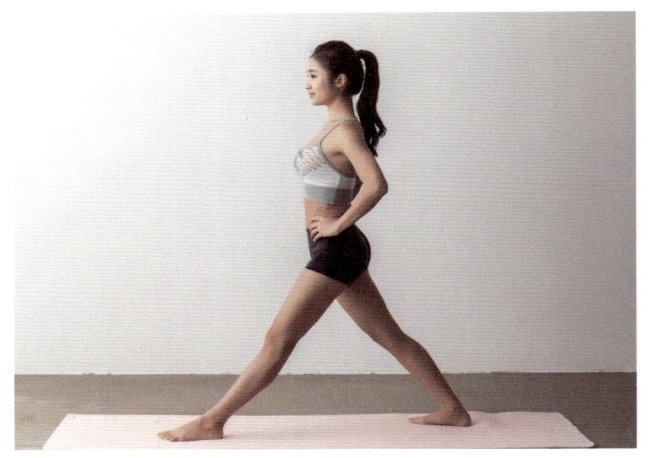

과정 1 ┃ 팔꿈치를 뒤로 젖혀 날개뼈를 살며시 오므립니다. 골반이 한쪽으로 기울거나 돌아가지 않도록 고정하세요. 아랫배를 납작하게 넣어 복부에 힘을 채워서 허리가 꺾이거나 체중이 쏟아지지 않도록 주의하며 천천히 상체를 아래로 숙입니다.

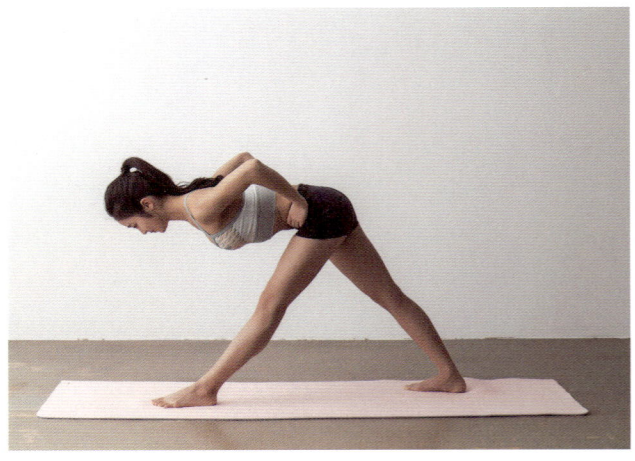

과정 2 오른손으로 왼발의 안쪽 바닥을 짚으세요. 척추를 곧게 펴고 어깨를 골반 쪽으로 당겨 어깨의 긴장을 풉니다.

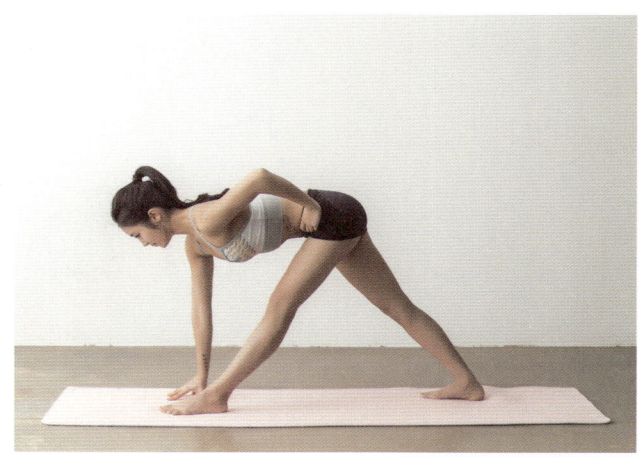

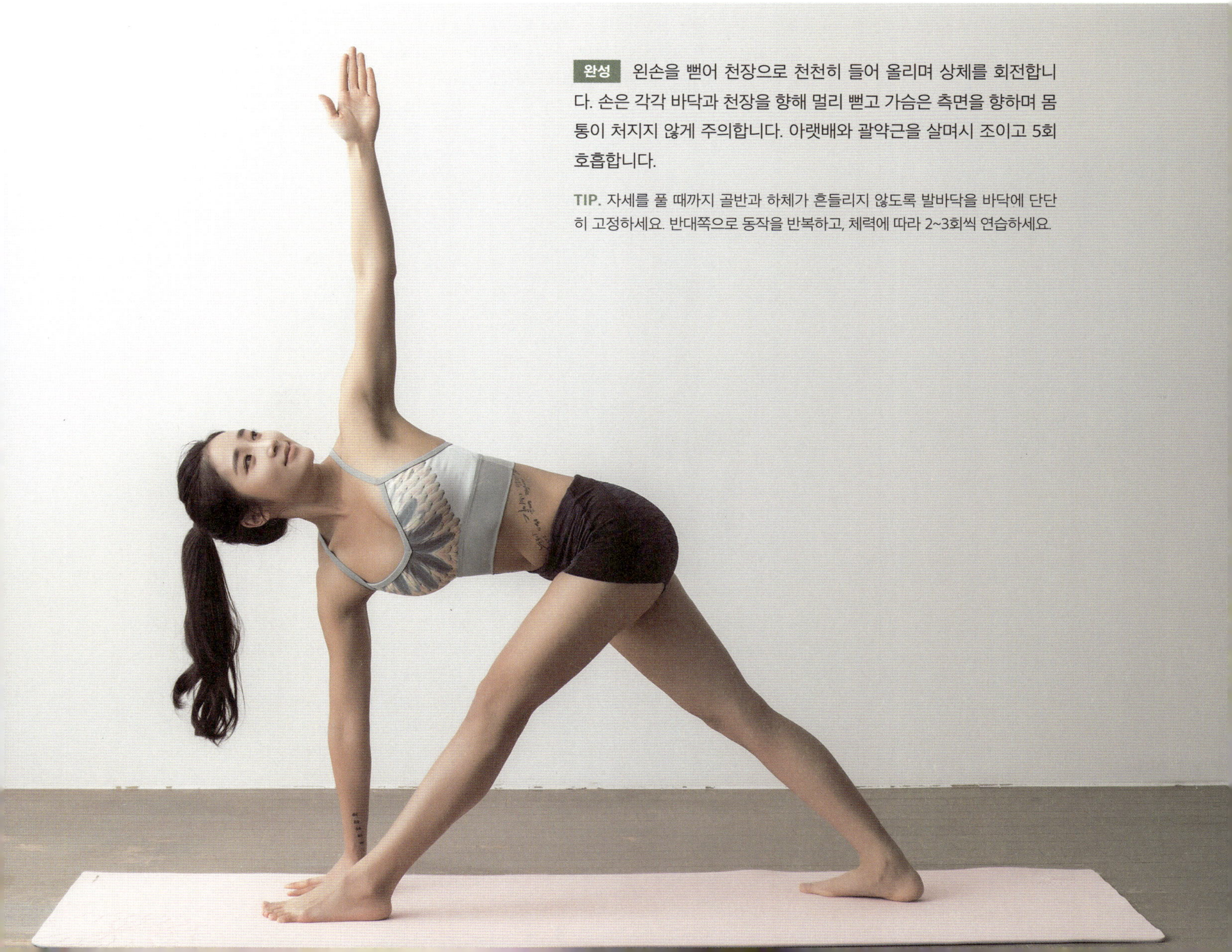

완성 왼손을 뻗어 천장으로 천천히 들어 올리며 상체를 회전합니다. 손은 각각 바닥과 천장을 향해 멀리 뻗고 가슴은 측면을 향하며 몸통이 처지지 않게 주의합니다. 아랫배와 괄약근을 살며시 조이고 5회 호흡합니다.

TIP. 자세를 풀 때까지 골반과 하체가 흔들리지 않도록 발바닥을 바닥에 단단히 고정하세요. 반대쪽으로 동작을 반복하고, 체력에 따라 2~3회씩 연습하세요.

WORST POSE 1

척추가 굽고,
상체 회전이 어렵다

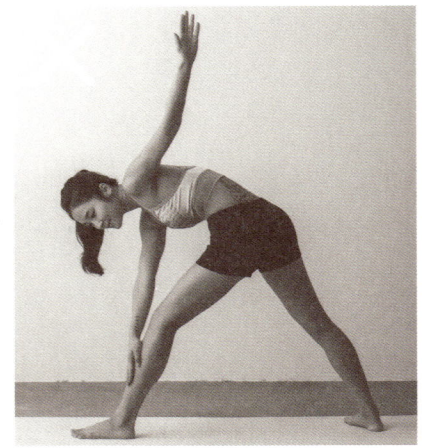 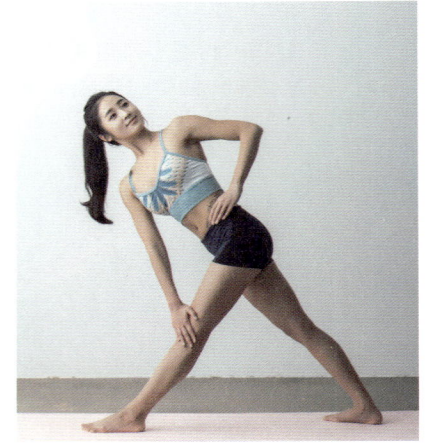

하체 근육이 타이트하면 허벅지 뒷면이 충분히 늘어나지 않고, 골반과 허리를 끌어당겨 척추가 굽어집니다. 상체를 숙이기 어렵고, 몸이 움츠러들어 회전하기가 어렵습니다. 척추가 C자 형태로 휘어 옆구리가 조이며 골반이 삐뚤어집니다.

한 손으로 발목이나 정강이를 살며시 짚어 상체를 약간 들어 올리고, 척추를 곧게 폅니다. 다른 손은 골반이나 허리를 짚고 팔꿈치와 어깨를 젖혀 가슴을 엽니다. 회전하는 방향의 엉덩이를 뒤쪽으로 살며시 밀어 조였던 옆구리를 길게 늘이고, 골반과 정수리는 서로 반대 방향으로 멀리 뻗듯이 펼치세요. 몸무게를 다리에 기대지 않으며, 척추와 복부에 힘을 주어 자세를 유지합니다.

WORST POSE 2

척추를 과도하게 뻗어
허리가 꺾인다

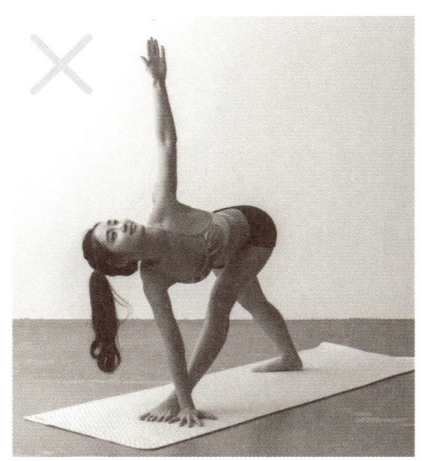 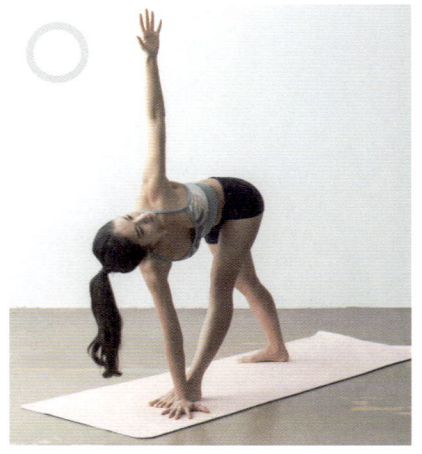

척추를 지나치게 뻗으면 허리가 꺾이며 배와 가슴을 내밀게 되고, 신체 앞뒷면의 균형이 무너집니다. 바닥을 짚은 팔과 앞쪽 다리에 체중이 쏠리고 다리 뒷면이 강하게 땅기며 무릎 관절에 무리가 갑니다. 뒤로 뻗은 다리의 골반이 아래로 처지며 전체적인 균형이 무너집니다.

복부를 납작하게 넣어 오목하게 휜 허리를 평평하게 합니다. 앞쪽 다리 앞면의 단단한 조임을 편안하게 이완하고, 발바닥을 지면에 더욱 견고하게 고정하며 무릎 뒤쪽에 강한 자극이 가지 않도록 하세요. 골반은 바닥과 수평하게 고정하고, 어깨와 가슴을 움직여서 측면으로 회전합니다.

WORST POSE 3

상체를 회전할 때 골반이 함께 이동한다

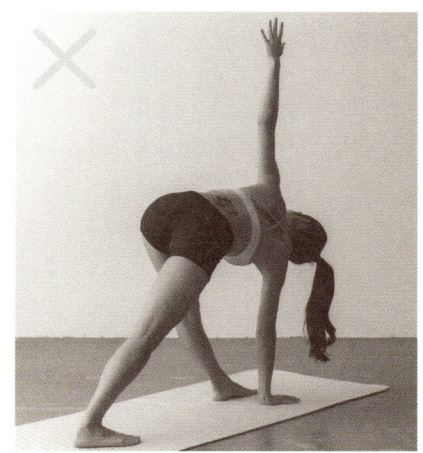 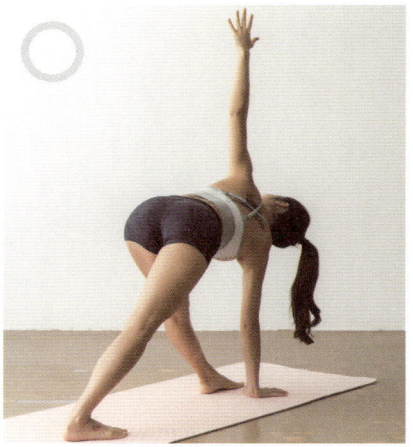

회전할 때 골반이 움직이는 것은 자연스러운 현상이지만 너무 지나치게 이동할 경우 회전 자세의 운동 효과가 떨어집니다. 또한 상체가 바닥 쪽으로 더 숙여져 팔에 몸을 기대게 되고, 자세를 풀 때 몸을 들어 올리는 힘이 갑작스레 사용되어 반동이 생기고 몸이 흔들립니다.

아래로 떨어진 골반을 들어 올리고, 손으로 지면을 밀어내어 몸통이 기대지지 않도록 합니다. 바닥을 짚기 어려우면 손끝만 대거나 발목을 짚어도 좋습니다. 상체를 완벽하게 비틀지 못하더라도 복부와 등을 천천히 조이며 조금씩 회전시키세요.

보트 자세
Boat Pose

잔잔한 물 위에 떠 있는 보트처럼 온몸을 가볍게 띄워보세요. 때론 거친 파도에 요동치기도 하지만 목적지까지 잘 도착할 수 있도록 견고한 자세를 갖추어야겠죠. 보트 자세를 연습하면 복부 근력이 점차 강화되고 날씬해집니다.

준비 바닥에 앉아 무릎을 접어 세웁니다. 배를 납작하게 넣어 힘을 채우고 어깨와 가슴을 활짝 펼쳐서 상체를 약간 뒤로 젖히세요. 손은 종아리를 받칩니다.

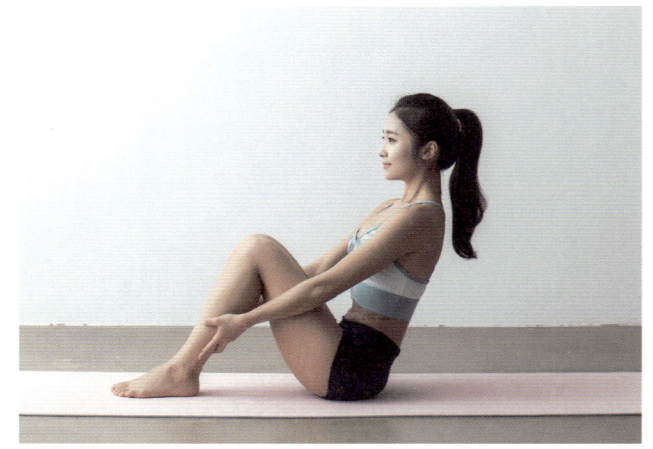

과정 한 발씩 조심스럽게 들어 올리고 발끝을 봅니다. 괄약근을 조이고 날개뼈를 모아 가슴이 움츠러들지 않게 하세요.

TIP. 체력이 떨어지고 균형 잡기가 힘들다면 이 자세에서 멈추고 연습량을 늘리세요.

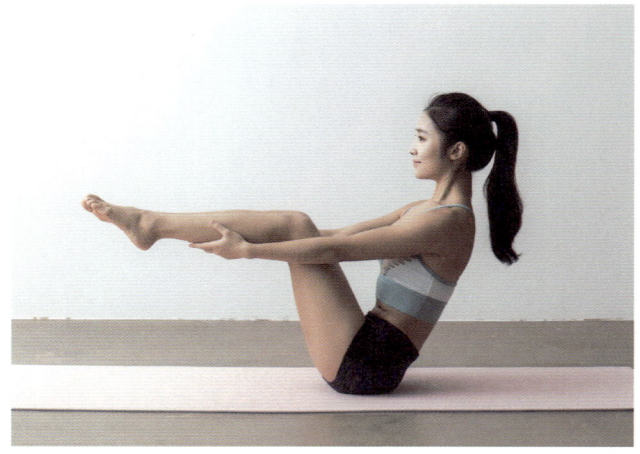

완성 팔을 앞으로 나란히 뻗고 다리는 가지런히 붙인 채 가능한 높이 펼칩니다. 아랫배, 등, 허벅지의 힘을 느끼며 5회 호흡합니다.

TIP. 자세를 완전히 풀어 잠시 휴식하고, 체력에 따라 2~3회 반복하세요.

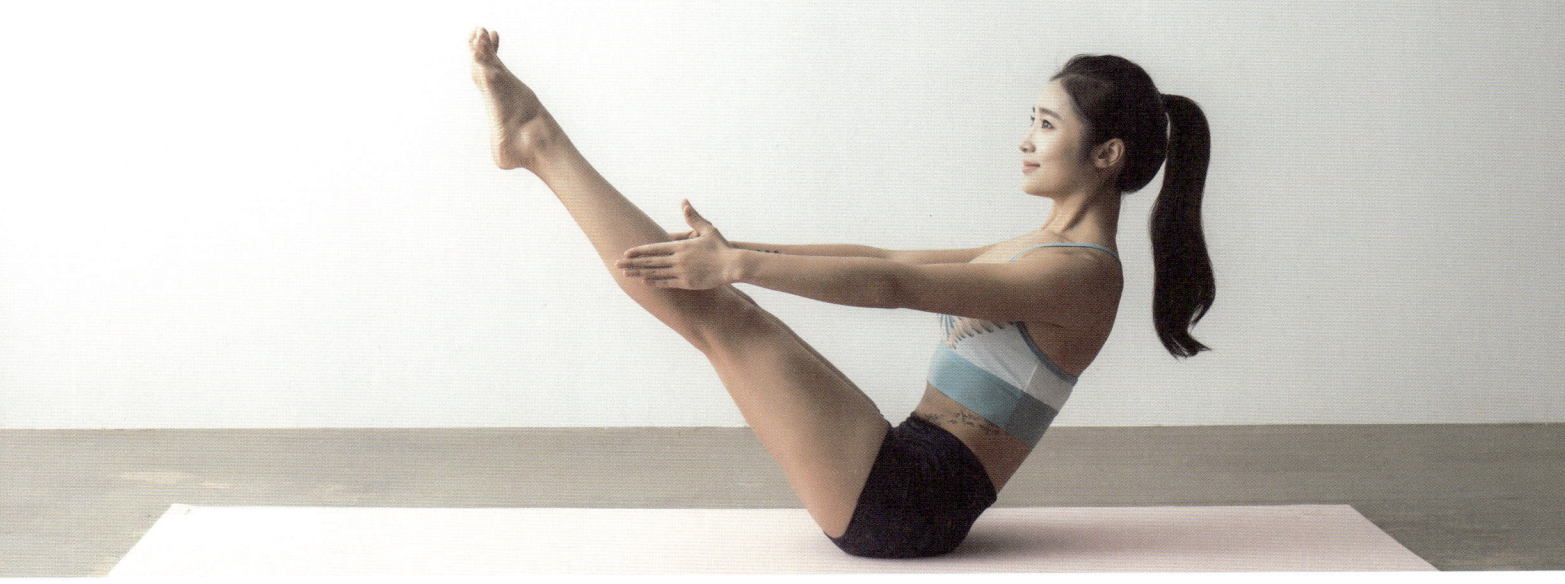

WORST POSE 1

등을 펴기 어렵다

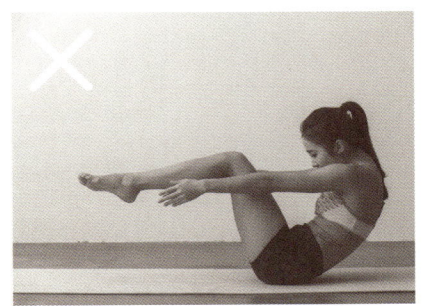

하체 근육이 타이트하면 골반과 허리를 끌어당겨 척추가 굽고, 무릎을 펴기 어렵습니다. 팔을 앞으로 뻗고 복부 근육을 수축하면 등이 자연스럽게 말릴 수도 있지만 몸을 숙이는 만큼 펼쳐지는 힘이 부족해 어깨와 가슴이 지나치게 움츠러들며 목과 어깨가 긴장합니다. 상·하체로 체중을 균등하게 분산하지 못해 뒤로 구르거나 중심을 잃기 쉽습니다. 허벅지 뒷면을 늘이는 스트레칭을 병행하면 보완됩니다.

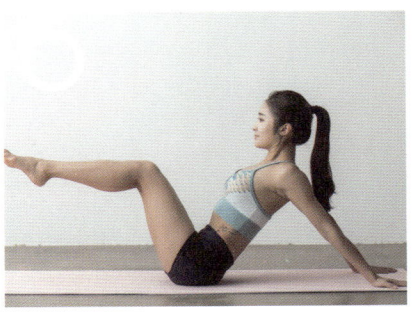 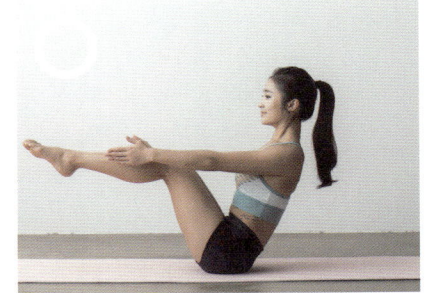

손으로 뒤쪽 먼 바닥을 짚고 가슴을 내밉니다. 팔에 몸을 기대지 말고 상체를 젖힌 만큼만 다리를 들어 균형을 맞추세요. 무릎을 오므려 허벅지 안쪽에 힘을 채우고, 복부와 괄약근을 조이며 자세를 유지합니다.

팔은 앞으로 나아가듯 뻗지만 날개뼈는 뒤로 오므려서 가슴을 엽니다. 상체를 젖히고 자세를 지속할 수 있을 만큼만 다리를 들어 자세를 유지합니다. 복부의 힘을 사용하면서도 등이 굽지 않도록 척추를 꼿꼿하게 뻗으세요.

위로 향한 판자 자세
Upward Plank Pose

등과 허리, 엉덩이와 허벅지 뒷면의 근육을 고르게 강화하고, 뒷모습을 날씬하게 만드는 데 효과적입니다. 몸을 바로 세우는 근육들을 동시에 활용하기에 굽은 자세 교정에 도움을 줍니다.

준비 다리를 펴고 발을 가지런히 붙이세요. 양손을 활짝 펼쳐 골반에서 한 걸음 뒤쪽에 어깨 너비로 짚습니다. 팔꿈치를 약간 굽혀 손목을 편안하게 하고, 바닥을 밀어 가슴을 내밉니다. 팔과 어깨 앞면을 팽팽하게 펼치며 시선은 발끝을 향하고, 배를 납작하게 넣어서 힘을 채웁니다.

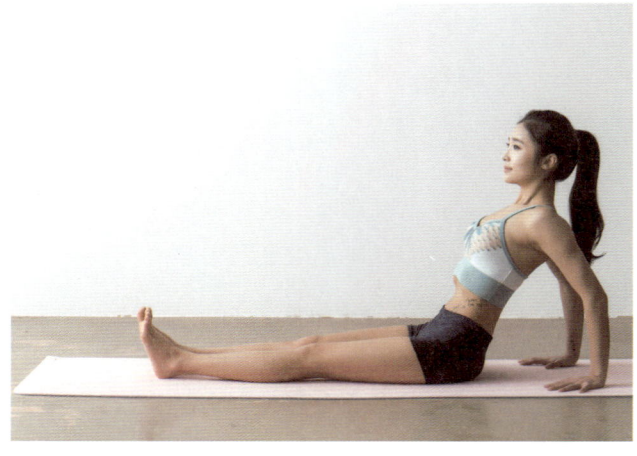

완성 1 괄약근을 조이며 손바닥과 발뒤꿈치로 바닥을 강하게 누르고 가슴과 골반을 높이 들어 올립니다. 허리가 꺾이지 않도록 주의하며 동작을 풀 때까지 아랫배를 조여 힘을 지속하세요. 고개를 살며시 떨어뜨려 뒤쪽을 바라보고, 3~5회 호흡합니다.

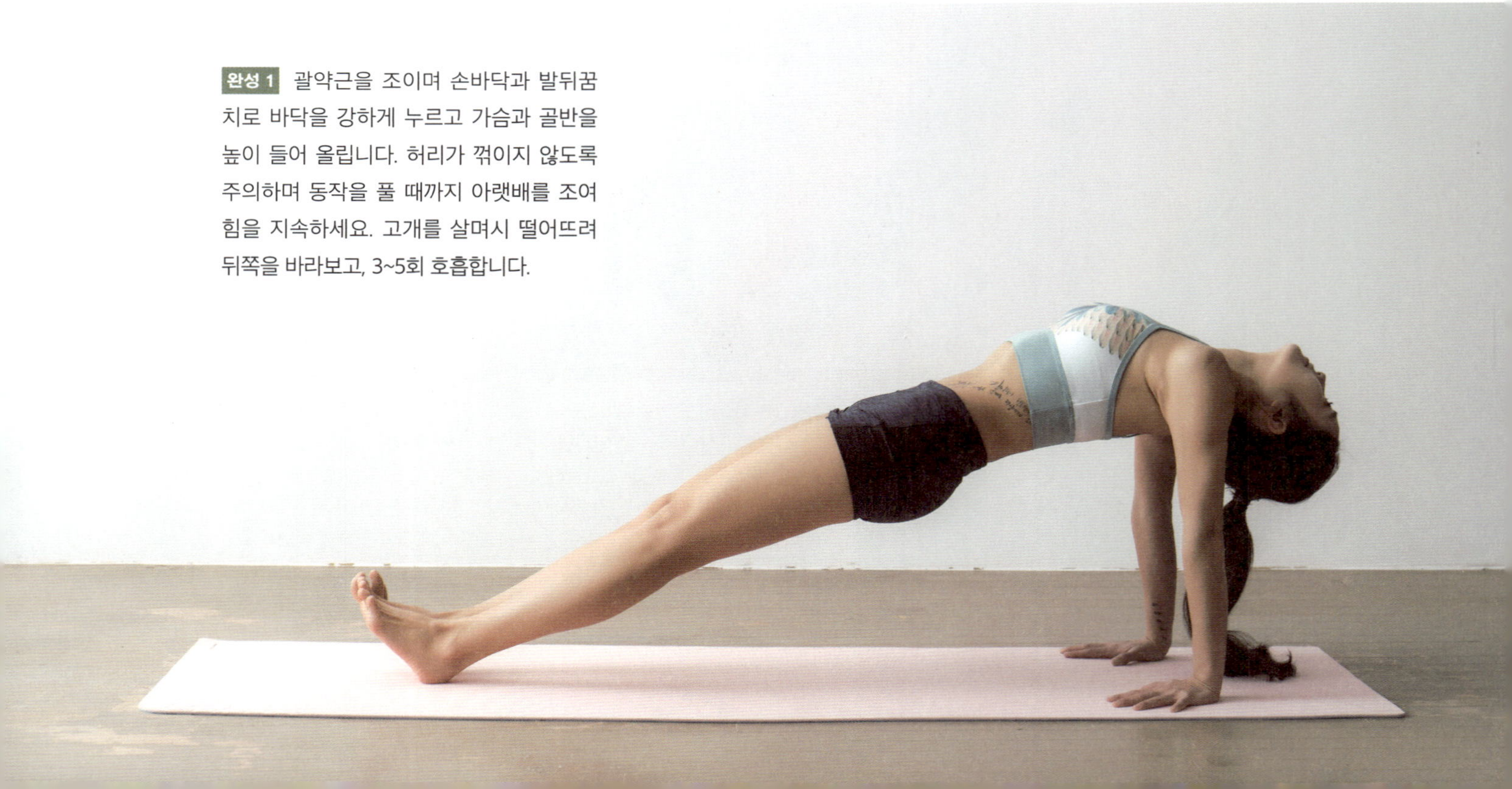

완성 2 가능하다면 발바닥 전체로 바닥을 눌러도 좋습니다. 발목의 유연성이 부족하면 바닥에 닿기 어렵고, 발바닥과 종아리에 경련이 일어날 수 있으니 주의를 기울여 조금씩 연습량을 늘립니다.

TIP. 자세를 완전히 풀어 잠시 휴식하고 체력에 따라 2~3회 반복하세요.

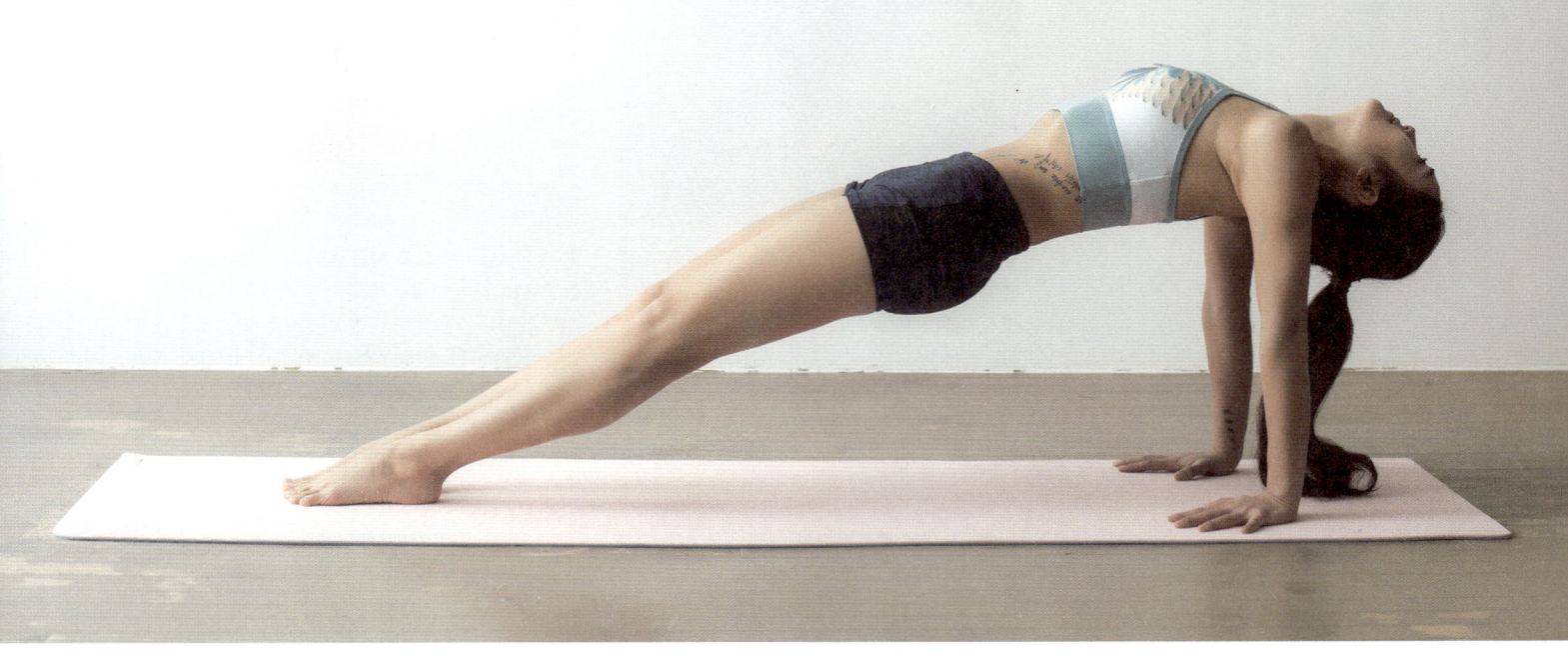

쉬운 자세 거꾸로 테이블 자세(p.122)입니다. 체력이 부족하면 쉬운 자세로 연습해도 좋습니다.

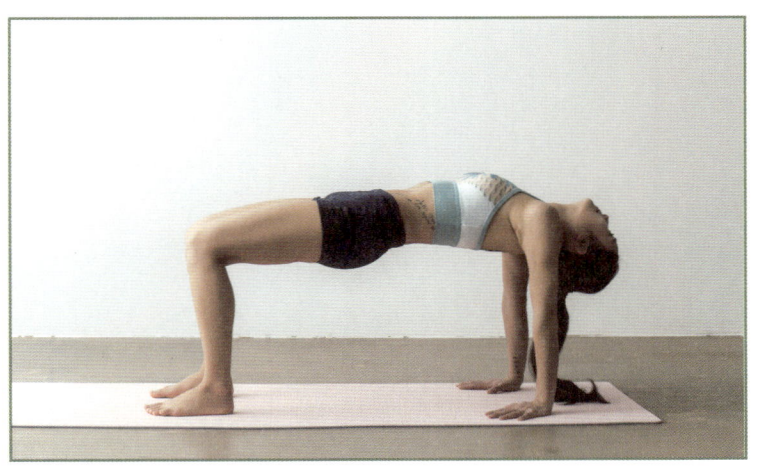

WORST POSE 1
팔을 과도하게 뻗어 팔꿈치가 휜다

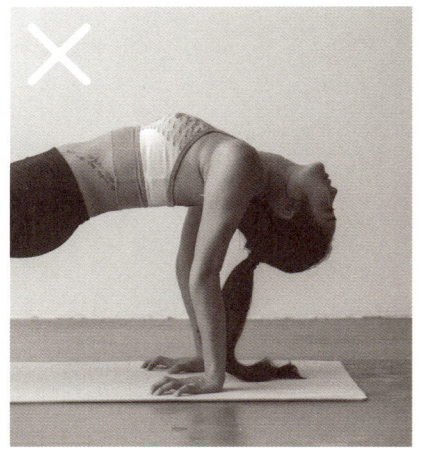 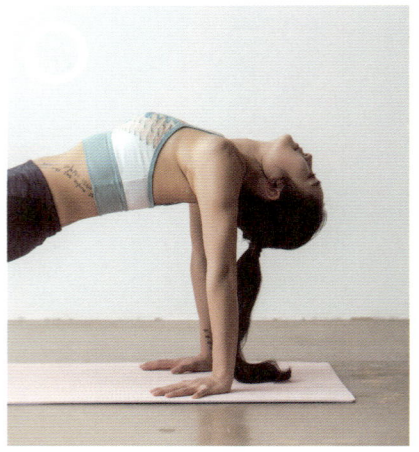

팔꿈치를 과도하게 뻗으면 손목 안쪽 근육이 팽팽하게 늘어납니다. 손가락 끝까지 연결된 근육이 끌어당겨져 손가락이 구부러지고 손바닥이 바닥에서 떨어지기 쉽습니다. 손목이 꺾여 통증이 생기고 관절이 힘이 집중되어 무리가 됩니다.

팔이 직선을 이루도록 힘을 풀어 팔꿈치를 조금 접으세요. 팔이 바르르 떨리며 힘이 줄어든다면 자세 유지 시간을 줄이고 반복 횟수를 늘립니다. 이러한 팔의 모양이 습관화되어야 합니다. 이 자세뿐만 아니라 팔을 뻗는 모든 자세를 할 때 팔꿈치가 꺾이지 않도록 주의하세요.

WORST POSE 2
발이 벌어진다

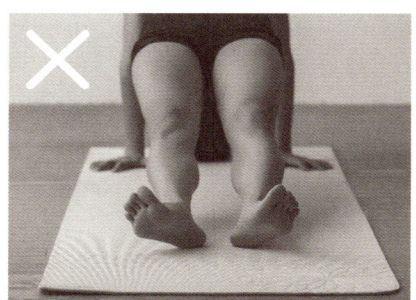 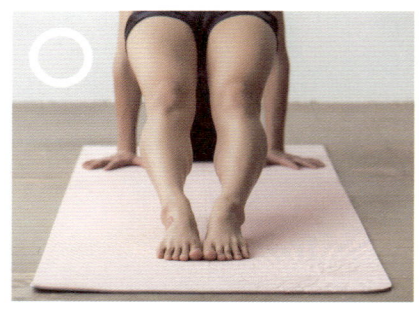

발이 바닥을 지지하는 힘이 떨어져 골반이 처지고 팔에 상체의 체중이 치우칩니다. 어깨에 몸이 기대어져 목과 어깨, 손목에 무리가 되며 운동 효과도 떨어집니다.

엄지발가락끼리 붙이고, 허벅지 사이를 조이세요. 발바닥은 바닥에 닿지 않아도 괜찮습니다. 발뒤꿈치로 힘껏 바닥을 누르세요.

회전 측각도 자세
Lunge Twist Pose

복부와 옆구리를 자극하여 근육을 다듬고 날씬한 허리를 만들며 소화 기능을 개선합니다. 전신을 튼튼하게 지지하여 하체와 골반을 강화하고, 등의 피로를 푸는 데 효과적입니다.

준비 매트 앞쪽에 가지런히 선 다음, 오른발을 뒤로 두 걸음 옮겨 발끝을 바닥에 꽂듯이 세웁니다. 어깨와 가슴, 골반이 정면을 향하도록 맞추고 아랫배를 납작하게 넣습니다. 왼쪽 무릎을 굽혀 종아리가 지면과 수직을 이루도록 하고 발바닥의 모든 면이 바닥과 골고루 밀착하도록 디딥니다. 뒤로 뻗은 발뒤꿈치를 세워 발볼로 바닥을 눌러 고정하세요.

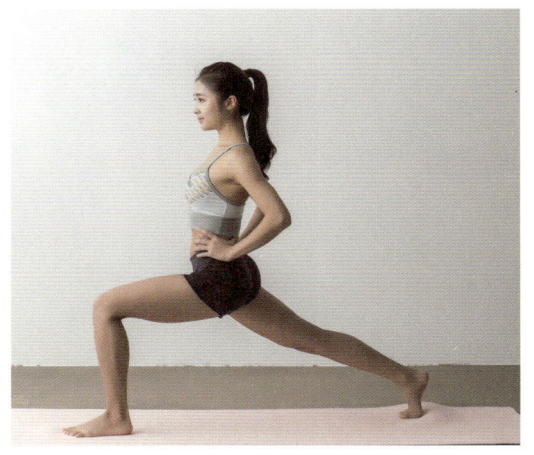

과정 몸통을 왼쪽으로 회전하고, 오른팔을 뻗어 팔꿈치를 무릎 바깥쪽에 걸어줍니다. 무릎이 팔꿈치에 밀려 이동되지 않도록 하고, 발바닥으로 바닥을 고르게 눌러 고정합니다. 배와 허벅지 사이에 공간을 만들고 가슴을 펴세요.

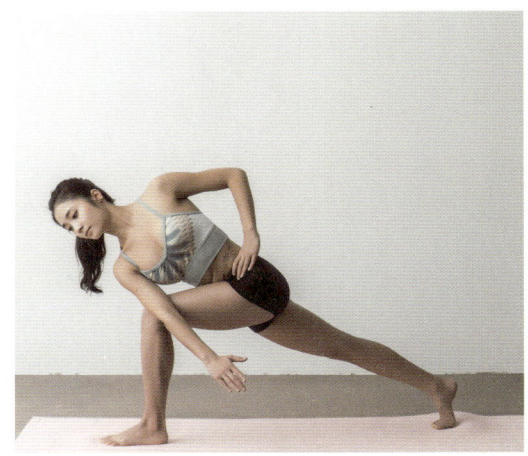

완성 양손을 가슴 앞에서 합장하고, 척추를 곧게 펼칩니다. 몸이 다리에 기대어지지 않도록 주의하며 5회 호흡합니다.

TIP. 반대쪽도 동작을 반복하고 자세를 완전히 풀어 휴식합니다. 체력에 따라 2~3회 반복하세요.

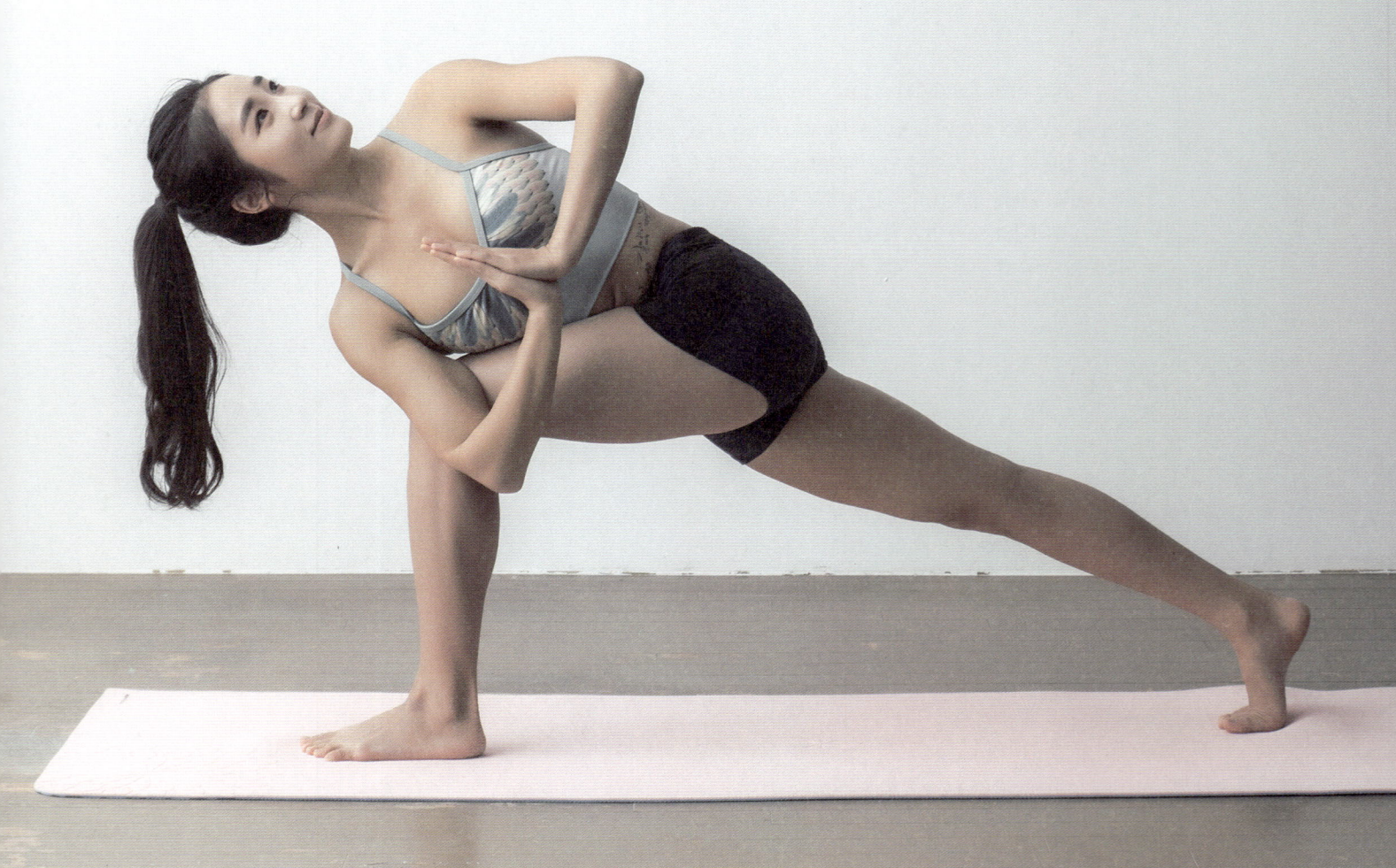

WORST POSE 1

척추가 굽고 몸이 움츠러든다

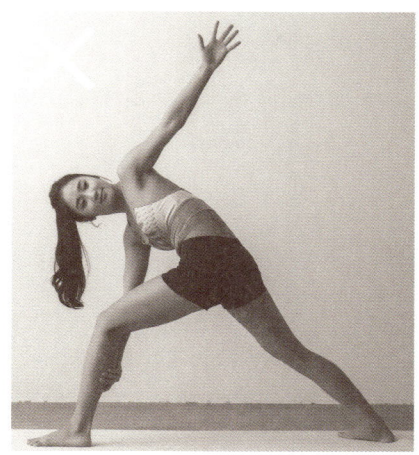 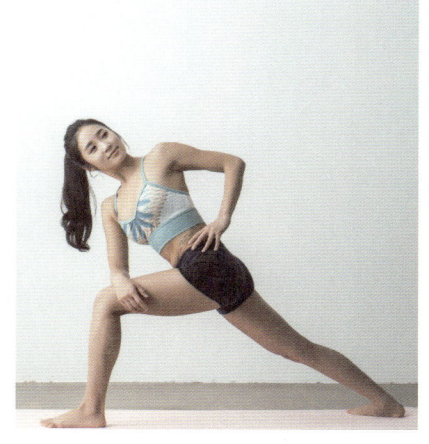

하체 근육이 타이트하면 골반과 허리를 끌어당겨 척추가 굽고, 가슴과 몸통의 근육이 수축되어 몸이 움츠러듭니다. 골반이 삐뚤어져 지지하는 다리와 발이 흔들릴 수 있고, 허리가 비대칭이 됩니다. 어깨가 충분히 젖혀지지 않아 회전하기가 어렵고, 억지로 팔을 넘길수록 중심이 흔들립니다.

팔목을 무릎 위에 살며시 얹고, 척추를 곧게 폅니다. 팔꿈치와 어깨를 젖혀 가슴을 펴고, 회전하는 방향의 엉덩이를 뒤쪽으로 살며시 밀어 양쪽 옆구리의 길이를 비슷하게 맞춥니다. 뒤로 짚은 발과 정수리를 서로 반대 방향으로 멀리 뻗듯이 펼칩니다.

WORST POSE 2

상체를 회전할 때 골반이 함께 움직여 아래로 처진다

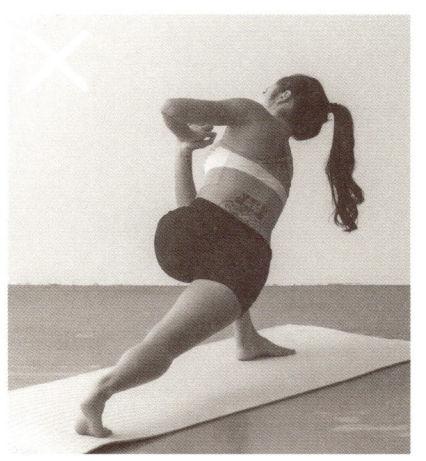 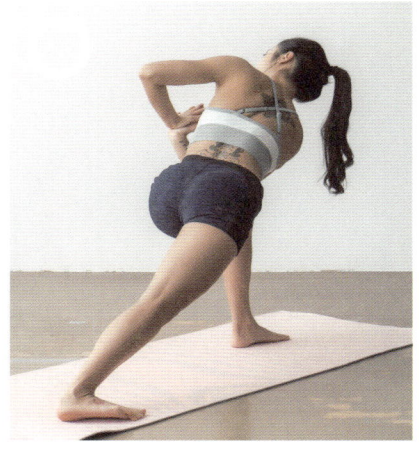

회전할 때 골반이 움직이는 것은 자연스러운 현상이지만 너무 지나치게 이동할 경우 회전 자세의 운동 효과가 떨어집니다. 또한 팔과 허벅지에 몸을 기대게 되고, 자세를 풀 때 몸을 들어 올리는 힘이 갑작스레 사용되어 반동과 흔들림이 생깁니다.

아래로 떨어진 골반을 들어 올리고, 손끝으로 바닥을 밀어내어 몸통을 띄워요. 상체가 완벽하게 측면을 향하도록 돌리기 어려워도 복부와 등의 힘을 사용하며 가슴을 조금씩 회전하세요.

사이드 플랭크
Side Plank

비스듬히 기울어진 자세를 평평하게 유지하면 바닥과 마주하는 면 전체에 운동 효과를 기대할 수 있습니다. 옆구리와 골반 바깥쪽, 허벅지 안쪽이 고르게 단련되어 몸의 윤곽을 매끄럽고 굴곡지게 가꿀 수 있습니다.

LESSON 15

준비 　테이블 자세(p.42)에서 시작합니다. 팔과 허벅지가 바닥과 수직을 이루는 상태에서 손을 활짝 펼쳐 바닥을 힘껏 밀고 아랫배를 납작하게 넣으며 척추를 평평하게 만드세요.

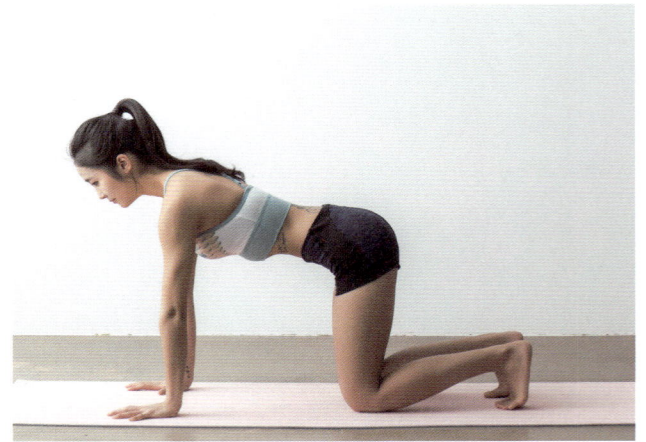

과정 1 　왼발을 뒤로 한 걸음 옮긴 뒤 발끝을 바깥쪽으로 회전하여 엄지발가락에서 발뒤꿈치에 이르는 부분을 바닥에 디딥니다. 발뒤꿈치 안쪽과 발볼로 바닥을 힘껏 눌러 고정하고, 허벅지 안쪽 근육에 힘을 채웁니다.

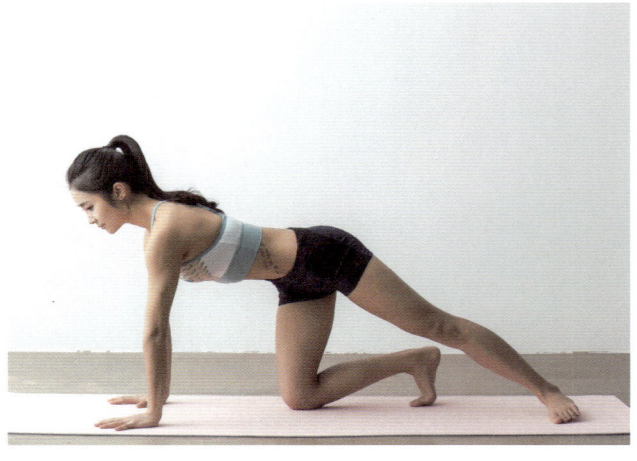

과정 2 왼팔을 천장으로 뻗고, 오른손으로 바닥을 힘껏 눌러서 옆구리를 들어 올립니다. 바닥에 댄 오른 다리가 흔들리지 않게 발로 고정하고, 몸통과 뻗은 다리가 반듯한 대각선이 되도록 합니다.

TIP. 체력이 떨어지고 균형 잡기가 힘들다면 이 자세에서 멈추고 연습량을 늘리세요.

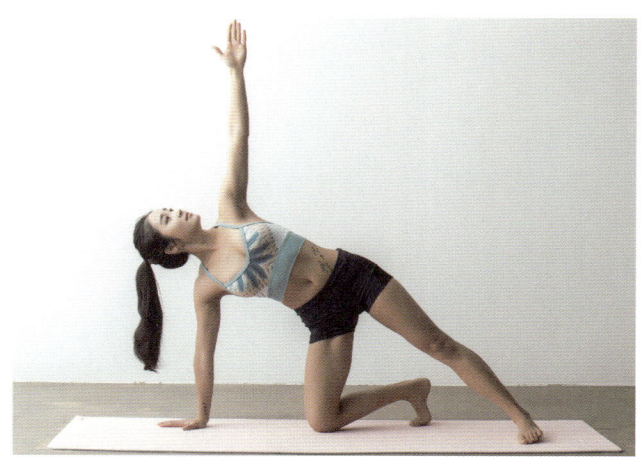

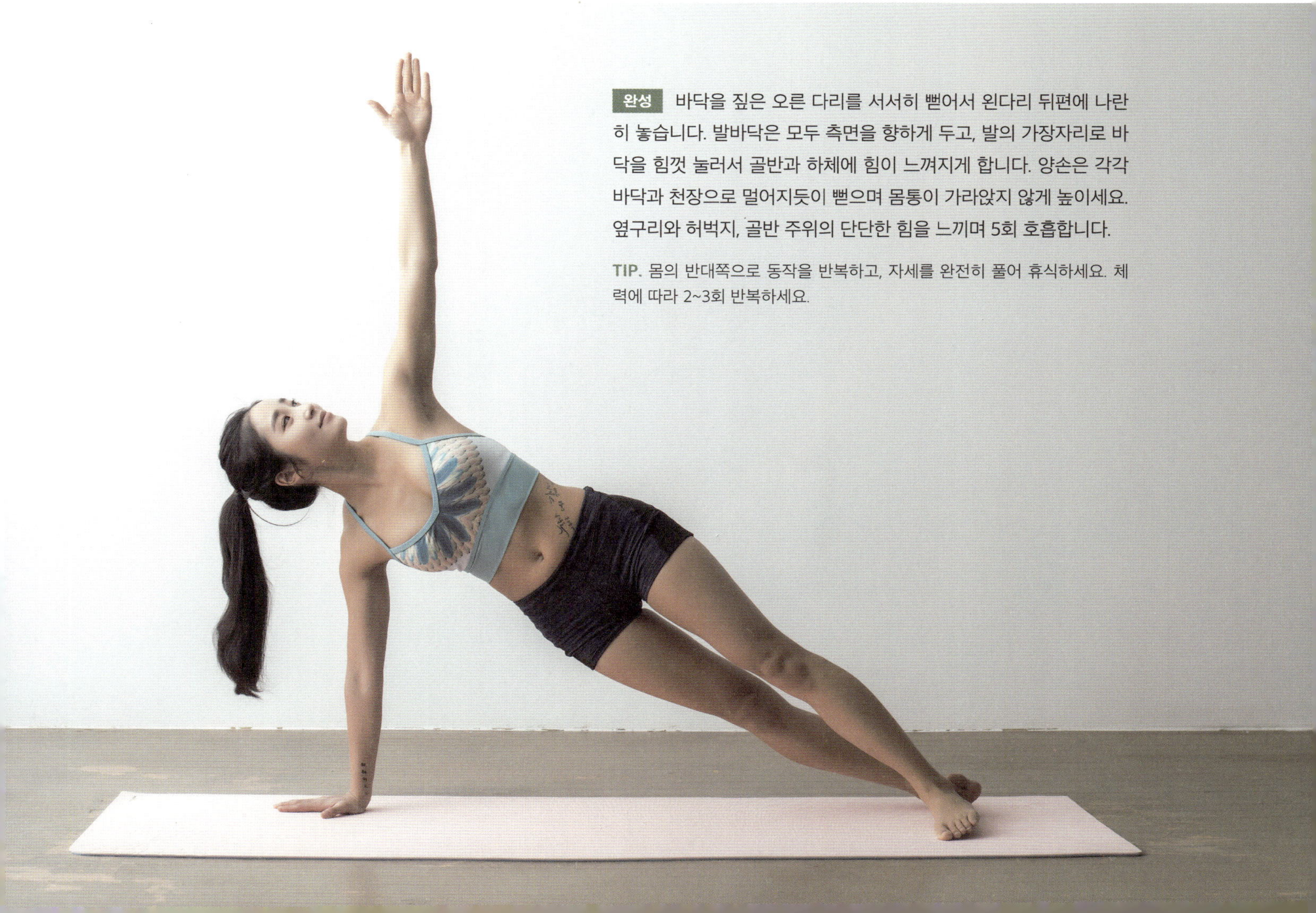

완성 바닥을 짚은 오른 다리를 서서히 뻗어서 왼다리 뒤편에 나란히 놓습니다. 발바닥은 모두 측면을 향하게 두고, 발의 가장자리로 바닥을 힘껏 눌러서 골반과 하체에 힘이 느껴지게 합니다. 양손은 각각 바닥과 천장으로 멀어지듯이 뻗으며 몸통이 가라앉지 않게 높이세요. 옆구리와 허벅지, 골반 주위의 단단한 힘을 느끼며 5회 호흡합니다.

TIP. 몸의 반대쪽으로 동작을 반복하고, 자세를 완전히 풀어 휴식하세요. 체력에 따라 2~3회 반복하세요.

WORST POSE 1

허리가 꺾인다

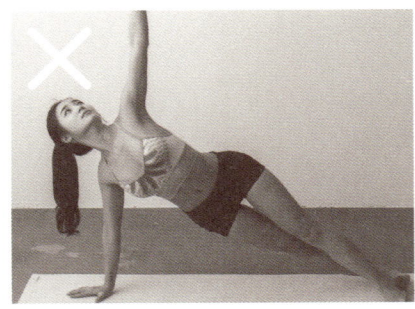

가슴을 지나치게 내밀면 배가 나오고 허리가 꺾입니다. 복부에 힘이 풀리고 중심이 흔들려 자세를 지속하기 어렵습니다.

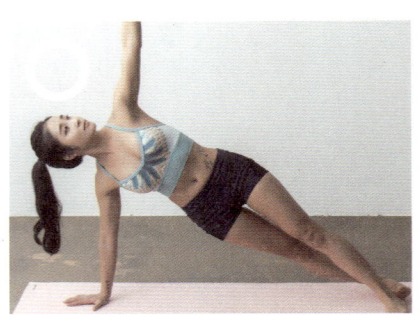

복부를 납작하게 넣어 허리를 날씬하게 압박하고, 몸통을 평평하게 만드세요. 몸의 앞뒷면이 한쪽으로 치우치지 않도록 가운데로 맞추고, 머리부터 발끝까지 반듯한 일직선이 되도록 뻗습니다.

WORST POSE 2

팔에 몸무게를 기댄다

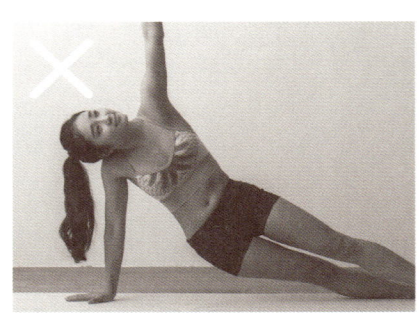

지탱하는 팔에 몸을 기대면 목과 어깨가 경직되고, 손목과 팔꿈치에 무리가 갑니다. 골반이 아래로 처지고 힘이 풀려서 운동 효과도 떨어집니다.

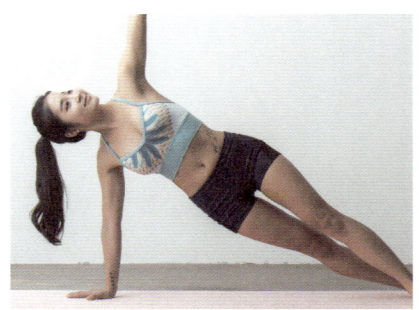

발날과 발 안쪽 부분으로 바닥을 힘껏 눌러 골반을 들어 올리며 엉덩이 바깥쪽과 허벅지 안쪽에 힘을 채웁니다. 지탱하는 손으로 바닥을 밀어내며 겨드랑이와 옆구리를 높게 띄우고, 들어 올린 손은 천장으로 끌려 올라가듯 높이 뻗습니다.

돌고래 자세
Dolphin Pose

수면 위로 점프하는 돌고래의 모습과 닮은 자세로 어깨를 유연하게 하고 매끈한 라인으로 만들어줍니다. 척추와 등 근육을 탄력 있게 만들고, 굽은 어깨를 교정하는 데에도 효과적입니다.

준비 무릎을 꿇고 팔꿈치를 어깨너비로 벌려 바닥에 놓아주세요. 손은 깍지를 끼고 손목과 팔꿈치가 정삼각형 모양을 이루도록 합니다. 팔은 지면과 수직을 이루거나 혹은 어깨가 조금 뒤로 물러나도 좋습니다. 발끝을 세워 바닥에 고정하고, 아랫배를 납작하게 넣어 힘을 채우세요. 깍지 낀 손을 바라보며 어깨를 엉덩이 쪽으로 낮춰 목의 긴장을 풉니다.

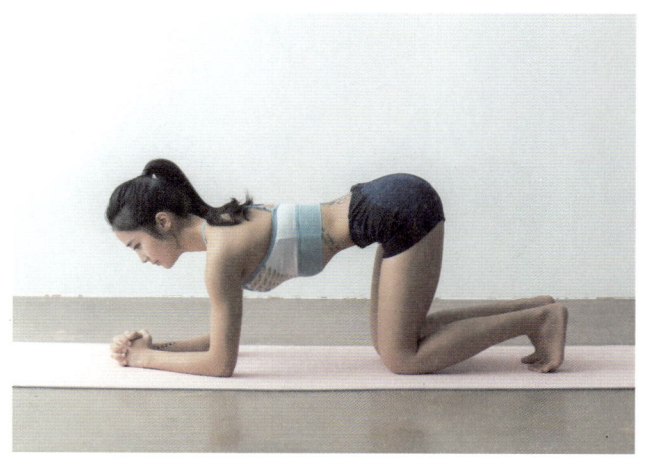

완성 발볼로 바닥을 누르며 골반을 높게 들어 올리고, 척추를 곧게 폅니다. 고개를 살며시 떨어뜨려 숙이고 발끝을 바라보세요. 가슴과 등을 평평하게 펼치는 것에 집중하며 5회 호흡합니다. 다리를 가슴 쪽으로 조금씩 끌어당기고, 복부를 움푹하게 넣어 힘을 채우세요.

TIP. 자세를 완전히 풀어 잠시 휴식하고, 체력에 따라 2~3회 반복하세요.

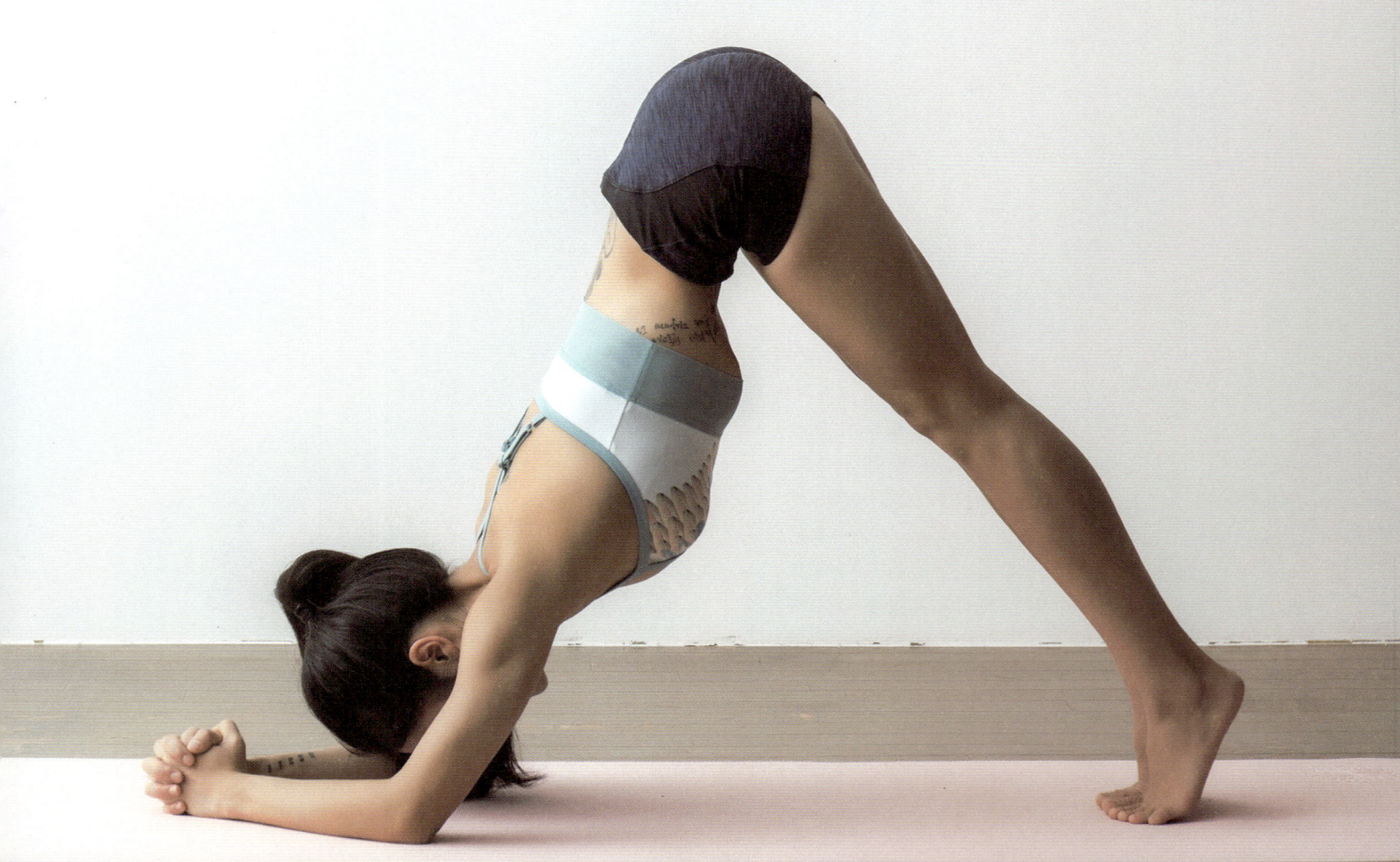

WORST POSE 1

뒤꿈치가 처진다

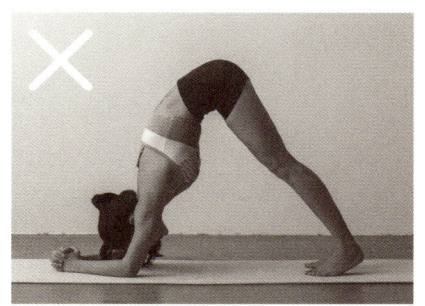

뒤꿈치가 처지면 골반을 높이 올리기 어렵습니다. 어깨와 팔은 바른 자세를 갖출 수 있지만 허리가 둥글게 말려 척추가 느슨하게 벌어지고, 몸이 움츠러듭니다.

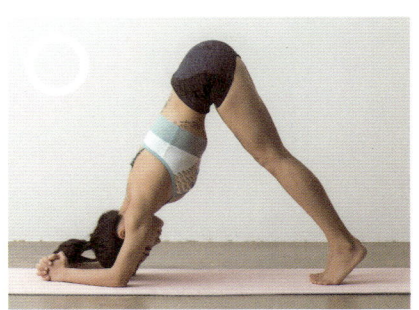

발목의 각도를 90도 정도로 맞추거나 뒤꿈치를 높게 들어서 발바닥이 바닥과 수직이 되도록 맞춥니다. 발가락과 발볼이 바닥에 골고루 닿게 하고, 바닥에 뿌리내리듯 힘껏 누르며 엉덩이를 올리세요. 척추를 반듯한 대각선으로 만들어주세요.

WORST POSE 2

등이 굽고 상체 쪽으로 몸이 쏠린다

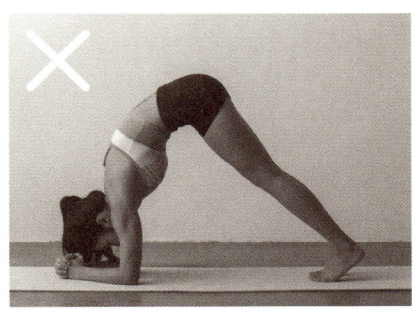

하체 근육이 유연하지 않으면 허리와 골반을 끌어내려 등이 굽고, 체중이 상체에 치우쳐 어깨와 목이 경직됩니다. 허벅지 뒤쪽 근육이 더 길게 늘여지지 않아 다리가 미끄러질 수 있고, 골반을 들기 어렵습니다.

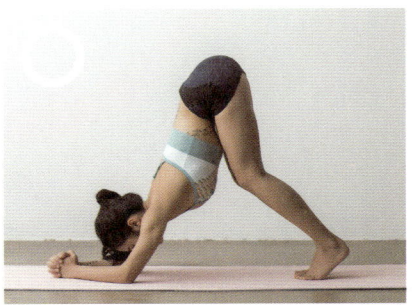

뒤꿈치를 들고, 무릎을 약간 굽혀서 허벅지 뒷면의 팽팽함을 줄입니다. 강하게 땅기던 허벅지에 느슨하게 여유가 생겨 골반을 더 높이고, 척추를 곧게 펼치기가 수월합니다. 가능한 만큼 다리를 몸 쪽으로 가져와 골반을 뾰족하게 세우세요.

뒤집은 견상 자세
Wild Thing Pose

팔과 등, 엉덩이 근육을 강화하고 몸을 힘껏 젖혀 가슴을 여는 동작입니다. 굽은 어깨를 열어 자세를 바르게 하고 근력과 유연성을 조화롭게 길러줍니다. 또한 스트레스를 없애고, 균형 감각을 발달시킬 수 있으며 몸을 거꾸로 뒤집는 요가 자세에 대한 두려움에서 벗어날 수 있습니다.

[준비] 왼쪽 다리는 곧게 뻗고 오른쪽 다리를 접어 세운 뒤 발볼로 바닥을 누르세요. 왼손을 엉덩이 한 뼘 뒤 바닥에 짚고, 오른손은 오른 무릎 위에 올려둡니다. 가슴을 활짝 열고 아랫배를 납작하게 넣어 허리 주위를 압박합니다.

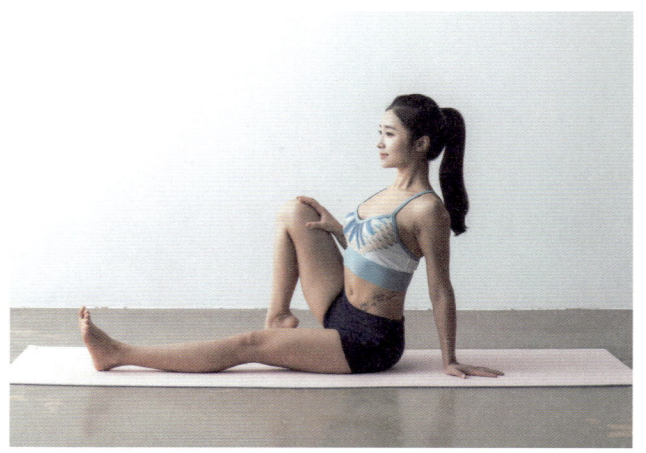

[과정] 뻗은 발끝을 바깥쪽으로 눕혀 발날로 바닥을 누르고 엉덩이를 살며시 들어 올리세요. 바닥을 짚은 손과 발로 체중을 들어 올립니다.

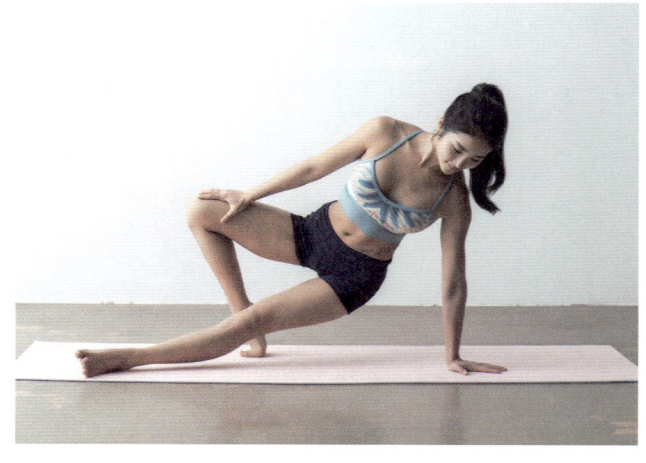

완성 골반을 서서히 높여 가슴을 천장으로 내밀고, 기지개를 켜듯이 온몸을 늘이세요. 위로 뻗은 팔은 얼굴 옆으로 떨어뜨리며 어깨가 으쓱하지 않게 주의합니다. 자세를 풀 때까지 손과 발은 균등한 힘으로 지면을 밀어내고, 3~5회 호흡합니다.

TIP. 반대쪽으로 동작을 반복하고, 자세를 완전히 풀어 휴식합니다. 체력에 따라 2~3회 반복하세요.

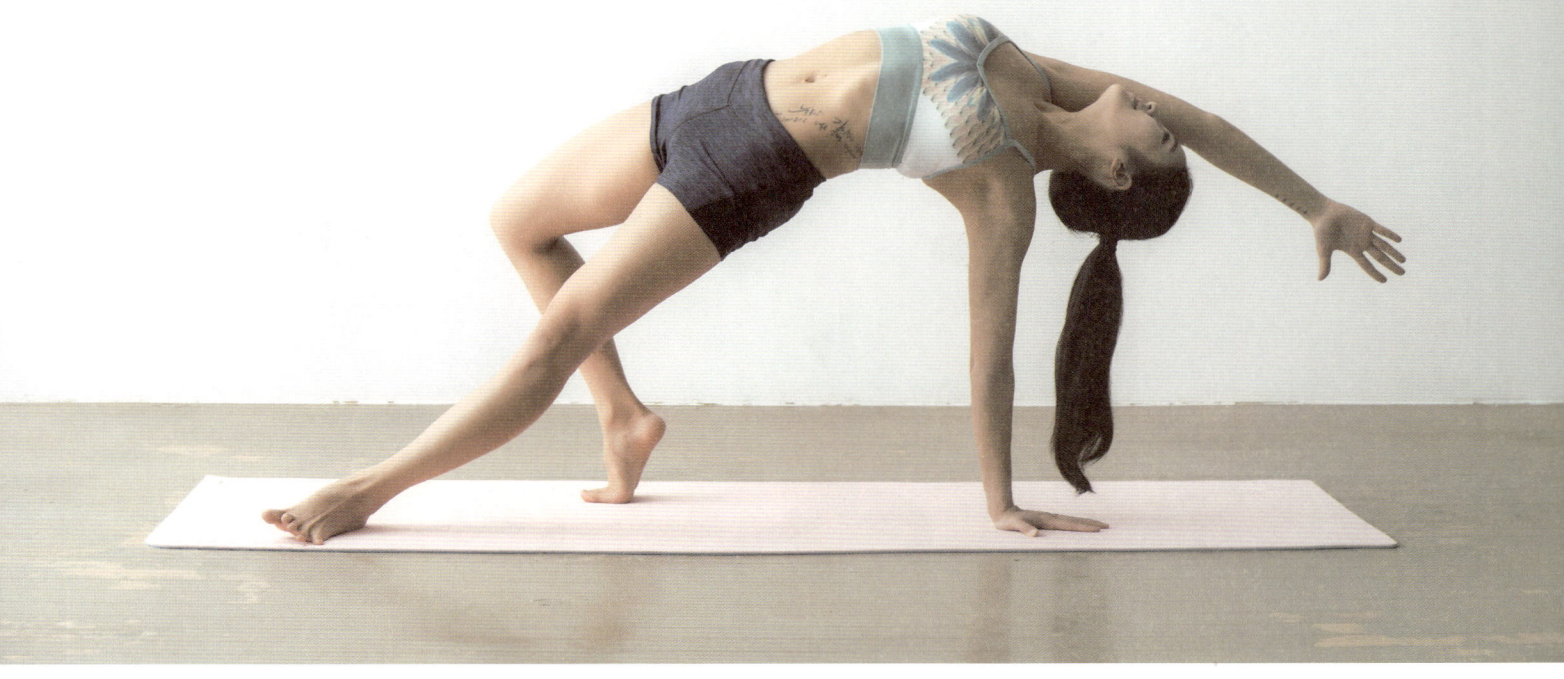

WORST POSE 1

팔에 몸을 기댄다

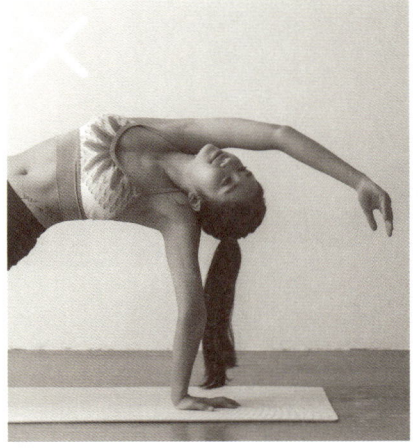

팔에 몸무게가 치우치면 어깨가 올라가며 목이 긴장되고, 팔 전체에 분산되어야 하는 힘이 관절에 집중되어 손목과 팔꿈치에 스트레스가 됩니다. 몸이 아래로 처지며 힘이 감소하여 운동 효과도 떨어집니다.

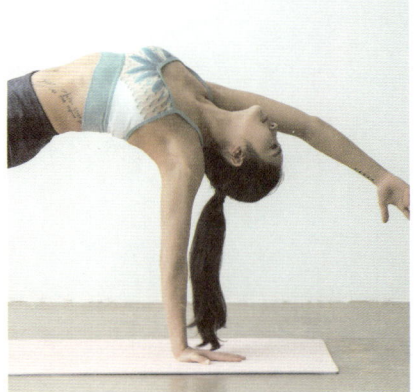

바닥을 힘껏 밀어내며 몸통을 끊임없이 높이고, 어깨와 목 주위의 공간을 충분하게 확보합니다. 배와 가슴이 천장을 향하도록 방향을 틀고, 팔이 바르르 떨리며 힘이 감소한다면 자세 유지 시간을 줄이고 횟수를 늘려 연습합니다.

WEEKEND PROGRAM ⑤

소요 시간 **30분**

신체의 중심부를 튼튼하게 구축하고, 올곧은 체형을 가꾸는 자세들입니다. 튼튼한 뿌리가 좋은 열매를 맺듯이 골반을 중심으로 줄기가 자라난다고 상상하며 팔과 다리, 손과 발을 명료하게 활용하세요. 요가 자세에 흔들림이 적어지고, 몸을 지탱하며 지속할 수 있는 지구력이 강해질 것입니다. 강한 바람에도 쓰러지지 않는 뿌리 깊은 나무처럼 강건한 마음으로 연습하세요.

1

- 어깨 스트레칭
- 발목 꼬고 앞쪽 바닥 짚기
- 테이블 자세 p.42
- 전사 자세 ① p.138 — 5회 호흡
- 회전 측각도 자세 p.177 — 5회 호흡

2

- 바닥에 엎드려서
- 메뚜기 자세 p.166 — 5회 호흡
- 바닥에 팔꿈치와 무릎을 대고
- 보트 자세 p.172 — 5회 호흡
- 양손으로 엉덩이 뒤쪽 바닥을 짚고
- 위로 향한 판자 자세 p.174 — 5회 호흡

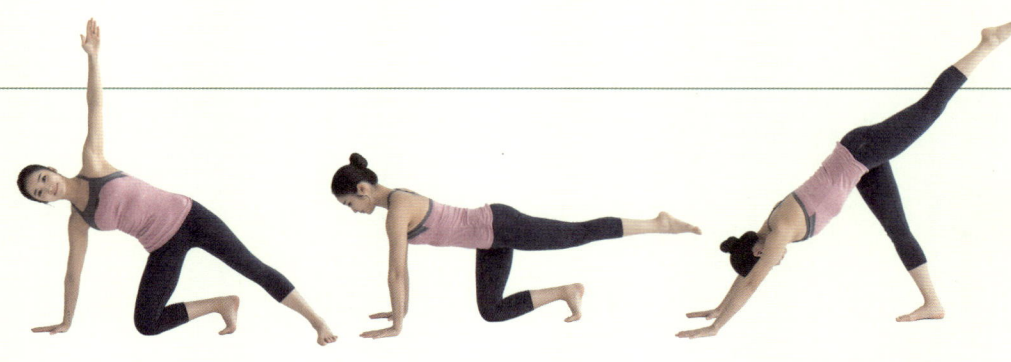

사이드 플랭크 p.180
5회 호흡

테이블 자세 응용 동작 p.42
5회 호흡

견상 자세 응용 동작 p.52
3회 호흡

들고 있던 다리
앞으로 당겨 와서

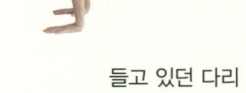

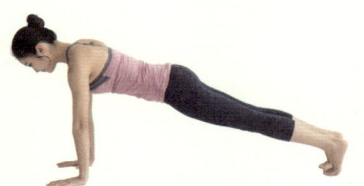

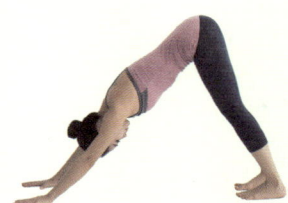

판자 자세 p.162
5회 호흡

견상 자세 p.52
5회 호흡 후 테이블 자세로 돌아가
반대쪽으로 동작 반복

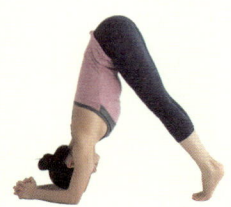

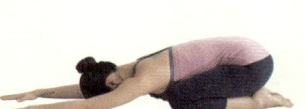

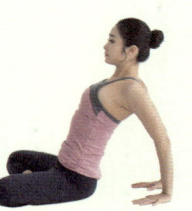

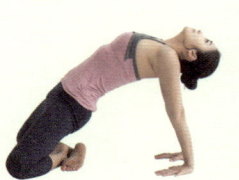

돌고래 자세 p.183
5회 호흡

아기 자세 p.50
5회 호흡

바닥에 앉기

가슴 들어 올리기
5회 호흡

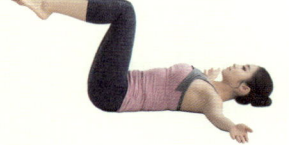

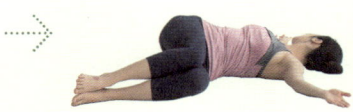

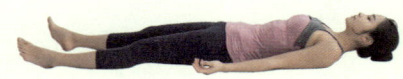

옆으로 누워서 비틀기 자세 응용 동작 p.120
10회 호흡

사바사나 p.33
5~10분

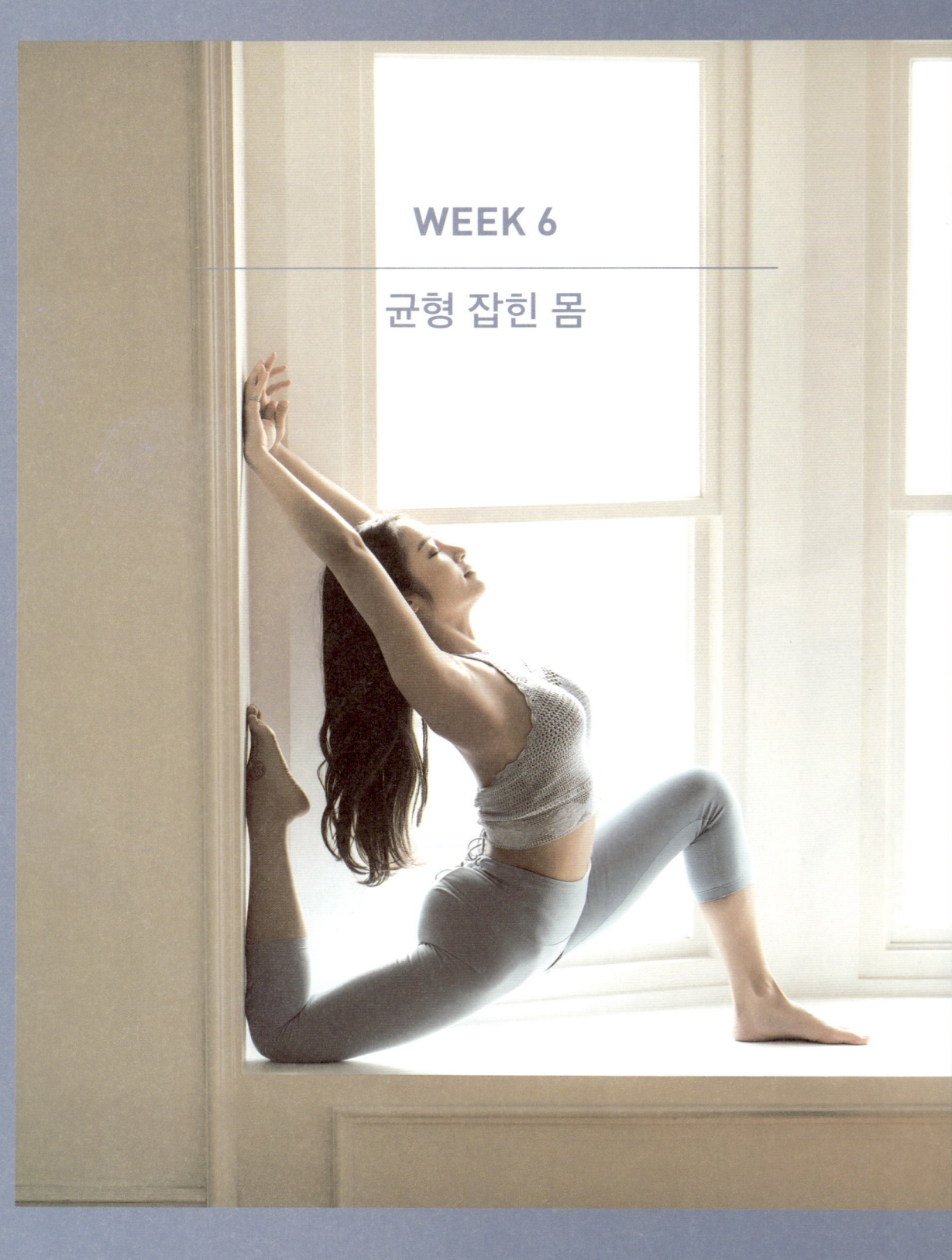

WEEK 6
균형 잡힌 몸

서거나 걷거나 요가를 하는 등
모든 움직임에는 평형 감각이 필요합니다.
신체 부위 중 어느 한 곳이라도 본래 위치에서 벗어나
한쪽으로 무게가 치우친다면
근처에 자리한 골격이 반대로 움직여서 균형을 유지합니다.
체형이 조금 불균형하더라도 움직이는 것에는 큰 지장이 없지요.
하지만 우리 몸은 전신이 사슬처럼 연결되어 있기 때문에
특정 부위가 삐뚤어지면 몸이 연쇄적으로 변형됩니다.
어긋난 부분 근처의 다른 신체 부위가 무게를 대신 감당하면서 특정
근육에 과부하가 생기고, 통증이 발생하기도 합니다.
예를 들어 거북목은 목뿐만 아니라 등과 어깨 통증의 원인이 되고,
굽은 어깨는 허리 건강을 악화시키죠.
습관적으로 다리를 꼬고 앉거나 짝다리로 서 있으면 발과 무릎뿐만
아니라 허리와 어깨가 연속적으로 균형을 잃습니다.
변형된 골격은 근육 발달에도 영향을 미쳐서
부분적으로 비대해지거나 위축되어 굵은 종아리,
밋밋한 엉덩이, 굵은 팔뚝, 짧은 목 등의 형태로 나타납니다.
골격의 균형을 바로잡는 것은
몸 전체의 밸런스를 맞추는 것이기에 매우 중요합니다.
강한 성질을 지닌 근육을 단련하고, 부드럽고 지속적인 힘을 쓰는
신체 부위를 회복시키면 비율이 아름다운 몸매가 되며 불필요한 힘을
소모하지 않아 더욱 효율적인 운동을 할 수 있게 됩니다.
이상적인 몸과 실력 향상을 위해 평형에 집중하는 자세를
연습해보세요.

테이블 밸런스 자세
Table Balance Pose

한 손과 한 발로 몸을 지탱하는 불안정한 자세이지만 온몸에 적절하게 힘을 분산하고 집중력을 발휘하여 균형을 맞추어보세요. 탄력이 생겨 다리가 길어 보이고 허리가 잘록해지는 등 상·하체를 잇는 허리와 엉덩이 발달에 효과적입니다.

LESSON 16

준비 테이블 자세(p.42)에서 시작합니다. 손은 어깨와 수직이 되도록 하고, 골반과 무릎도 수직을 맞춥니다. 다리 사이에 주먹이 들어갈 정도의 공간을 만들고, 발끝을 세워 바닥에 단단하게 고정하세요. 손바닥으로 바닥을 힘껏 밀어서 척추를 들어 올리고 뒤통수부터 골반까지 편평한 직선을 만듭니다.

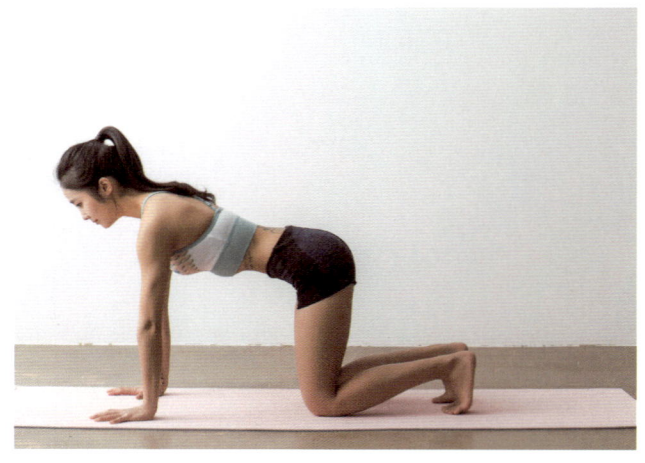

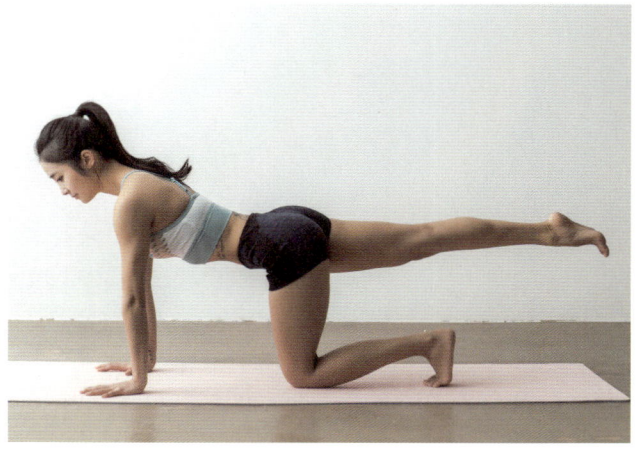

과정 오른발을 뒤로 뻗어 엉덩이 높이로 맞추고 무릎과 발등이 바닥과 마주 보게 합니다. 아랫배를 납작하게 넣어 허리가 꺾이지 않도록 주의하고, 바닥을 지지하는 왼발을 헐거워지지 않게 밀착하세요.

완성 왼팔을 앞으로 뻗어 등 높이와 맞춥니다. 팔과 다리, 척추를 앞뒤로 멀리 뻗고, 바닥을 짚은 손과 발은 바닥을 밀어내어 몸통을 더 높이 올립니다. 엉덩이와 등, 허리의 힘을 느끼며 5회 호흡합니다.

TIP. 반대쪽으로 동작을 반복하고, 자세를 완전히 풀어 휴식합니다. 체력에 따라 2~3회 반복하세요.

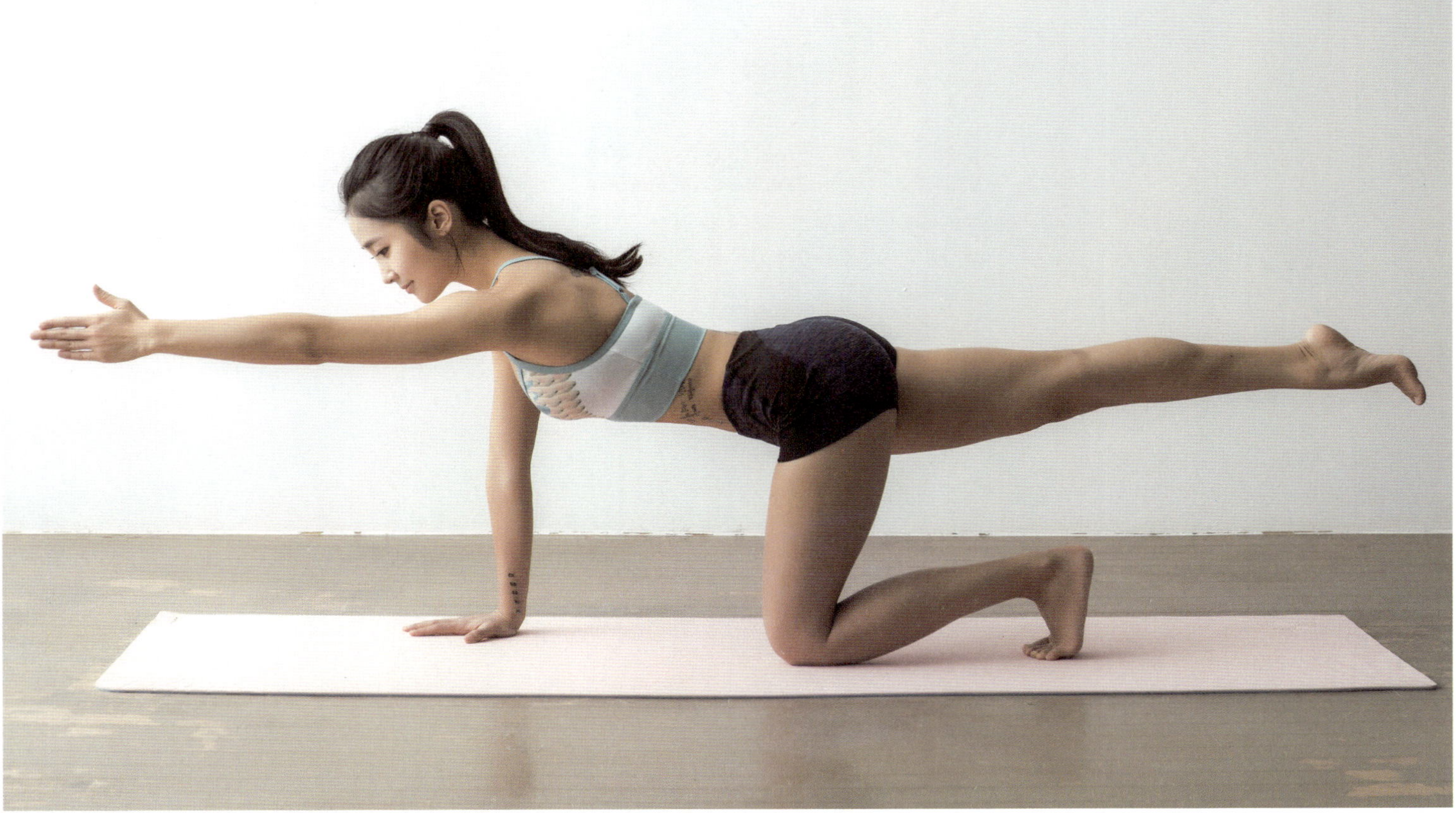

WORST POSE 1

팔에 몸을 기댄다

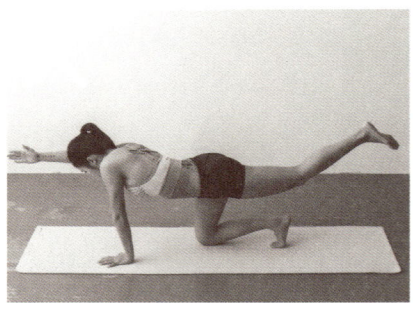

팔에 몸을 기대면 목과 어깨가 긴장되고, 무게가 팔에 치우쳐 팔꿈치와 손목에 무리가 갑니다. 척추가 C자 모양으로 휘어지며 골반이 삐뚤어지고, 상체 불균형의 연쇄 작용으로 뒤로 뻗은 다리 역시 중앙을 벗어납니다.

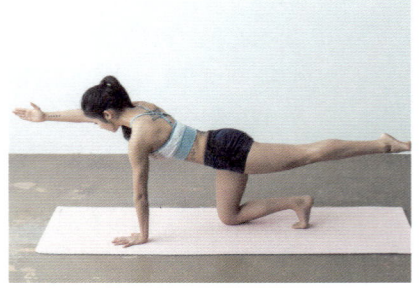

손과 발로 바닥을 밀어내어 몸통을 더 높이고, 날개뼈를 골반 쪽으로 내려 목을 길게 만드세요. 아랫배를 납작하게 넣어 척추를 들어 올리고 척추와 다리를 서로 멀리 뻗어 팽팽함을 유지합니다.

WORST POSE 2

다리를 지나치게 들어 올린다

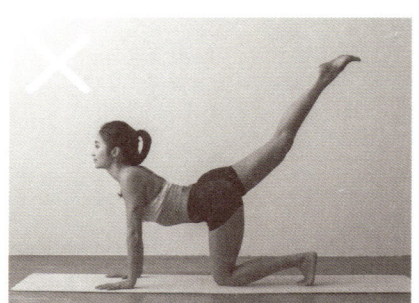

유연성과 체력에 따라 다리를 더 들어 올려도 좋지만 지나치면 골반이 딸려 올라가고 허리가 꺾입니다. 복부가 처지면서 힘이 풀려 자세가 흔들립니다.

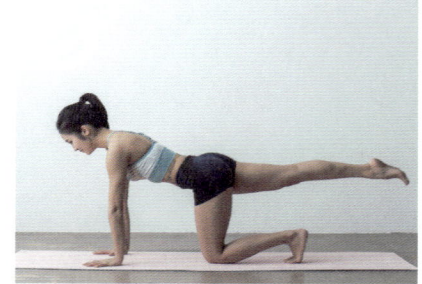

무릎과 발등이 항상 바닥과 마주 보게 하고, 다리와 골반이 회전하지 않도록 주의합니다. 아랫배를 납작하게 넣어 힘을 채우고, 높게 들기보다는 멀리 뻗어내는 힘에 집중하세요.

측면 균형 자세
Side Balance Pose

엉덩이에 볼륨을 더하는 골반 바깥쪽의 근육 발달에 효과적인 자세입니다. 다리는 길고 허리는 잘록해 보이도록 몸의 윤곽을 다듬어줍니다. 또한 다리의 길이가 서로 다르거나 척추가 한쪽으로 휘어지는 불균형을 바로잡고, 걸을 때나 운동을 할 때 허리와 골반에 안정감이 생겨 요통이나 무릎, 발목의 틀어짐을 예방합니다.

준비 무릎으로 선 자세에서 오른 다리를 사선 옆쪽으로 뻗습니다. 가슴을 활짝 펴고 아랫배를 납작하게 넣어 복부에 힘을 채우며 머리부터 무릎까지 직선으로 세우세요. 왼쪽 발등은 바닥에 밀착하고, 팔은 바닥과 수평을 이루도록 들어 올리며 어깨의 긴장을 풉니다.

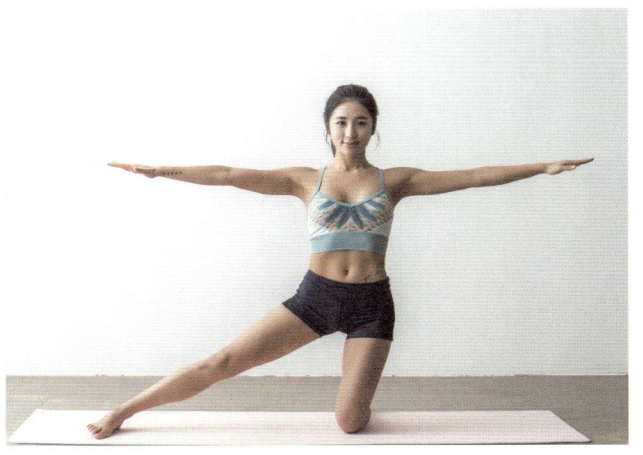

과정 왼쪽으로 척추를 기울여 손으로 바닥을 짚으세요. 이때 팔은 바닥과 수직이 되도록 맞춥니다. 바닥을 힘껏 밀어서 몸통을 들어 올리고 옆구리에 힘을 채웁니다.

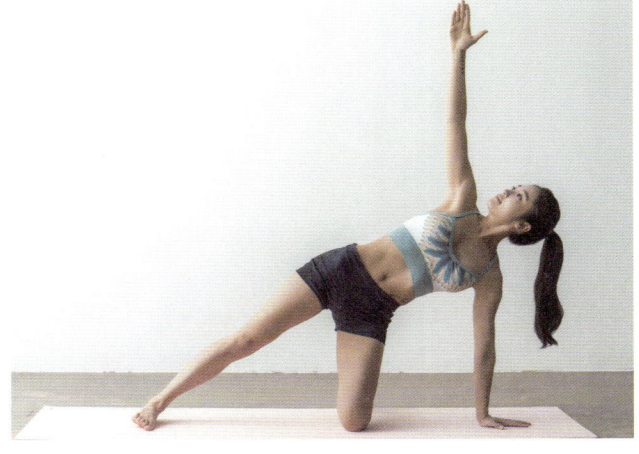

완성 오른 다리를 골반 높이로 들어 올리고, 무릎과 발등이 정면을 향하도록 합니다. 머리부터 발끝까지 평평한 직선을 만들고, 아랫배와 괄약근을 살며시 조여 5회 호흡합니다. 옆구리와 골반 바깥쪽 근육의 단단한 힘을 느껴보세요.

TIP. 반대쪽으로 동작을 반복하고, 자세를 완전히 풀어 휴식합니다. 체력에 따라 2~3회 반복하세요.

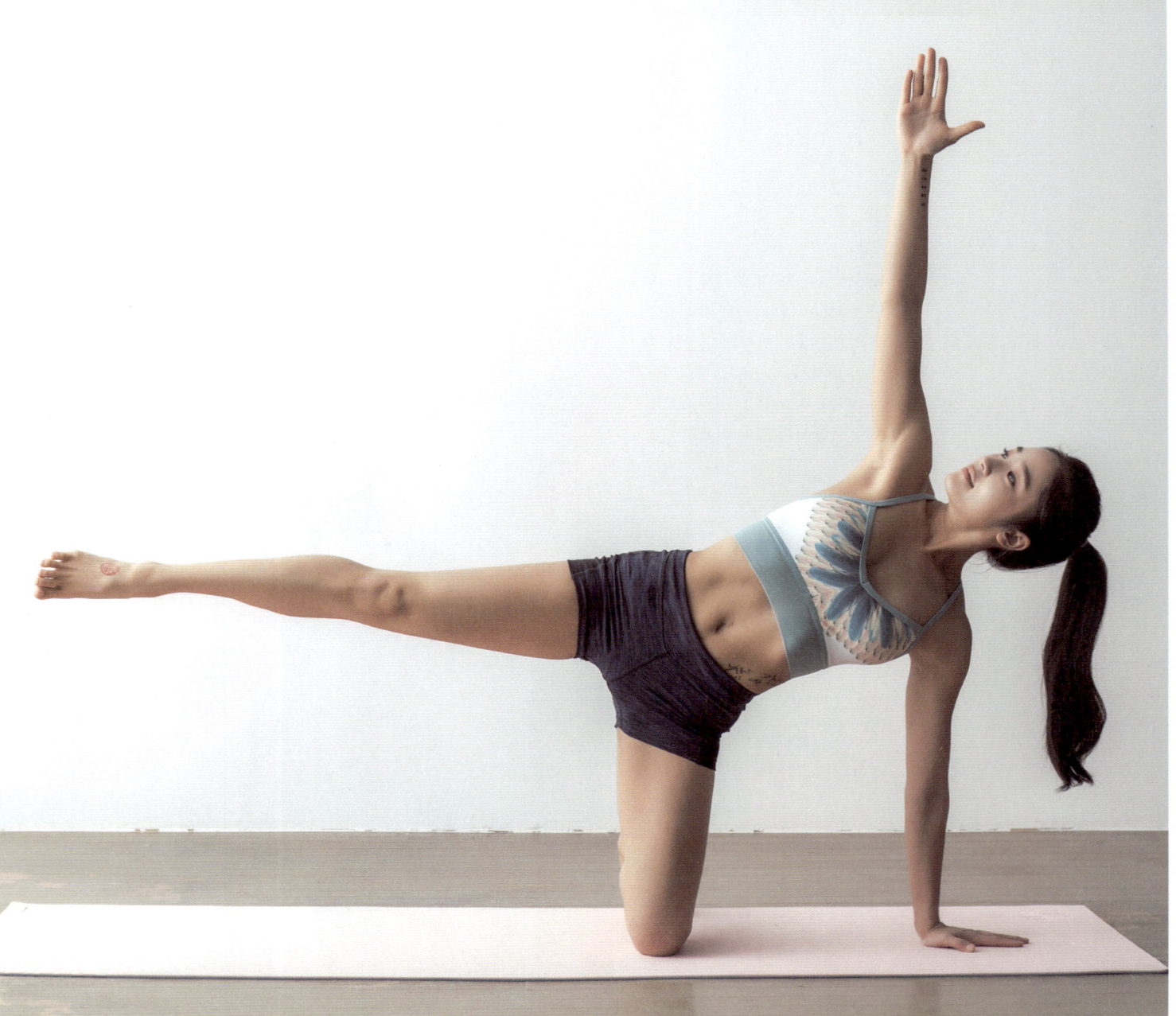

WORST POSE 1
지탱하는 팔에 몸을 기댄다

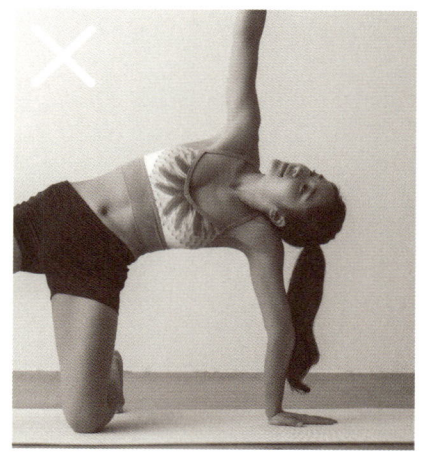 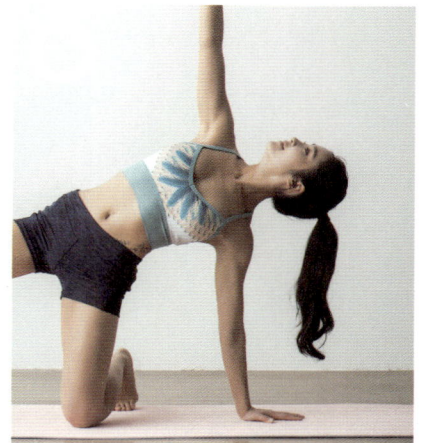

팔에 몸을 기대면 어깨가 올라가며 목 주변이 긴장되고, 팔 전체에 분산되어야 하는 힘이 관절에 집중되어 손목과 팔꿈치에 스트레스가 집중됩니다. 몸이 아래로 처지며 힘이 감소하고 운동 효과도 떨어집니다.

바닥을 밀어내 몸통을 높이고 어깨와 목 주위의 공간을 확보하세요. 날개뼈를 골반 쪽으로 내려 머리와 어깨가 멀어지도록 하고, 아랫배를 납작하게 넣으며 몸을 팽팽하게 유지합니다. 팔이 부르르 떨리며 힘이 감소한다면 자세 유지 시간을 줄이고 반복 횟수를 늘립니다.

WORST POSE 2
등이 과도하게 휘어진다

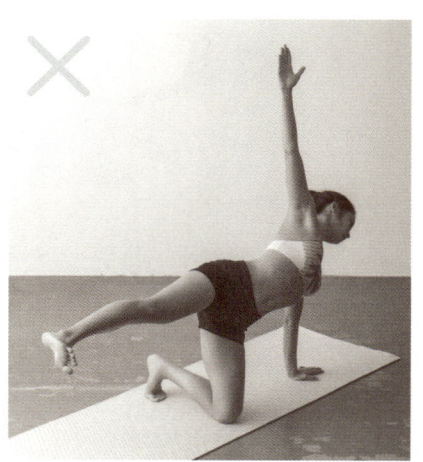 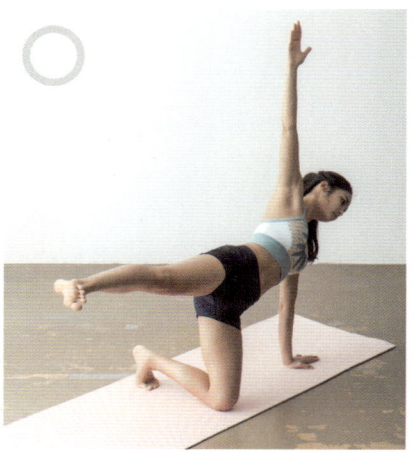

허리가 꺾이면 배가 나오며 복부의 힘이 풀어지고, 상체 불균형의 연쇄 작용으로 뒤로 뻗은 다리 역시 중앙을 벗어나 몸이 휘청일 수 있습니다.

배를 오목하게 넣고, 몸통을 평평하게 만드세요. 가슴과 몸을 활짝 펼치되 복부와 골반이 너무 많이 벌어지지 않도록 통제하세요.

활 자세
Bow Pose

팽팽하게 휜 활대처럼 몸을 젖히는 자세입니다. 척추를 탄력 있게 만들며, 허벅지 뒷면과 엉덩이 근육을 발달시켜 볼륨을 더하고, 다리가 길어 보이는 효과도 기대할 수 있습니다.

준비 바닥에 엎드려서 발을 골반 너비로 벌려 가지런히 놓고 손은 어깨 아래 바닥을 짚습니다. 복부를 납작하게 넣고 배와 바닥 사이에 공간을 만드세요. 날개뼈를 엉덩이 쪽으로 내려 목을 길게 늘이고 등에 힘을 채웁니다.

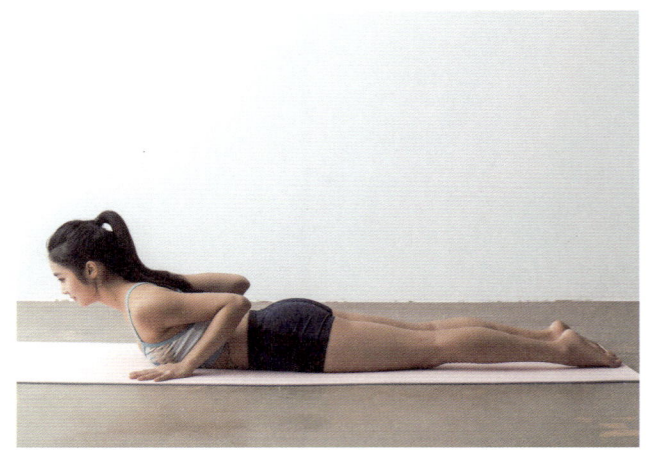

과정 무릎을 구부려 손으로 발등을 감쌉니다. 등이 오목하게 휘더라도 배에 힘이 풀리지 않도록 주의하며 앞쪽 바닥을 바라보세요.

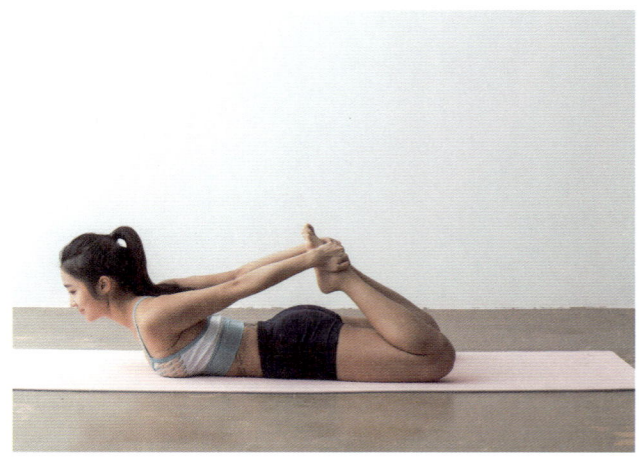

완성 숨을 들이마실 때 상·하체를 들어 올리고, 숨을 내쉬며 배를 한 번 더 납작하게 넣어요. 발을 뒤쪽으로 밀어내며 팔꿈치와 어깨도 뒤쪽 아래로 더 내립니다. 가슴을 활짝 열고 괄약근을 살며시 조이며 발끝은 천장을 향해 끊임없이 뻗어냅니다. 등과 허리, 엉덩이와 허벅지 뒷면에 힘을 고르게 채우고 5회 호흡합니다.

TIP. 체력에 따라 2~3회 반복하세요.

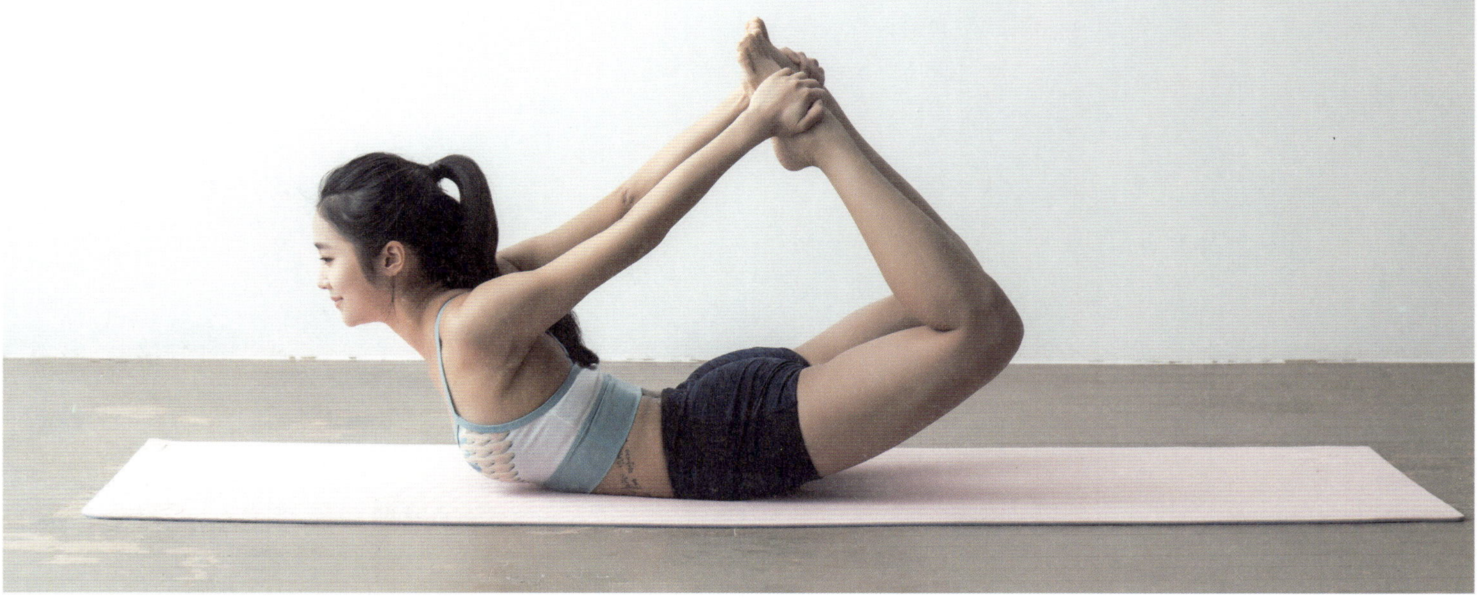

WORST POSE 1

턱을 내밀거나
지나치게 들어 올린다

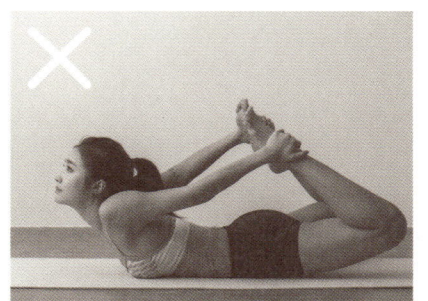

목이 제 위치를 벗어나 체형 교정에 방해가 됩니다. 어깨도 올라가 목과 어깨 주변이 긴장되며 움츠러들어 활짝 펴기 어렵습니다.

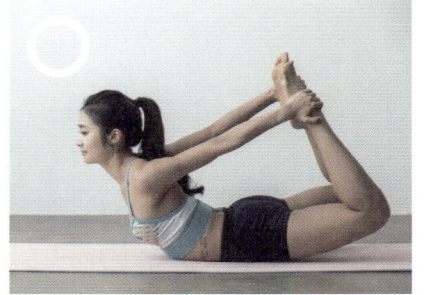

턱을 살며시 당기며 머리를 뒤로 약간 이동하여 뒷목에 생긴 주름을 없애고, 시선은 정면이나 약간 아래쪽을 향하게 둡니다. 날개뼈를 골반 쪽으로 내려 머리와 어깨가 멀어지도록 하고 어깨보다 아래에 위치한 등 주위에 힘을 채우세요.

한 발 회전 자세
Standing Twist Pose

하체는 탄력 있게, 허리는 잘록하게, 어깨는 반듯하게 만듭니다. 하체는 온몸을 지지하고 이동하는 역할을 하기 때문에 매우 견고한 구조로 이루어져 있는 반면, 상체는 움직임이 훨씬 다양하고 자유롭습니다. 그 특성에 맞는 요가 자세를 연습하면 신체가 본래 가지고 있는 힘을 회복할 수 있습니다.

LESSON 17

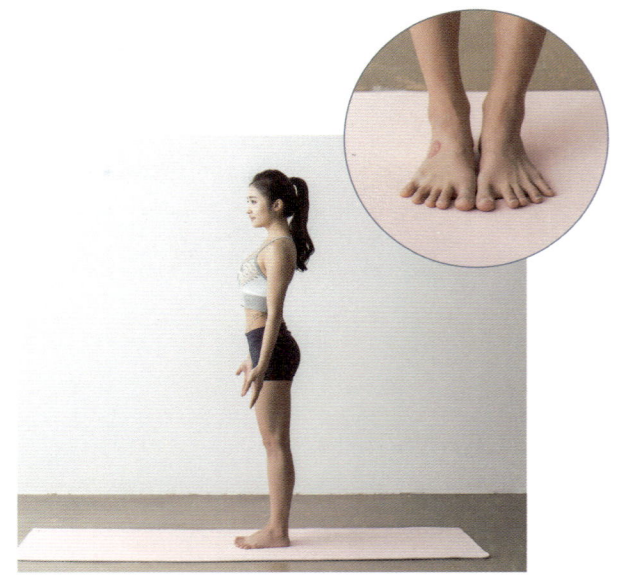

준비 다리를 가지런히 모으고 섭니다. 발가락을 활짝 벌리고 바닥에 밀착해 동작이 끝날 때까지 발바닥 전체에 균등하게 힘을 배분하세요. 가슴을 펴고 아랫배를 납작하게 넣어 힘을 채웁니다.

TIP. 발목과 발의 움직임이 저하되어 있다면 이 연습으로 발에 경직이 일어날 수 있으니 조금씩 연습량을 늘리세요.

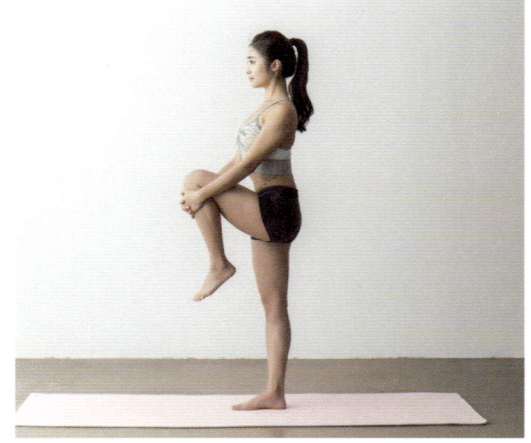

과정 왼쪽 무릎을 접어서 들어 올리고, 손으로 무릎을 살며시 감싸 잡습니다. 오른 다리는 곧게 펴되 허벅지가 지나치게 굳지 않도록 긴장을 푸세요. 발바닥이 고르게 바닥을 힘껏 누르고 있는지 한 번 더 확인하고, 상·하체를 모두 지지하는 엉덩이 근육에 힘을 채웁니다.

완성 다리는 제자리에서 움직이지 않고 몸통을 왼쪽으로 회전합니다. 왼팔을 어깨 높이로 뻗어 균형을 맞추며 척추를 반듯하게 세우고, 가슴이 측면을 바라보도록 서서히 회전하세요. 옆구리와 지탱하는 다리의 힘을 느끼며 5회 호흡하고 반대쪽도 반복합니다.

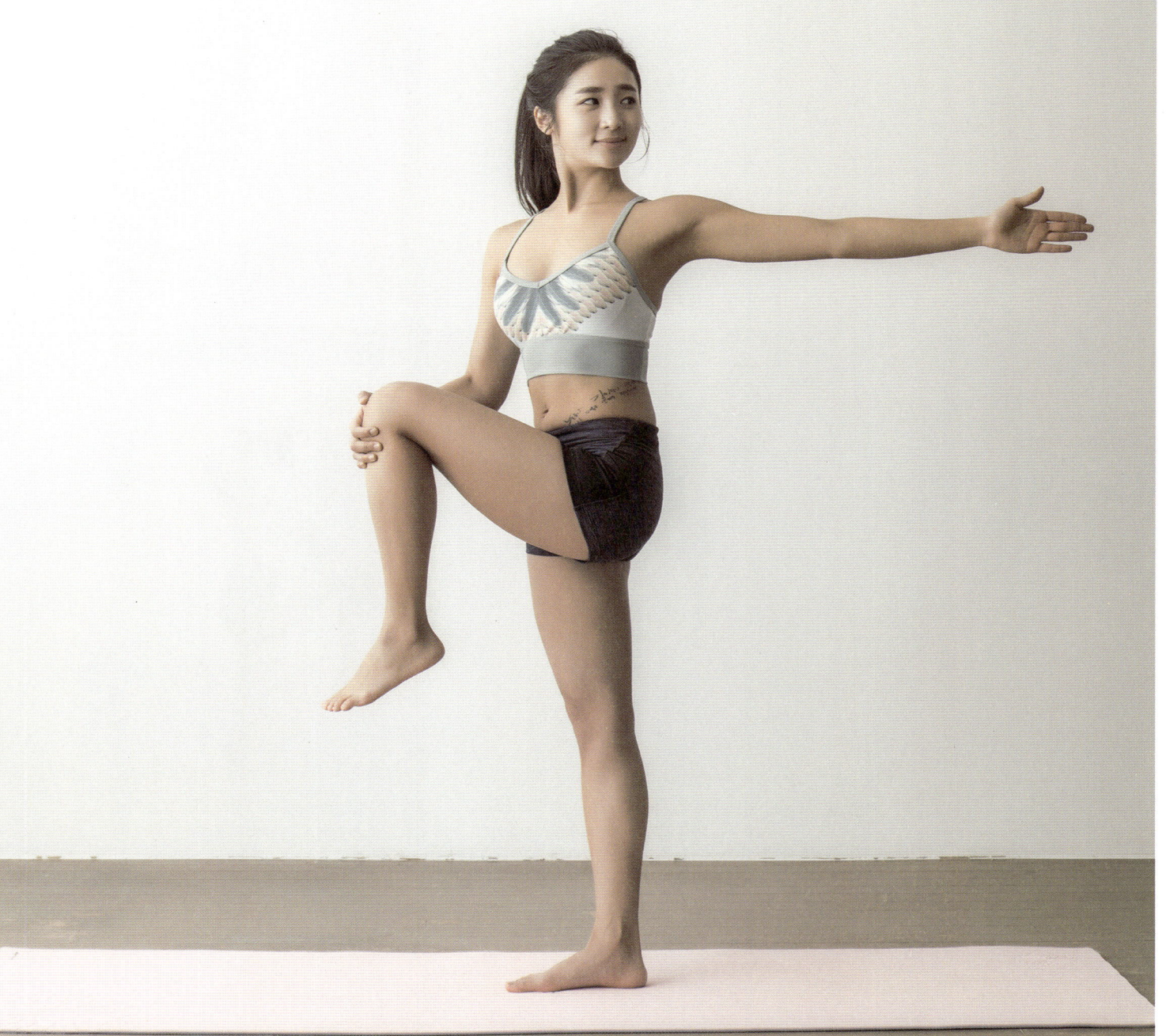

응용 자세 오른손으로 발이나 발목을 잡고 왼다리를 곧게 뻗으세요. 온몸을 사방으로 멀리 뻗으며 자세를 유지합니다.

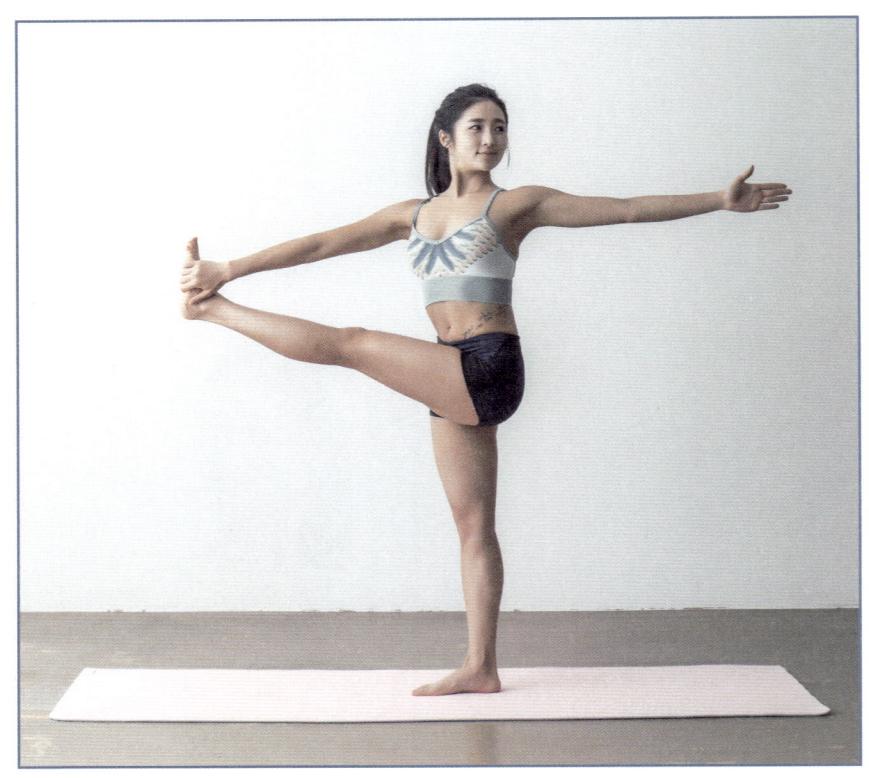

WORST POSE 1

골반의 평형이 틀어진다

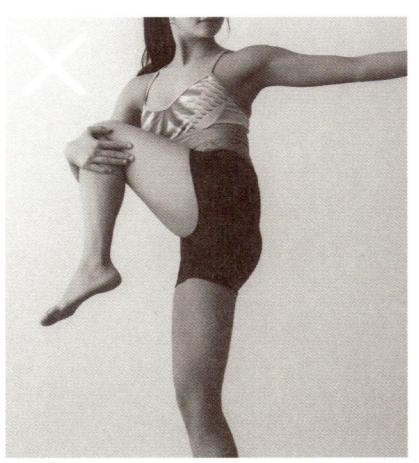
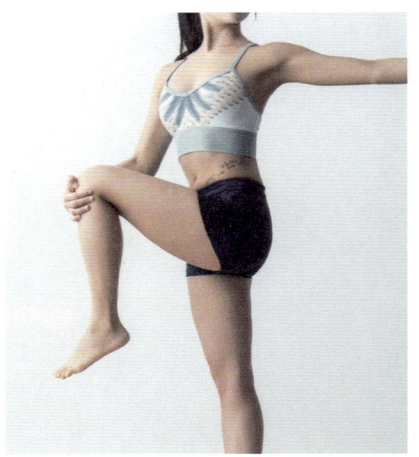

한 발로 서는 자세를 할 때는 자연스레 양쪽 골반의 높이가 달라지지만 지나치게 삐뚤어지면 척추가 휘어지고 상체가 치우칩니다. 서 있는 다리의 골반 바깥쪽에 힘이 치중되고, 다리 안쪽 근육은 팽팽하게 늘어나서 발의 아치가 처지거나 들뜨며 발목이 휘고 발바닥의 밀착력이 떨어져 자세가 흔들립니다.

올라갔던 골반을 아래로 내려서 비슷한 높이로 맞추고, 척추가 바닥과 수직이 되도록 반듯하게 뻗습니다. 가슴을 활짝 열지만 배가 내밀어지지 않게 복부를 납작하게 수축하고, 뻗은 팔은 상체가 회전하는 정도에 맞추어 서서히 젖히세요.

WORST POSE 2
등이 펴지지 않는다

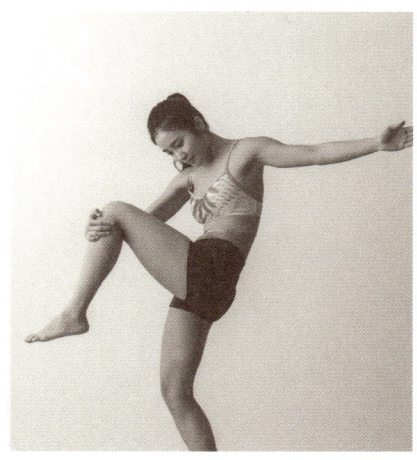 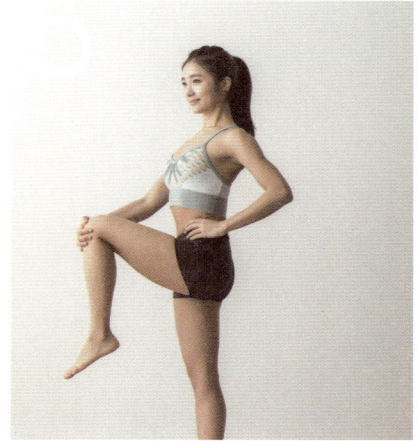

가슴과 몸통의 근육들이 수축되어 있어 상체가 나선형으로 늘어나지 못하고, 몸이 숙여집니다. 하체 뒷면의 유연성이 떨어져 골반과 허리를 잡아당겨 허리가 말리고 서 있는 다리가 굽혀지며 균형이 무너집니다.

몸이 회전하는 각도를 줄이고, 척추를 반듯하게 세우세요. 몸통을 비틀기보단 가슴을 먼저 펼치고 회전하는 방향의 어깨와 팔꿈치를 뒤로 젖혀보세요. 서 있는 다리를 곧게 펴고 키가 커지도록 몸 전체를 뻗습니다.

WORST POSE 3
골반이 비틀어진다

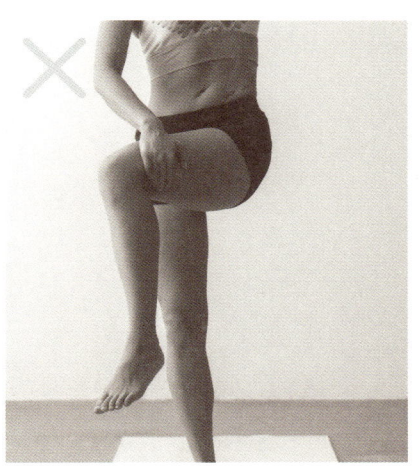 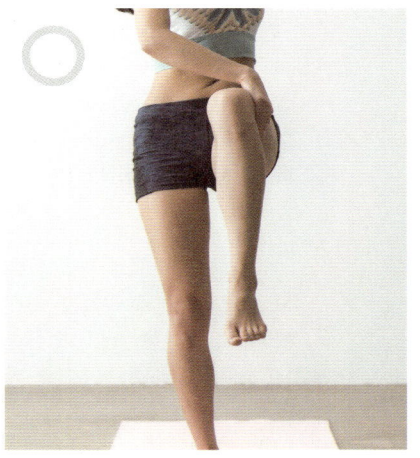

몸통을 회전시키려고 손으로 무릎을 밀어내거나 몸의 회전을 대신해 다리를 안쪽으로 오므리면 골반이 따라 비틀어집니다. 골반이 중심에서 안쪽으로 이동하면 다리가 바깥쪽으로 회전하고, 발목이 흔들립니다.

무릎과 골반이 정면을 향하게 두고, 하체는 자세를 풀 때까지 움직이지 않게 제자리를 유지해야 합니다. 크게 회전하지 못하더라도 하체가 고정된 상태로 척추를 비트세요.

반달 자세
Half Moon Pose

엉덩이에 볼륨을 더하는 골반 바깥쪽 근육이 발달되어 다리는 길고 허리는 잘록해 보이도록 몸의 윤곽을 다듬는 자세입니다. 균형 감각을 기르고 전신의 힘을 조화롭게 발달시켜 자세를 지속할 수 있는 지구력을 향상할 수 있죠.

준비 발을 가지런히 모아 발가락은 활짝 펼치고, 상체를 숙여 손끝으로 어깨 아래 바닥을 짚습니다. 척추를 곧게 펴고, 손 사이를 바라보며 아랫배와 괄약근을 살며시 조입니다. 발바닥 전체가 골고루 바닥에 닿도록 밀착하세요. 만약 체중이 손과 발가락으로 쏠린다면 엉덩이를 뒤로 밀어 체중을 발뒤꿈치로 약간 옮겨 실어도 좋습니다.

TIP. 손바닥을 대면 상체를 더 낮게 숙여야 하고, 몸이 꼬꾸라질 수 있습니다. 손끝이 닿지 않으면 무릎을 살며시 굽혀도 좋습니다.

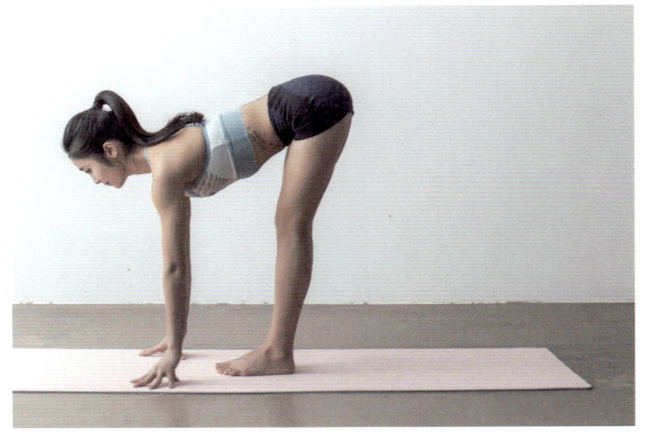

과정 왼발을 뒤로 뻗어서 엉덩이 높이까지 들어 올리고, 상·하체를 서로 멀리 밀어내며 팽팽하게 늘입니다. 오른발은 엄지발가락과 새끼발가락, 발뒤꿈치로 균등하게 바닥을 누르세요.

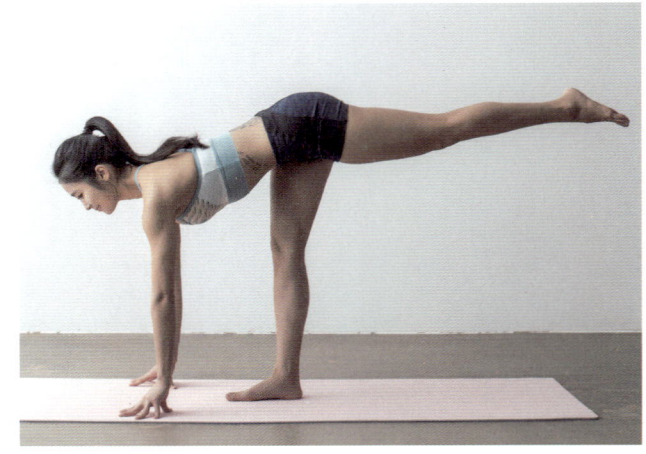

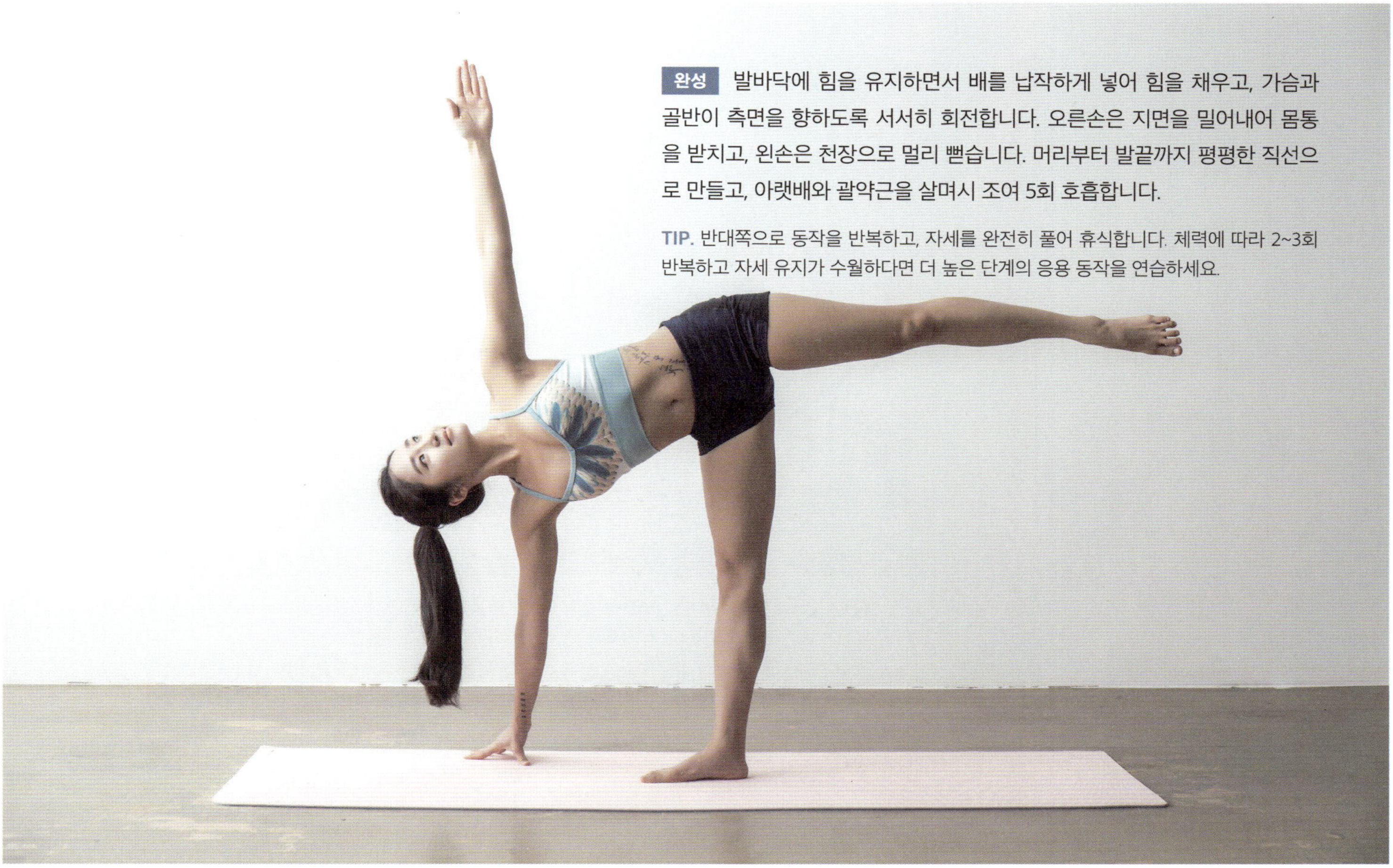

완성 발바닥에 힘을 유지하면서 배를 납작하게 넣어 힘을 채우고, 가슴과 골반이 측면을 향하도록 서서히 회전합니다. 오른손은 지면을 밀어내어 몸통을 받치고, 왼손은 천장으로 멀리 뻗습니다. 머리부터 발끝까지 평평한 직선으로 만들고, 아랫배와 괄약근을 살며시 조여 5회 호흡합니다.

TIP. 반대쪽으로 동작을 반복하고, 자세를 완전히 풀어 휴식합니다. 체력에 따라 2~3회 반복하고 자세 유지가 수월하다면 더 높은 단계의 응용 동작을 연습하세요.

응용 자세 들어 올린 왼 다리를 접어 왼손으로 발등을 잡고 뒤로 밀어내며, 가슴을 내밀어 폅니다.

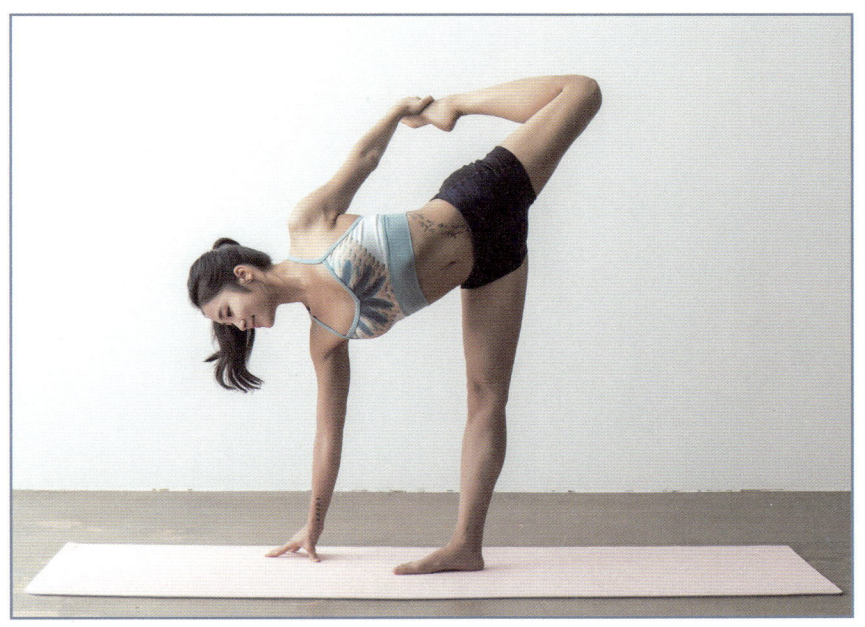

WORST POSE 1
몸이 잘 펴지지 않는다

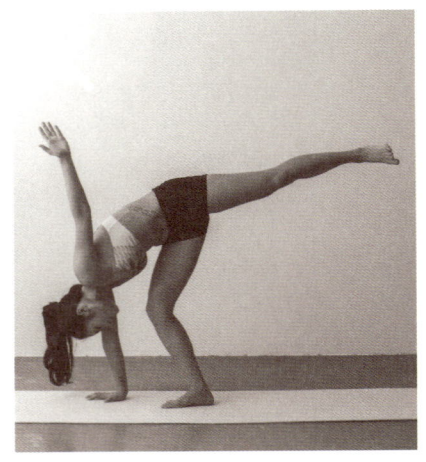 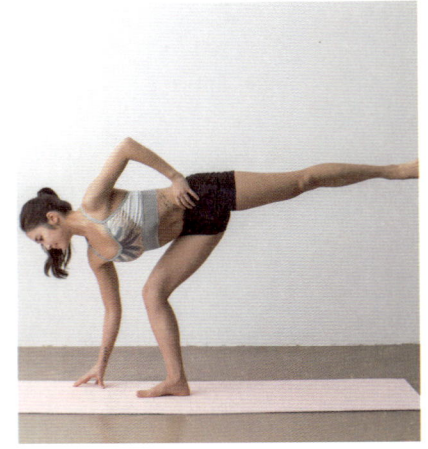

가슴과 몸통의 근육이 수축되어 있으면 몸이 움츠러들고 등이 느슨하게 벌어집니다. 하체 뒷면이 타이트해서 무릎을 펴기 어렵고 체중이 상체로 치우쳐 균형이 무너지며 자세가 흔들립니다.

무릎을 약간 접어 골반을 내리고 엉덩이를 뒤로 비죽 내밀어 체중을 발바닥 전체에 고루 싣습니다. 등을 곧게 펼치고, 정수리와 발바닥을 서로 반대 방향으로 멀리 밀어내세요.

WORST POSE 2
허리가 꺾인다

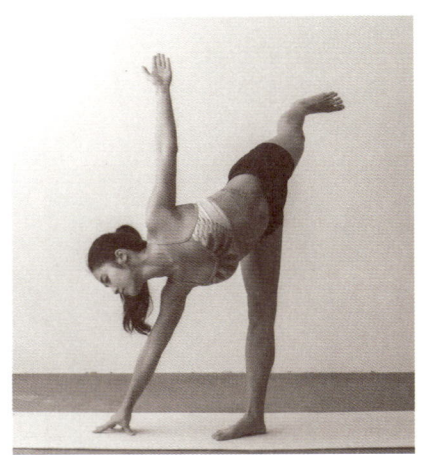 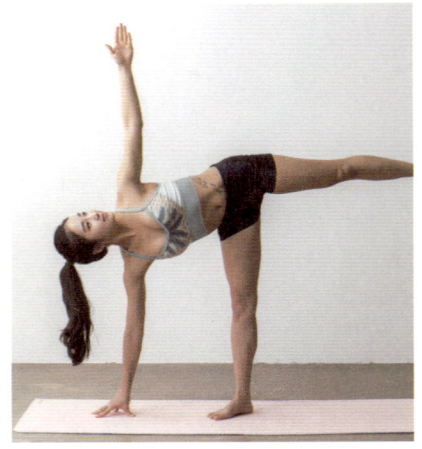

허리가 꺾이면 배가 나오며 복부의 힘이 풀어지고, 뒤로 뻗은 다리는 중앙에서 벗어나 몸이 휘청입니다. 허벅지 근육이 지나치게 스트레칭되며 무릎 통증을 발생시키기도 하죠. 서 있는 다리의 골반 바깥쪽에 힘이 치우치고, 다리 안쪽 근육은 팽팽하게 늘어나서 발의 아치가 처지거나 들뜨며 발목이 휘고 발바닥의 밀착력이 떨어집니다.

복부와 명치 부위를 몸속으로 오목하게 넣고 등을 평평하게 만드세요. 들어 올린 발과 무릎뼈가 정면을 향하도록 하며 복부와 골반이 지나치게 열리지 않도록 통제합니다.

다리 넓힌 전굴 자세
Wide Legged Forward Bend

다리 근육을 유연하게 하고, 복부를 자극하여 날씬하게 만들고 소화 기능을 개선합니다. 상·하체에 필요한 힘과 유연성이 조화롭게 만들어지도록 연습하여 균형 잡힌 신체를 가꾸어보세요.

준비 어깨너비의 두 배로 발을 벌리고 선 뒤 발끝은 정면으로 나란하게 딛습니다. 발이 서로를 잡아당기듯 약하게 조이며 미끄러지지 않게 고정하세요. 손은 골반을 짚으며 골반 양쪽의 높이를 맞추고, 가슴을 활짝 펴고 아랫배를 납작하게 넣어 복부에 힘을 채웁니다.

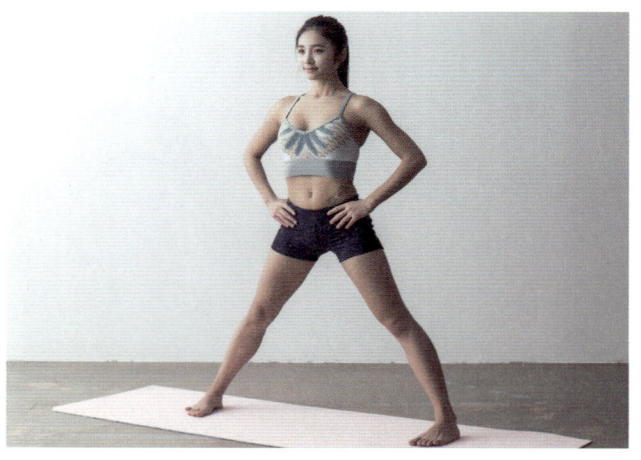

과정 엉덩이를 뒤로 내밀며 상체를 절반만 숙이고 손끝으로 어깨 아래 바닥을 짚습니다. 손에 몸무게가 쏠리지 않도록 발바닥의 모든 면으로 균등하게 바닥을 누르세요.

TIP. 허벅지 땅김이 너무 강하다면 이 단계에서 멈추고, 조금씩 연습량을 늘리세요.

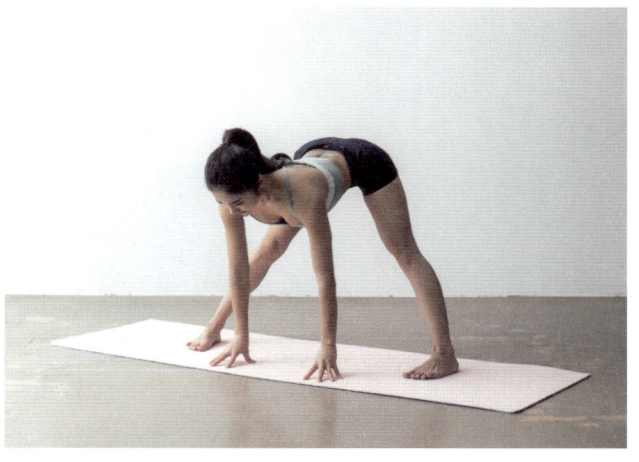

완성 등을 살며시 말고 아랫배를 납작하게 넣어 몸통을 숙이세요. 어깨를 골반 쪽으로 낮춰 목을 길게 빼내고 뒤쪽 벽을 바라보며 3~5회 호흡합니다. 허벅지 뒷면이 땅기는 자극을 느껴보고, 몸이 흔들리지 않게 연습하세요.

TIP. 체력에 따라 2~3회 반복합니다. 더 높은 단계를 연습할 수 있다면 아래 동작을 따라하세요.

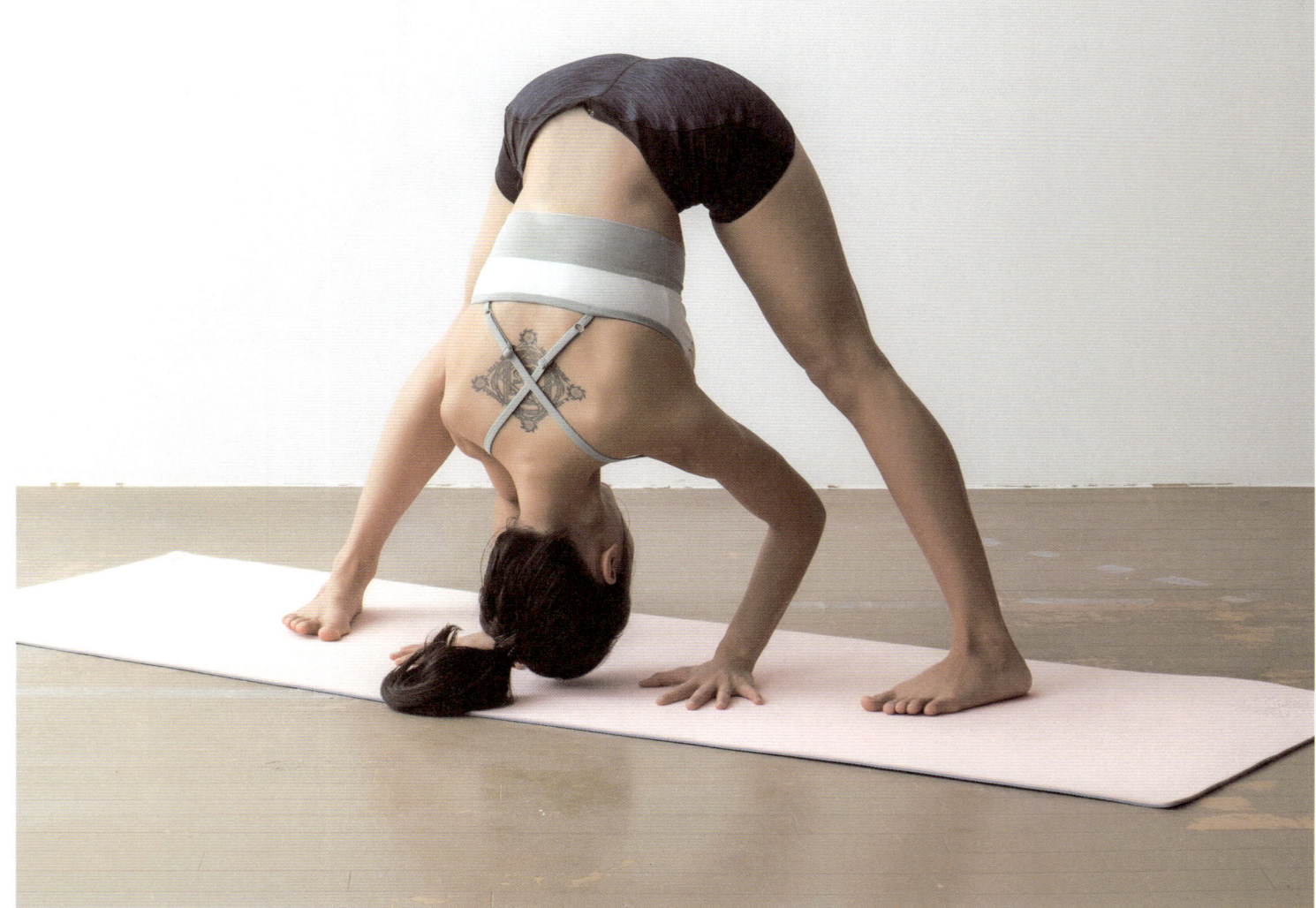

응용 자세 1 골반 뒤에서 깍지를 끼고, 가슴을 활짝 펼치며 아랫배를 납작하게 넣어 힘을 채우세요. 발바닥 모든 면에 균등하게 체중을 분산합니다.

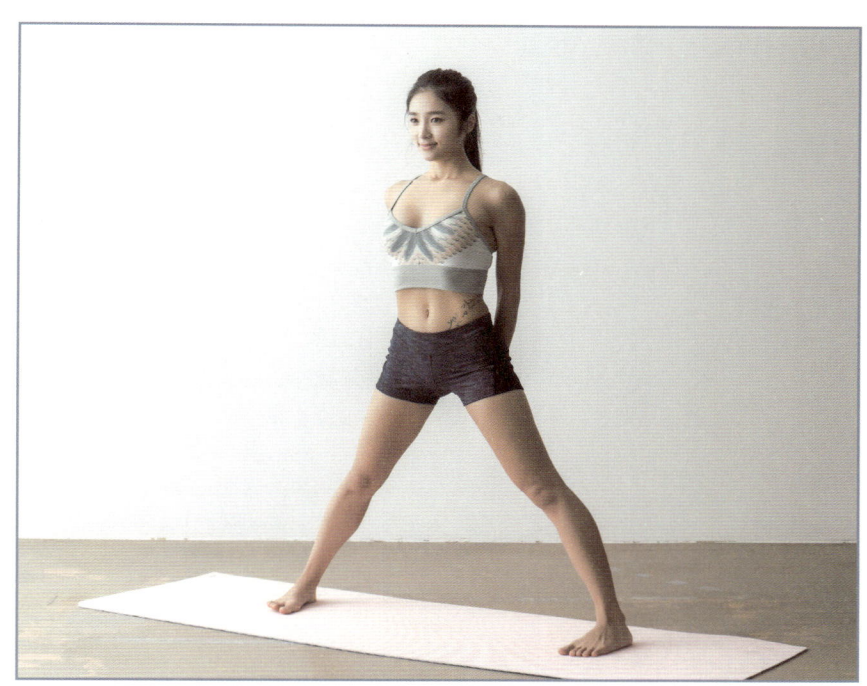

응용 자세 2 척추를 살며시 말아 상체를 숙이고 깍지 낀 손은 천장으로 뻗거나 등 뒤로 넘깁니다. 시선은 뒤쪽 벽을 향한 채 3~5회 호흡합니다.

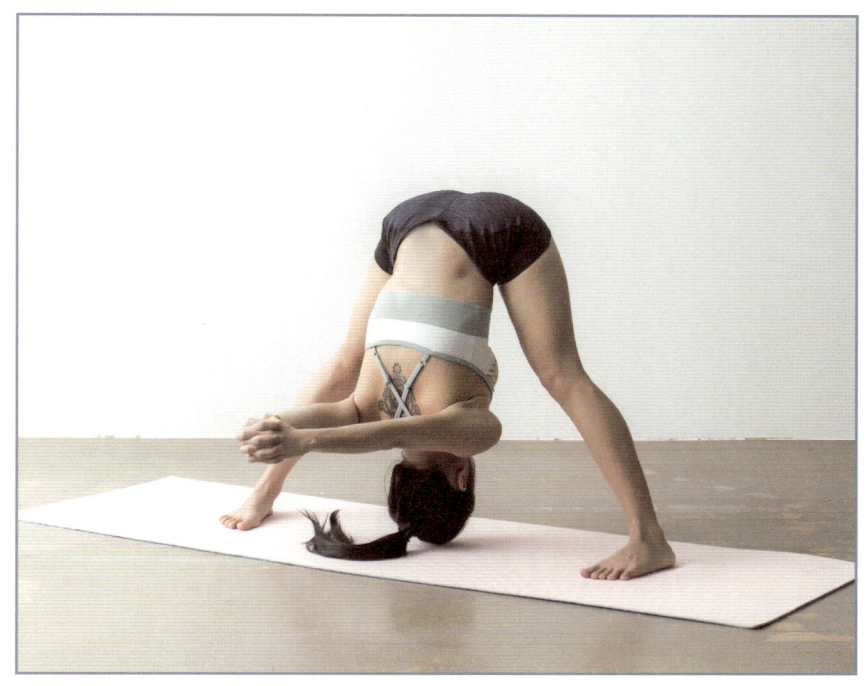

WORST POSE 1

허리가 굽고,
상체를 숙이기 어렵다

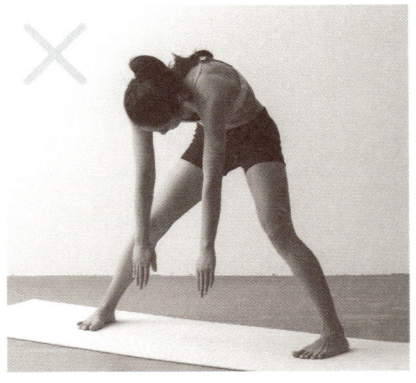 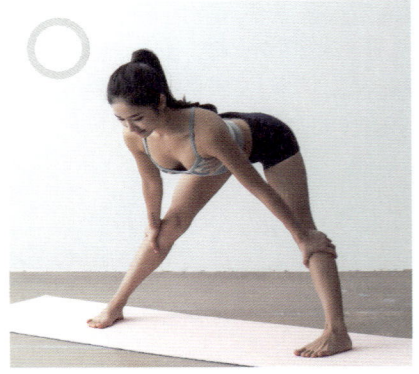

가슴과 몸통의 근육들이 수축되어 있으면 몸이 움츠러들고 하체 뒷면 근육이 타이트해서 골반과 허리를 잡아당겨 등과 허리가 굽어집니다. 상체 무게가 허리에 매달려 스트레스가 가중됩니다.

손으로 무릎이나 정강이를 짚어 상체를 일으킵니다. 척추를 곧게 펴서 느슨해진 등과 허리 근육을 조이고, 엉덩이를 추켜올려 허벅지 뒷면을 늘이세요. 자세의 완성도가 떨어지더라도 부족한 힘을 채워서 근력과 유연성의 조화를 맞춥니다.

WORST POSE 2

척추를 지나치게
뻗는다

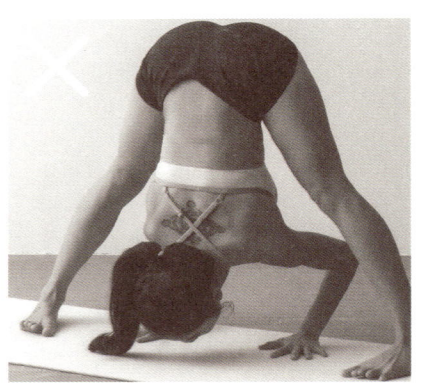 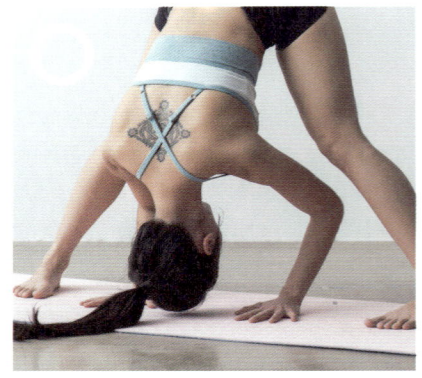

척추를 과도하게 뻗고 가슴을 내밀면 허벅지 뒷면 근육이 강하게 스트레칭되며 무릎이 아프고 뒤로 휘는 변형을 일으킵니다. 복부가 내밀어져 힘이 감소하고 자세가 흔들립니다.

복부를 몸속으로 오목하게 넣고 등을 살며시 말아 넣습니다. 고개를 살짝 떨어뜨려 목의 긴장을 푸세요. 상체가 둥근 곡선을 그리되 가슴은 움츠리지 않아야 하고, 날개뼈를 골반 쪽으로 끌어당겨 어깨를 편 상태를 유지해야 합니다.

WORST POSE 3
목과 어깨에
힘이 들어간다

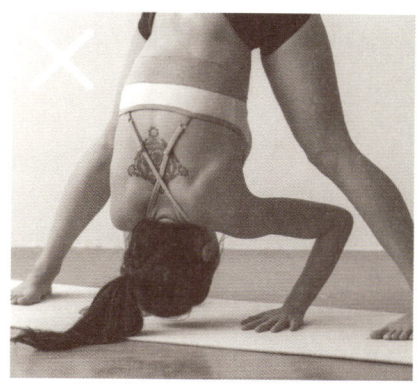

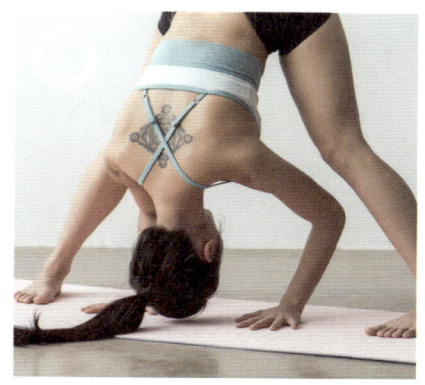

상체를 깊게 숙이려고 반동을 만들거나 어깨를 바닥으로 쏟아버리면 목과 어깨 주변이 경직되고, 몸이 꼬꾸라질 수 있습니다.

손으로 바닥을 짚고, 어깨를 골반 쪽으로 끌어당겨 아래로 쏟아지는 힘을 위로 분산하세요. 날개뼈 아래 등 근육을 탄탄하게 조이면 숙인 자세를 지속하기 수월하고, 자세를 풀 때도 안정감을 유지할 수 있습니다.

WORST POSE 4
깍지 낀 손을
뒤로 넘기기가 어렵다

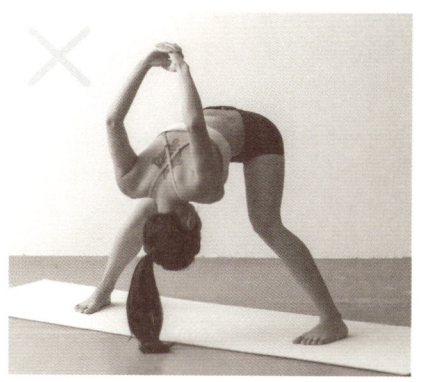

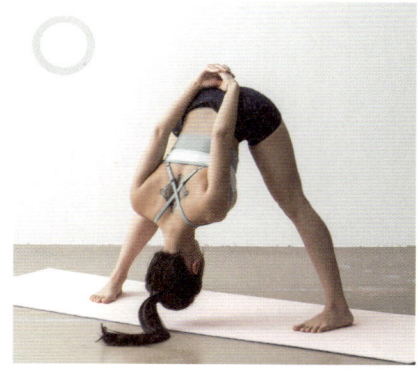

어깨와 등이 굽은 편이라면 팔을 뒤로 넘기기 어렵습니다. 무리해서 팔을 들거나 넘기면 날개뼈가 올라가고 근육이 단단하게 경직되어 굽은 체형이 더욱 가중됩니다.

팔을 약간 굽힌 채 손을 골반 위에 두고, 머리와 반대쪽인 천장을 향해 천천히 밀어냅니다. 가슴을 활짝 펴고 날개뼈를 골반 쪽으로 낮추면서 고개를 떨궈서 목의 긴장을 푸세요.

BONUS

Q. 무릎이 아픈데 계속 연습해도 괜찮을까요?

A. 무릎을 곧게 펴면 허벅지 앞면 근육이 수축됩니다. 지나치게 조이면 관절이 압박될 수 있고 스트레칭이 너무 강하면 무릎 뒤쪽이나 안쪽의 힘줄이 팽팽해져 통증이 생기기도 합니다. 이런 움직임은 체형 변형과 관절 손상으로 이어질 수 있기 때문에 바로잡아야 합니다. 무릎 주변 허벅지 근육의 긴장을 풀고, 무릎을 살짝 굽히거나 상체를 조금 높이면 무릎에 가해지는 자극을 조절할 수 있습니다.

한 발 의자 자세
Half Chair pose

골반 근육을 유연하게 풀어주는 동시에 강화하는 자세입니다. 고관절과 무릎, 발목 관절을 고르게 굽혀 하체 각 부위의 힘을 균등하게 사용할 수 있으며 균형 감각이 향상됩니다.

준비 손을 골반에 짚고 다리를 가지런히 모으고 섭니다. 발가락을 활짝 벌려 발바닥 가장자리 네 군데를 골고루 바닥에 밀착하고 동작이 끝날 때까지 발바닥에 힘을 균등하게 분산하세요. 가슴을 펴고 아랫배를 납작하게 넣어 힘을 채웁니다.

TIP. 발목과 발의 움직임이 저하되어 있다면 이 연습으로 발에 쥐가 날 수 있으니 조금씩 연습량을 늘리세요.

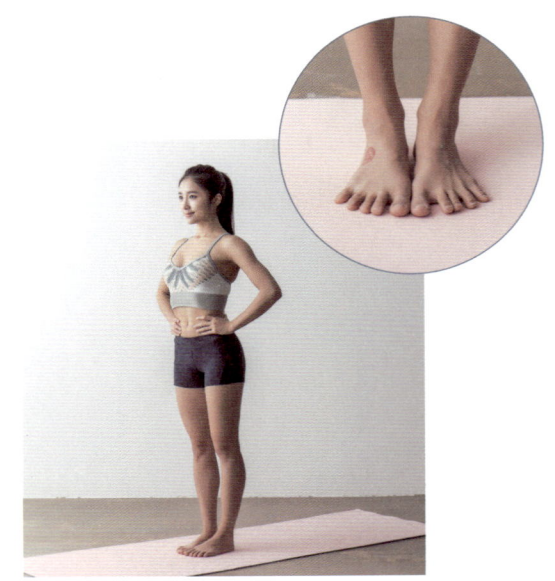

과정 무릎을 약간 구부린 뒤 오른발을 들어 발목을 왼쪽 무릎 위에 놓습니다. 복사뼈가 허벅지를 누르지 않게 주의하세요.

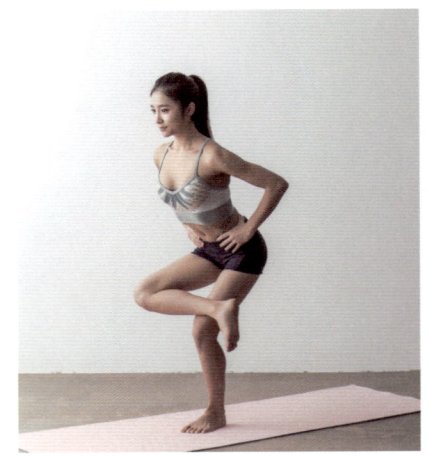

완성 엉덩이를 뒤로 내밀며 골반을 낮춰 무릎보다 약간 높이 위치하도록 앉습니다. 척추를 곧게 펴고 복부를 납작하게 넣어 배와 허벅지 사이에 넉넉한 공간을 만드세요. 오른쪽 엉덩이와 허벅지가 땅기며 서 있는 다리의 발과 엉덩이에 탄탄하게 힘이 채워집니다. 손은 합장하며 정면을 바라보고 5회 호흡합니다.

TIP. 반대쪽으로 동작을 반복하고, 자세를 완전히 풀어 휴식합니다. 체력에 따라 2~3회 반복하세요.

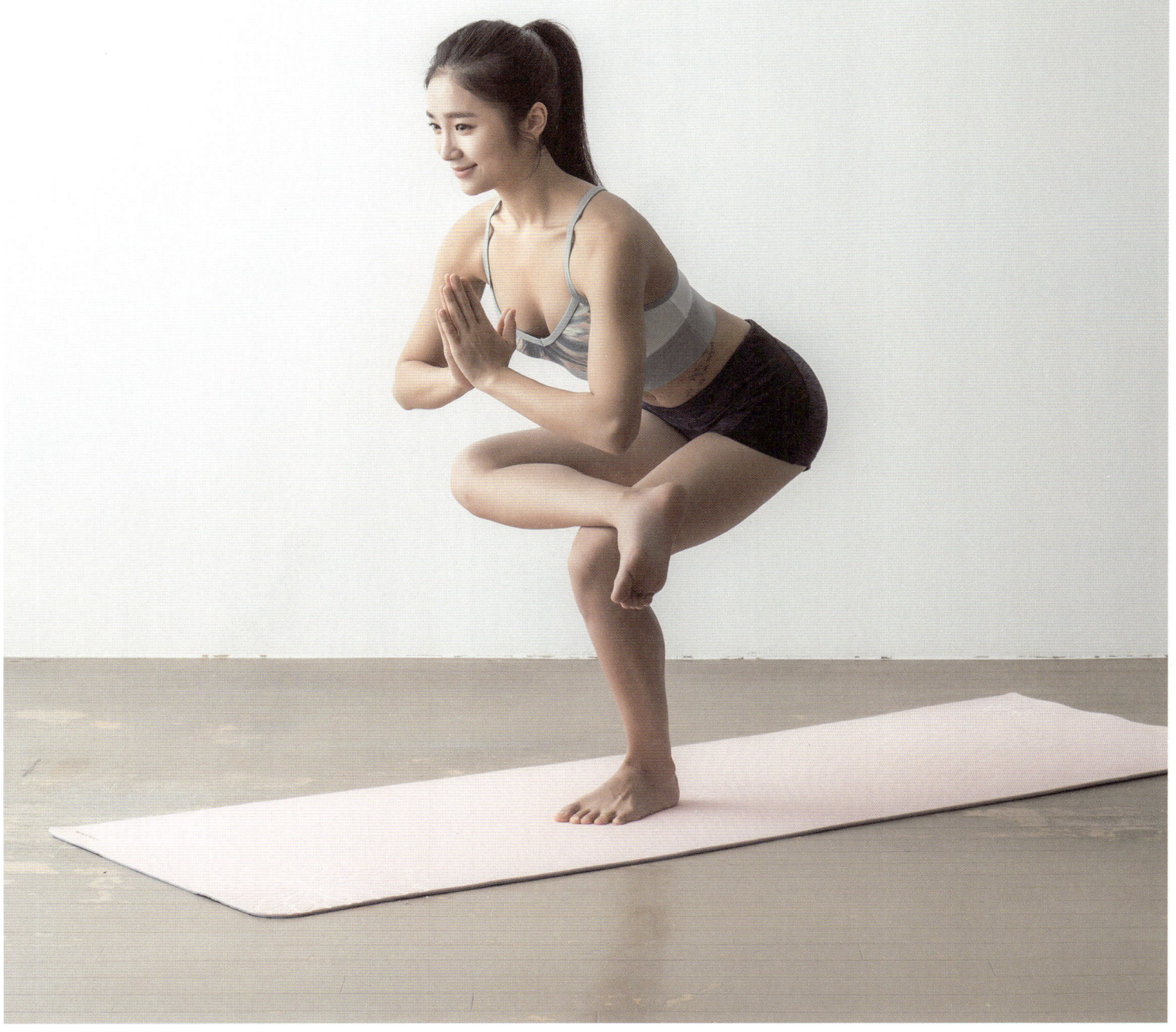

WORST POSE 1
몸이 움츠러들고
무릎이 지나치게 내밀어진다

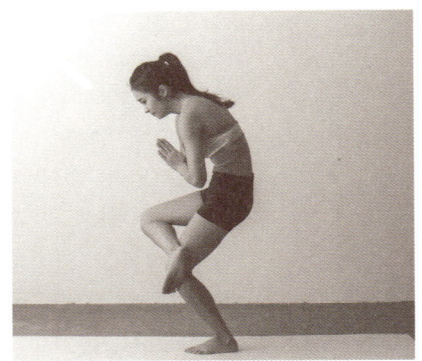 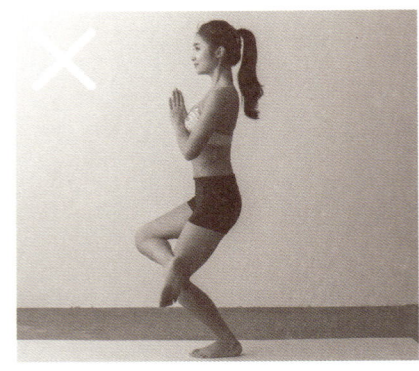

어깨와 가슴이 뻣뻣해서 움츠러듭니다. 하체 근육의 유연성이 떨어져서 허리와 골반을 끌어내리고 등이 굽어집니다.

허리에는 부담이 적지만 무릎 주변에 힘이 치중되어 무릎 관절의 부담이 커집니다. 특히 종아리와 허벅지 근육이 타이트하여 발목 관절이 유연하지 않다면 안정적인 자세를 유지하기 어렵습니다. 골반 스트레칭 효과도 떨어집니다.

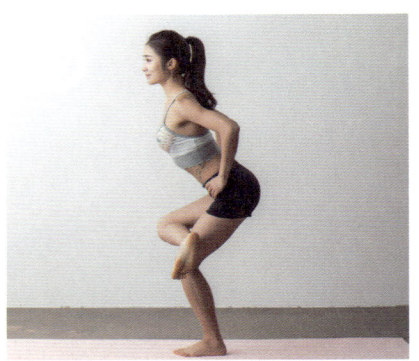

손은 골반을 짚고 팔꿈치와 어깨를 젖히며 가슴을 폅니다. 척추를 길게 뻗어 대각선으로 숙이고, 엉덩이를 뒤로 비죽 내밀어 무게를 분산하세요.

WORST POSE 2
허리가 지나치게 휜다

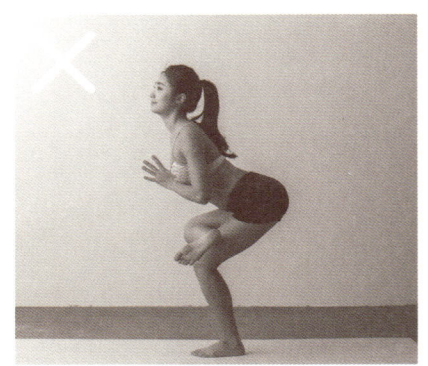 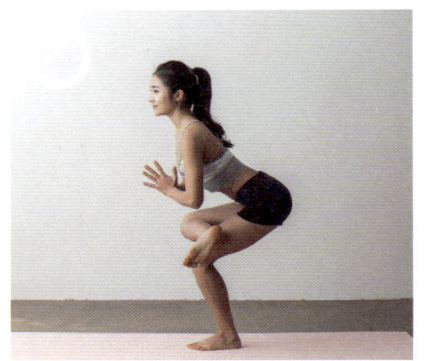

허리를 과도하게 젖히면 근육이 단단하게 조여져 단련될 수 있지만 복부에 힘이 풀려 오히려 허리에 스트레스가 됩니다. 또한 골반과 허벅지 사이 공간이 좁아져 고관절 주위가 조이는 경미한 통증이 발생할 수 있습니다.

복부를 움푹하게 넣어 배와 허벅지 사이에 넉넉한 공간을 만들고, 척추가 편평한 대각선이 되도록 해주세요. 상체를 복부와 허리의 힘으로 일으키고, 다리에 기대지 않아야 합니다.

발 잡고 한 발 서기 자세
Standing Hand to Foot Pose

전신을 고르게 단련하며 탄력 있게 가꿀 수 있는 자세입니다. 한 다리를 들어 올린 채로 동작을 지속할 때 하체 힘 외에도 복부와 등, 허리의 힘이 결합되어 더욱 안정적인 자세를 완성합니다. 신체 각 부분의 연결과 협력에 집중하며 연습하세요.

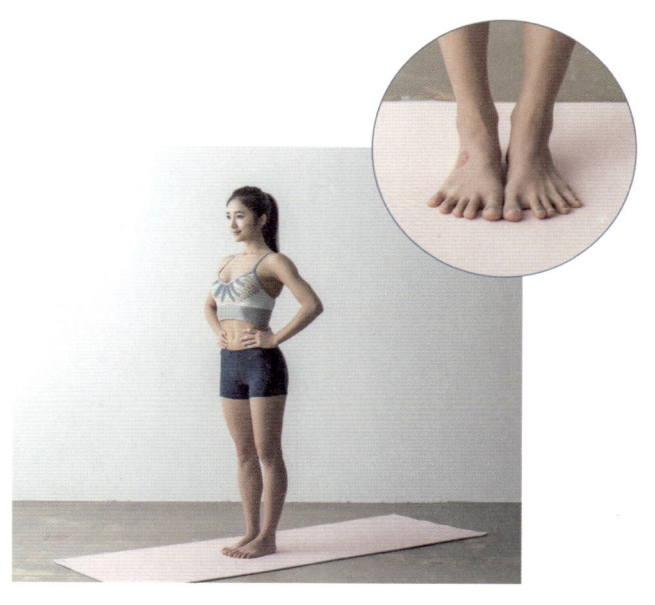

준비 손을 골반에 짚고 다리를 가지런히 모으고 섭니다. 발가락을 활짝 벌려 발바닥 가장자리 네 군데를 골고루 바닥에 밀착하고 동작이 끝날 때까지 발바닥에 힘을 균등하게 분산하세요. 가슴을 펴고 아랫배를 납작하게 넣어 힘을 채웁니다.

과정 1 왼 무릎을 접어서 들어 올리고, 왼손으로 발날이나 뒤꿈치를 감싸 잡습니다. 오른손은 골반을 짚고 어깨를 뒤로 젖히며 가슴을 펴세요. 양쪽 골반 높이를 비슷하게 맞추어 척추를 반듯하게 세우고 오른쪽 발뒤꿈치로 바닥을 힘껏 밀어 다리를 곧게 폅니다.

과정 2 왼 다리를 펴서 앞쪽으로 뻗고 발바닥이 정면을 향하도록 평평하게 만듭니다. 날개뼈를 가운데로 오므려서 등의 근육을 조여 척추를 평평하게 들어 올리고, 배와 괄약근을 살며시 조이며 정면을 바라보세요.

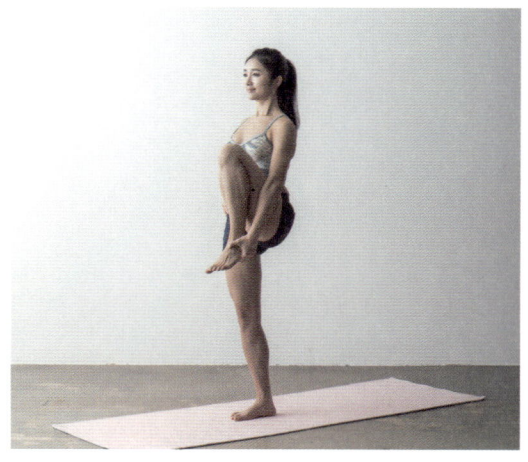

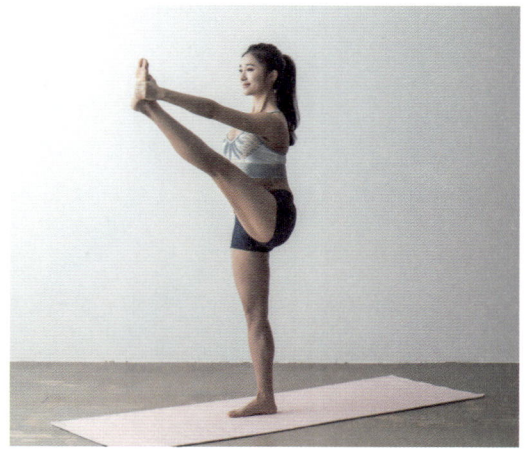

완성 왼 다리를 바깥으로 벌리고, 오른팔은 어깨 높이로 들어 균형을 맞춥니다. 바닥을 짚은 발뒤꿈치에서 정수리까지 서로 반대편으로 밀어내듯이 뻗으며 키가 커지도록 늘이고 복부와 괄약근을 조입니다. 어깨를 낮추어 긴장을 풀고 5회 호흡합니다.

TIP. 반대쪽으로 동작을 반복하고, 자세를 완전히 풀어 휴식합니다. 체력에 따라 2~3회 반복하세요.

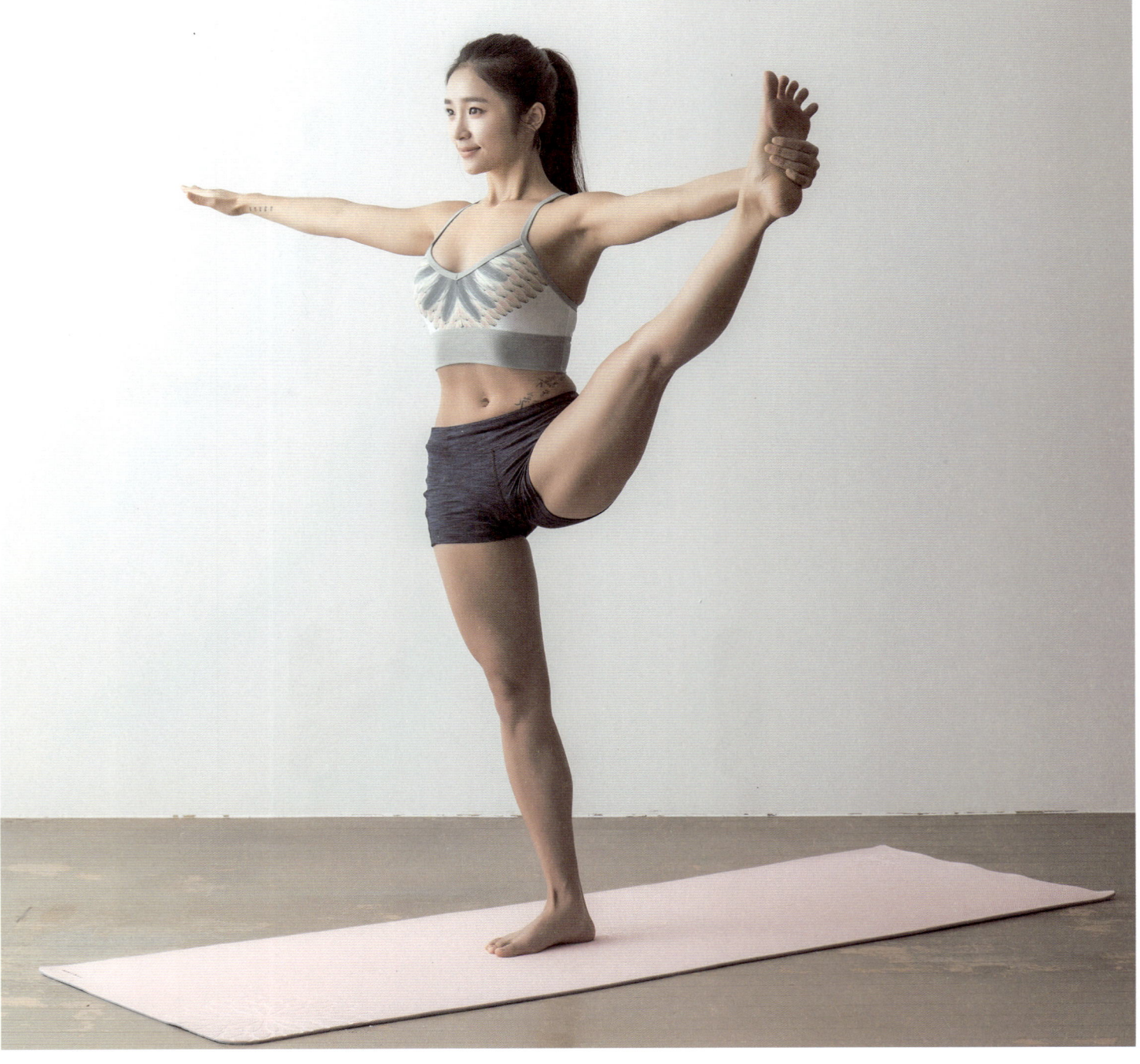

WORST POSE 1

등을 펼치기가 어렵다

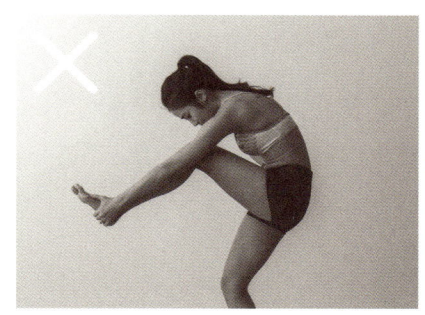

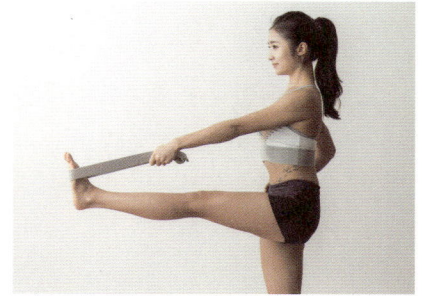

허벅지 뒤 혹은 안쪽 근육이 타이트해서 무릎이 굽혀지고 다리를 충분히 벌리지 못하는 경우입니다. 상체가 굽어지고 체중이 앞쪽으로 쏟아지며 자세가 흔들립니다.

발에 밴드나 타월을 걸어 잡으세요. 바닥을 디딘 다리는 곧게 펴고, 들어 올린 다리는 가능한 만큼만 펼칩니다. 조금 굽혀도 괜찮아요. 날개뼈를 오므려서 등 근육을 조이고, 하체가 당겨 올라오게 합니다. 척추는 세우고 어깨를 낮추어 긴장을 풉니다.

WORST POSE 2

골반이 다리를 따라 위로 올라 간다

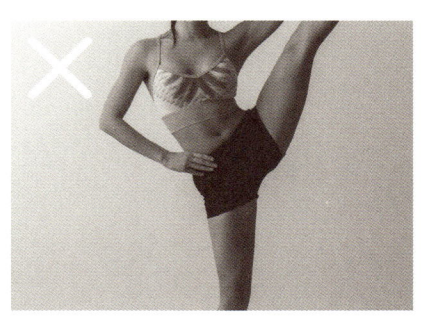

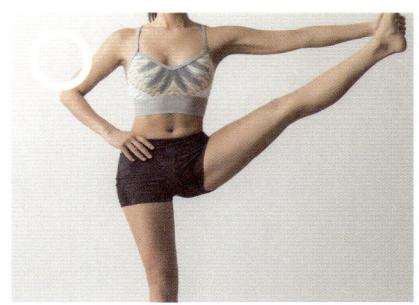

양쪽 골반이 지나치게 삐뚤어지면 척추가 휘어 중심을 잃게 됩니다. 서 있는 다리의 골반 외측에 힘이 치중되고, 다리 내측 근육은 팽팽하게 늘어나서 발의 아치가 처지거나 들뜨며 발목이 휘고 발바닥의 밀착력이 떨어집니다.

서 있는 다리로 짝다리를 짚듯이 골반을 살며시 옆으로 뺍니다. 올라간 골반을 낮춰 양쪽을 비등하게 맞추고, 척추가 바닥과 수직이 되게 하세요.

WORST POSE 3

다리를 과도하게 벌린다

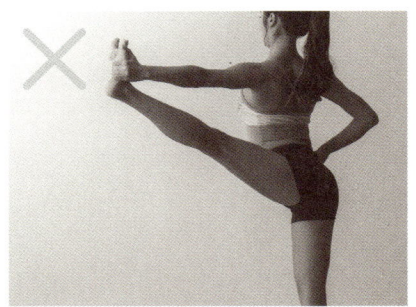

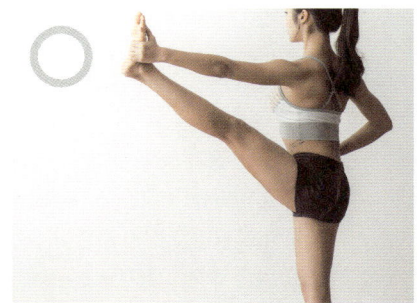

배가 내밀어져 복부에 힘이 풀리고, 바닥을 디딘 발끝에 체중이 치우쳐 발가락에 긴장이 지속됩니다. 발과 종아리에 피로가 축적되어 뻐근한 통증이 생길 수 있고, 자세 유지가 불편합니다.

복부를 몸속으로 오목하게 넣고 등과 허리를 평평하게 만드세요. 발가락과 뒤꿈치에 골고루 체중을 싣고, 들어 올린 다리를 너무 많이 벌리지 않아야 합니다.

어깨 서기 자세
Shoulder Stand Pose

혈류의 흐름을 좋게 하고, 장 활동을 개선합니다. 생리 양이 많거나, 고혈압이나 심장 질환, 두부 질환을 앓고 있다면 이 자세를 피해야 합니다. 사소한 실수로 목에 통증이나 부상이 생길 수 있으니 정확한 수련 방법을 숙지한 뒤 연습하세요.

준비 1 누워서 무릎을 접어 세우고, 복부를 납작하게 넣어 허리를 바닥에 밀착합니다. 천장을 바라보고 목뼈와 바닥 사이에 손바닥이 지나갈 정도의 공간을 만듭니다. 뒤통수로 바닥을 살며시 눌러 머리가 구르지 않도록 고정하세요.

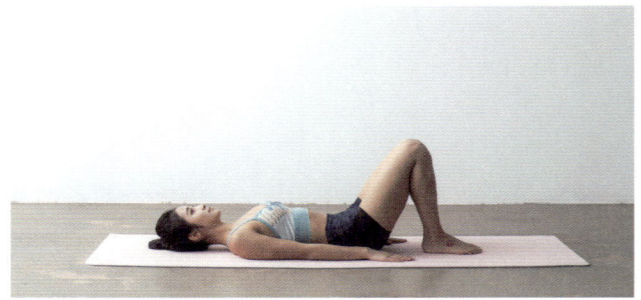

준비 2 다리는 천장을 향해 뻗고 손은 골반 옆쪽 바닥을 짚습니다. 날개뼈를 바닥에 붙이고, 목 주변의 긴장을 푸세요.

TIP. 자세를 풀 때까지 흐트러지지 않도록 주의하세요.

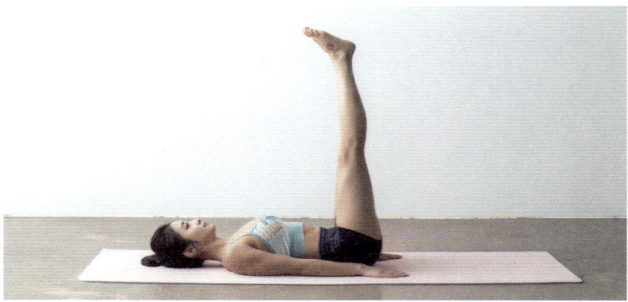

과정 쟁기 자세
팔로 바닥을 누르면서 복부를 납작하게 수축하고 골반을 천천히 말아 올립니다. 무릎을 얼굴 가까이 가져오고, 손은 골반이나 허리를 짚어 몸을 지지하세요. 체중이 머리 쪽으로 치우치지 않게 주의하며 날개뼈와 팔꿈치에 골고루 체중을 싣습니다.

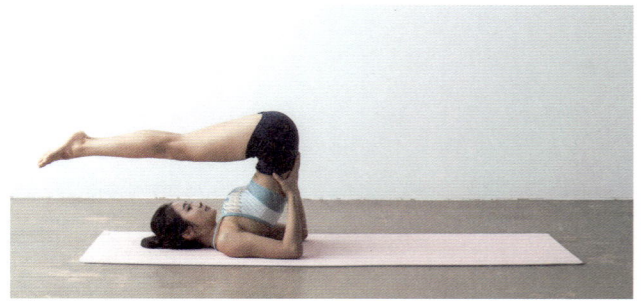

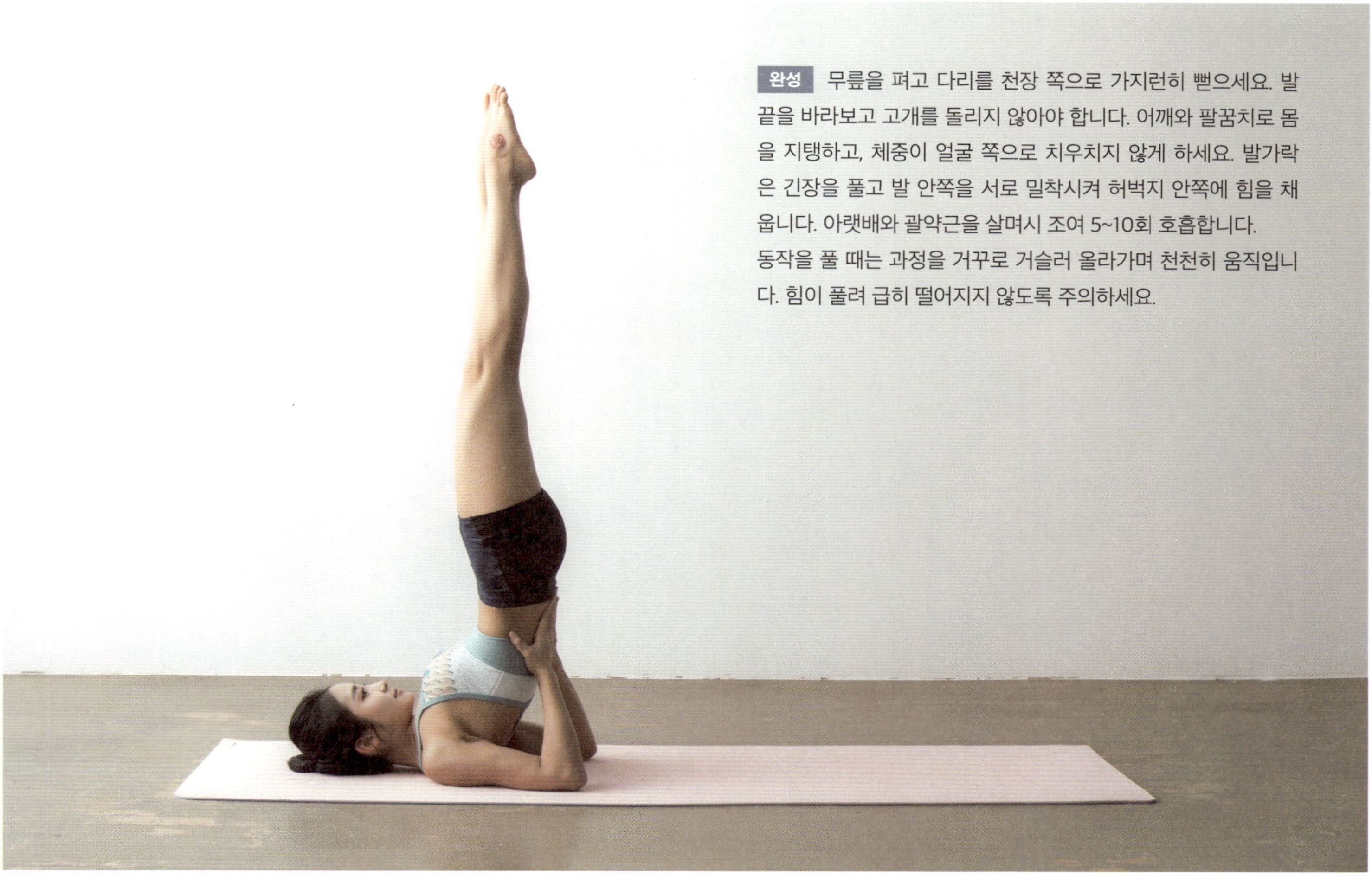

완성 무릎을 펴고 다리를 천장 쪽으로 가지런히 뻗으세요. 발끝을 바라보고 고개를 돌리지 않아야 합니다. 어깨와 팔꿈치로 몸을 지탱하고, 체중이 얼굴 쪽으로 치우치지 않게 하세요. 발가락은 긴장을 풀고 발 안쪽을 서로 밀착시켜 허벅지 안쪽에 힘을 채웁니다. 아랫배와 괄약근을 살며시 조여 5~10회 호흡합니다.

동작을 풀 때는 과정을 거꾸로 거슬러 올라가며 천천히 움직입니다. 힘이 풀려 급히 떨어지지 않도록 주의하세요.

WORST POSE 1

목과 머리에
체중이 치우친다

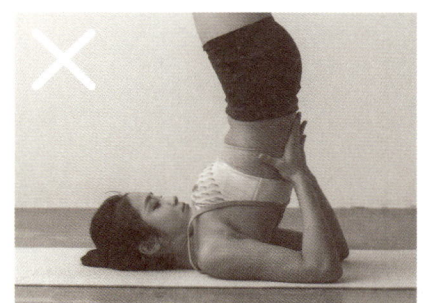 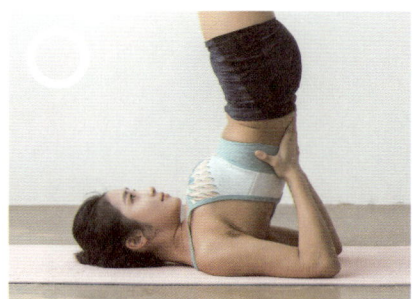

다리를 들어 올릴 때 반동이 강하면 순간적으로 체중이 목과 머리에 집중될 수 있습니다. 또는 완성 자세에서 몸통과 다리를 일직선으로 맞추려고 할 때 무게 중심이 어깨로 이동하다가 목으로 쏟아지기도 합니다. 가슴과 턱이 바짝 붙어 기도를 압박하면 호흡이 불편해집니다. 고개가 지나치게 숙여지면 근육이 필요 이상으로 늘어나 통증이나 부상, 목의 변형이 일어날 수도 있습니다. 목과 머리에 체중이 치우쳐 목뼈가 눌리며 압통이 발생할 수 있고, 머리가 고정되지 않고 구르며 자세가 휘청거립니다.

골반을 뒤로 조금 빼내어 몸무게를 어깨와 팔로 분산하고, 턱과 가슴 사이, 목뼈와 바닥 사이에 공간을 만듭니다. 팔뚝으로 바닥을 밀어서 몸을 높이고, 등 근육을 살며시 조이며 힘을 균등하게 지속하세요.

물고기 자세
Fish Pose

가슴을 활짝 펴서 스트레칭하고 호흡을 촉진합니다. 목뼈 사이를 잇는 세밀한 근육을 강화하여 거북목, 일자목을 개선하고 목과 어깨의 만성통증 완화에도 효과적입니다. 혈압, 두통, 목, 허리에 부상이 있다면 이 자세를 피하고 매우 경미한 정도라도 주의를 기울여 연습하세요.

준비 바르게 누워서 발을 가지런히 오므리고, 팔꿈치를 접어 옆구리 가까이 붙여 바닥에 고정합니다. 아랫배를 납작하게 넣고 괄약근을 조입니다.

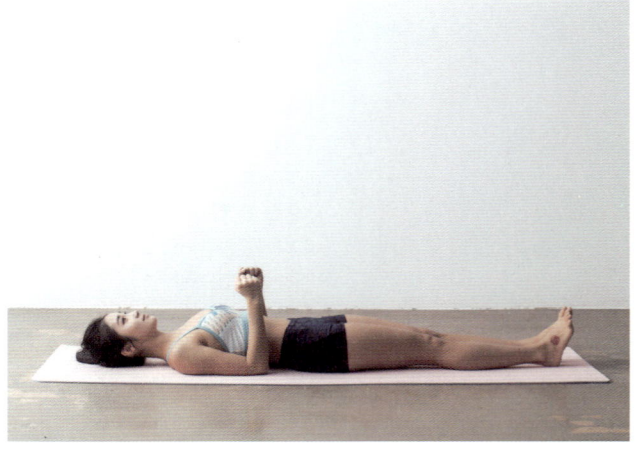

완성 팔꿈치로 바닥을 힘껏 눌러서 가슴을 높게 들고 고개를 젖혀서 머리 윗부분을 바닥에 댑니다. 상체가 불룩한 곡선을 만들도록 가슴을 펴고 등을 조여 5~10회 호흡합니다. 숨을 마실 때 가슴을 더 높이고 내쉴 때 배를 납작하게 넣어 허리가 지나치게 꺾이지 않도록 주의합니다.

TIP. 체력에 따라 2~3회 반복하세요.

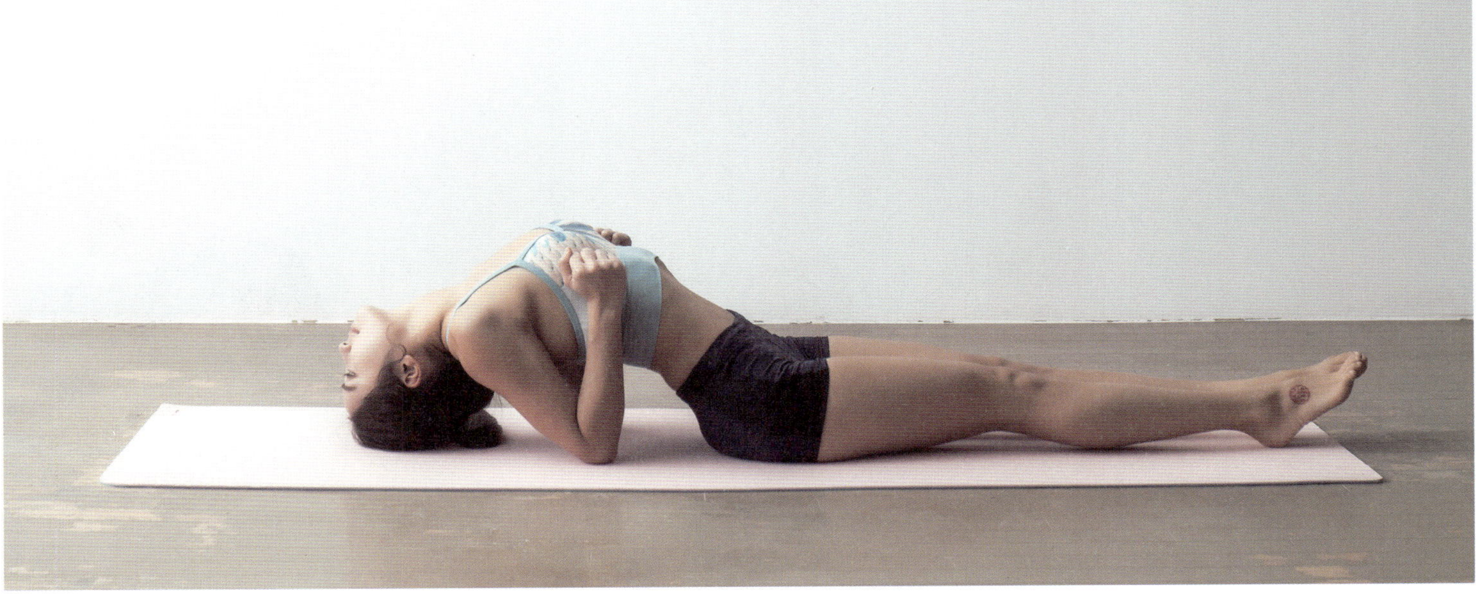

WORST POSE 1

고개를 지나치게 젖힌다

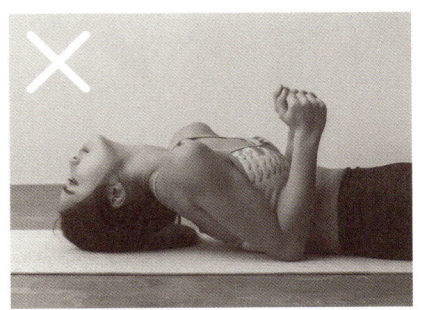

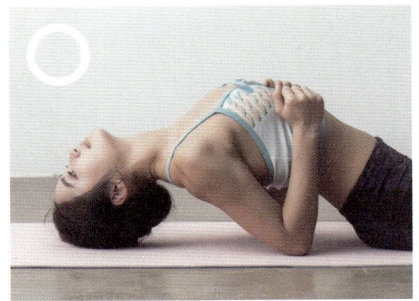

고개를 너무 많이 젖히면 목의 피부와 근육이 팽팽하게 늘어나면서 기도를 압박해 숨 쉬기가 답답해집니다. 가슴이 충분히 펼쳐지지 못하고 등, 허리, 목에 근력이 분산되지 않아 어깨가 긴장됩니다.

과도하게 젖힌 고개를 낮춰 뒤통수의 윗부분을 바닥에 놓습니다. 머리와 팔꿈치로 바닥을 살며시 밀어내고 그 반동으로 가슴을 높이 들어 올리세요. 가슴을 높일 수 있는 정도에 맞추어 목의 움직임을 조절합니다.

WEEKEND PROGRAM ⑥

소요시간 **20분**

아슬아슬한 외줄타기를 하듯 집중력과 마음의 안정에 중점을 둡니다. 워밍업부터 클라이막스에 이르는 동작까지 나열된 사진을 보면서 머릿속으로 상상하세요. 외발로 서는 자세가 이어지기에 다리가 매우 피로할 수 있습니다. 다음에 나올 동작에 어떻게 대처할지 예측하고, 불필요한 힘이 소모되지 않도록 현명하고 지혜롭게 연습하세요.

1

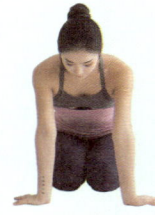
손목 스트레칭

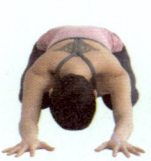
아기 자세 p.50
5회 호흡

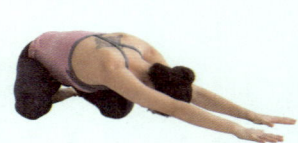
아기 자세 응용 동작
5회 호흡

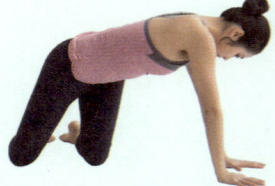
바닥을 짚고 상체를 일으켜서

2

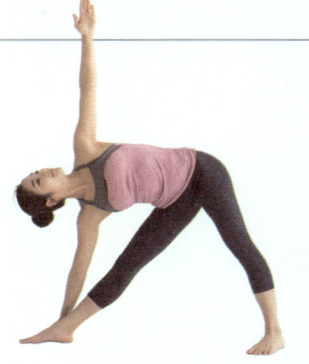
삼각 자세 p.78
5회 호흡

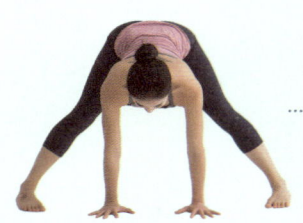
다리 넓힌 전굴 자세 p.207
5회 호흡

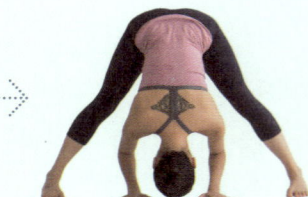

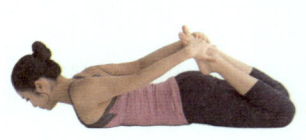
엎드려서 양 발목을 손으로 잡고

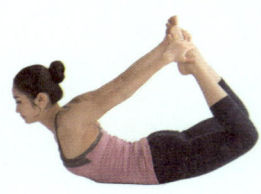
활 자세 p.198
5회 호흡

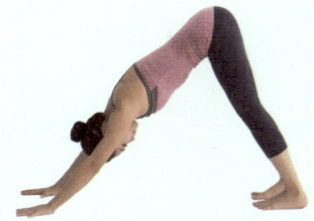
견상 자세 p.52
5회 호흡 후 삼각 자세로 돌아가 반대쪽으로 동작 반복

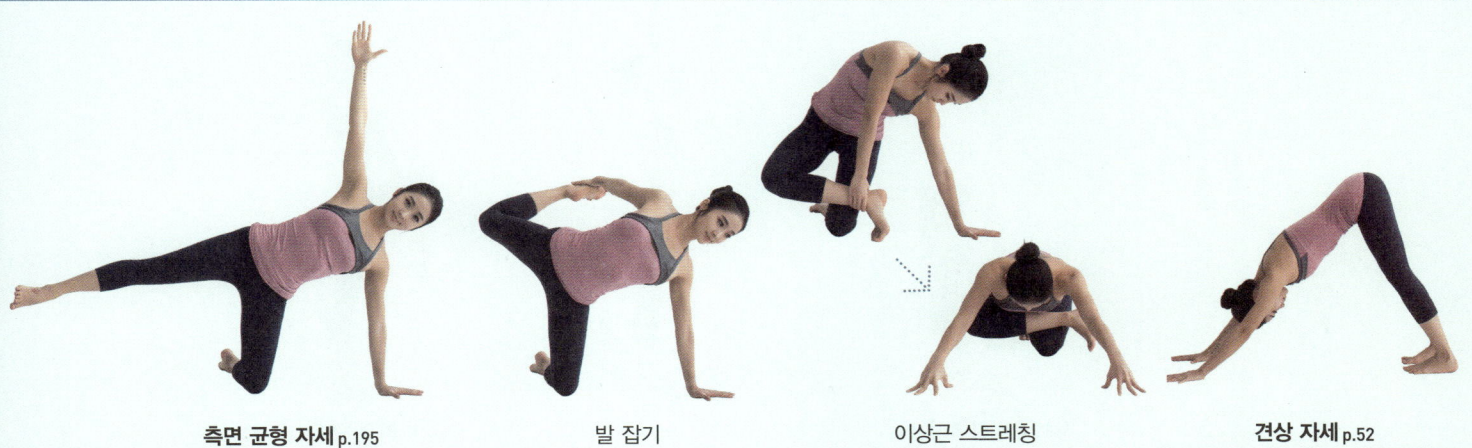

측면 균형 자세 p.195
5회 호흡

발 잡기
3회 호흡

이상근 스트레칭
5회 호흡

견상 자세 p.52
3회 호흡 후 아기 자세로 돌아가
반대쪽으로 동작 반복

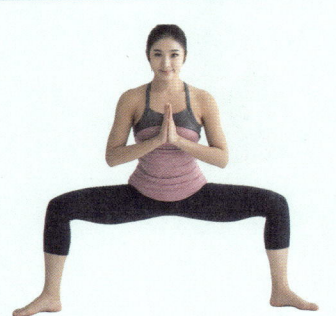

여신 자세 p.260
5회 호흡

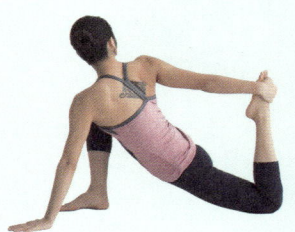

회전 돌진 자세 응용 동작 p.228
5회 호흡

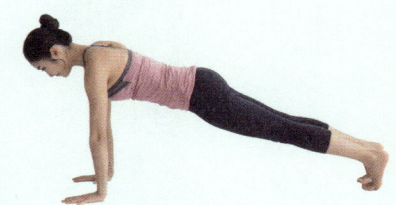

판자 자세 p.162
10회 호흡

3

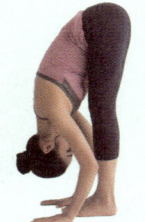
서서 숙이기 자세 p.68
1회 호흡

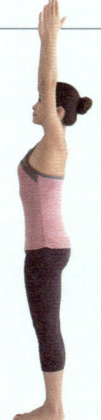
산 자세
1회 호흡

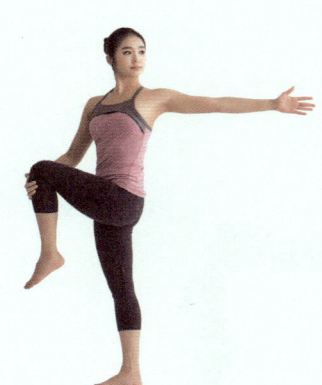
한 발 회전 자세 p.200
3회 호흡

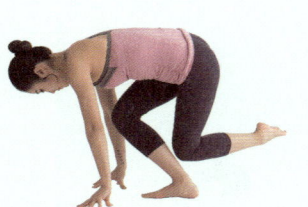
다리 꼰은 뒤

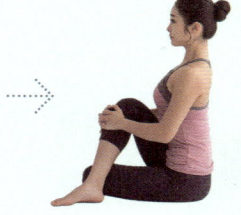
바닥에 앉고

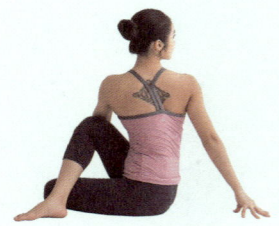
반 물고기 자세 p.55
5회 호흡 후 한 발 회전 자세로
돌아가 반대쪽으로 동작 반복

4

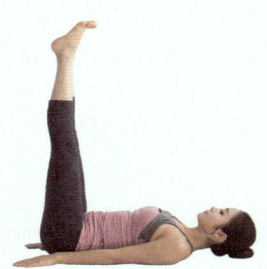
바닥에 누워 두 다리를 들고

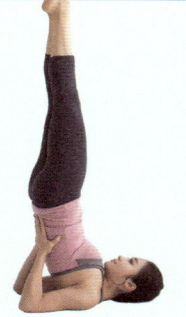
어깨 서기 자세 p.218
5회 호흡

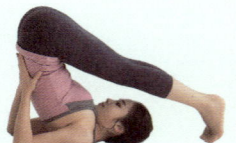
쟁기 자세 p.218
5회 호흡

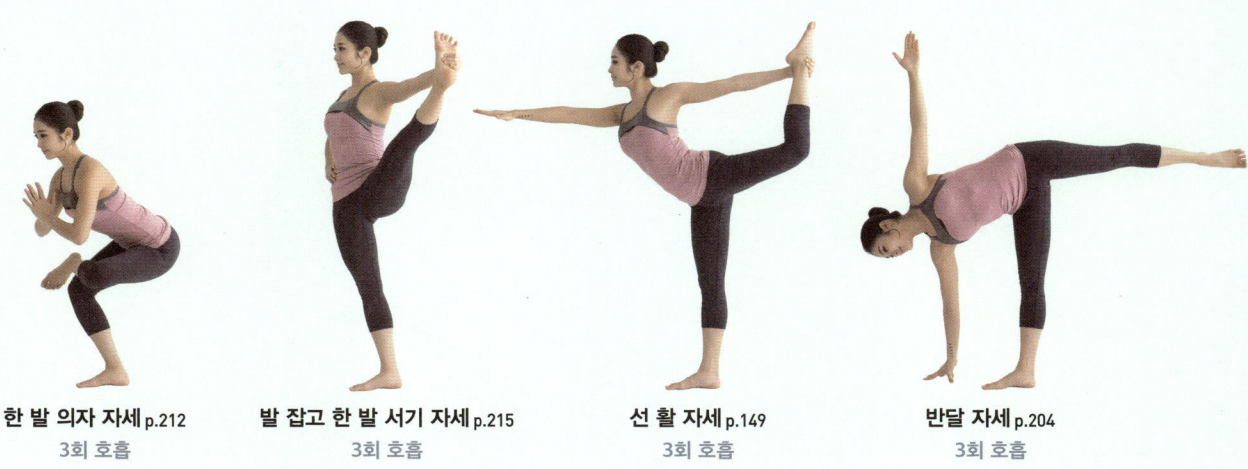

한 발 의자 자세 p.212
3회 호흡

발 잡고 한 발 서기 자세 p.215
3회 호흡

선 활 자세 p.149
3회 호흡

반달 자세 p.204
3회 호흡

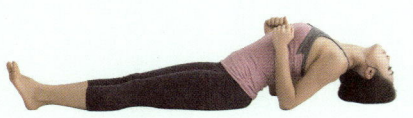

물고기 자세 p.220
5회 호흡

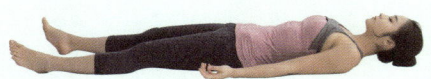

사바사나 p.33
5~10분

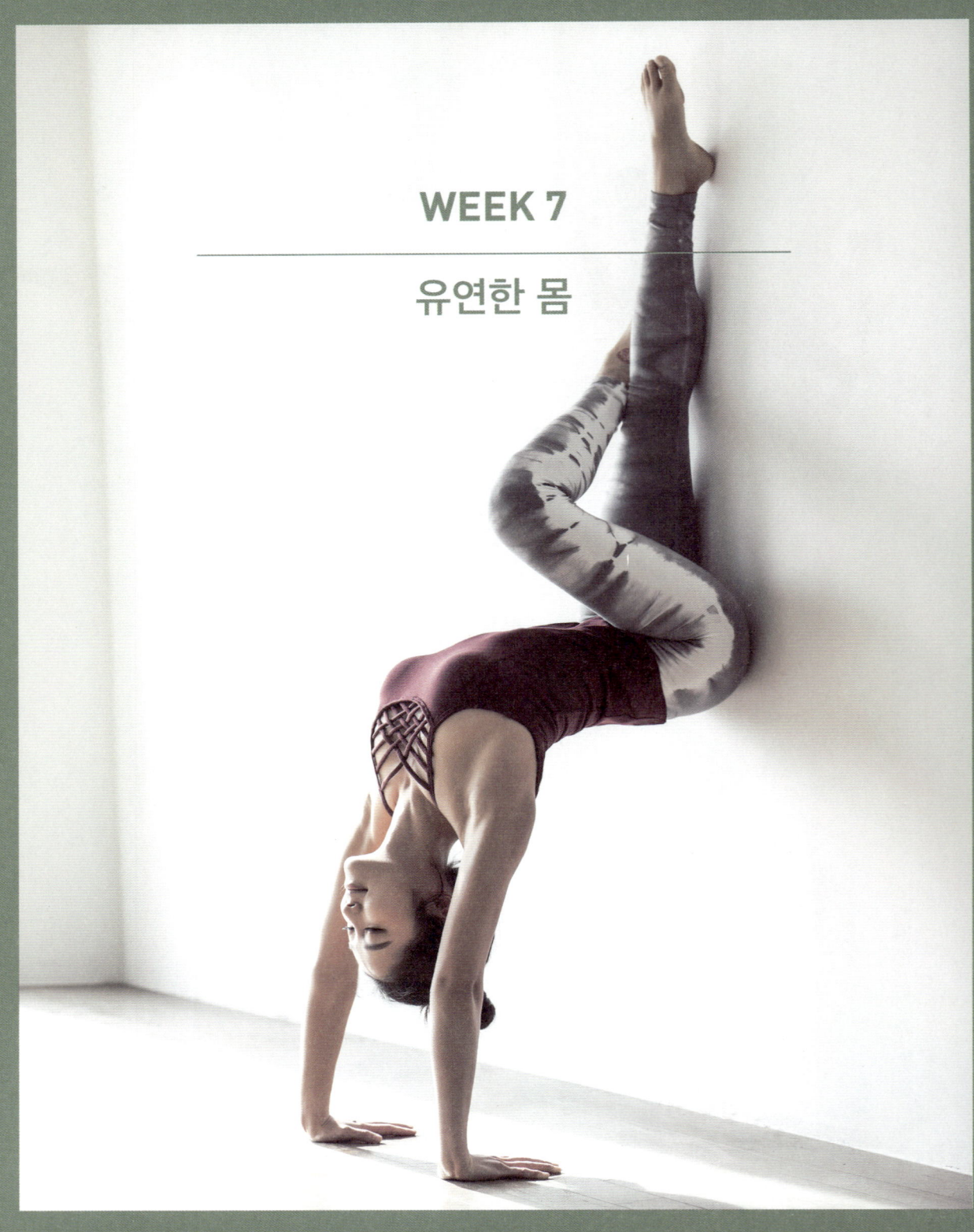

WEEK 7
유연한 몸

몸의 가동성을 극대화해 유연하게 만드는 자세를 소개합니다.
위크 4~6에서 배운 요가 자세의 동작을 보완하거나
스트레스가 발생한 신체 부위를 회복하는 데에도 효과적입니다.
아울러 고급 수련 자세에 대비한 징검다리 과정이기도 합니다.
근육이 늘어나고 줄어드는 신축성은
포괄적인 활동에서 큰 도움이 됩니다.
점프를 할 때 사용되는 반동, 안전한 착지를 위한 충격 완화에는 모두
유연성이 필요합니다.
민첩성을 요하는 운동이나 정확성이 필요한 동작을 섬세하게
조절하는 것도 유연성의 역할입니다.
예기치 못하게 넘어지거나 동작을 수행하지 못했을 때도
유연성이 좋으면 부상이 줄어듭니다.
즉, 유연성은 평범한 일상에서 우리 몸을 보호하는 장치입니다.
요가는 비교적 느린 운동이기 때문에 부상의 위험이 적은 편이지만
개인적인 실수로 다치는 일이 생길 수 있습니다.
유연성이 충분히 갖추어지기 전까지는 절대 속력을 내어서는 안 되며
몸을 길게 늘일수록 더 천천히 시도하고,
유연성이 확보되었더라도 아주 조심스럽게 접근해야 합니다.
몸이 팽팽하게 늘여지면 근육이 충분한 힘을 쓰지 못해
자세가 흔들릴 수 있기 때문에
위크 7 수업의 자세들은 무게 중심을 낮춘 동작이 많습니다.
앉거나 바닥에 기대고, 손으로 땅을 짚어서 힘을 보태어
안정감을 높였습니다.
바닥으로 가라앉히듯이 혹은 공중에 흩날리듯이
몸과 생각의 긴장을 풀고, 수련을 시작하세요.

회전 돌진 자세
Low lunge Twist

돌진 자세는 허리의 경직을 풀고 신체의 전면부를 고르게 펴는 데 효과적입니다. 여기에 자칫 놓칠 수 있는 복부의 힘과 골반의 균형을 바로잡을 수 있도록 회전 동작을 추가한 것이 회전 돌진 자세입니다. 자세를 지속할 수 있는 힘과 유연성을 기를 수 있도록 꾸준히 연습하세요.

LESSON 19

준비 왼발은 앞에 두고, 오른발은 세 걸음 뒤로 보냅니다. 왼 무릎이 바닥과 수직을 이루도록 맞추고, 오른쪽 무릎과 발등을 바닥에 지그시 누르며 밀착합니다. 아랫배를 납작하게 넣어 척추를 길게 뻗고 상체를 다리에 기대지 않도록 하세요. 머리를 뒤로 물러나듯 당겨 목을 바로 세우고 먼 바닥을 바라봅니다.

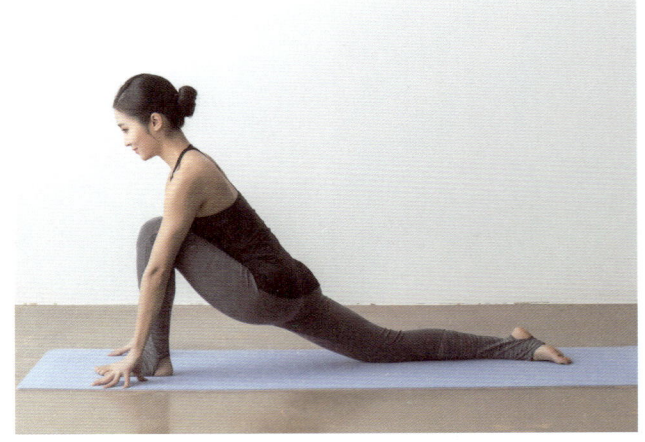

과정 1 왼쪽으로 상체를 회전하고, 손은 각각 허벅지와 바닥을 살며시 밀어내며 상체를 받쳐 올립니다.

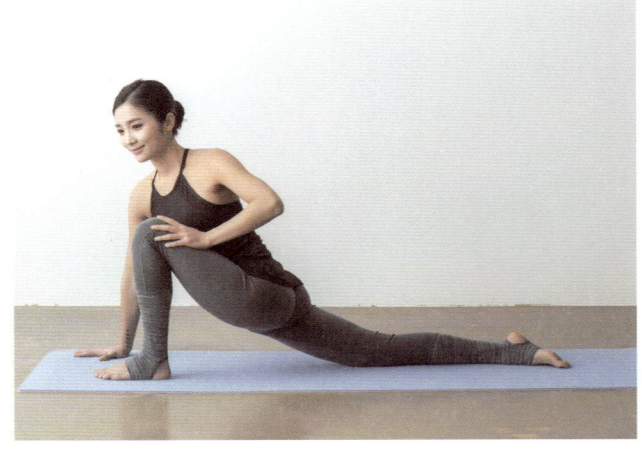

과정 2 오른 다리를 서서히 굽혀 왼손으로 발을 잡고, 측면을 바라봅니다. 골반을 조금씩 가라앉혀 허벅지의 넓은 부위가 바닥과 가까워지도록 하고, 고관절과 허벅지 앞면을 스트레칭 합니다.

TIP. 허벅지 땅김이 너무 강하다면 이 단계에서 멈추고, 조금씩 연습량을 늘리세요.

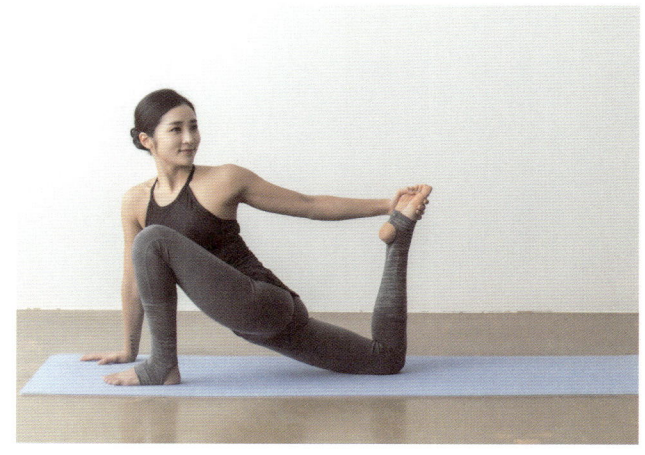

완성 발바닥이 엉덩이 가까이 오도록 천천히 잡아당기세요. 허벅지 앞면이 팽팽하게 늘어나지만 지나친 통증이 느껴지지 않게 조절해야 합니다. 5~10회 호흡하며 자세를 유지하세요.

TIP. 반대쪽으로 동작을 반복하고, 자세를 완전히 풀어 휴식합니다. 체력에 따라 2~3회 반복하세요.

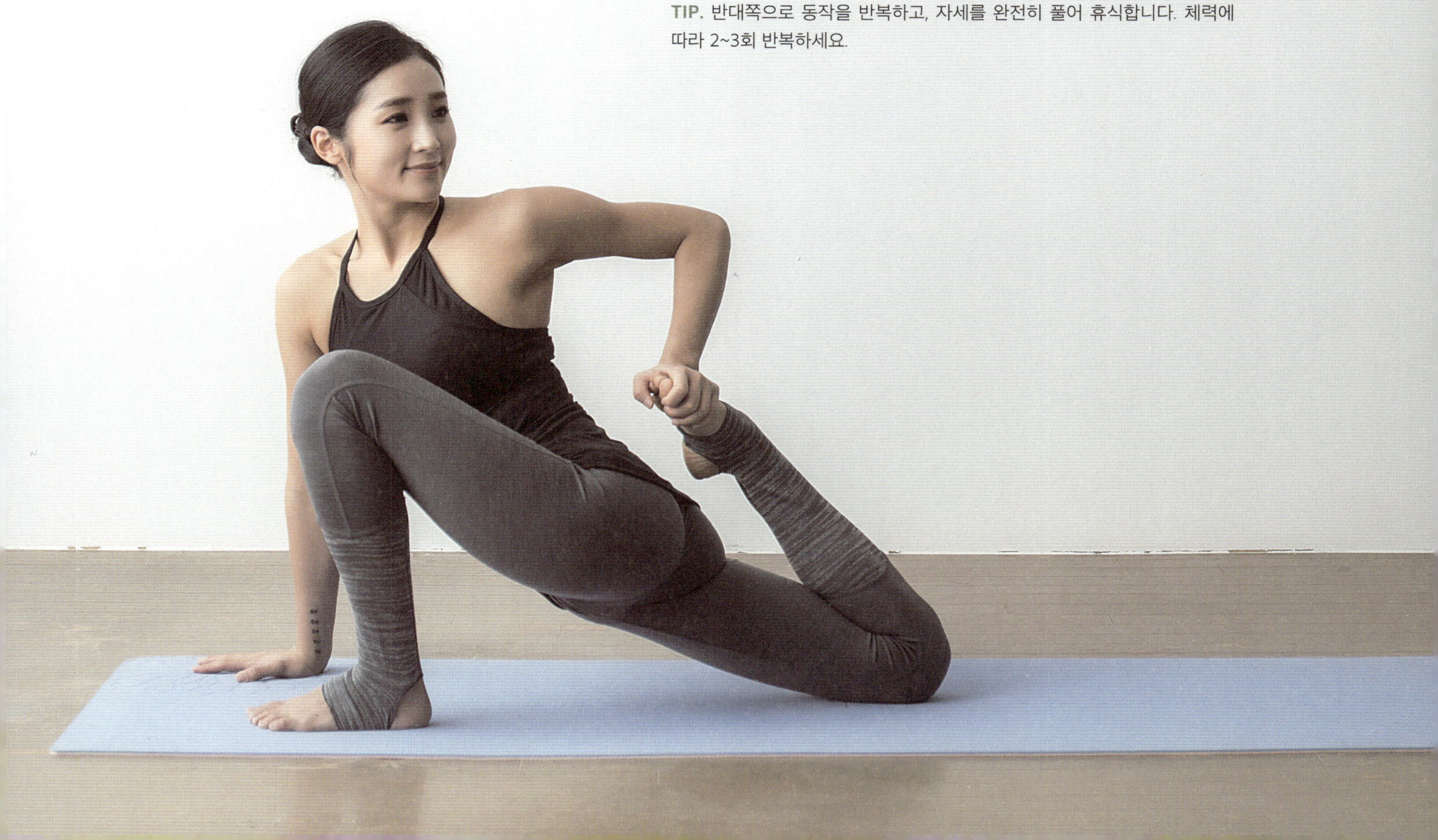

WORST POSE 1

팔에 상체를 기대고, 골반이 처진다

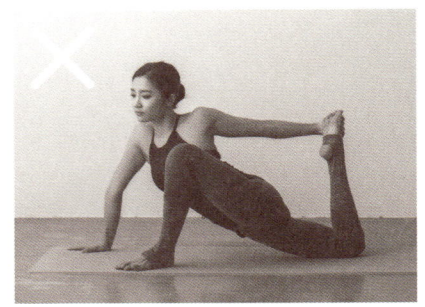

상체를 팔에 기대거나 골반을 지나치게 떨어뜨려 몸무게가 처지면 손목, 팔꿈치, 어깨에 통증이 생깁니다. 복부에 힘이 풀리며 배가 내밀어지고 허리가 꺾여서 척추를 회전하기 어려워집니다.

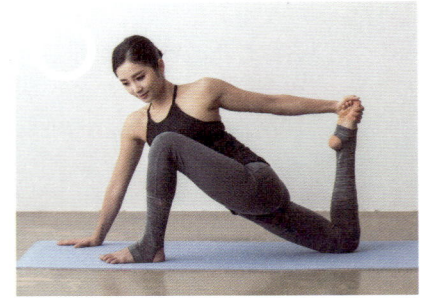

손은 바닥을 밀어내며 몸을 받쳐 올리세요. 아랫배를 납작하게 넣고, 허리를 평평하게 만듭니다. 골반을 깊게 낮출 수 있다면 바닥 짚은 손을 더 멀리 옮겨 상체를 함께 숙입니다.

WORST POSE 2

어깨가 움츠러들고, 골반을 내리기가 어렵다

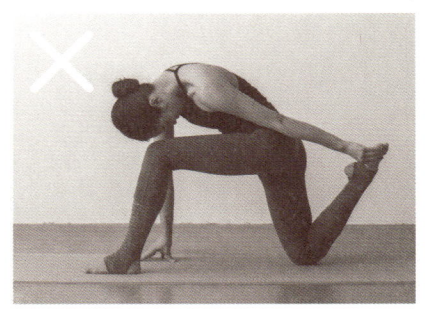

가슴과 몸통, 허벅지 앞면의 근육들이 수축되어 있으면 등과 어깨가 움츠러듭니다. 어깨가 굽으면 팔을 뒤쪽으로 충분히 뻗지 못하므로 발을 잡는 것도 어렵습니다. 골반이 들뜨며, 무릎이 바닥에 뾰족하게 닿아 압통이 생깁니다.

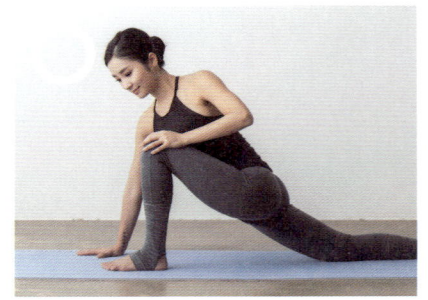

과정 동작까지만 연습하며 허벅지의 앞면과 고관절의 유연성을 먼저 키우는 것이 바람직합니다. 어깨를 펼치고, 척추를 젖히는 동작들을 함께 연습하면 도움이 됩니다.

전굴 자세
Seated Forward Bend

신체의 뒷면을 골고루 펼쳐 유연성을 향상시킵니다. 배가 가볍게 압박되어 소화력이 증진되고 복부의 힘을 기르는 데에도 도움이 됩니다. 평상시 몸을 숙일 때 요통을 느낀다면 이 동작을 피하거나 각별히 주의하여 조심스럽게 시도해야 합니다.

준비 앉은 자세에서 다리를 가지런히 모아 앞으로 곧게 뻗습니다. 발끝이 천장을 향하게 두고 발뒤꿈치를 지그시 눌러서 고정합니다. 무릎 주변이 너무 단단하지 않게 허벅지의 긴장을 풉니다. 손은 골반 옆 바닥을 짚고 밀어내며 척추를 세우고, 아랫배는 납작하게 넣으세요.

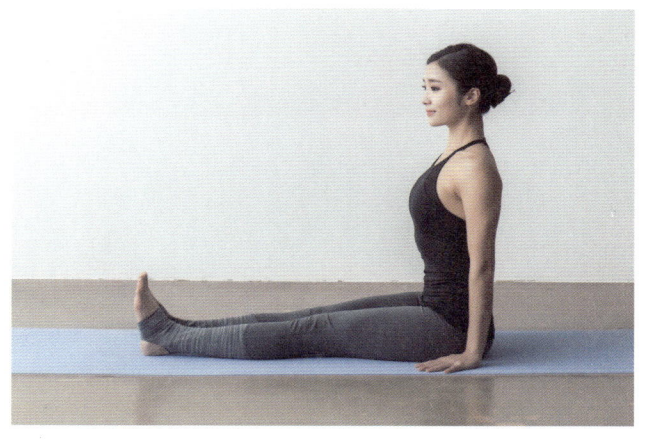

과정 팔을 뻗어 발목이나 발날을 잡습니다. 날개뼈를 뒤쪽으로 오므려 등 근육을 조이고, 가슴을 살며시 내미세요.

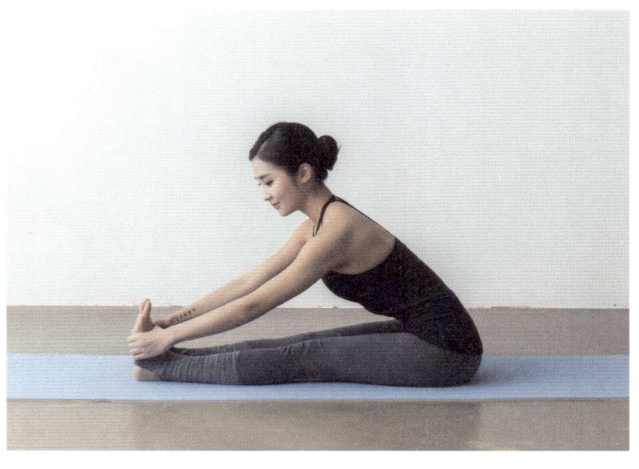

완성 호흡을 내쉬며 천천히 상체를 숙이고, 팔꿈치는 양쪽으로 굽히세요. 아랫배와 괄약근을 조이고, 어깨를 골반 쪽으로 낮춰 목의 긴장을 풀어야 합니다. 5~10회 호흡하며 자세를 유지하세요.

TIP. 체력에 따라 2~3회 반복하세요.

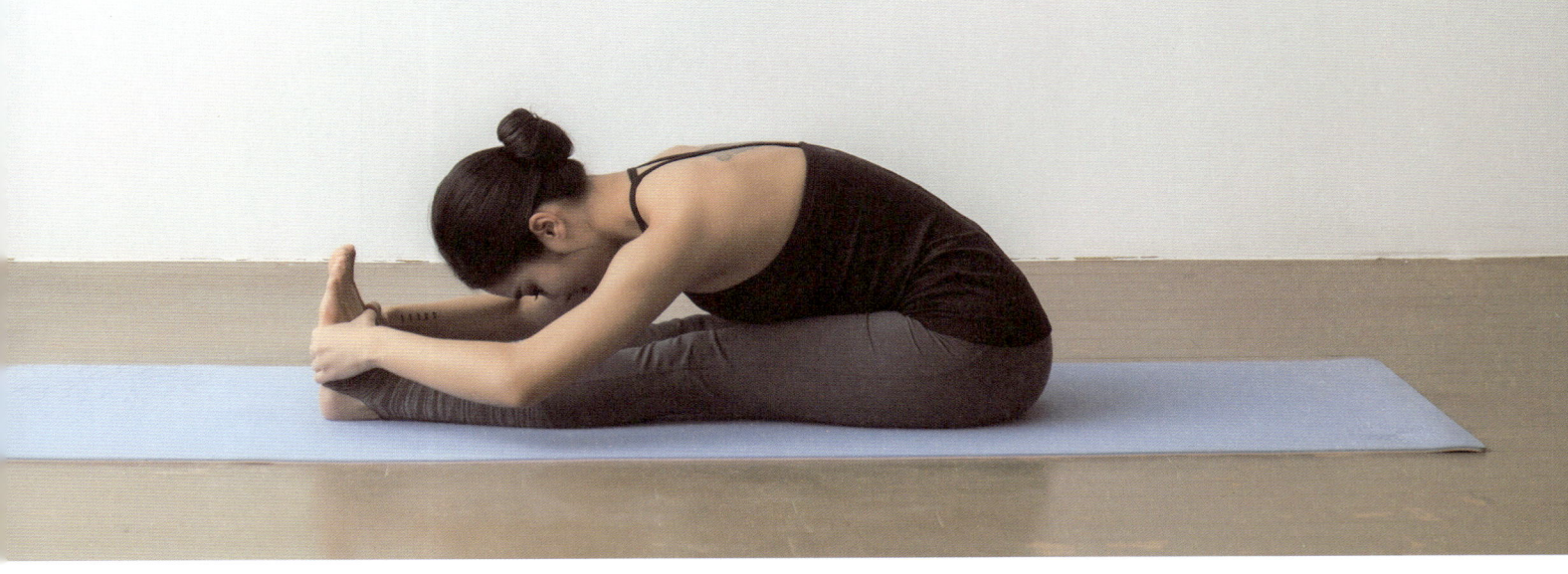

WORST POSE 1
등이 둥글게 말린다

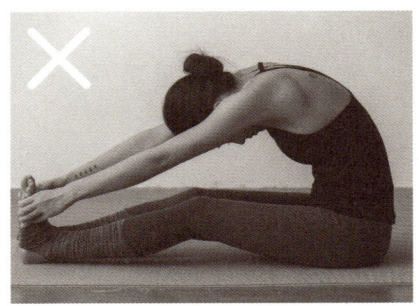

하체 뒷면의 유연성이 떨어져 골반과 허리 근육이 서로를 잡아당기면 척추가 둥글게 말리게 됩니다. 팔을 억지로 뻗으면 어깨가 올라가고 목과 어깨 주변은 더욱 경직되죠. 고개와 상체가 꼬꾸라지듯 매달리고, 목과 허리에 스트레스가 가중됩니다.

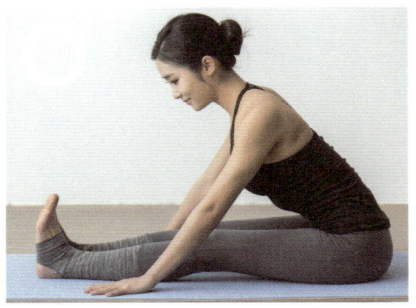 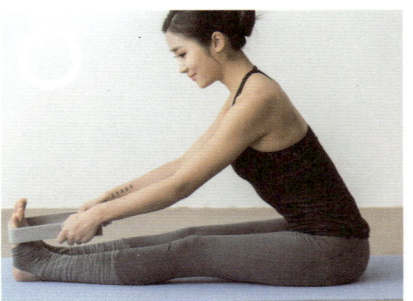

종아리나 무릎 근처 바닥을 짚거나 발바닥에 스트랩이나 타월을 걸어 잡아보세요. 가슴과 등을 펴고 어깨를 낮추어 귀와 어깨가 멀어지도록 합니다. 숙여진 머리를 뒤로 당겨서 골반부터 뒤통수까지 완만한 곡선을 만듭니다.

WORST POSE 2

고개를 꺾어 턱을 내민다

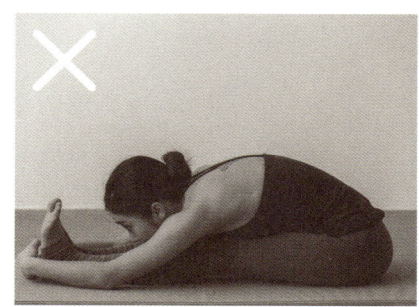

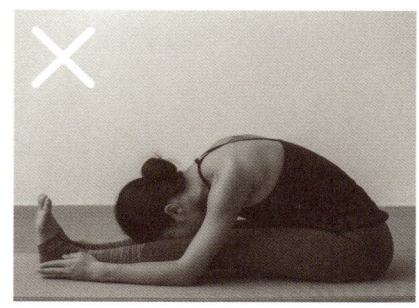

턱을 앞으로 내밀고 발을 바라보면 목과 어깨가 죄어듭니다. 등, 허리, 하체 뒷면을 펼치는 이 자세의 목표와 반대되는 움직임이죠.

얼굴을 다리 사이로 넣으면 머리가 제 위치에 있도록 지지하는 힘이 약해지고 목의 정렬이 어긋납니다. 거북목, 일자목과 같은 체형 불균형을 일으키기도 하며, 유연성 기르기에도 도움이 되지 않습니다.

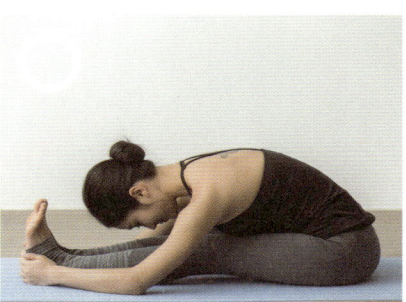

바닥을 바라보고 머리를 뒤로 당겨서 뒤통수부터 척추 끝까지 완만한 곡선을 만듭니다. 이때 목을 내밀지 않도록 주의하세요. 머리를 포함해 상체를 모두 연결 지어 움직입니다.

WORST POSE 3

발뒤꿈치가 뜬다

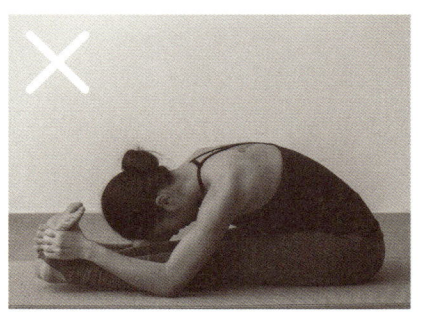

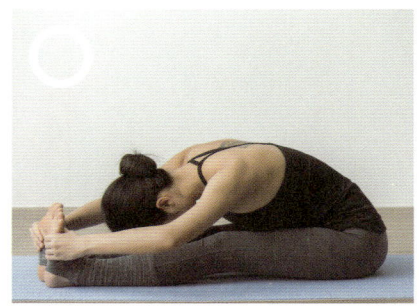

무릎 앞면은 지나치게 조여들어 압박이 되고, 뒷면은 느슨해져서 무릎이 정상 위치로부터 벗어나면 다리가 뒤로 휘는 변형이 생길 수 있습니다. 이미 체형이 변형된 경우에도 이런 자세가 나타날 수 있습니다.

발뒤꿈치로 바닥을 눌러 발을 고정하고, 발끝을 오므려 천장을 향하도록 맞추세요. 무릎 주위 허벅지 근육의 힘을 이완하고, 손으로 발을 잡은 경우 팔꿈치는 손목의 높이와 비슷하게 맞추고, 날개뼈를 골반 쪽으로 낮춰 등 근육에 힘을 채웁니다.

누운 영웅 자세
Reclining Hero Pose

인도 전설 속의 한 영웅이 군주 앞에 무릎을 꿇은 모습에서 비롯되었습니다. 겸손하지만 위축되지 않은, 용감하고 강인한 힘을 보여주는 이 자세는 호흡이나 명상 자세로 널리 활용됩니다. 단단한 하체 근육을 부드럽게 하고, 평발 개선에도 도움이 됩니다. 무릎과 발목 관절에 문제가 있다면 이 동작을 피하거나 각별히 주의하여 조심스럽게 시도해야 합니다.

준비 **테이블 자세**(p.42)에서 시작합니다. 무릎을 모아 붙이고 발은 골반 너비로 벌리세요. 발끝을 가운데로 조금 오므리고, 발등은 바닥을 누르며 밀착합니다. 아랫배와 괄약근을 살며시 조이세요.

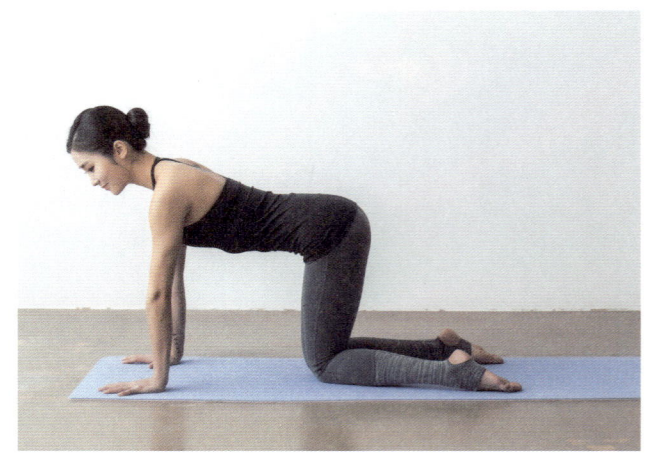

| 과정 1 | 영웅 자세

골반을 발 사이에 놓고 앉습니다. 발톱과 발등은 바닥을 지그시 눌러 고정시키고 척추를 반듯하게 펴고 정면을 바라봅니다.

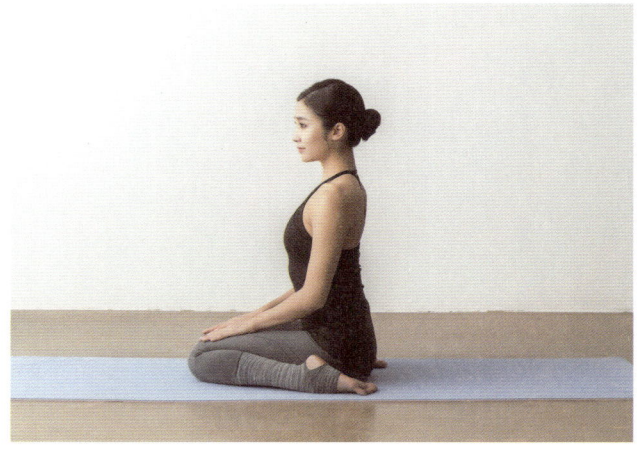

| 쉬운 자세 | 골반과 무릎, 발목이 아프고 불편하다면 방석이나 담요를 두툼하게 접어 깔고 앉으세요.

TIP. 발목과 무릎, 허벅지가 심하게 땅긴다면 이 단계에서 멈추고, 조금씩 연습량을 늘리세요.

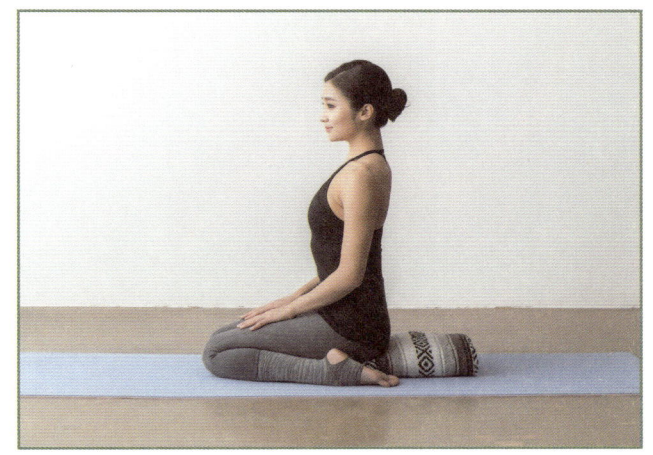

| 과정 2 | 아랫배를 납작하게 넣어 복부 힘을 유지하고, 팔꿈치를 천천히 바닥에 놓으세요. 허벅지가 심하게 땅긴다면 이 단계에서 머물러도 좋습니다.

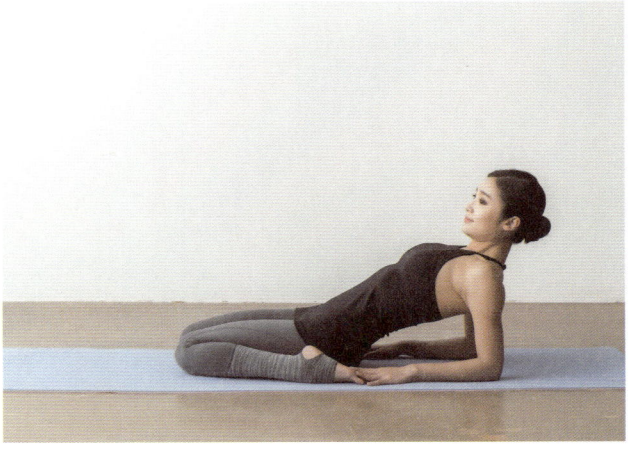

완성 어깨와 뒤통수를 서서히 바닥에 눕힙니다. 가슴을 들어 올리며 배를 납작하게 넣고 허리가 지나치게 꺾이지 않도록 합니다. 팔을 머리 위로 올려 팔꿈치나 손목을 맞잡고, 5~10회 호흡하며 자세를 유지합니다. 동작을 풀 때는 과정을 거꾸로 거슬러 올라가며 천천히 움직입니다.

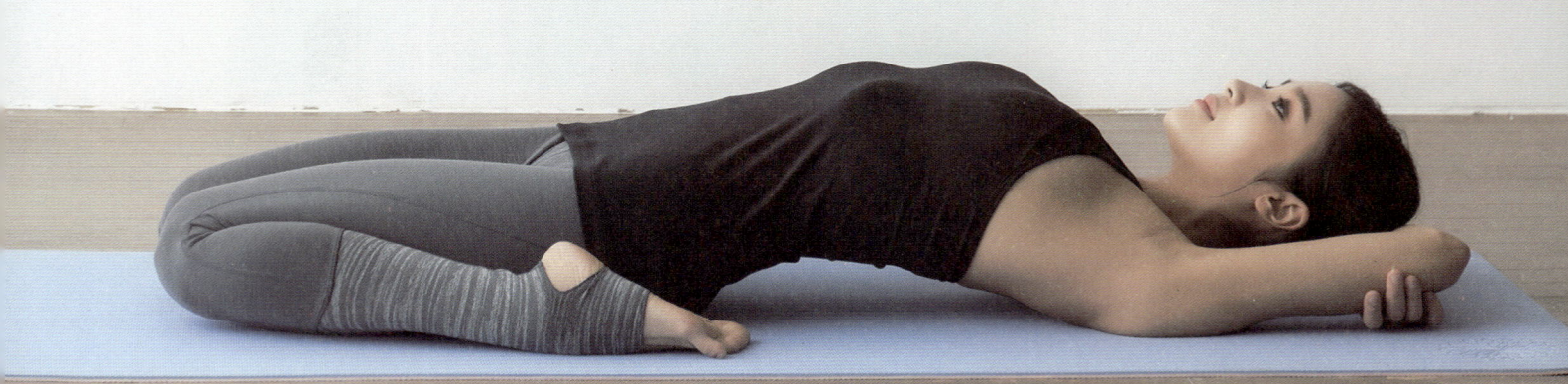

WORST POSE 1

무릎이 뜬다

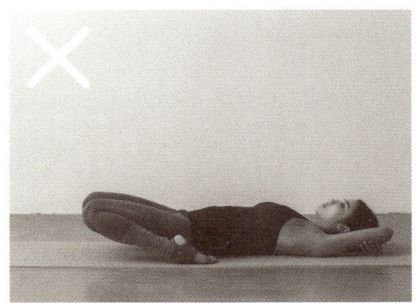

가슴과 복부, 허벅지 근육이 충분히 늘어나지 못하면 자세가 굽으며 무릎이 벌어지거나 들뜹니다. 반대로 무릎은 그대로 있지만 몸이 뒤로 젖혀지지 않는 경우도 있습니다. 발목과 무릎 관절이 팽팽하게 늘어나 통증이 생깁니다.

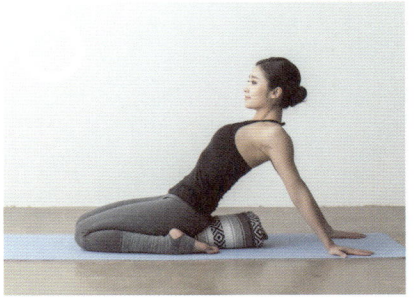

골반 아래에 담요나 쿠션을 받쳐 골반을 높이면 발목과 무릎 관절 주변의 팽팽한 근육이 이완되어 수월하게 자세를 완성할 수 있습니다. 무리하게 몸을 젖히지 말고, 상체를 비스듬히 넘기세요. 손으로 바닥을 밀어내며 가슴을 열고, 팔에 몸을 기대지 않도록 주의하세요.

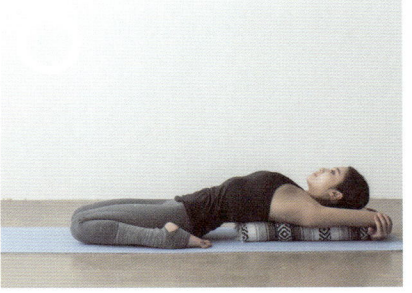

두툼하게 접은 담요나 쿠션으로 등과 머리를 받치세요. 도구를 여러 개 쌓아 경사를 높이면 가슴과 복부, 허벅지의 팽팽했던 근육들이 느슨해져 통증을 덜고 몸의 긴장을 풀 수 있습니다.

WORST POSE 2

발끝이 바깥쪽으로 열린다

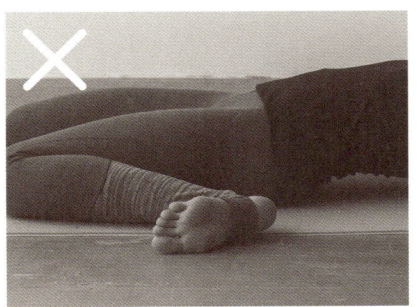

발끝이 바깥쪽으로 열리면 무릎이 뒤틀립니다. 무릎과 발목 안쪽이 팽팽하게 늘어나 통증이 생기고, 하체 체형 변형을 일으킵니다.

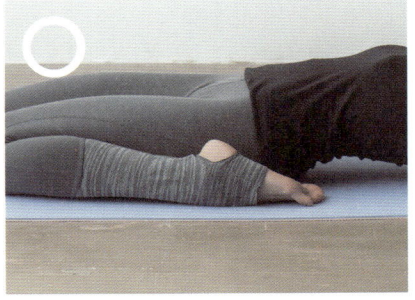

발목을 곧게 펼쳐 발끝을 안쪽으로 약간 오므리고, 발톱과 발등 부분이 지면과 닿도록 합니다. 골반과 발을 밀착하여 벌어지지 않게 주의하세요.

박쥐 자세 2
Upward Facing Wide Angle Pose 2

하늘을 나는 박쥐처럼 팔과 다리를 활짝 열어 날개를 만들어보세요. 등과 복부, 골반이 강화되고 하체가 유연해집니다. 허리와 허벅지 근육에 부상이 있다면 이 동작을 피하거나 각별히 주의하며 연습하세요.

LESSON 20

준비 앉아서 무릎을 접어 가슴 가까이에 놓고 검지와 중지로 엄지발가락을 잡으세요. 날개뼈를 오므리며 척추를 곧게 펴 가슴을 열고, 아랫배와 괄약근을 살며시 조입니다.

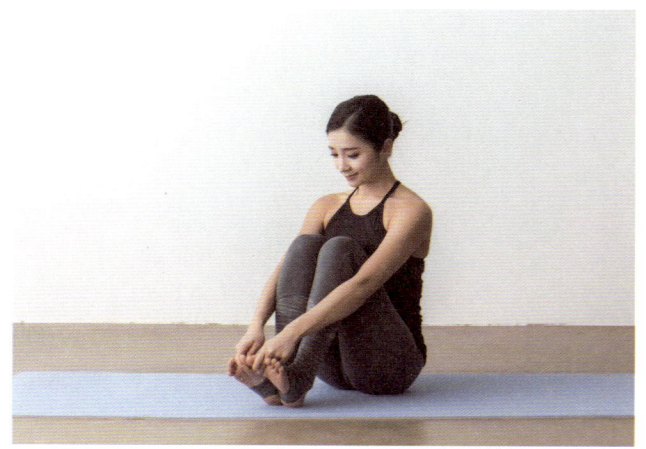

과정 무릎을 펼치며 팔과 다리를 곧게 들어 올리고, 척추를 세우세요. 손으로 엄지발가락을 뽑아내듯이 천장으로 살며시 들면 허벅지의 힘과 무게가 감소하여 다리를 뻗기 수월합니다. 발바닥은 정면으로 가볍게 밀어내고 날개뼈를 뒤로 조여서 손과 발이 서로 밀고 당기는 팽팽함을 만듭니다.

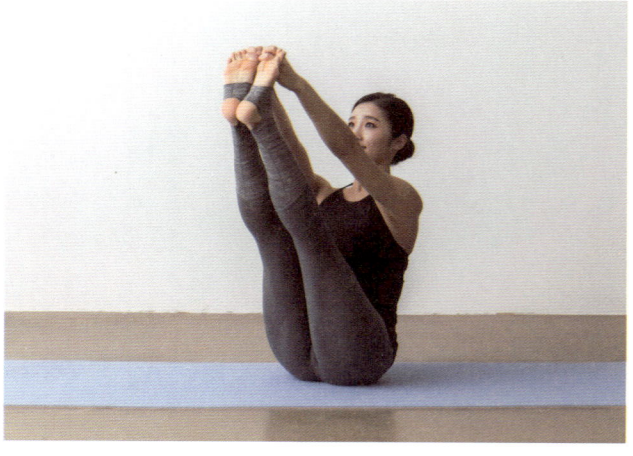

쉬운 자세 손과 발을 무릎 높이로 들어 올리고, 척추를 곧게 세우며 발끝을 봅니다. 발바닥은 정면으로 가볍게 밀어내고 날개뼈를 뒤로 조여서 손과 발을 서로 밀고 당겨 팽팽하게 만듭니다.

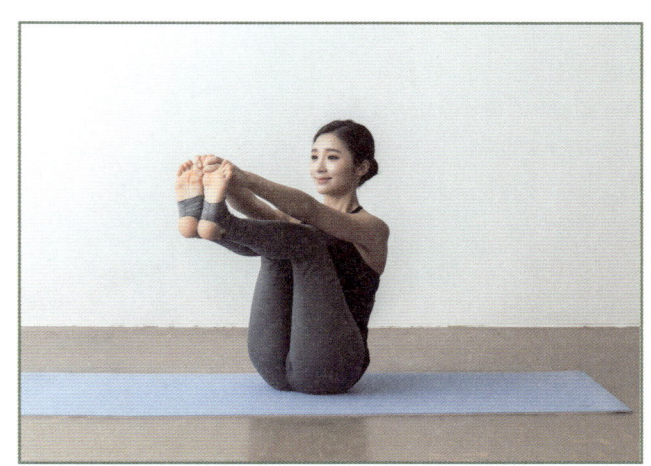

완성 아랫배를 납작하게 넣고 균형을 잡으며 서서히 다리를 엽니다. 어깨를 골반 쪽으로 낮추어 목에 긴장을 풀고 5회 호흡하며 자세를 유지하세요. 동작을 풀 때는 과정을 거꾸로 거슬러 올라가며 천천히 움직입니다. 힘이 풀려 급히 떨어지지 않도록 주의하세요.

TIP. 체력에 따라 2~3회 반복하세요.

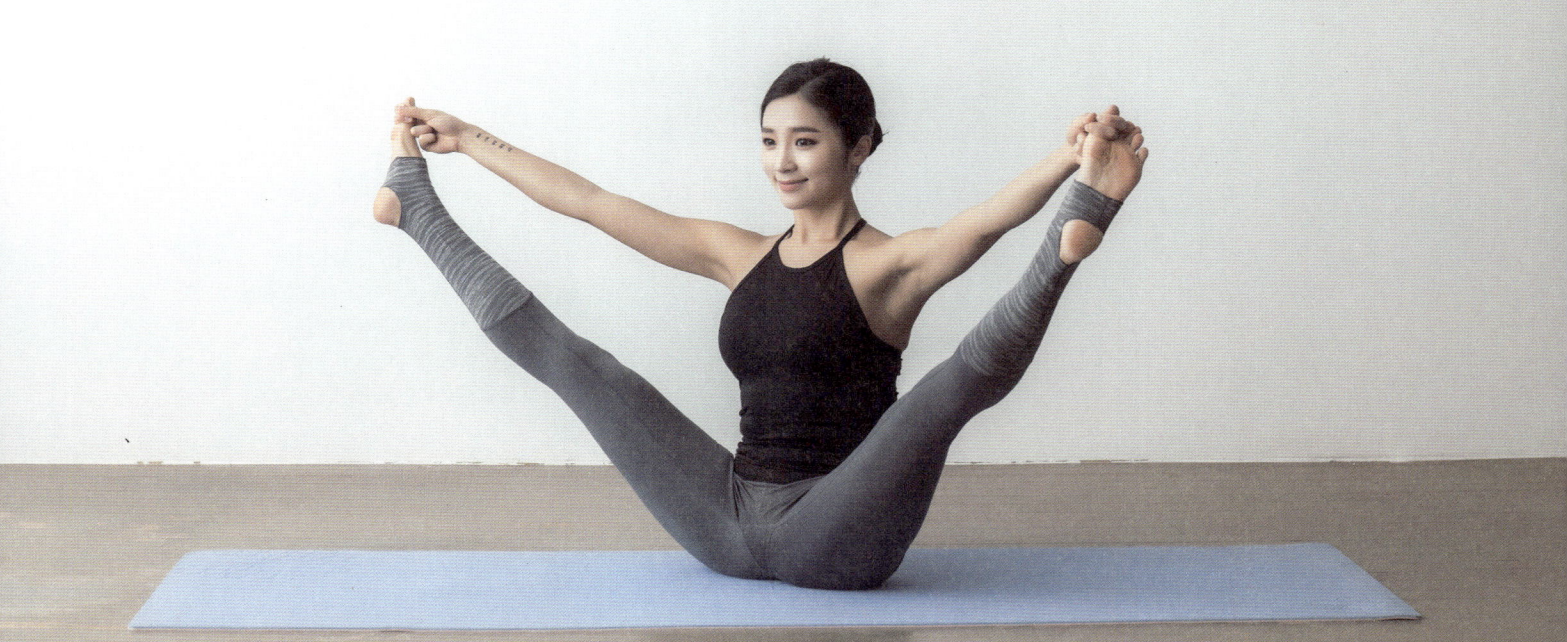

쉬운 자세 아랫배를 납작하게 넣어 균형을 유지하며 다리를 굽힌 채로 서서히 엽니다. 어깨를 골반 쪽으로 낮추어 목에 긴장을 풀고 5회 호흡하며 자세를 유지하세요.

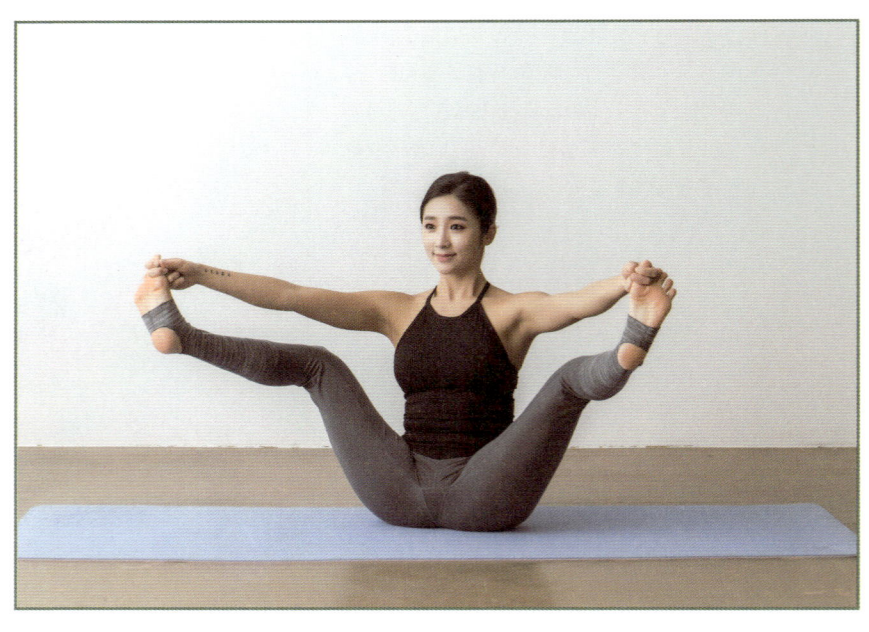

WORST POSE 1

어깨가 움츠러들고 등이 굽는다

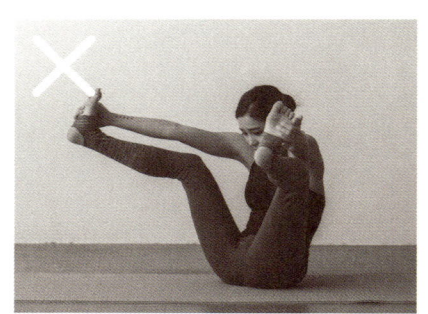

가슴과 몸통이 유연하지 않으면 어깨가 움츠러들고, 타이트한 하체 근육이 골반과 허리를 잡아당겨 척추가 굽으며 벌어집니다. 허벅지 근육이 충분히 늘어나지 못해 무릎을 펴거나 벌릴수록 등이 더 굽으며, 뒤로 넘어지기 쉽습니다.

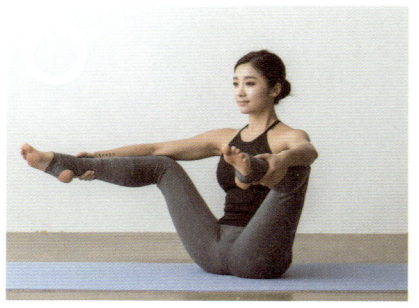

발가락 대신 발목이나 종아리를 손으로 받쳐 잡으세요. 척추의 팽팽함이 완화되어 등을 펴기 수월합니다. 무릎을 펼치기보단 발을 낮추어서 상·하체의 무게를 분산하여 자세를 안정적으로 유지하세요. 척추를 젖혀 가슴을 여는 후굴 자세, 다리 뒷면과 허벅지 안쪽 근육을 늘이는 스트레칭 등을 병행하면 도움이 됩니다.

낙타 자세
Camel Pose

가슴을 하늘로 솟구어 올리는 낙타 자세는 신체 앞면을 고르게 늘여 굽은 자세를 바로잡고 척추의 유연성을 키웁니다. 호흡과 소화 기능을 개선하고, 기운을 북돋기도 하죠. 목과 허리에 부상이나 통증이 있다면 이 동작을 피하거나 조심스럽게 시도해야 합니다.

준비 한 뼘 간격으로 무릎을 벌려 바닥에 디딥니다. 발볼을 세우거나 발등으로 바닥을 힘껏 눌러 하체를 단단하게 고정합니다. 골반과 척추를 바르게 세우고, 아랫배와 괄약근을 살며시 조이며 허리를 평평하게 만드세요. 손은 골반을 짚고 팔꿈치를 뒤로 오므려 어깨와 가슴을 폅니다.

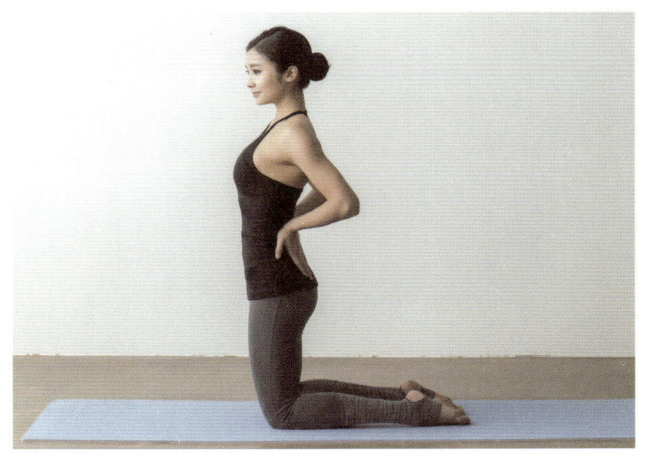

과정 양손으로 골반을 쓸어내리듯 꼬리뼈를 말고 살며시 등을 젖히고 허벅지를 천천히 정면으로 미세요. 가슴을 높이 들어 등을 오목하게 만들고 대각선 먼 곳을 바라보며 배를 납작하게 넣어 허리를 압박합니다.

TIP. 자세가 불안하고 두려움이 느껴지면 이 단계에서 멈추고 연습량을 조금씩 늘리세요.

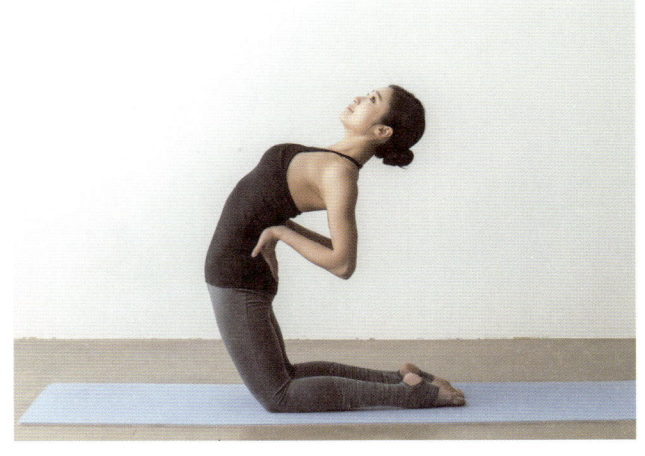

완성 한 손 한 손 차례대로 뒤꿈치 위에 얹고 가볍게 밀며 가슴을 더 높이 내미세요. 고개를 천천히 뒤로 젖혀 천장이나 뒤쪽을 바라보고 5회 호흡하며 자세를 유지합니다. 동작을 풀 때는 과정을 거꾸로 거슬러 올라가며 천천히 움직이세요.

TIP. 체력에 따라 2~3회 반복하세요.

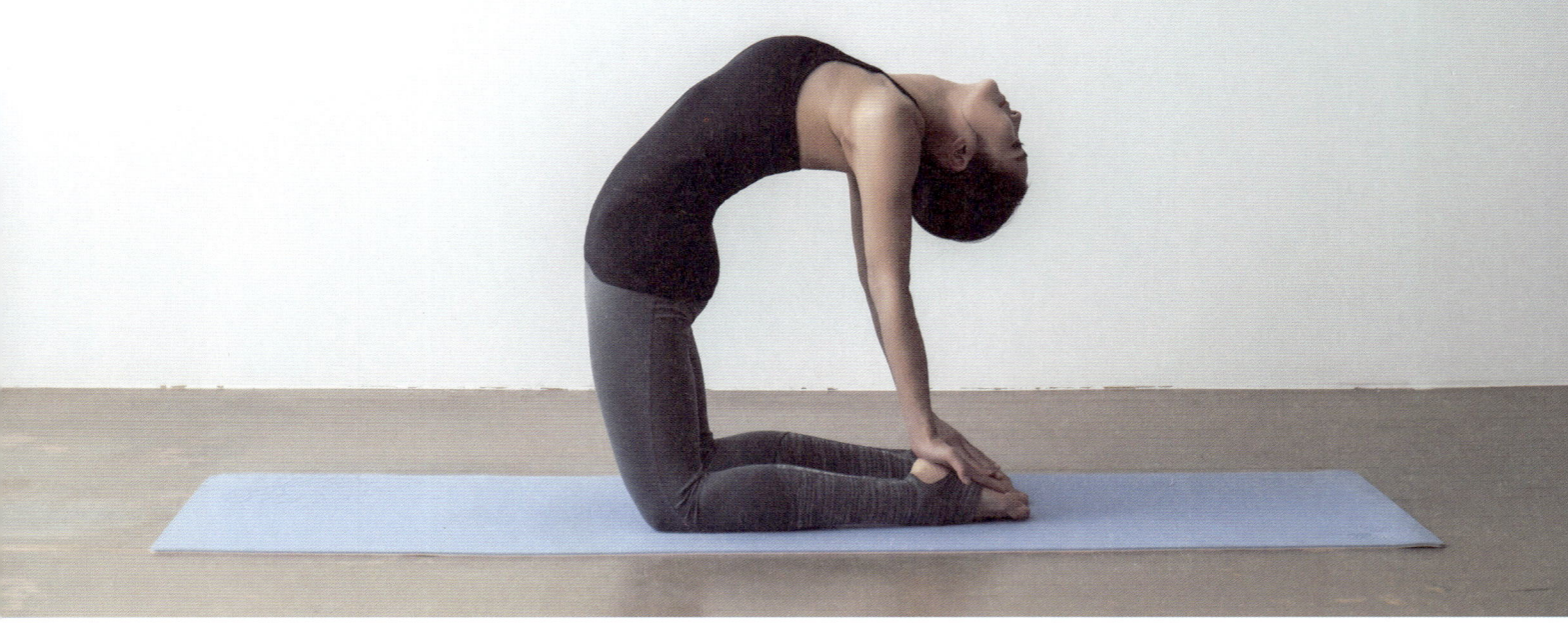

WORST POSE 1

몸이 뒤쪽으로 치우친다

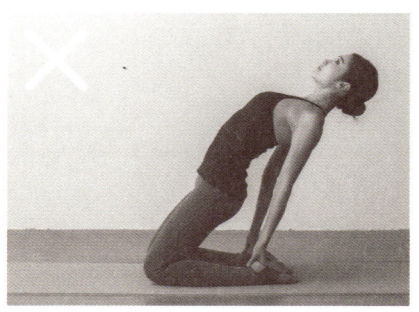

신체 앞면의 유연성이 부족해 충분히 펴지 못하면 골반이 처지고 몸무게가 뒤로 치우칩니다. 팔에 몸을 기대어 어깨가 긴장되거나, 허벅지 앞쪽 근육이 뒤쪽으로 치우친 무게를 강한 힘으로 버티며 뻐근한 피로감이 발생합니다. 자세를 유지하기도 어렵습니다.

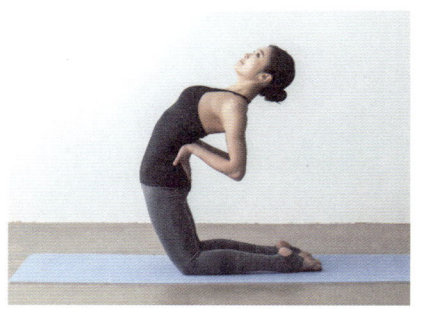

무리하게 발을 잡지 말고, 과정 단계에 머무르며 연습하세요. 허벅지와 상체를 서로 반대 방향으로 밀어내며 하중을 고르게 분산합니다.

WORST POSE 2

배가 나오고 허리가 꺾인다

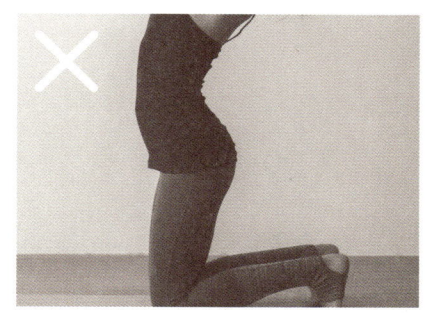

준비 단계에서 복부에 힘이 풀려 볼록하게 배를 내밀면 허리가 지나치게 꺾입니다. 자세를 유지할 때뿐만 아니라 풀 때에도 허리에 가해지는 압박으로 고통을 느낄 수 있습니다.

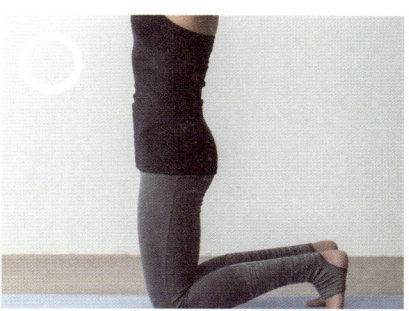

복부를 납작하게 넣고 골반을 말아 허리를 평평하게 만듭니다. 허리를 꺾기보다는 척추 전체를 연결 지어 자연스러운 곡선이 되도록 하고 등 주위를 오목하게 만드세요.

BONUS

Q. 무릎이 아파서 연습하기가 불편합니다.

A. 무릎뼈는 돌출되어 있어 바닥에 눌리면 아픕니다. 체중이 무릎에 치우치지 않도록 발로 바닥을 힘껏 눌러 몸무게를 분산하세요. 이 방법이 어렵게 느껴진다면, 두툼하게 접은 담요 위에서 연습해도 좋습니다.

Q. 자세가 깊어질수록 호흡이 불편해져요.

A. 굽은 체형은 어깨와 가슴, 복부 등 신체 앞면 근육이 수축되어 있는 상태이기 때문에 낙타 자세 같은 후굴 동작을 할 때 앞면이 매우 강하게 팽팽해집니다. 근육이 충분이 늘어지지 않으면 몸통에 압박이 생기면서 숨 쉬기가 답답해집니다. 몸을 측면으로 기울이는 스트레칭을 병행하면 수축된 상체 근육을 이완할 수 있고 낙타 자세도 점차 개선됩니다.
고개를 뒤로 젖혔을 때 목의 앞면이 꽉 눌리는 경우도 호흡에 방해가 될 수 있습니다. 힘을 줘서 턱을 들거나 고개를 억지로 넘기지 말고, 바닥으로 살며시 떨어뜨리듯이 젖혀서 팽팽함을 완화하고 목 근육을 이완하세요.

상체 숙여 다리 뻗기 자세
Standing Split Pose

다리를 멀리 뻗는 자세는 하체 근육의 유연성과 근력을 고루 사용하기 때문에 엉덩이를 탄력 있게 가꾸고, 다리 근육을 길고 날씬하게 다듬는 데 도움이 됩니다. 한 발로 서서 큰 동작을 지탱해야 하므로 균형을 잃지 않도록 주의하세요.

준비 발을 가지런히 모아 발가락은 활짝 펼치고, 상체를 숙여 손은 어깨 아래 바닥을 짚습니다. 손 사이를 바라보며 척추를 길게 뻗고 아랫배와 괄약근을 살며시 조입니다. 체중이 손과 발가락에 쏠리지 않도록 발바닥 전체로 고르게 바닥을 누릅니다.

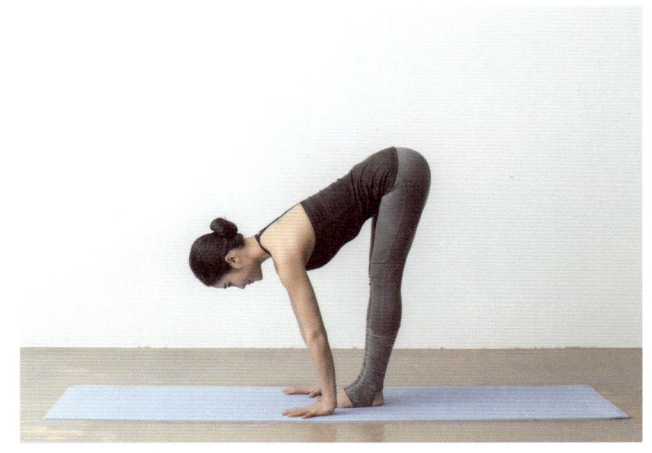

과정 머리끝부터 발끝까지 직선을 이루도록 왼발을 뒤로 멀리 뻗어 팽팽하게 늘입니다. 바닥을 디딘 오른 발바닥 전체에 무게를 균등하게 싣고, 엄지발가락과 새끼발가락을 활짝 벌려 바닥을 살며시 누르세요.

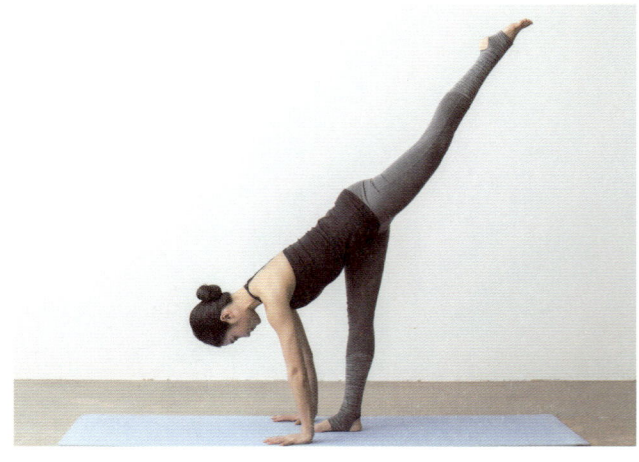

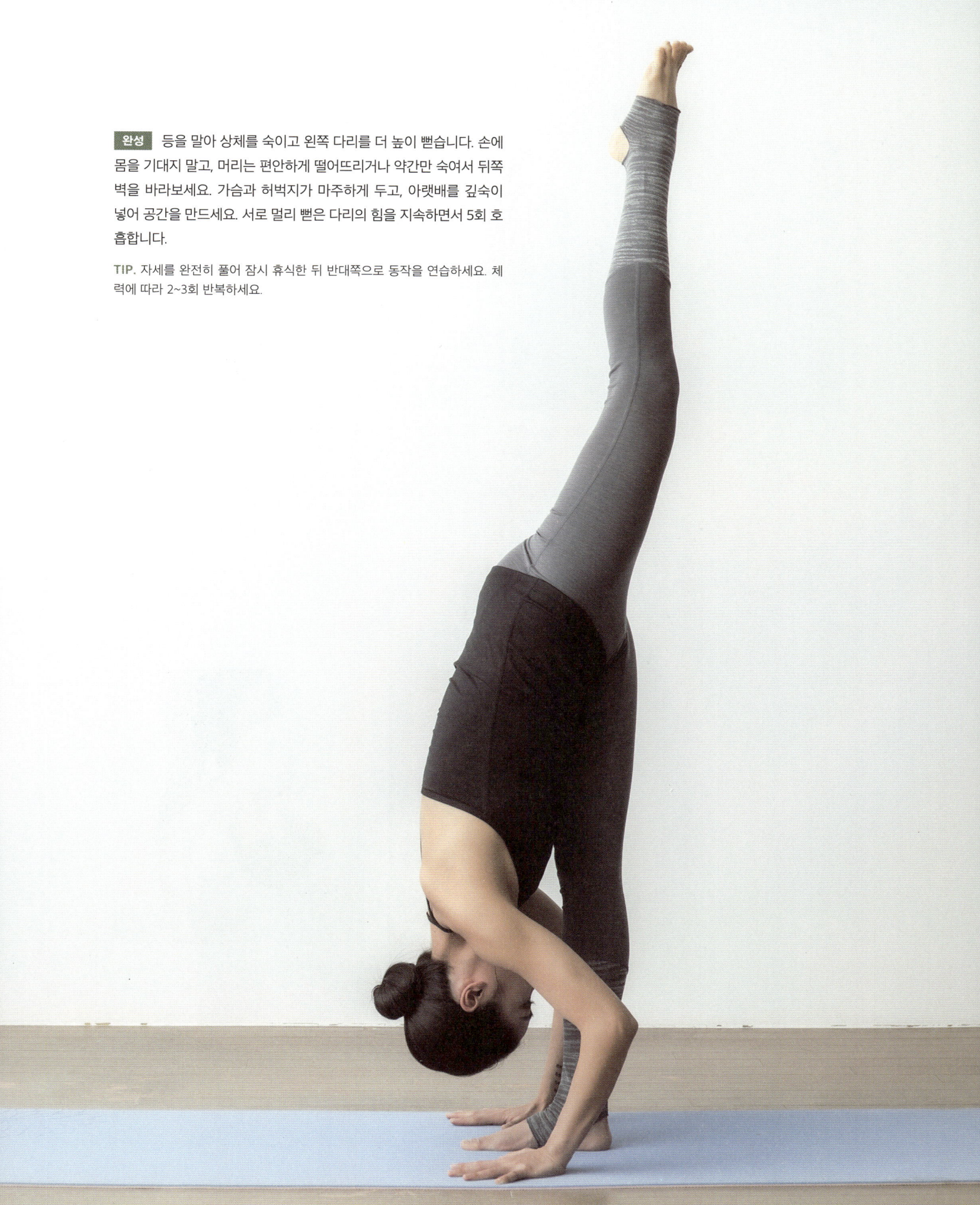

완성 등을 말아 상체를 숙이고 왼쪽 다리를 더 높이 뻗습니다. 손에 몸을 기대지 말고, 머리는 편안하게 떨어뜨리거나 약간만 숙여서 뒤쪽 벽을 바라보세요. 가슴과 허벅지가 마주하게 두고, 아랫배를 깊숙이 넣어 공간을 만드세요. 서로 멀리 뻗은 다리의 힘을 지속하면서 5회 호흡합니다.

TIP. 자세를 완전히 풀어 잠시 휴식한 뒤 반대쪽으로 동작을 연습하세요. 체력에 따라 2~3회 반복하세요.

WORST POSE 1

척추가 휜다

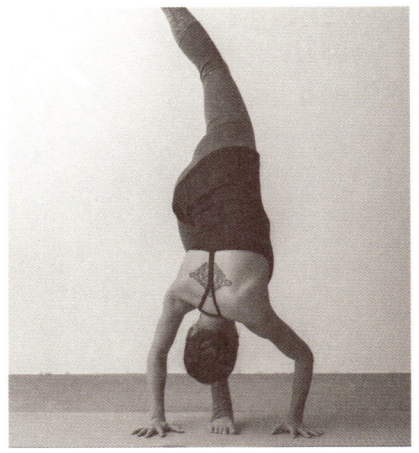 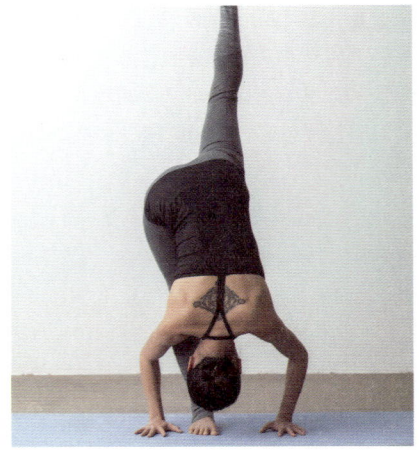

상체가 바닥을 디딘 다리 쪽으로 치우치면 척추가 C자 모양으로 휘어집니다. 골반이 뒤틀리며 위로 뻗은 다리가 넘어가면 허벅지 안쪽 근육이 팽팽해지고 무릎 관절에 무리가 옵니다. 중심을 잡으려면 종아리와 발바닥 근육이 균등한 길이와 힘을 유지해야 하는데 안쪽이 팽팽하게 끌어당겨져 발바닥이 들뜨거나 처지면서 중심이 흔들립니다.

얼굴을 발목에 붙이려 하지 말고, 척추를 수직에 가깝게 맞춥니다. 뒤집혀 올라간 골반을 내리고, 다리를 천장으로 곧게 뻗으세요.

WORST POSE 2

고개를 내민다

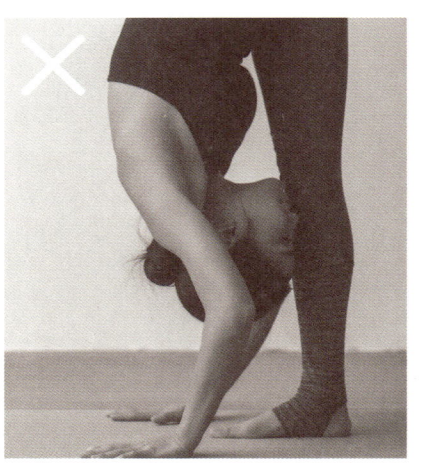 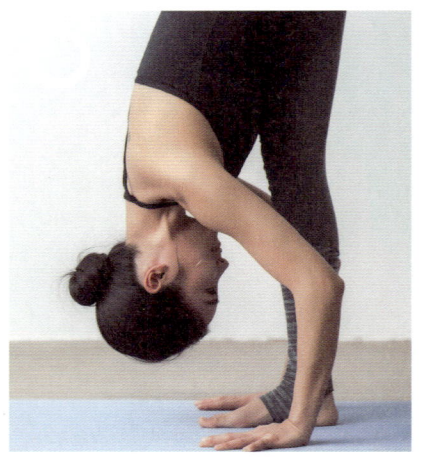

깊이 숙이려고 얼굴을 종아리 쪽으로 과도하게 내밀게 되기도 합니다. 하지만 목이 제 위치를 벗어난 자세는 유연성 향상에 아무런 도움이 되지 않습니다. 오히려 목뼈가 어긋나고, 어깨가 올라가 긴장이 생길 수 있습니다.

얼굴이 물러나듯이 턱을 당기세요. 목을 앞으로 내밀기보다는 가슴을 더 숙여서 자세를 완성하고 골반과 척추, 뒤통수가 완만한 곡선을 그리도록 합니다.

WORST POSE 3

등과 다리를
곧게 펴기 어렵다

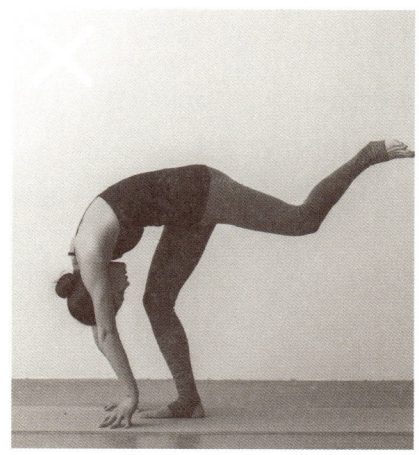

하체 근육이 유연하지 않으면 다리를 곧게 펴기 어렵습니다. 허리와 골반을 끌어내려 등이 굽게 되죠. 상체가 꼬꾸라지듯 숙여져 허리에 부담이 가중되고, 손을 짚기 어려워 중심이 흔들립니다.

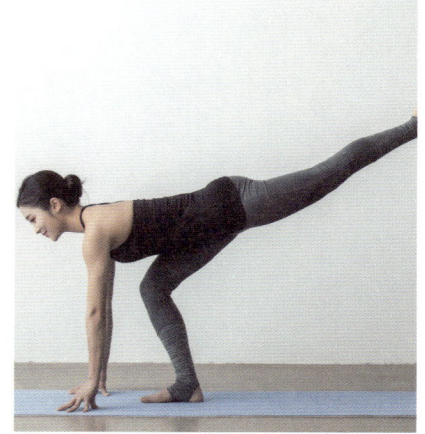

서 있는 다리를 구부려서 손으로 바닥을 짚을 수 있을 만큼 골반을 낮추세요. 손끝으로 바닥을 힘껏 밀어 척추를 곧게 펴고, 느슨하게 벌어진 등을 탄탄하게 조입니다. 뒤꿈치에 체중을 분산하여 몸이 앞으로 쏠리지 않도록 하고, 들어 올린 다리를 멀리 뻗으며 엉덩이와 허리에 단단하게 힘을 채웁니다. 다리를 높일 수 없다면 무릎을 굽혀도 좋습니다.

원숭이 자세
Monkey Pose

인도의 신화에 등장하는 원숭이 신이 힘차게 달리는 모습을 표현한 자세로 골반과 하체를 유연하고 강인하게 단련합니다. 많은 유연성을 필요로 하므로 준비 단계에 더욱 충실해야 합니다. 다리 근육이나 관절에 부상을 당한 경험이 있다면 조심하며 연습하세요.

LESSON 21

준비 1 **돌진 자세**(p.71)
오른 다리는 무릎을 세워 앞에 두고, 왼발은 세 걸음 뒤로 넓힙니다. 왼쪽 무릎과 발등으로 지그시 바닥을 눌러 밀착합니다. 아랫배를 납작하게 넣고 골반을 내려 다리 앞면과 고관절 근육을 길게 스트레칭하세요. 목을 바로 세우고 대각선 먼 곳을 바라봅니다.

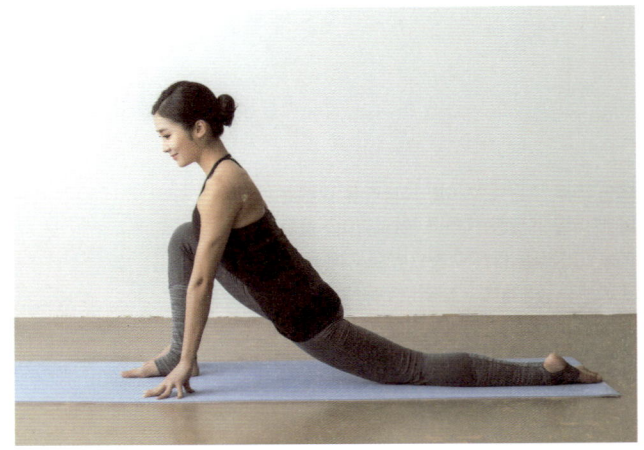

준비 2 **하프 스플릿**(p.75)
오른 다리를 펴서 발끝은 천장을 향하게 두고 뒤꿈치로 바닥을 지그시 눌러 고정합니다. 척추를 곧게 뻗고 오른쪽 골반을 뒤로 살며시 밀어 종아리와 허벅지 뒷면 근육을 늘이세요.

TIP. 위의 두 동작을 3~5회 반복하세요.

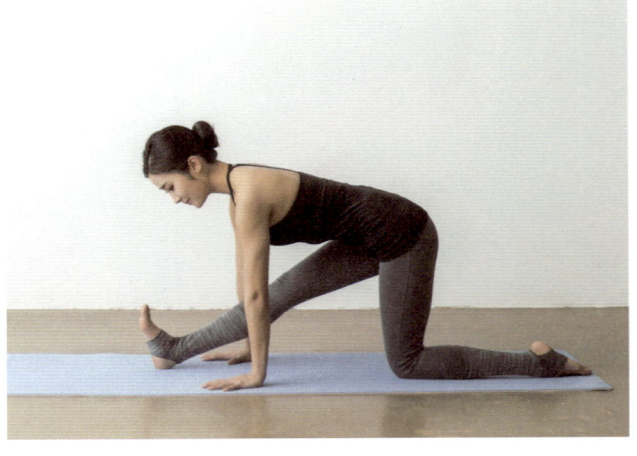

과정 오른발을 조금씩 앞으로 이동하여 다리를 뻗고, 손으로 바닥을 밀어내어 몸무게를 받칩니다. 골반을 서서히 낮춰보세요.

TIP. 다리 근육이 심하게 땅기면 이 단계에서 멈추고 연습량을 조금씩 늘리세요.

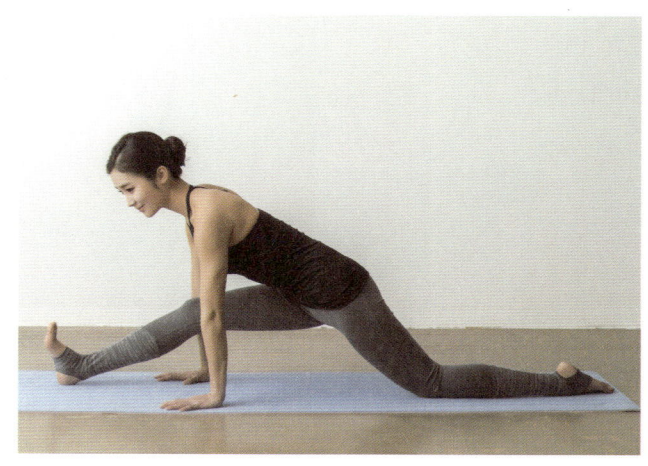

완성 허벅지를 바닥에 놓고 오른발 뒤꿈치와 왼쪽 발등으로 바닥을 지그시 누르며 하체를 고정합니다. 손끝으로 바닥을 밀어내어 상체를 세우세요. 허리에 부담이 된다면 상체를 비스듬히 숙여도 좋습니다. 오른 다리의 뒷면과 왼 다리의 앞면을 스트레칭하며 체력과 통증 여부에 따라 유지 시간을 조절하세요. 큰 자극이 없다면 5~10회 호흡하며 자세를 유지하세요.

TIP. 자세를 완전히 풀어 잠시 휴식한 뒤 반대쪽으로 동작을 연습하세요. 체력에 따라 2~3회 반복하세요.

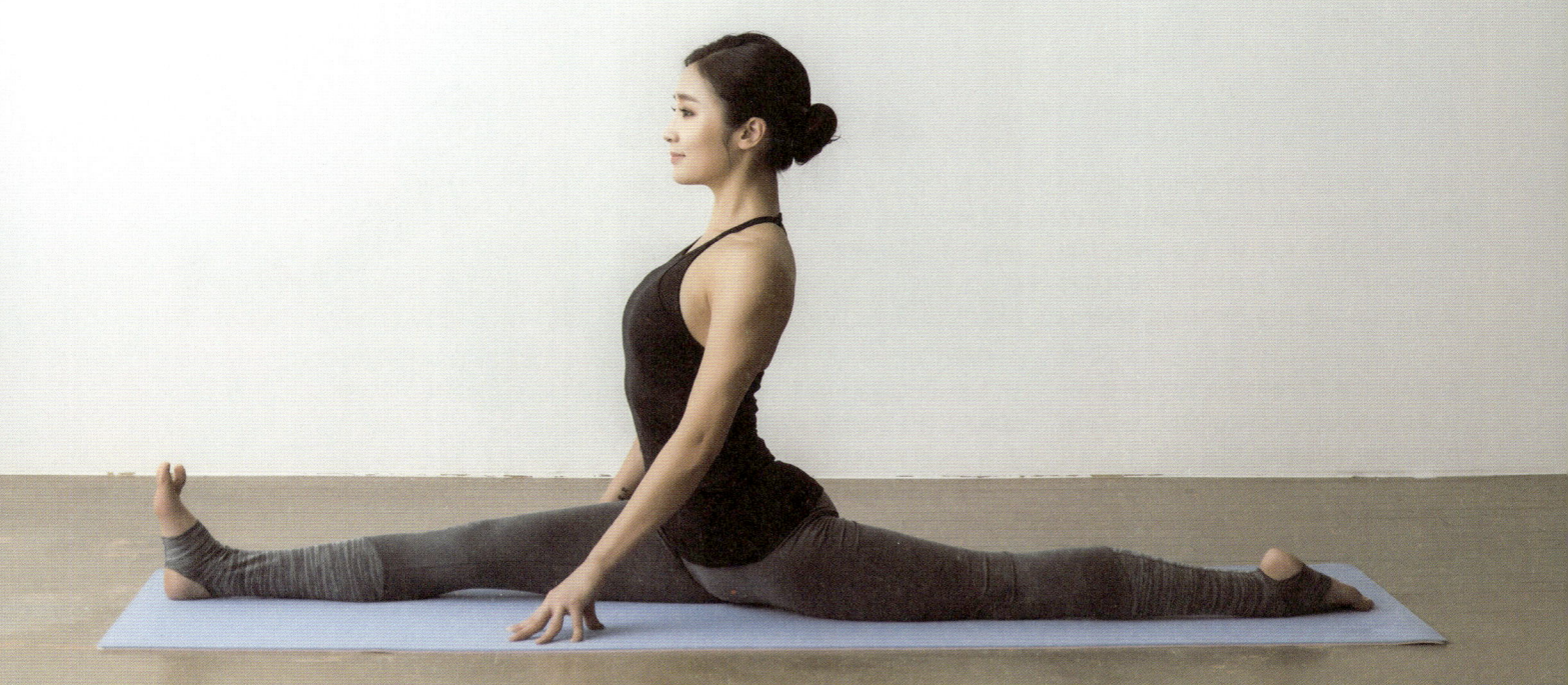

WORST POSE 1

골반이 비틀린다

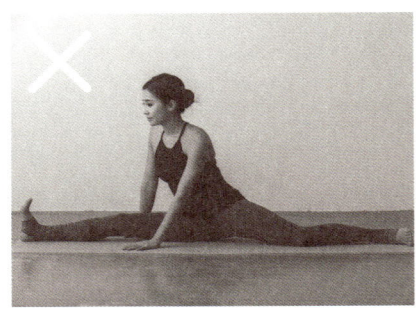

골반이 비틀어지면 앞쪽에 놓인 골반에 체중이 치우칩니다. 뒤쪽 다리가 바깥쪽으로 회전되며 무릎이 측면으로 비틀리고, 척추가 휘면서 허리 바깥쪽 근육이 조여 뻐근한 피로가 생길 수 있습니다. 어깨도 삐뚤어지고요.

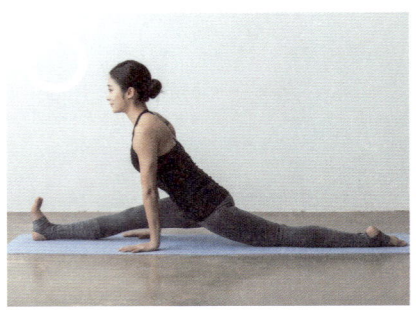

골반을 앞으로 이동하고 허벅지 앞면, 무릎, 발등이 바닥과 맞닿게 다리 전체를 회전하세요. 앞으로 뻗은 발을 상체 쪽으로 반 뼘 정도 당겨 발 간격을 조금 좁히세요. 골반이 바닥에 붙지 않거나 하체가 더 심하게 땅길 수 있으니 손으로 바닥을 밀어내며 몸무게를 분산하거나 두툼하게 접은 담요나 쿠션을 허벅지 아래에 받쳐도 좋습니다.

WORST POSE 2

다리가 굽고,
상체가 숙여진다

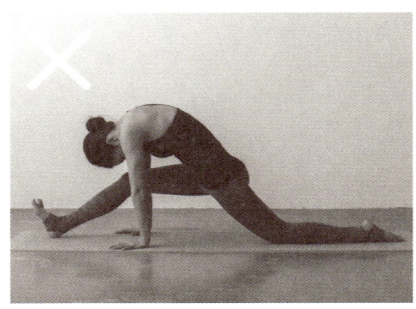

신체의 전반적인 유연성이 떨어져 다리와 어깨, 가슴이 충분히 펴지지 않고 움츠러듭니다. 몸이 긴장되고 고통을 느끼게 되며, 스트레칭을 너무 강하게 하면 근육이 손상될 수 있습니다.

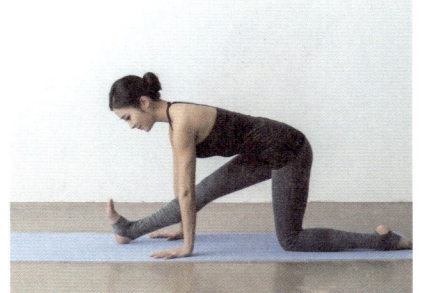 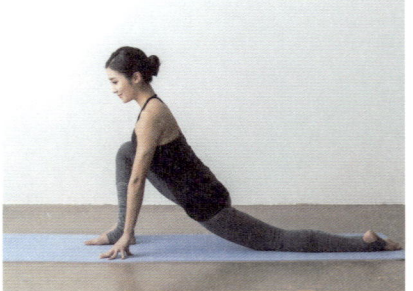

무리하게 다리를 찢지 말고, 돌진 자세와 하프 스플릿을 번갈아 연습하며 조금씩 유연성을 키워보세요. 유연성이 발달하는 데 소요되는 시간은 개인차에 따라 다르지만 자주 수련할수록 그 시간은 줄어듭니다. 인내심을 가지고 조금씩, 꾸준히 연습하세요.

위로 향한 활 자세
Upward Bow Pose

활시위를 세게 잡아당길수록 더 팽팽하게 휘어지는 활대처럼 전신을 하나로 연결해 신체를 견고하게 결합합니다. 자세의 가장자리인 손과 발에서 힘이 시작되어 팔과 다리를 강화할 수 있고, 등과 허리를 튼튼하게 만들 수 있습니다. 가슴과 어깨를 열어 굽은 자세 교정에도 효과적입니다.

[준비] 누워서 무릎을 접어 세우고 발은 골반 너비로 벌립니다. 복부를 납작하게 넣어 허리를 바닥에 밀착하고 천장을 바라봅니다.

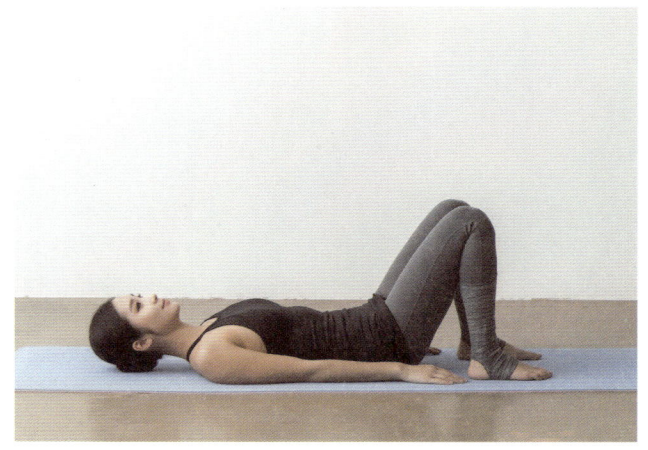

[과정 1] 손가락을 활짝 펼쳐, 손끝이 어깨를 가리키도록 어깨 위 바닥에 짚습니다. 두 손바닥과 양쪽 팔꿈치의 간격은 어깨너비 정도를 유지하고, 날개뼈를 바닥으로 가라앉히며 등을 평평하게 펴서 바닥에 밀착합니다.

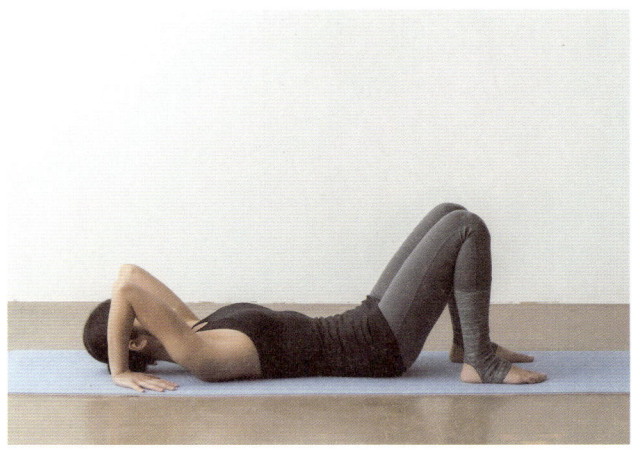

과정 2 손바닥과 발바닥으로 바닥을 힘껏 누르며 골반과 가슴을 천장으로 올리세요. 고개를 뒤로 젖혀 정수리를 바닥에 살며시 놓습니다. 손바닥 전체가 고르게 바닥을 짚고 있는지 한 번 더 점검하고, 팔꿈치는 직각에 가깝게 맞추세요.

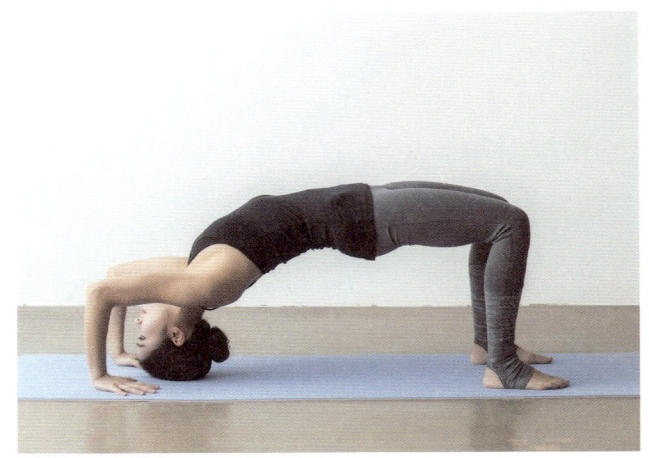

완성 손과 발로 지면을 힘껏 밀며 몸 전체를 들어 올립니다. 배는 납작하게 넣어 허리를 압박하며 허리가 꺾이지 않게 보호하세요. 고개를 자연스럽게 떨어뜨려 뒤쪽 벽을 바라보며 가슴은 시선 방향으로 더 내밀고, 허벅지는 천장으로 듭니다. 손과 발이 미끄러지지 않게 주의하며 3~5회 호흡하세요.

TIP. 체력에 따라 2~3회 반복하세요.

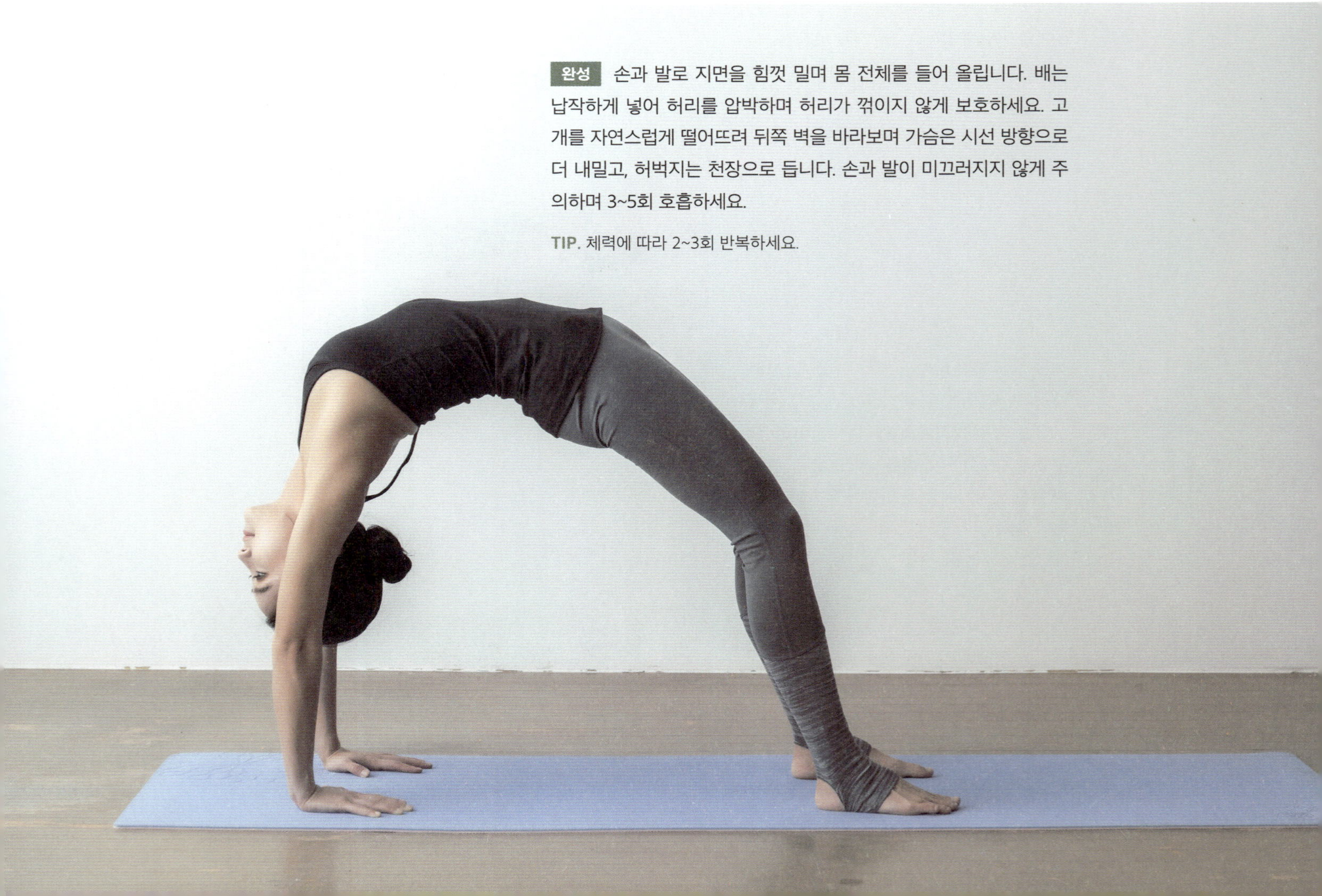

WORST POSE 1

무릎이 접히고 하체 쪽에 몸무게가 치우친다

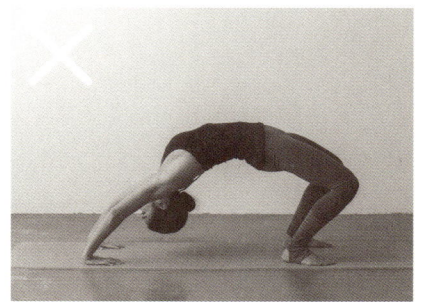

굽은 체형일 경우 어깨와 가슴이 유연하지 않아서 충분히 펴기가 어렵습니다. 몸이 하체 쪽으로 치우치며 손목이 지나치게 꺾여 미끄러지거나 통증이 생기죠. 무릎이 많이 굽혀질수록 뒤꿈치가 들뜨며 몸을 지탱하는 하체의 힘이 약해집니다. 허리에도 과도한 힘이 실려 통증이 생길 수 있습니다.

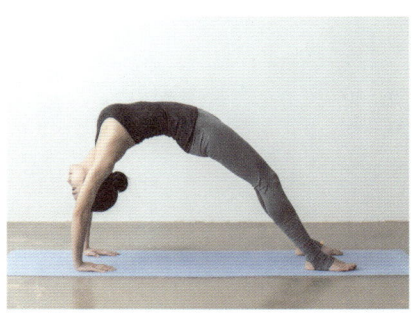

손과 발 사이의 간격을 조금 더 넓히세요. 발뒤꿈치를 바닥에 밀착하고, 무릎을 서서히 펼치며 몸무게를 손바닥 전체에 분산시키세요. 자세를 지속하기 어렵다면 1회 호흡 후 자세를 풀고 여러 번 반복하며 연습하세요.

WORST POSE 2

발을 넓은 간격으로 벌린다

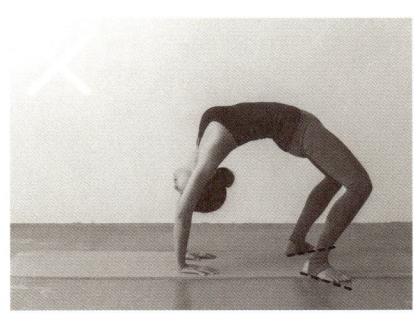

발끝이 열리면 엉덩이와 허벅지 바깥쪽 근육이 조여지며 다리가 벌어집니다. 엉덩이 근육은 이 동작에 중요한 역할을 하지만 너무 강하게 사용하면 허리가 지나치게 들어 올려져 통증이 발생합니다.

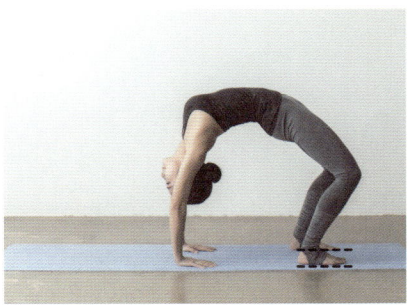

발은 가지런하게 놓고, 꼬리뼈를 살며시 말아 조여진 허리를 풀고 엉덩이에 힘을 채우세요. 꼬리뼈는 척추의 일부이면서 엉덩이와 인접해 있기 때문에 꼬리뼈의 방향을 조절하면 꺾인 허리를 펼치거나 엉덩이 근육의 활용을 높일 수 있습니다. 이 자세를 연습할 때 엉덩이와 허리를 높이기보다는 가슴과 겨드랑이를 펼치는 데 중점을 두세요.

WEEKEND PROGRAM ⑦

소요 시간 **30분**

이번 주 수업 중 몸을 늘이는 자세가 고통스러웠다면 조금씩 여러 번 반복하는 것이 좋습니다. 유연성을 갖추게 되었더라도 섣부른 시도나 과도한 욕심은 몸에 무리를 줄 수 있으므로 자신의 몸에 맞는 자세를 취하고, 신중하게 움직이며 천천히 동작을 이어가세요. 위크엔드 프로그램을 통해 동작을 한층 업그레이드할 수 있습니다. 연속 동작을 통해 운동 능력을 향상시켜보세요.

1

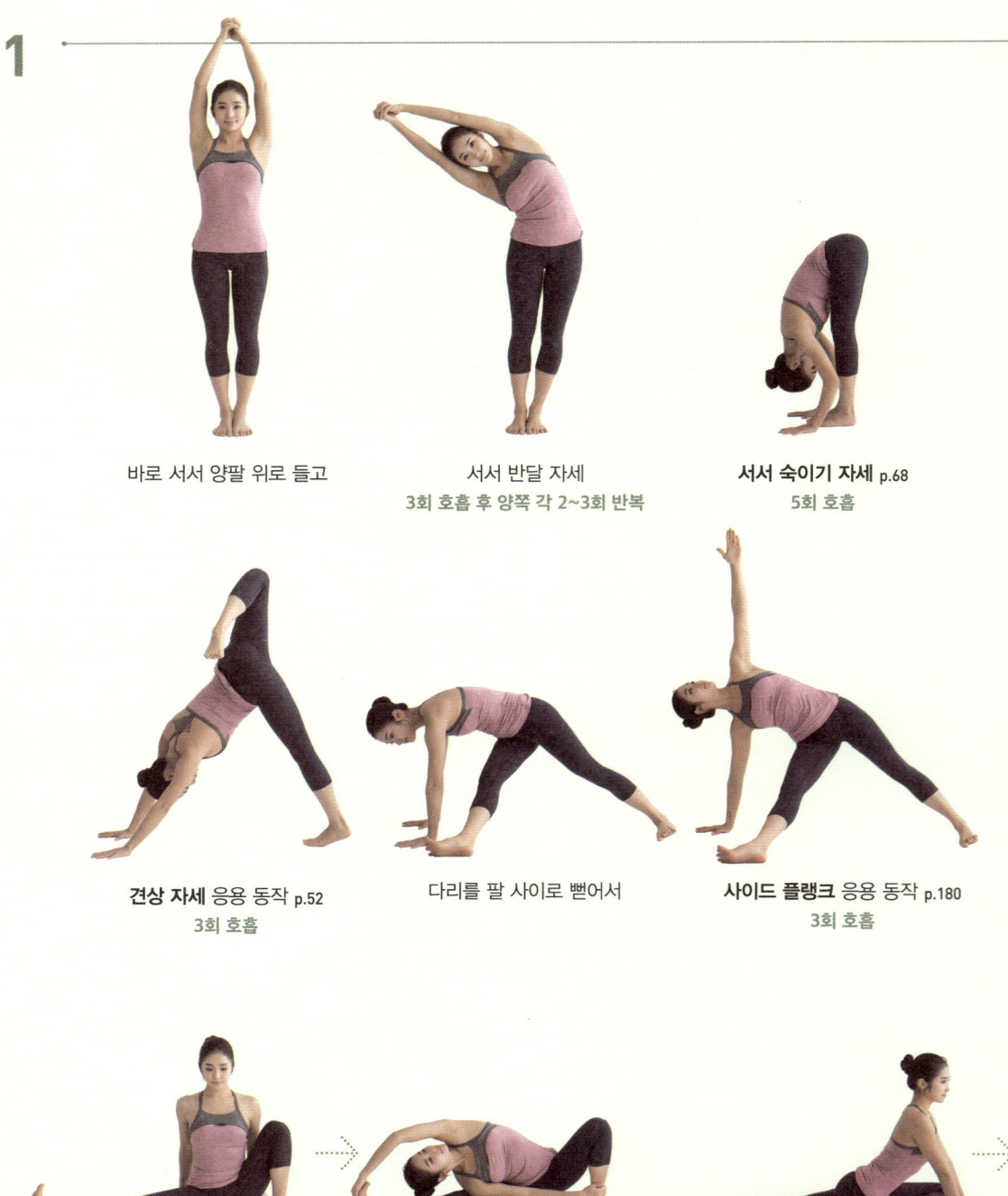

바로 서서 양팔 위로 들고

서서 반달 자세
3회 호흡 후 양쪽 각 2~3회 반복

서서 숙이기 자세 p.68
5회 호흡

견상 자세 응용 동작 p.52
3회 호흡

다리를 팔 사이로 뻗어서

사이드 플랭크 응용 동작 p.180
3회 호흡

앉아서 기울기 자세 응용 동작 p.48
5회 호흡

반 비둘기 자세 p.85
5회 호흡

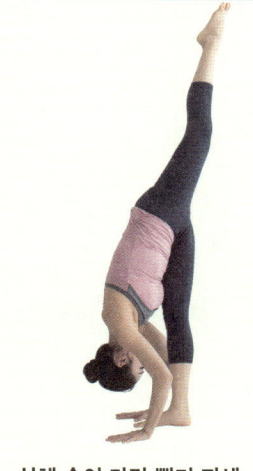
상체 숙여 다리 뻗기 자세 p.244
5회 호흡

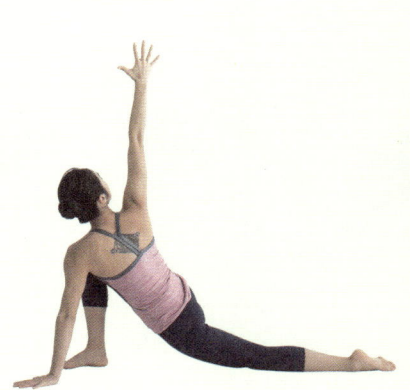
회전 돌진 자세 p.228
5회 호흡

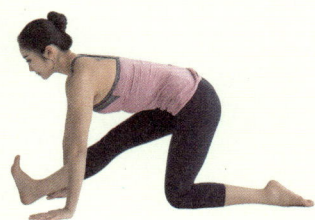
하프 스플릿 p.75
5회 호흡

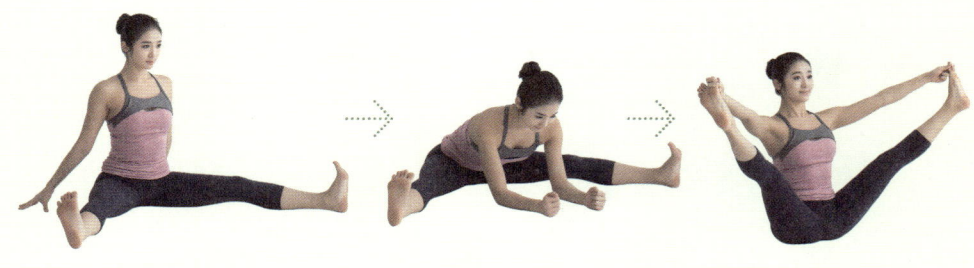
박쥐 자세 ①, ② p.90, 238
5회 호흡

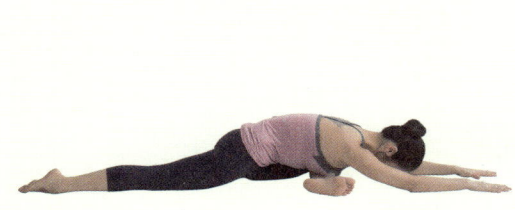

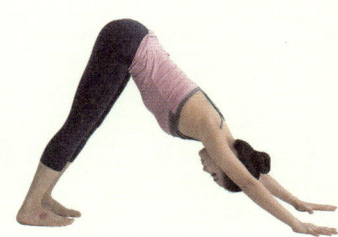
돌진 자세 p.71
5회 호흡

견상 자세 p.52
5회 호흡 후 서서 숙이기 자세로
돌아가 몸의 반대쪽으로 동작 반복

2

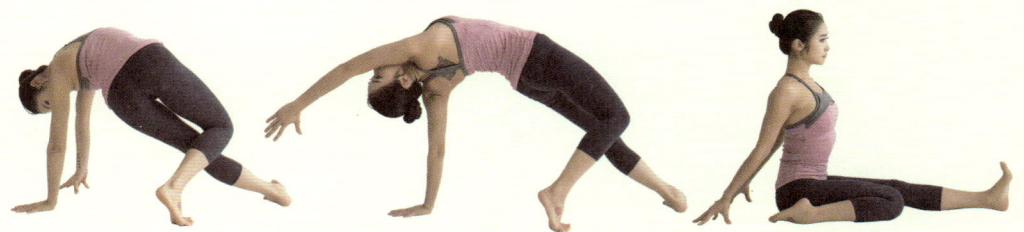

발을 뒤로 넘겨 딛고	뒤집은 견상 자세 p.186	반 영웅 자세 p.92
3회 호흡	5회 호흡	10회 호흡

3

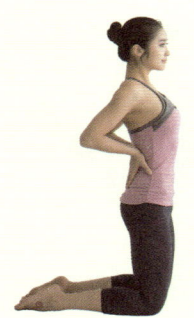 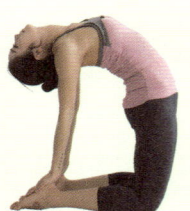 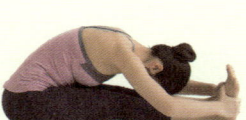

무릎을 세우고 앉아	낙타 자세 p.241	전굴 자세 p.231
	5회 호흡	5회 호흡

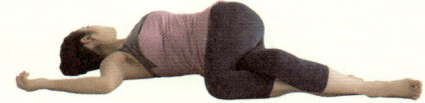 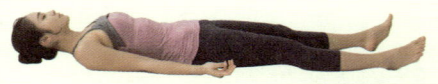

옆으로 누워서 비틀기 자세 p.120
10회 호흡 후 처음으로 돌아가
몸의 반대쪽으로 동작 반복

사바사나 p.33
5~10분

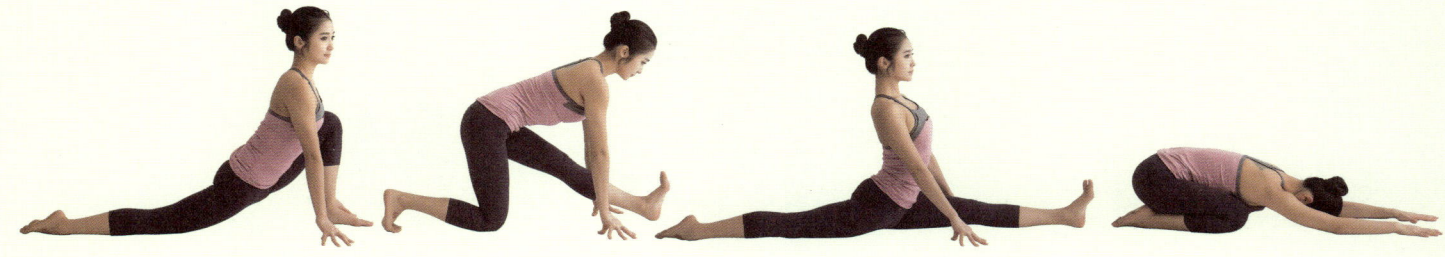

돌진 자세 p.71
10회 호흡

하프 스플릿 p.75
10회 호흡

원숭이 자세 p.248
5회 호흡

아기 자세 p.50
5회 호흡 후 처음으로 돌아가
몸의 반대쪽으로 동작 반복

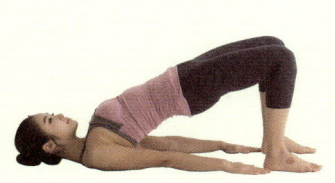

브리지 자세 p.62
5회 호흡

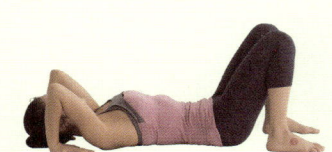

양손을 머리 옆 바닥에 짚고

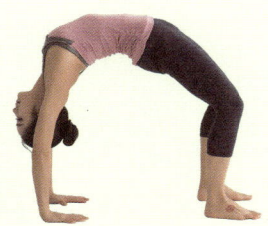

위로 향한 활 자세 p.251
5회 호흡

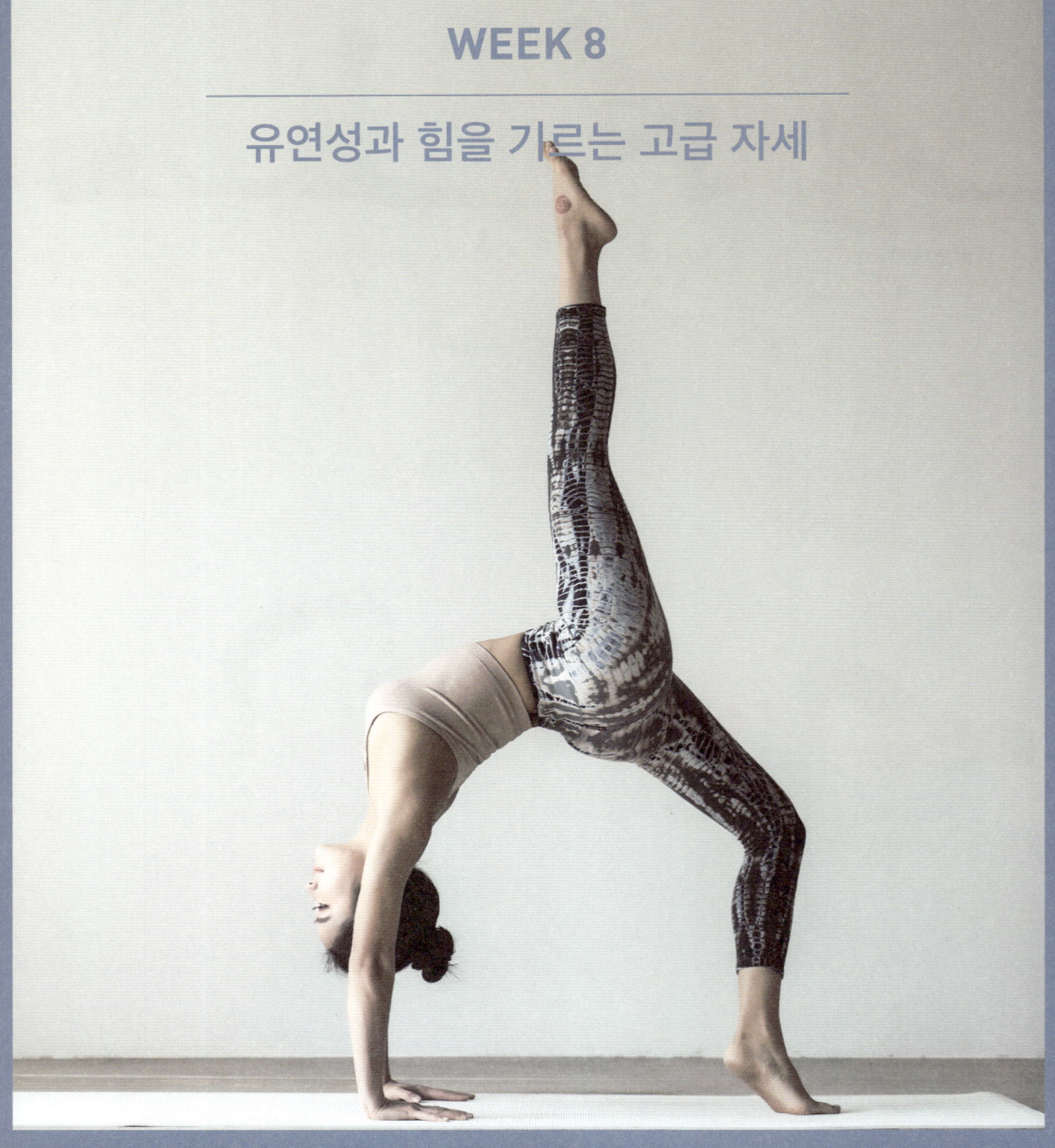

WEEK 8

유연성과 힘을 기르는 고급 자세

유연하고 건강한 몸을 갖기 위해
반드시 고난도 요가 자세가 필요하지는 않습니다.
모든 운동이 그렇듯이 적당히 힘이 들면서 내 몸이 버텨낼 수 있는
정도의 초·중급 동작이 건강에는 더 많은 도움이 됩니다.
오히려 멋진 동작에 욕심을 내어 무리하다가
부상과 고통이 따르기도 하지요.
그럼에도 고급 자세들은 우리에게 많은 이득을 주기 때문에
도전할 만한 가치가 충분합니다.
이미 몸에 익숙해진 자세들은 큰 힘을 들이거나 주의를 기울이지
않아도 어렵지 않게 지속할 수 있기 때문에 자세의 불균형을
소홀히 하거나 아예 모르고 지나치기도 합니다.
반면에 동작이 크고 변형이 많은 고난도의 자세는 유지가 어렵고 더
많은 힘이 들기 때문에 부족한 근력과 유연성이 여실히 드러납니다.
따라서 새로운 자세의 시도는 성공 유무에 관계없이
몸의 균형을 다시금 점검하고 결점을 발견하는 계기가 됩니다.
뿐만 아니라 새로운 자극이나 경험을 하면
우리 몸은 그것에 대비하는 힘을 갖춥니다.
고급 자세는 더 강한 힘과 유연성을 필요로 하기 때문에
시도만으로도 한계에 가까운 운동이 될 수 있습니다.
한계를 극복하며 체력을 강화하면 이전 단계의 자세들이 더욱
수월해지고, 몸의 균형과 더불어 호흡, 감정, 생각 등을 더 세밀하게
조절할 수 있는 여유가 생깁니다.
위크 8에서 소개하는 고난도의 자세들은 동작을 할 때 주의가 필요한
만큼 하루에 두 동작을 연습하는 것을 목표로 합니다.
생소한 자세라도 몸을 움직이는 방법과 원리는 그대로 적용되므로
지금껏 배운 기본기들이 빛을 발할 것입니다.
그동안의 노력으로 얻은 강한 집중력과
굳건한 균형 감각을 발휘해보세요.

여신 자세
Goddess Pose

부와 다산을 상징하는 여신 자세는 하복부와 골반을 건강하게 하여 특히 여성과 임산부에게 이롭습니다. 척추와 가슴을 펼쳐 호흡이 깊어지고, 몸을 덥히며 혈액 순환을 촉진하는 여신 자세로 강한 체력과 집중력을 길러보세요.

준비 ── 어깨너비의 두 배 정도로 발을 벌려 서고 발끝을 45도 정도 엽니다. 허벅지를 바깥쪽으로 약간 회전하여 무릎뼈가 발끝과 같은 방향을 보도록 맞추세요. 가슴을 활짝 펴고, 아랫배를 납작하게 넣습니다.

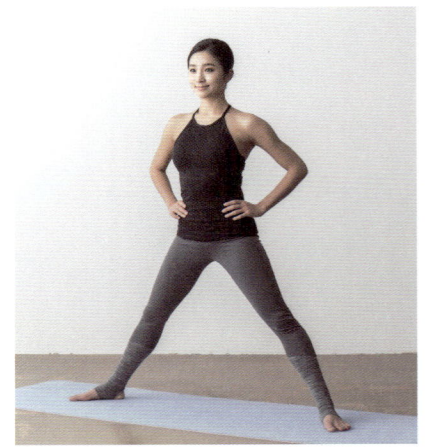

과정 ── 무릎을 굽혀, 골반을 내립니다. 손으로 무릎을 짚고, 척추를 약간 숙여 곧게 펴세요. 무릎이 잘 벌어지지 않으면 손으로 살며시 열어도 좋습니다. 발바닥이 바닥에 골고루 닿으며 종아리가 바닥과 수직이 되도록 세우세요.

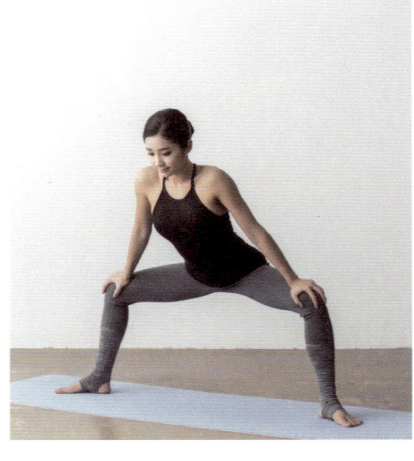

완성 가슴 앞에 합장하고, 두 손바닥을 서로 눌러 밀착하세요. 척추는 사선으로 숙인 채 곧게 펴고 날개뼈를 골반 쪽으로 내려 등을 조입니다. 아랫배와 괄약근을 가볍게 조여 5회 호흡하며 자세를 유지하세요.

TIP. 체력에 따라 2~3회 반복하세요.

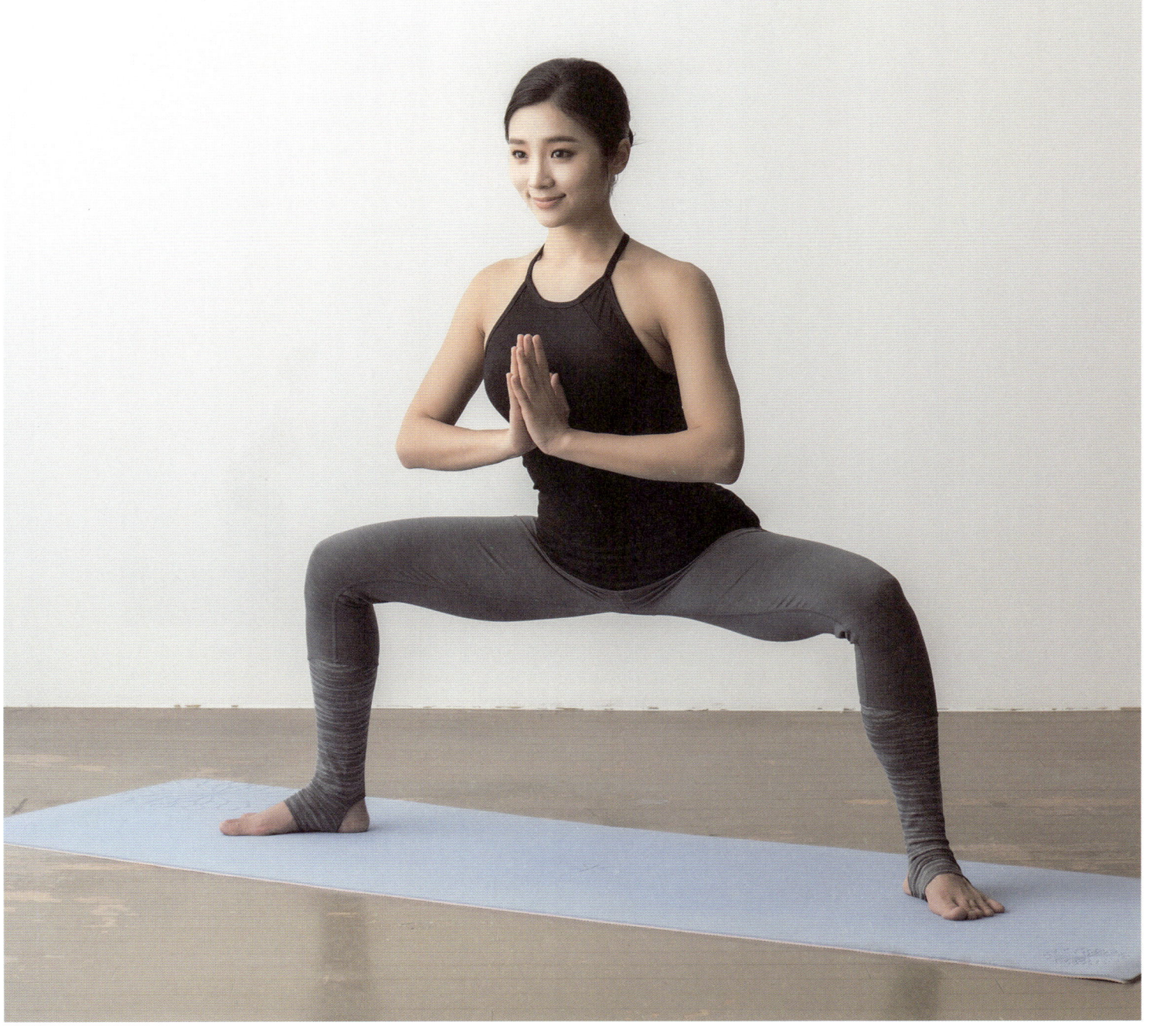

WORST POSE 1

다리가 오므려진다

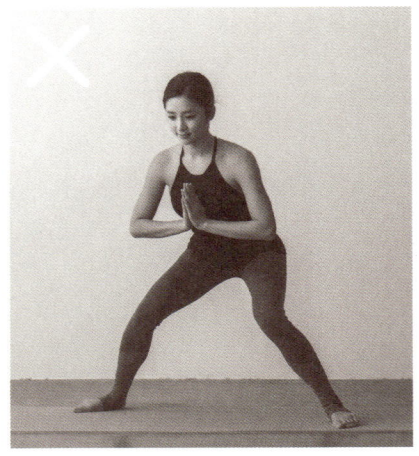 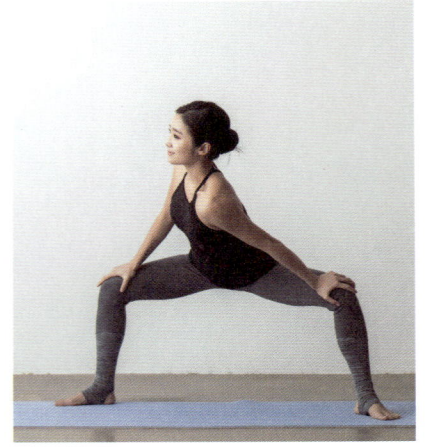

허벅지 안쪽 근육이 뻣뻣해서 충분히 늘어나지 않으면 다리가 오므려집니다. 하체의 축이 안쪽으로 치우쳐 발바닥의 아치가 처지고, 발날이 들뜹니다. 무릎 관절 안쪽이 벌어지며 무릎뼈가 본래 위치에서 벗어나 부상과 통증을 유발하고 심한 경우 다리의 정렬을 어긋나게 합니다.

손으로 무릎을 감싸듯 짚고, 다리 사이를 벌리며 허벅지 안쪽을 늘이세요. 상체를 비틀며 양쪽을 번갈아 스트레칭해도 좋습니다. 발바닥 전체를 바닥에 밀착하여 바닥을 누르고 하체의 힘을 보태어 다리를 벌리면 골반 바깥쪽의 힘이 강해져 안정감이 생깁니다.

WORST POSE 2

등이 굽는다

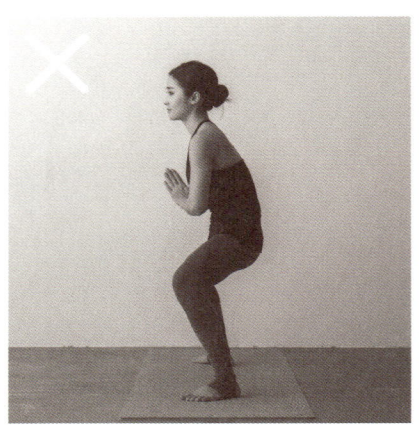 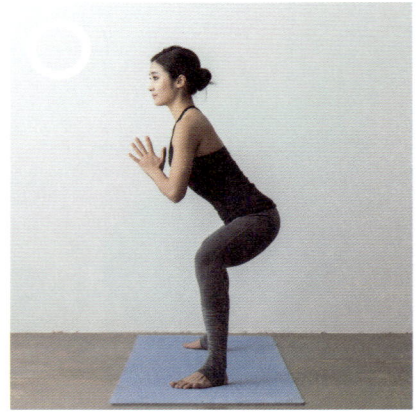

상체의 앞면과 엉덩이, 허벅지의 유연성이 부족하면 골반과 허리를 끌어 내리고 등이 굽습니다. 상체를 세우려고 할수록 무릎이 내밀어지고 체중이 발끝에 치우치며 발뒤꿈치가 들뜹니다. 무릎 주위 허벅지 근육에 힘이 가중되어 피로가 쌓이고, 자세를 지속하기 어렵습니다.

발뒤꿈치에 체중이 느껴질 만큼 엉덩이를 뒤로 이동하고 앞으로 튀어나갔던 무릎도 몸 쪽으로 당깁니다. 척추를 꼿꼿하게 펼쳐 사선이 되도록 숙이고, 아랫배를 조이며 날개뼈를 오므려서 상체의 힘을 지속하세요.

묶은 삼각 자세
Bound Triangle Pose

삼각 자세의 변형 동작입니다. 손을 바닥에 짚지 않고 오직 척추와 몸통 근육으로 자세를 완성하여 신체의 중심부를 강화할 수 있습니다. 하체의 힘을 세밀하게 분배하여 균형 감각을 향상하고, 어깨 관절을 부드럽게 합니다. 무릎, 허리, 어깨에 부상이나 통증이 있다면 이 동작은 피하세요.

준비 어깨너비의 두 배로 발을 벌리고 섭니다. 오른발을 측면으로 90도로 벌리고, 왼발은 몸 쪽으로 살짝 당깁니다. 팔을 수평으로 들어 올리고 어깨를 골반 쪽으로 내려 어깨와 목의 긴장을 푸세요. 가슴을 활짝 펴고 아랫배를 납작하게 넣어 힘을 채웁니다.

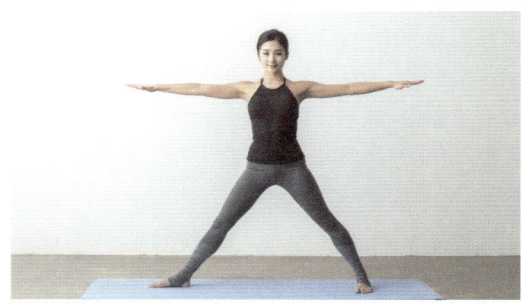

과정 1 오른 다리를 구부려 종아리가 지면과 수직을 이루도록 합니다. 왼발로는 바닥을 살며시 누르며 허벅지 안쪽 근육에 힘을 채우고, 미끄러지지 않게 고정하세요.

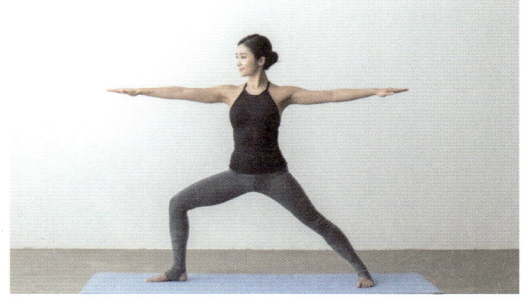

과정 2 오른쪽으로 상체를 기울여 날개뼈와 허벅지를 맞닿게 합니다. 이때 오른팔에 몸을 기대지 않도록 주의하며, 복부와 옆구리를 납작하게 조이세요.

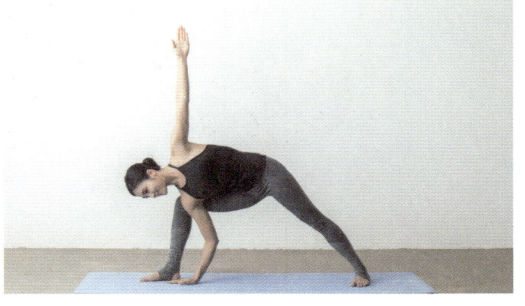

과정 3 오른쪽 팔꿈치가 발목을 향하도록 깊게 넣어 허벅지 아랫면을 감쌉니다. 팔을 더 늘여 손등을 엉덩이나 허리에 얹으세요. 왼팔도 뒤로 넘겨 손등을 허리에 밀착하고 손끝이 서로 마주보거나 맞닿게 둡니다. 가능하다면 오른손 손바닥에 왼손 손등을 포개어 맞잡습니다. 상체를 무릎에 살며시 기대며 어깨를 뒤로 젖혀 가슴을 활짝 펴세요. 발바닥은 바닥에 고르게 밀착합니다.

TIP. 자세 유지가 어렵다면 이 단계에서 머무르며 연습량을 늘리세요.

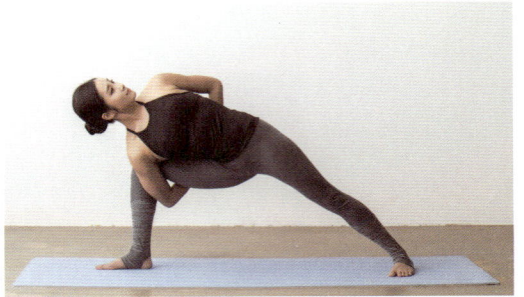

완성 발이 미끄러지지 않게 주의하며 오른 다리를 서서히 펴세요. 복부를 납작하게 넣어 허리를 평평하게 만들고, 척추를 길게 뻗습니다. 팔꿈치를 뒤로 젖히며 정면이나 천장을 바라봅니다. 자세가 많이 흔들리면 바닥을 보면서 균형을 찾습니다. 5회 호흡하세요.

TIP. 자세를 완전히 풀어 잠시 휴식한 뒤 반대쪽으로 동작을 연습하세요. 체력에 따라 2~3회 반복하세요.

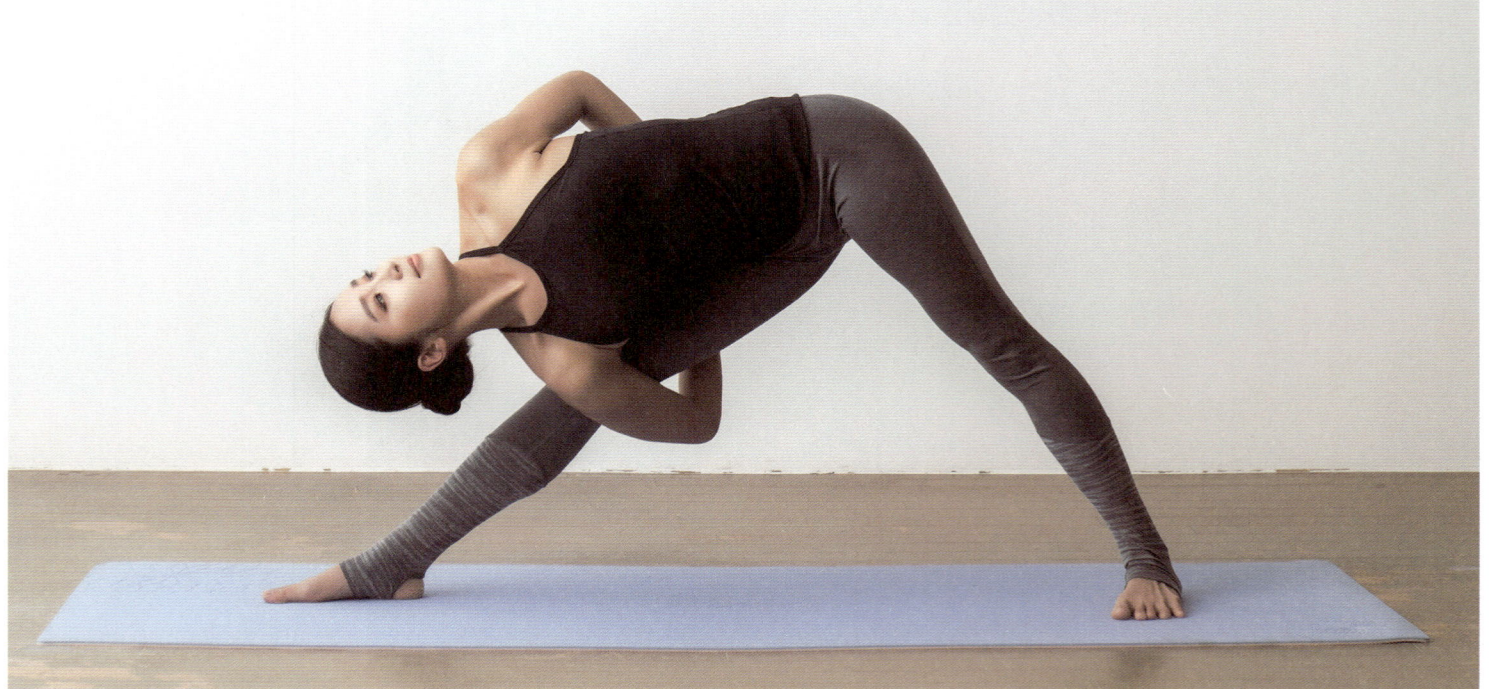

WORST POSE 1
등과 어깨가 굽는다

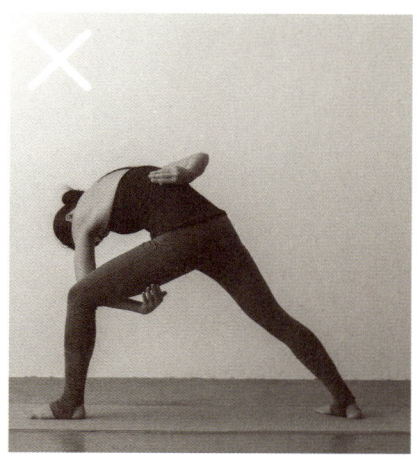

등과 어깨를 펴지 못하면 몸이 앞으로 숙여집니다. 팔과 어깨가 잘 넘겨지지 않아 손목을 억지로 뒤틀면 팔꿈치와 어깨에 통증이 발생합니다.

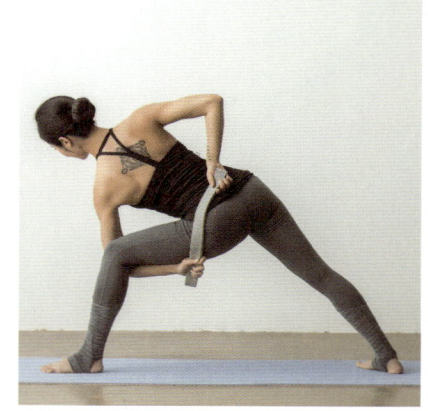

허리 뒤에서 양손으로 스트랩이나 타월의 양끝을 잡고, 손등을 허리에 댑니다. 날개뼈를 오므려 어깨와 가슴을 펼치고, 엉덩이를 앞으로 당기며 척추를 반듯하게 펴세요. 아랫배와 괄약근을 살며시 조이며 발바닥을 단단하게 누릅니다.

WORST POSE 2
허리가 꺾인다

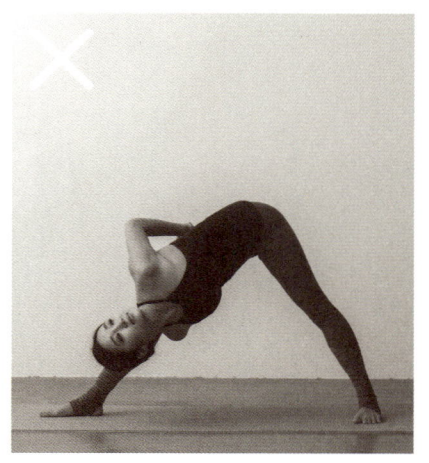

가슴을 지나치게 내밀고 허리가 꺾이면 복부에 힘이 풀어져 몸무게가 앞으로 쏟아집니다. 다리에 몸을 기대면 치우친 무게가 무릎을 압박하고, 무릎 뒷면이 지나치게 스트레칭되어 통증이 발생합니다. 골반이 뒤로 빠지면 발바닥 안쪽이 들떠 자세도 불안정해지죠.

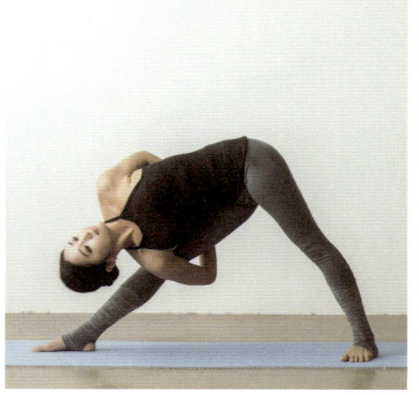

복부와 명치 부위를 몸속으로 오목하게 넣고 등을 평평하게 만드세요. 뒤로 빠져나가는 골반을 앞으로 내밀고 열린 발끝과 무릎뼈의 방향이 서로 어긋나 있다면 같은 방향을 향하도록 맞추어야 합니다.

도마뱀 자세
Lizard Pose

납작하게 엎드려 기어 다니는 도마뱀을 표현한 자세입니다. 상체 전체를 들어 올려야 하기 때문에 등과 허리, 옆구리, 복부의 모든 근력이 필요합니다. 고관절의 유연성을 늘리는 동시에 강화하는 자세로, 허리와 하체에 부상이 있다면 이 동작은 피하세요. 유연성이 부족하다면 각 단계에서 멈춰 연습하고, 조금씩 단계를 높여가세요.

준비 | 왼 다리는 무릎을 굽혀 앞에 두고, 오른발은 세 걸음 뒤 바닥을 디딥니다. 양손은 왼발 안쪽 바닥에 어깨너비로 짚으세요. 오른 다리는 곧게 펼쳐서 발볼로 바닥을 힘껏 누르고, 아랫배를 납작하게 넣습니다.

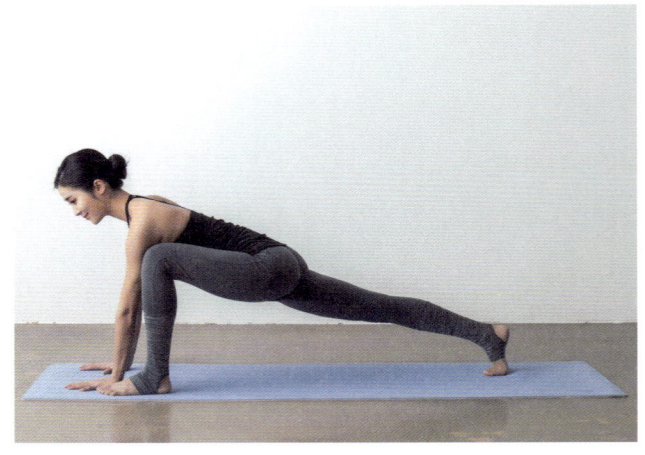

과정 | 상체를 왼쪽 무릎보다 낮게 숙여 팔꿈치를 바닥에 대고, 척추를 곧게 펴세요.

TIP. 자세 유지가 어렵다면 이 단계에서 머무르고 연습량을 늘리세요.

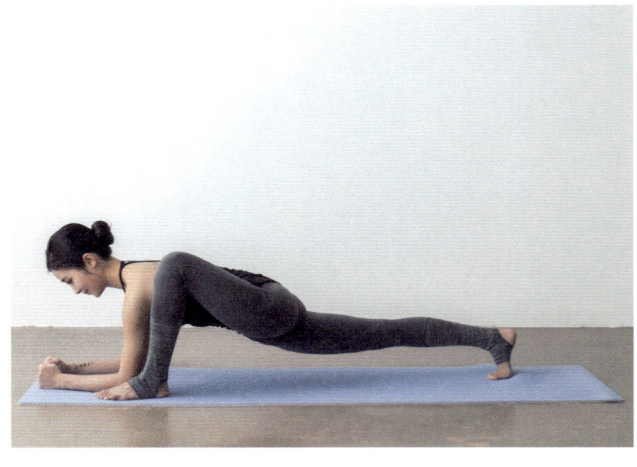

완성 왼팔을 왼 다리 안쪽으로 깊숙이 넣고 양팔을 좌우로 곧게 펴세요. 손끝으로 바닥을 눌러 상체를 받쳐 올립니다. 발로 바닥을 힘껏 누르고 척추를 꼿꼿하게 뻗어내세요. 복부와 등, 허벅지에 힘을 채우고, 3~5회 호흡합니다.

TIP. 반대쪽으로 동작을 반복하고, 자세를 완전히 풀어 휴식하세요. 체력에 따라 2~3회 반복하세요.

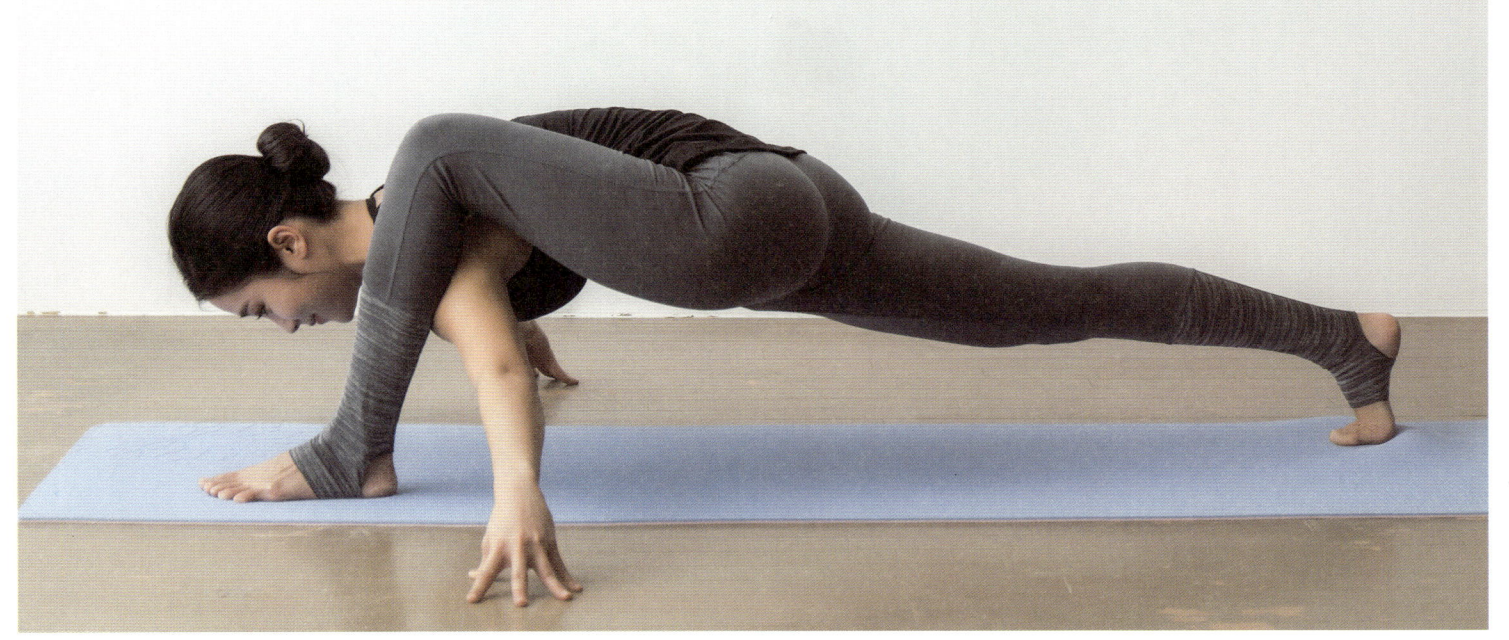

응용 자세 1 완성 자세를 유지하기 수월해지면 양손을 바닥에서 들어 멀리 뻗어보세요.

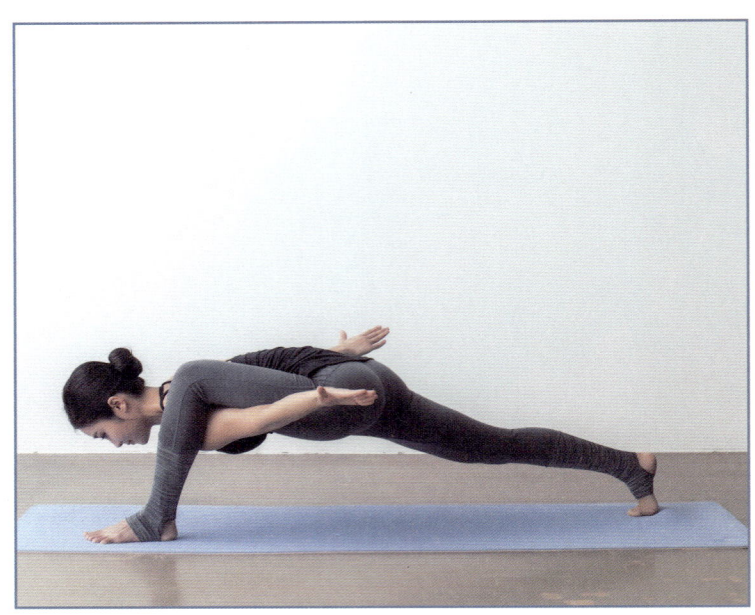

응용 자세 2 가능하다면 허리 뒤에서 두 손을 맞잡아도 좋습니다.

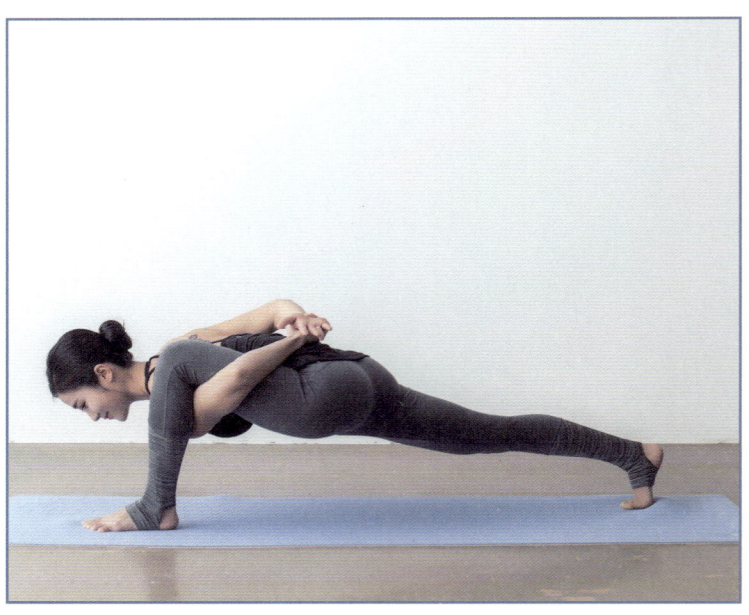

WORST POSE 1

팔꿈치가 뜨고, 고개가 숙여진다

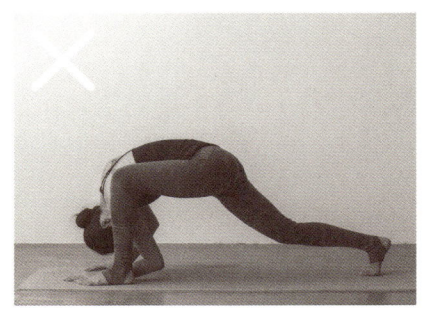 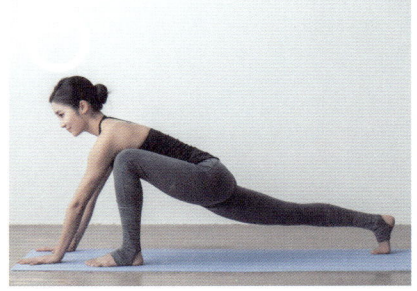

가슴과 몸통, 하체 앞면 근육이 수축되어 있으면 도마뱀 자세를 할 때 몸이 움츠러듭니다. 골반과 팔꿈치를 낮추지 못하면 상체에 매달린 목과 어깨가 경직됩니다. 푹 숙여진 고개가 뒷목을 지나치게 늘이고 머리를 지지해주는 힘이 약해지며 목뼈의 정렬이 어긋납니다.

팔을 조금씩 앞으로 뻗어 서서히 상체를 낮추세요. 굽은 등과 가슴이 펼쳐지도록 연습하고, 고관절 앞면이 팽팽하게 땅기도록 스트레칭합니다.

WORST POSE 2

고개를 위로 들어 올린다

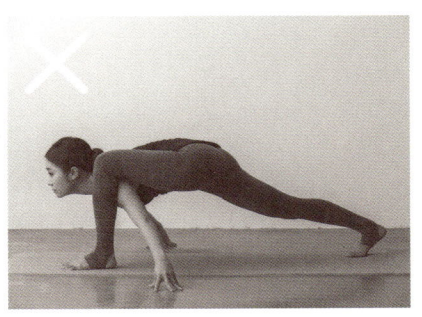 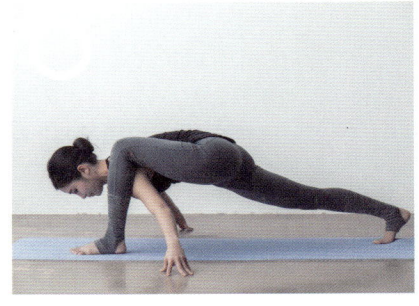

턱을 앞으로 내밀듯이 목을 뻗으면 거북목 형태로 목이 제자리를 벗어납니다. 목 뒤쪽이 조여 어깨가 경직되고, 목이 무겁게 느껴집니다.

시선은 아래쪽을 바라보며 머리를 뒤로 물리듯 당겨서 상체가 완만한 곡선이 되도록 합니다. 어깨를 골반 쪽으로 낮추고, 날개뼈를 오므려 등에 힘을 채워야 합니다.

머리 서기 자세
Head Stand Pose

머리 서기 자세를 꾸준히 연습하여 완성하면 상체를 조절할 수 있는 요령이 생기고 더욱 다양한 시도를 해볼 수 있는 용기를 얻게 됩니다. 전신의 밸런스를 맞추고 혈액의 흐름을 개선하며 머리를 맑게 하고 마음을 진정시키는 효과가 있지만 생리 양이 많거나 목뼈의 질환이나 부상, 고혈압, 안과 질환이 있다면 이 자세를 피하세요.

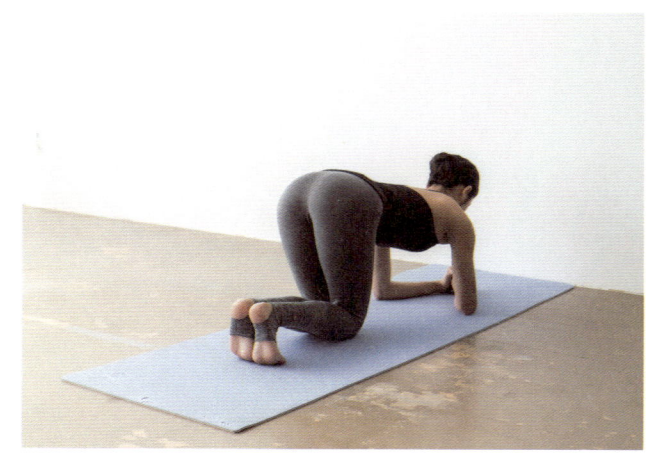

준비 벽을 마주보며 무릎을 꿇습니다. 팔꿈치를 어깨너비로 벌려 바닥에 놓고, 손은 깍지를 낀 뒤 벽에서 한 뼘 떨어진 곳에 둡니다. 손목과 두 팔꿈치가 정삼각형 모양이 되도록 각도를 조절합니다. 발끝을 세워 바닥에 단단하게 고정하고, 아랫배를 납작하게 넣어 힘을 채우세요. 깍지 낀 손을 바라보며 어깨를 골반 쪽으로 내리고 목에 긴장을 풉니다.

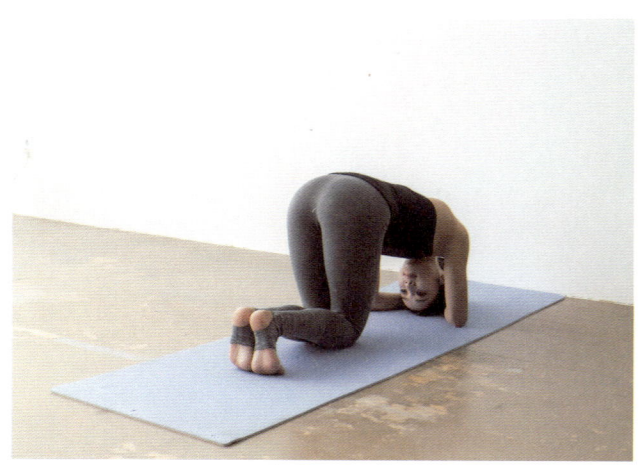

과정 1 뒤통수를 손목 사이에 끼우고, 정수리는 바닥에 댑니다. 머리에 무게가 치우치지 않도록 주의하며 깍지 낀 손과 팔꿈치로 바닥을 힘껏 눌러 몸을 지지하세요. 날개뼈를 골반 쪽으로 낮춰 어깨와 목을 길게 펴며 겨드랑이 아래 쪽에 힘을 채워 상체를 탄탄하게 받칩니다.

TIP. 자세를 시작할 때부터 끝낼 때까지 몸이 흐트러지지 않도록 주의하세요.

과정 2 발끝을 세워 바닥을 힘껏 누르고 엉덩이를 높이 들어 올리세요. 발끝을 바라보며 발을 서서히 몸 쪽으로 당깁니다. 무릎과 가슴을 가까이하고 척추를 곧게 펼치세요.

TIP. 자세가 부정확할 경우 무리하게 시도하지 말고 이 단계에 머무르며 연습량을 늘리세요.

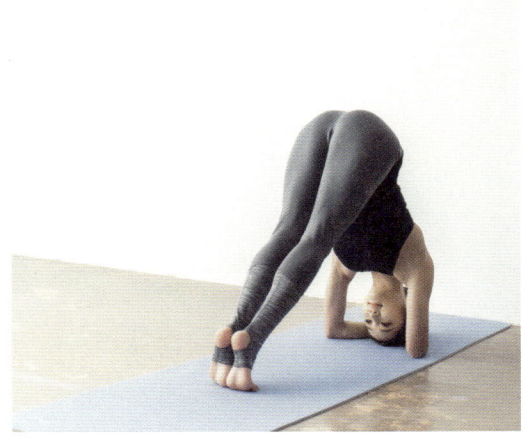

과정 3 한쪽 발을 들어 올려서 벽에 기댑니다. 바닥을 짚은 발은 발가락을 모두 세워서 조금씩 들어 올립니다.

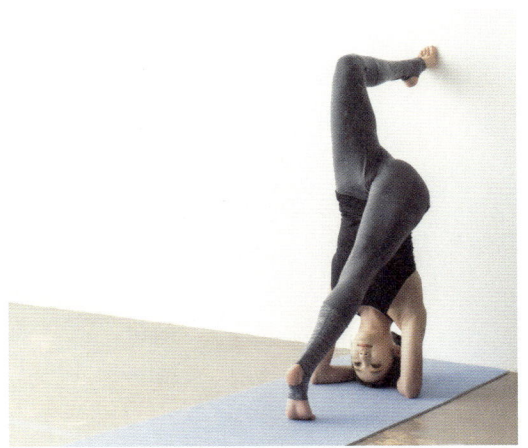

과정 4 두 발을 모두 벽에 대고, 골반을 살며시 앞으로 밀어서 몸을 평평하게 세우세요.

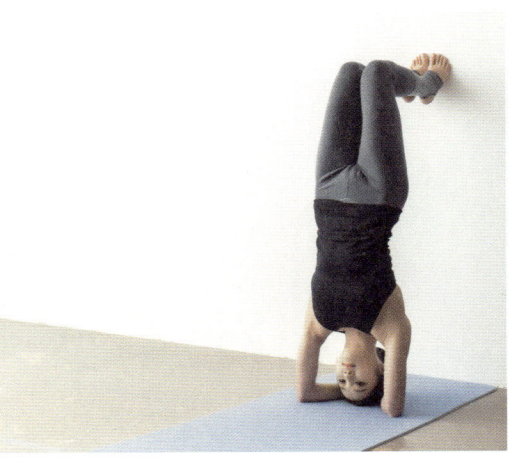

완성 조심스럽게 한 발씩 벽에서 떼어 천장으로 들어 올립니다. 발끝과 팔뚝을 서로 반대 방향으로 멀리 밀어 내며 전신을 뻗습니다. 5~10회 호흡하세요.

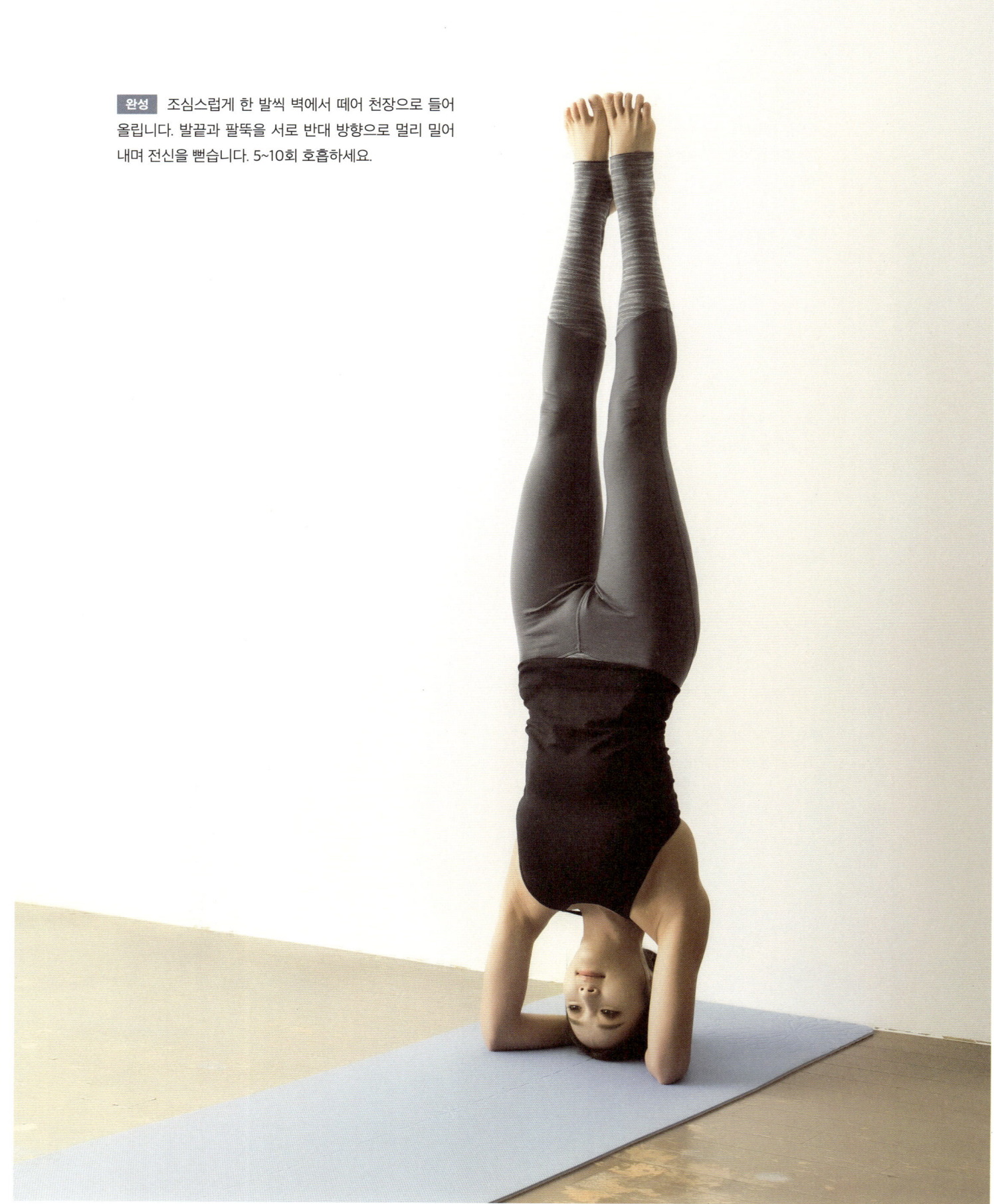

응용 자세 1

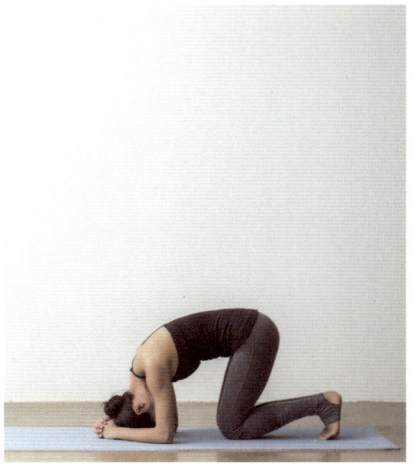 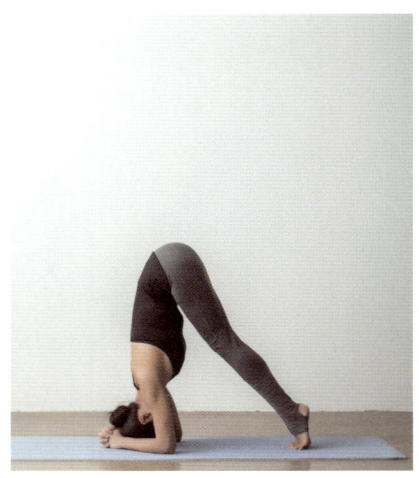

뒤통수를 손목 사이에 끼우고, 정수리는 바닥에 댑니다. 머리에 무게가 치우치지 않도록 주의하며 깍지 낀 손과 팔꿈치로 바닥을 힘껏 눌러 몸을 지지하세요.

발끝을 세워 바닥을 힘껏 누르고 엉덩이를 높이 들어 올립니다. 발끝을 바라보며 발을 서서히 몸 쪽으로 당깁니다. 무릎과 가슴을 가까이하고 척추를 곧게 펴세요.

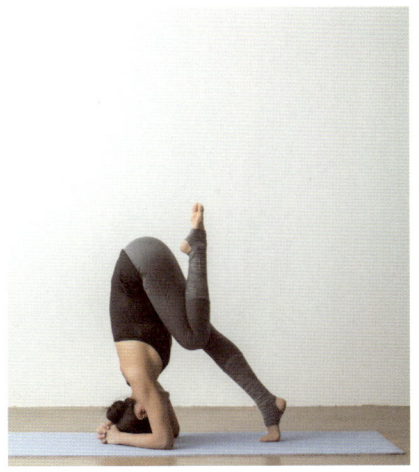 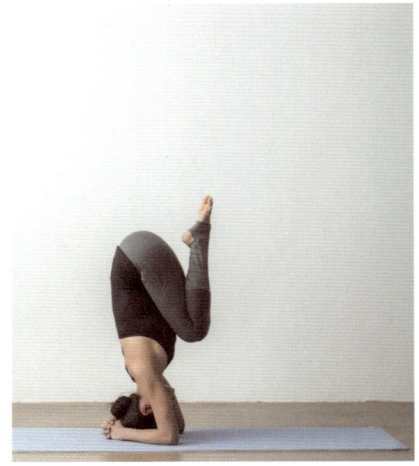 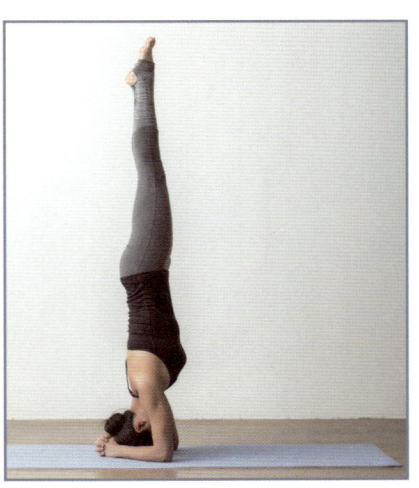

한 발을 떼어 다리를 구부리고 가슴과 복부에 밀착합니다. 반대쪽 발로 지지하며 체중을 팔꿈치와 손목으로 조금씩 이동시키세요.

팔뚝에 체중을 싣고 다리를 몸통에 밀착합니다.

다리를 천장을 향해 서서히 뻗어주세요.

응용 자세 2

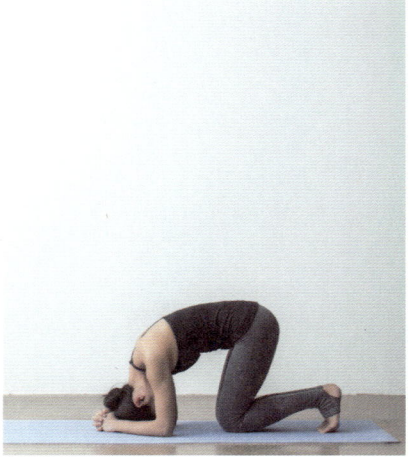

뒤통수를 손목 사이에 끼우고, 정수리는 바닥에 댑니다. 머리에 무게가 치우치지 않도록 주의하며 깍지 낀 손과 팔꿈치로 바닥을 힘껏 눌러 몸을 지지하세요.

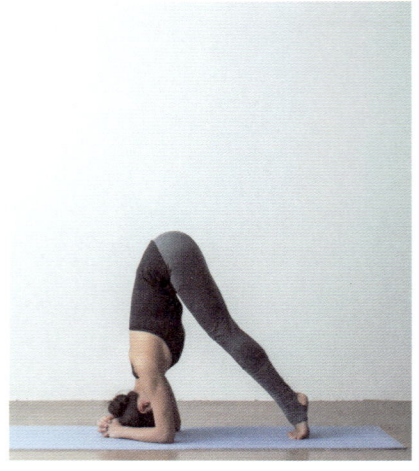

발끝을 세워 바닥을 힘껏 누르고 엉덩이를 높이 들어 올립니다. 발끝을 바라보며 발을 서서히 몸 쪽으로 당깁니다. 무릎과 가슴을 가까이하고 척추를 곧게 펴세요.

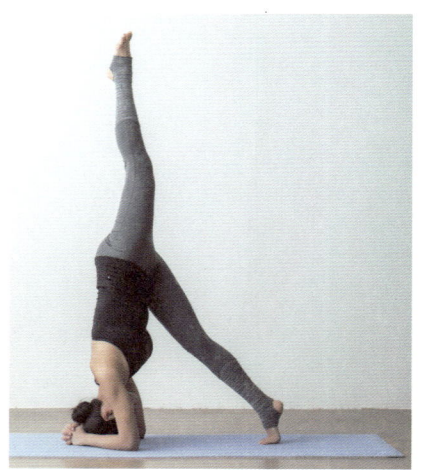

한 발을 들어 천장을 향해 뻗어줍니다. 지속적으로 허공을 밀어내어 하체와 허리에 힘을 채우고, 반대쪽 발로 바닥을 지지하며 체중을 팔꿈치와 손목으로 조금씩 이동하세요.

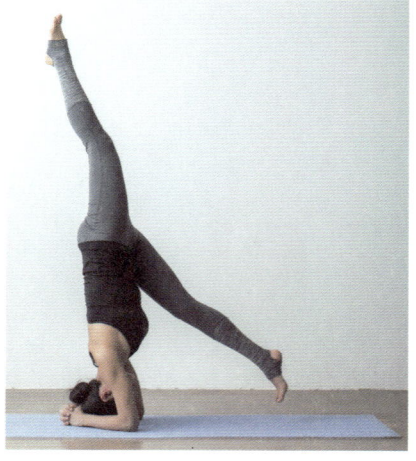

위로 올라간 다리의 힘에 반대 다리가 매달려 올라갈 때까지 침착하게 상체를 고정하고, 제자리에서 뛰는 반동을 쓰지 않아야 합니다.

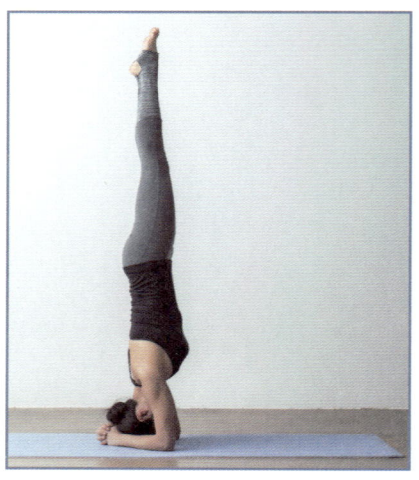

다리를 가지런히 모아 천장을 향해 뻗어주세요.

응용 자세 3

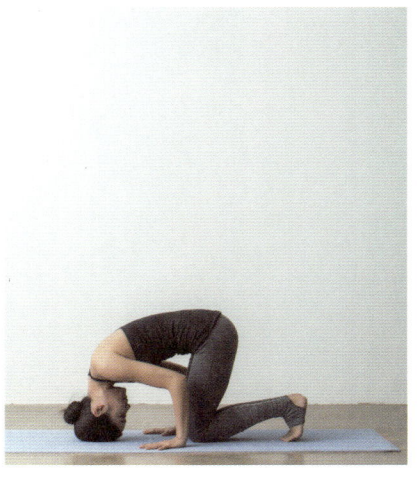

정수리를 바닥에 대고 손은 어깨너비로 벌려 머리와 손의 간격을 정삼각형 모양으로 만듭니다.

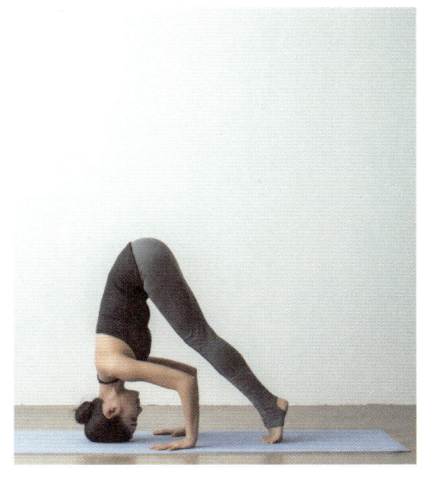

손목부터 팔꿈치를 수직으로 반듯하게 세우고, 어깨에 긴장을 푼 뒤 발끝을 세워 바닥을 힘껏 누르고 엉덩이를 높이 들어 올립니다. 발끝을 바라보며 발을 서서히 몸 쪽으로 당깁니다. 무릎과 가슴을 가까이하고 척추를 곧게 펴세요.

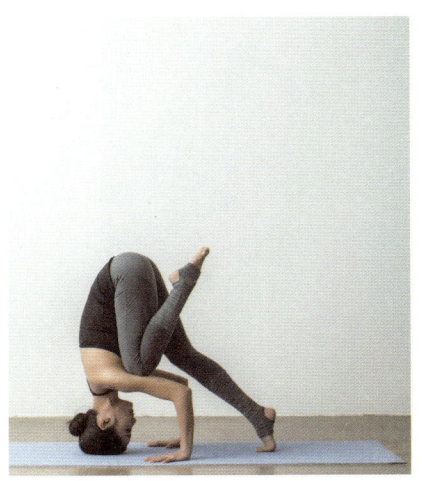

한 발을 떼어 다리를 구부리고 무릎을 팔뚝 위에 얹습니다. 손바닥으로 바닥을 힘껏 밀어내어 지탱하세요.

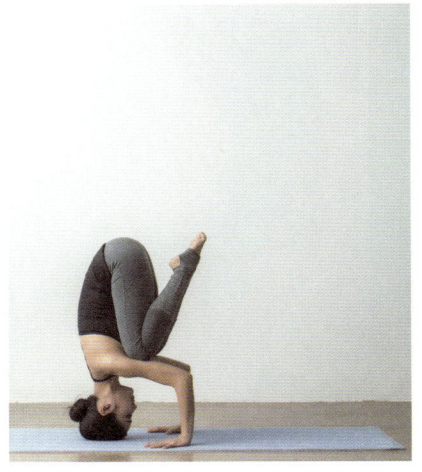

무릎을 팔뚝 위에 얹고, 복부와 괄약근을 살며시 조여줍니다.

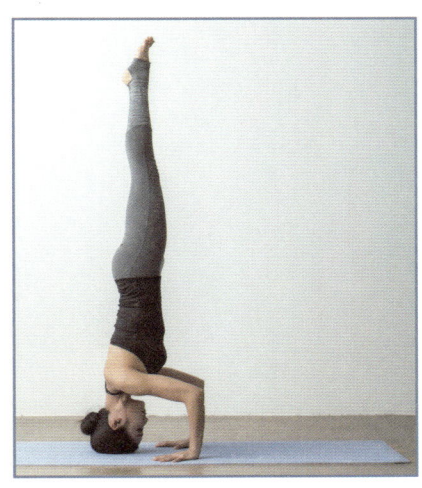

다리를 천장을 향해 서서히 뻗어주세요.

WORST POSE 1

턱을 내민다

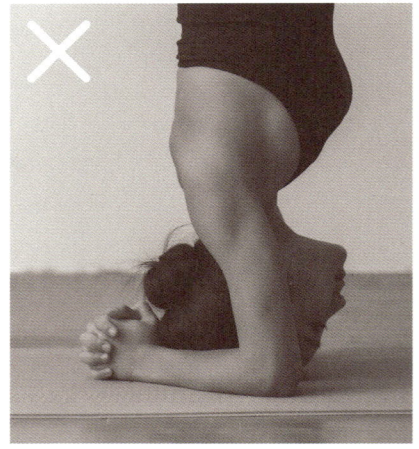 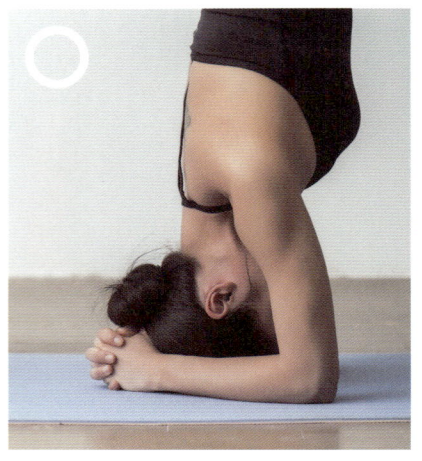

정수리보다 이마와 가까운 머리 앞쪽을 바닥에 대면 목이 꺾인 상태로 체중이 실려 목에 통증과 부상이 생길 수 있습니다. 또한 어깨가 단단하게 굳고, 자세가 흔들려 넘어질 수 있습니다. 거북목, 굽은 어깨 같은 체형을 갖고 있다면 이런 동작이 습관적으로 나타나며, 거꾸로 서는 것이 두려울 때도 목과 어깨가 긴장합니다.

턱을 끌어당겨서 뒷목부터 허리까지 평평하게 만드세요. 뒤통수와 손목을 밀착해 머리를 고정하고, 머리부터 꼬리뼈까지 일직선을 유지해 상체가 꺾이지 않도록 주의합니다.

WORST POSE 2

등이 펴지지 않고 둥글게 굽는다

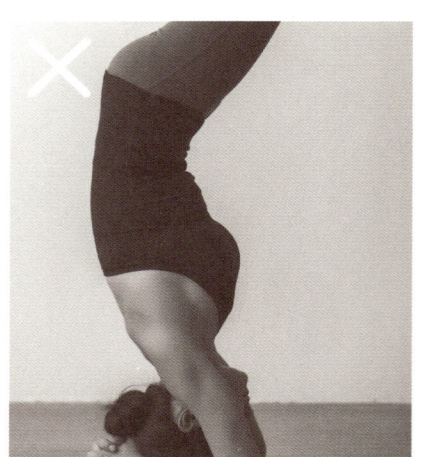 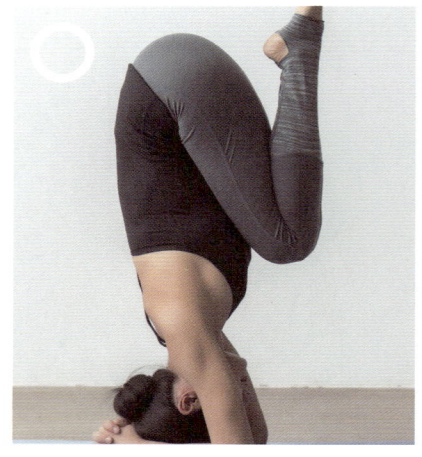

상체 앞면 근육이 수축되어 있으면 등과 어깨가 움츠러들면서 체중이 팔과 어깨에 치우쳐 많은 체력이 소모되고 어깨와 목이 피로해집니다. 하체 근육이 타이트하면 허벅지 뒷면 근육이 골반을 잡아당겨 굽은 자세가 심해질 수 있습니다.

무릎은 굽힌 채로 척추를 곧게 뻗는 것에 중점을 두세요. 다리 자세가 미숙하더라도 상체의 토대가 튼튼해야 하므로, 머리부터 골반까지 이어지는 상체가 바닥과 수직을 이루도록 연습하세요. 체형이 굽은 편이라면 **응용 자세 3**의 방법으로 연습하면 조금 더 쉽게 동작을 완성할 수 있습니다. 자세 불균형의 원인인 상체 앞면과 허벅지 뒷면 근육의 수축을 이완하는 스트레칭을 꼭 병행하세요.

WORST POSE 3
허리가 꺾인다

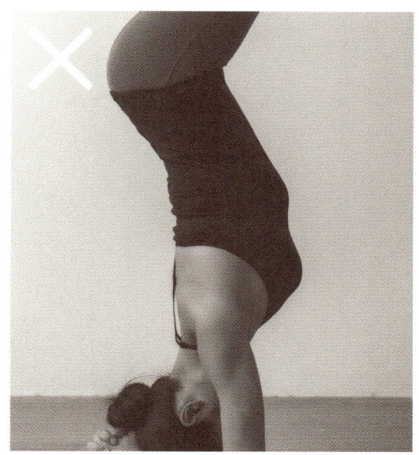 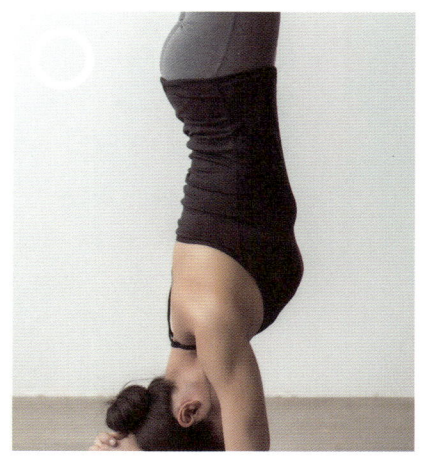

허리가 꺾이면 허리 근육이 강하게 조이며 복부에 힘이 풀립니다. 다리를 들어 올리려고 점프할 때도 반동을 잡아내지 못하고 허리가 꺾일 수 있습니다. 몸 전체가 휘어져 자세가 흔들리며, 이를 버티는 과정에서 허리와 목에 통증이 발생합니다.

엉덩이와 복부를 살며시 조여 몸통을 평평하게 만들고, 발을 오므려서 고정합니다. 허벅지 안쪽 근육과 괄약근, 하복부에 동시에 힘을 채우고, 다리를 올릴 때 반동을 만들어내지 않아야 합니다.

나침반 자세
Compass Pose

가슴과 고관절을 충분히 열어 호흡과 마음이 머물 곳을 가르쳐줍니다. 겨드랑이와 옆구리 주변을 스트레칭하여 더 깊은 호흡을 만들고, 굽은 체형을 개선합니다. 허벅지 근육이나 척추, 어깨 부상이 있다면 이 자세를 피하세요.
TIP. 스트랩이나 타월을 준비하세요.

준비 앉아서 오른 무릎을 접은 뒤 비스듬히 눕혀 발등과 종아리를 바닥에 밀착시킵니다. 왼 무릎은 접어 세우고 손으로 발목이나 발바닥을 감싸 잡아요. 아랫배를 납작하게 넣어 복부에 힘을 채우고 척추와 어깨를 반듯하게 펼칩니다.

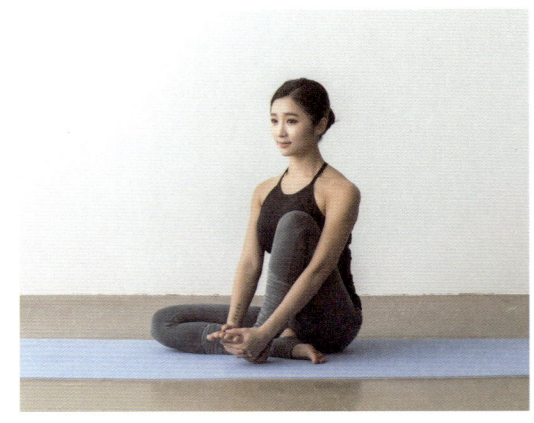

과정 1 왼 다리를 서서히 뻗어 허벅지 뒷면 근육을 스트레칭하세요. 5회 호흡합니다.

과정 2 왼 무릎을 다시 접어 몸 쪽으로 당긴 뒤, 종아리를 왼쪽 어깨 위에 얹습니다. 배를 납작하게 넣어 허리를 보호하세요. 골반이 약간 올라갈 수 있으므로 오른 다리로 바닥을 힘껏 눌러 몸을 고정합니다.

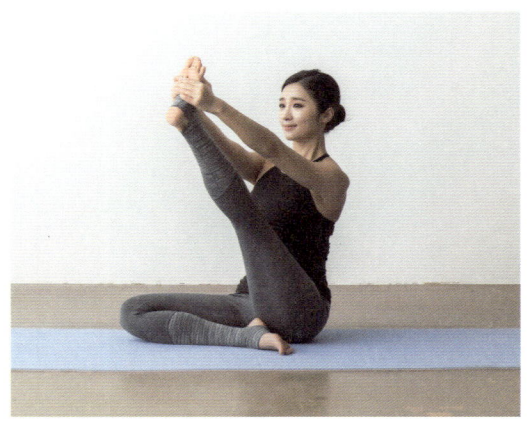
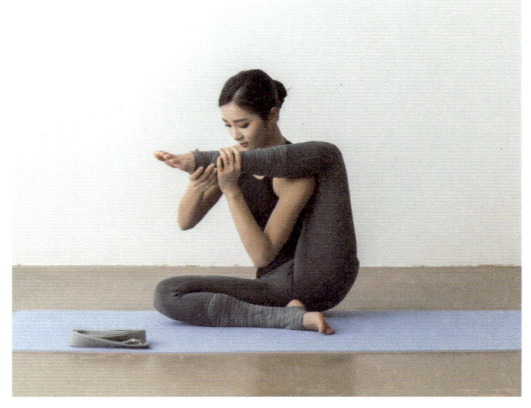

과정 3 올린 발목에 스트랩을 감싸고 오른손으로 스트랩 끝을 잡습니다. 왼손은 골반 옆으로 뻗어 바닥을 짚습니다. 어깨와 가슴을 펼치며 팔로 다리를 뒤로 밀듯 젖히세요.

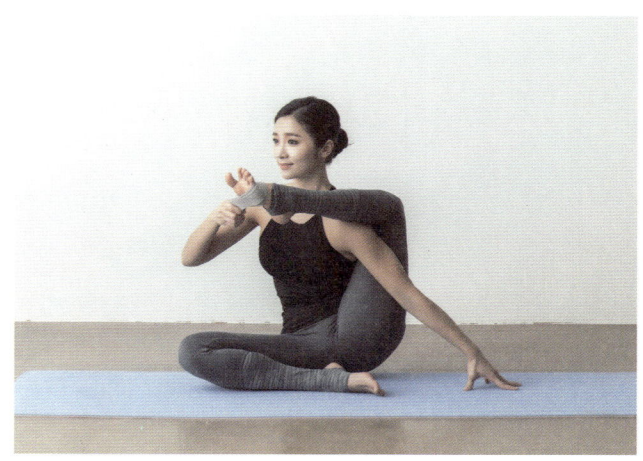

완성 오른팔과 왼 다리를 대각선 위로 멀리 뻗고, 가슴을 팔과 다리 사이로 깊숙이 넣으세요. 어깨를 낮추어 목의 긴장을 풀고, 정면이나 오른팔 너머를 바라봅니다. 팔과 겨드랑이, 갈비뼈와 허리 주변을 개운하게 펴며 5회 호흡합니다.

TIP. 스트랩이나 타월을 이용한 연습에 익숙해지면 도구 없이 자세를 만들어보세요.

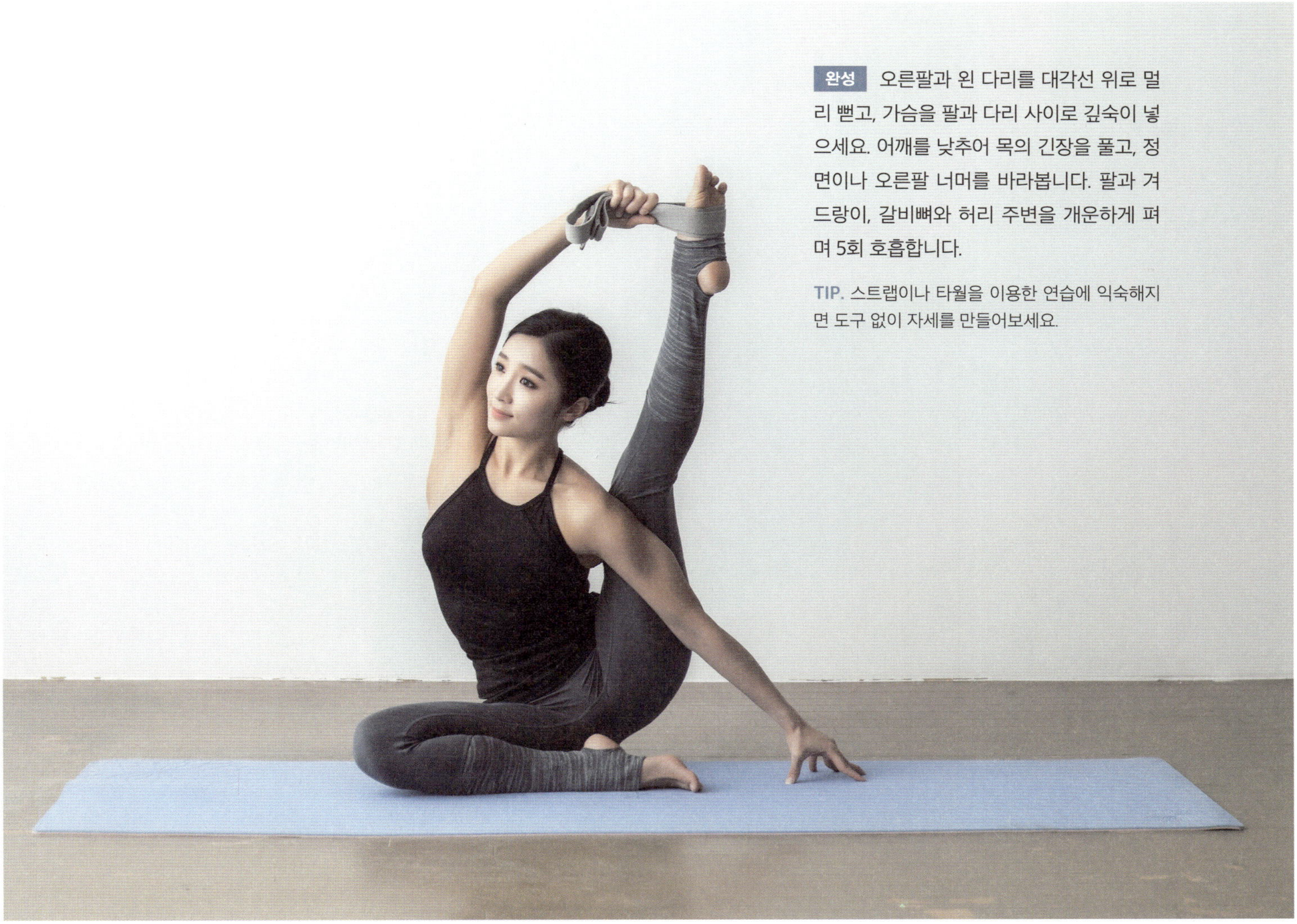

WORST POSE 1

등이 펴지지 않는다

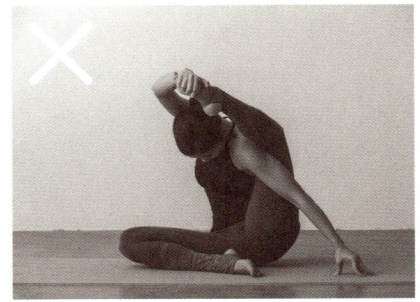

가슴과 몸통의 근육들이 수축되어 있으면 몸이 움츠러들고, 하체가 유연하지 않으면 다리를 펴기가 어렵습니다. 고개가 푹 숙여지며 목 뒤쪽 근육이 지나치게 늘어나고 머리가 제 위치를 벗어나 경추의 정렬이 어긋납니다.

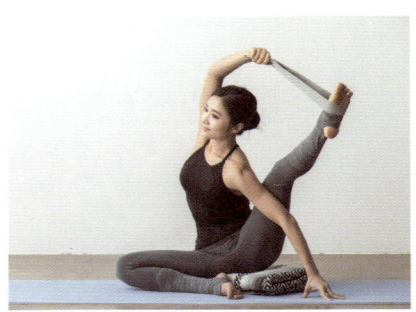

골반 아래에 두툼하게 접은 담요나 쿠션을 깔면 허리를 편안하게 세울 수 있습니다. 스트랩을 잡고 들어 올린 팔과 다리 사이에 공간을 넉넉하게 만들며 등과 가슴을 활짝 여세요. 하체가 단단하게 굳고 다리가 잘 펴지지 않는다면 무릎을 약간 굽힌 채로 자세를 유지해도 좋습니다.

WORST POSE 2

스트랩을 심하게
잡아당긴다

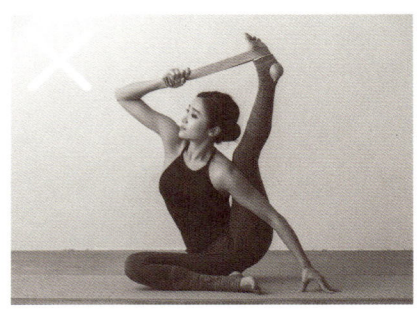

팔을 굽혀서 스트랩을 세게 잡아당기면 다리는 더 높이 올라가지만 어깨와 팔이 단단하게 굳어 피로가 쌓이고 상체 스트레칭 효과가 떨어집니다.

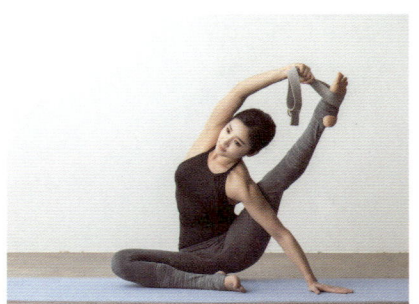

하체의 유연성이 충분하다면 스트랩을 더 짧게 잡아 팔과 겨드랑이, 옆구리를 함께 늘여보세요. 도구 없이 손으로 다리를 잡고 연습해도 좋습니다.

왕 비둘기 자세
King Pigeon Pose

비둘기처럼 가슴을 두툼하게 부풀리는 자세입니다. 전신의 유연성이 필요하며 척추를 강화하여 굽은 등 교정에 효과적입니다. 목과 허리에 부상이 있다면 이 동작을 피하고 통증이 경미한 경우라도 주의해서 시도하세요.

TIP. 스트랩이나 타월을 준비하세요.

준비 오른 다리는 무릎을 접어 앞쪽에 두고, 왼발은 발등이 매트 중앙에 닿도록 뒤로 멀리 뻗어 앉습니다. 오른쪽 다리를 비스듬히 열며 발을 매트 앞쪽으로 이동하고, 손으로 그 앞의 바닥을 짚습니다. 양쪽 골반이 나란히 정면을 바라보도록 내미세요. 아랫배와 괄약근을 조이고, 자세가 흔들리지 않도록 오른쪽 종아리를 바닥에 밀착합니다.

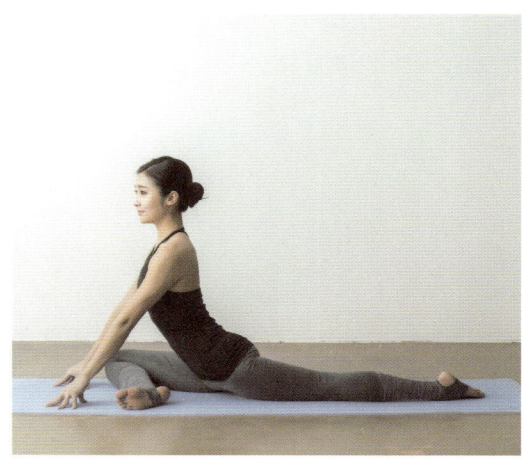

과정 1 왼쪽 무릎을 천천히 구부려 다리를 몸 쪽으로 당기고 왼손으로 발등이나 발목을 잡습니다.

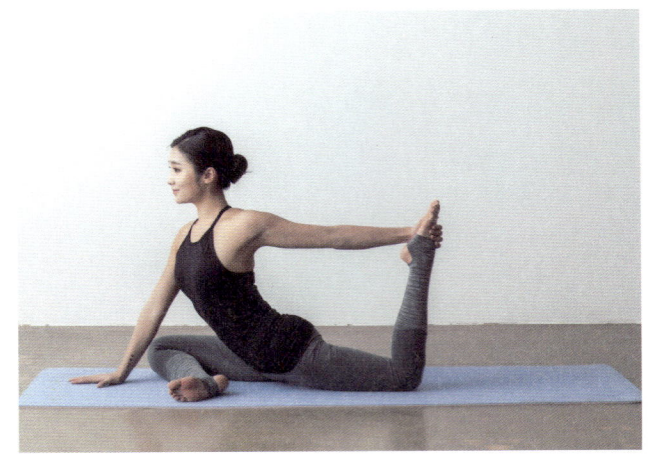

과정 2 시선과 가슴은 정면을 향하며, 발뒤꿈치를 골반 쪽으로 당겨 허벅지 앞면을 스트레칭해도 좋습니다.

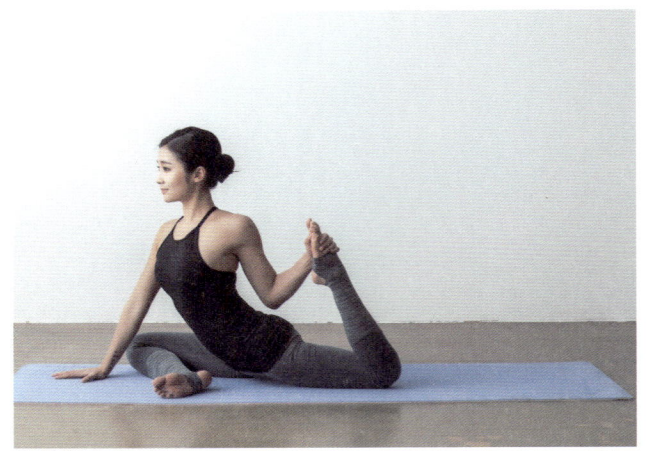

과정 3 왼손은 발목을 잡은 상태를 유지하고, 오른손으로 스트랩을 발등에 겁니다.

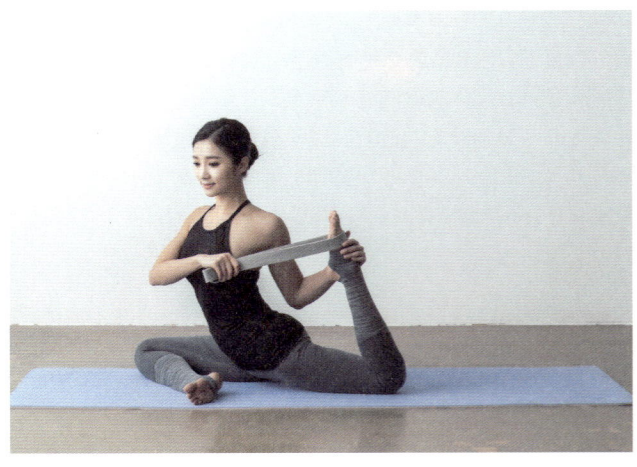

과정 4   양손으로 스트랩 끝을 잡고 팔꿈치를 몸통에 붙이세요.

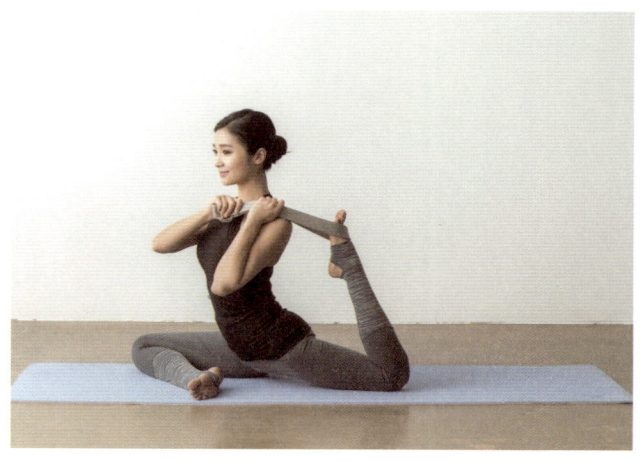

과정 5   오른손을 풀어 골반 옆 바닥을 짚고 왼손은 어깨 위, 왼쪽 팔꿈치는 정면을 향하게 둡니다. 시선과 가슴이 정면을 향하도록 두고, 어깨와 목의 긴장을 푸세요.

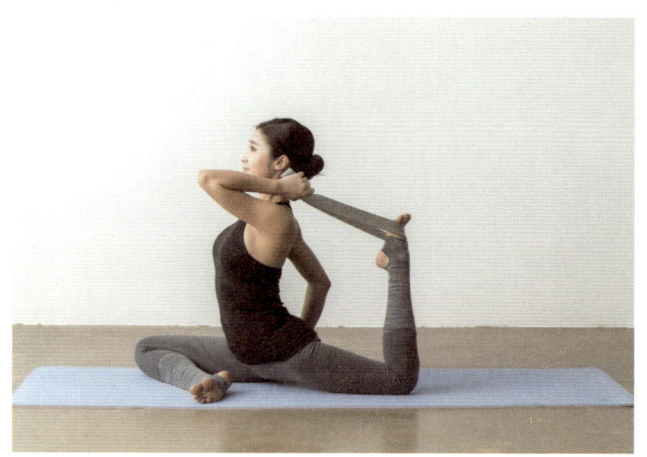

과정 6   팔꿈치를 들어 올려 머리 뒤로 넘기고, 양손으로 스트랩을 잡으세요. 팔로 머리를 감싸듯이 오므리고 가슴을 부풀리며 등을 오목하게 만듭니다. 아랫배를 납작하게 넣어서 허리가 지나치게 꺾이지 않도록 하며, 손이 발과 가까워지도록 스트랩을 조금씩 짧게 잡으세요.

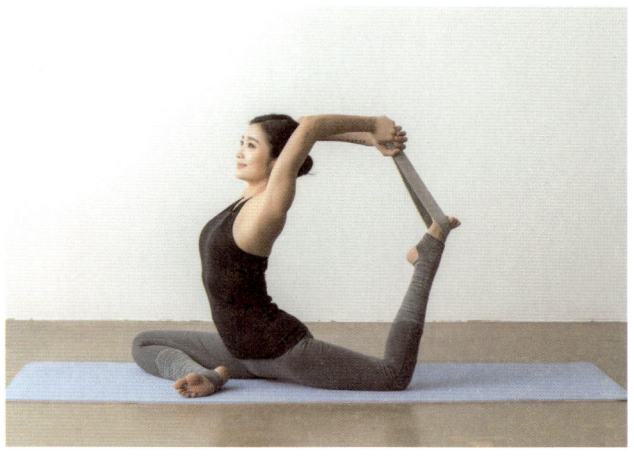

완성 양손으로 발을 감싸 잡고, 턱을 당깁니다. 천천히 고개를 젖혀 정수리와 발끝이 맞닿게 한 뒤 5회 호흡합니다.

TIP. 반대쪽으로 동작을 반복하고, 자세를 완전히 풀어 휴식합니다. 체력에 따라 2~3회 반복하세요.

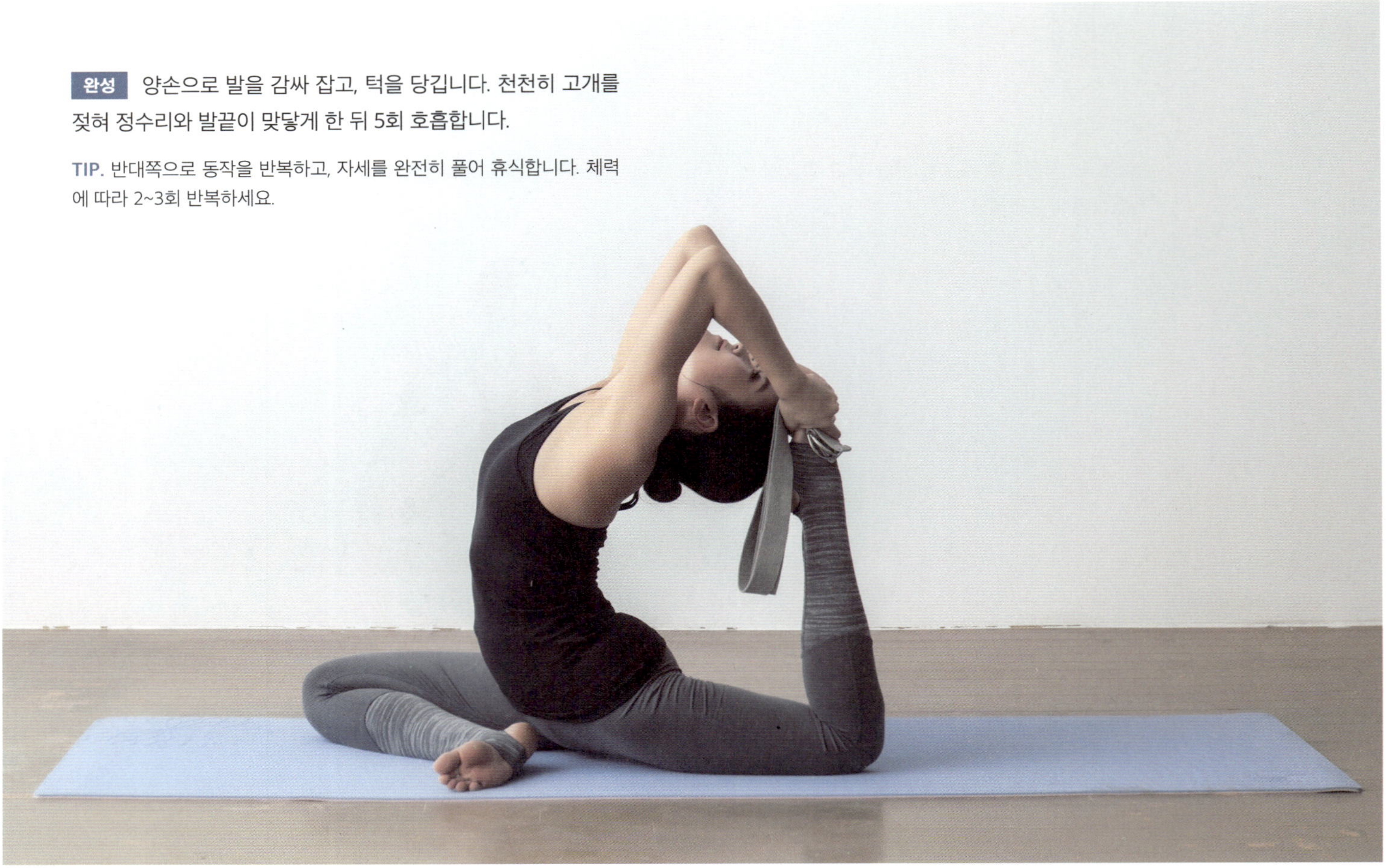

쉬운 자세 스트랩을 감싸는 대신 팔꿈치 안에 발을 넣은 뒤 자세를 유지합니다.

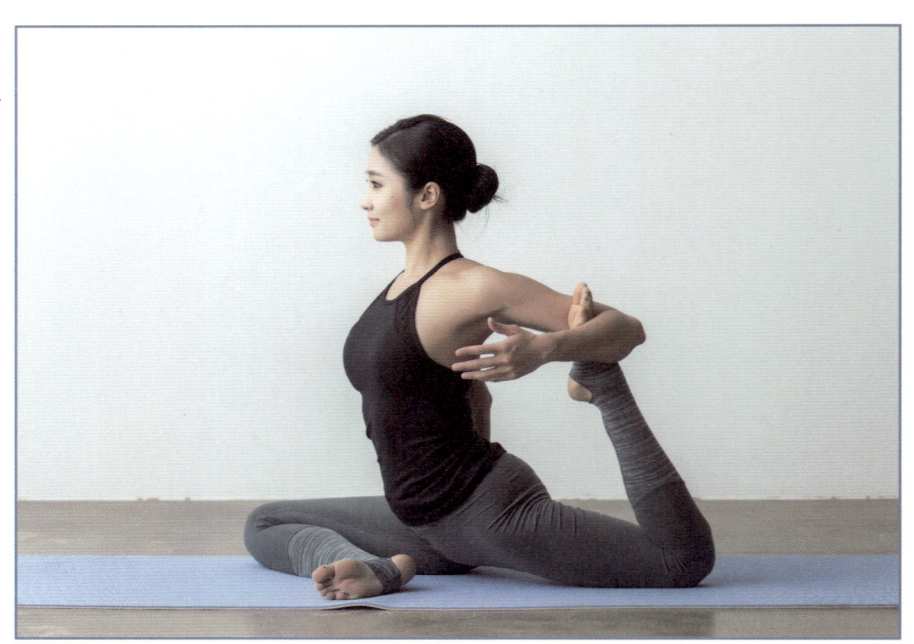

WORST POSE 1

골반이 들뜬다

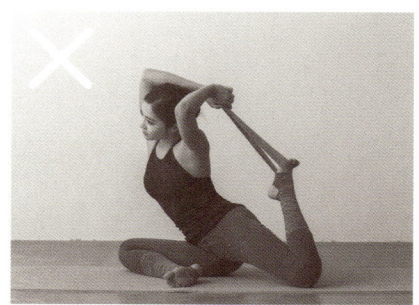

골반과 허벅지 근육이 유연하지 않고 구부정한 등을 펼치기 힘들다면 동작을 완성하기가 어렵습니다. 한쪽 골반에 체중이 치우치며 척추가 휘어 자세 전체가 비뚤어집니다.

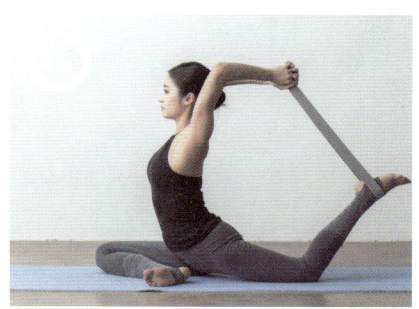

스트랩을 길게 늘여 잡고, 자세도 느슨하게 푸세요. 뒤로 뻗은 허벅지 앞면을 바닥에 밀착하고, 몸통은 정면을 향하도록 둡니다. 팔과 겨드랑이, 가슴을 활짝 여세요. 바른 자세를 지속할 수 있다면 스트랩을 조금씩 짧게 쥐며 동작을 완성해가세요.

WORST POSE 2

스트랩을 과도하게 잡아당긴다

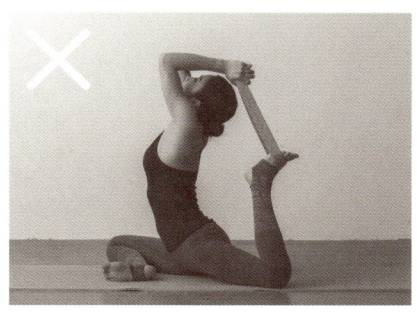

팔의 힘으로 스트랩을 잡아당기면 다리는 몸과 가까워지지만 어깨가 움츠러들고 가슴이 충분히 내밀어지지 않아 상체 스트레칭 효과가 떨어집니다.

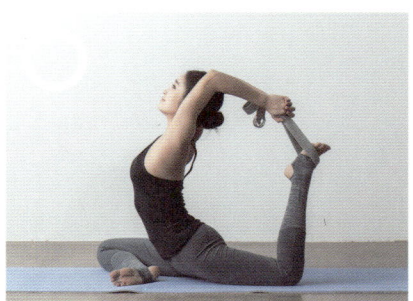

하체의 유연성이 충분하다면 스트랩을 더 짧게 잡고 팔을 머리 뒤로 넘기며 팔과 겨드랑이, 가슴을 길게 늘이세요. 어깨와 목의 긴장은 풀어야 합니다.

WEEKEND PROGRAM ⑧
소요시간 **30분**

그동안 단련한 유연함과 강인함을 발휘하여 자유로운 움직임을 만끽해보세요. 자세의 완성을 통해 자신감을 갖되 항상 겸손함을 갖고 조심스러운 태도를 유지하며 초심을 잃지 않도록 노력해야 합니다. 가빠지는 호흡, 균형과 불균형을 매섭게 체크하며 평정을 유지하면서 수련에 임하세요.

1

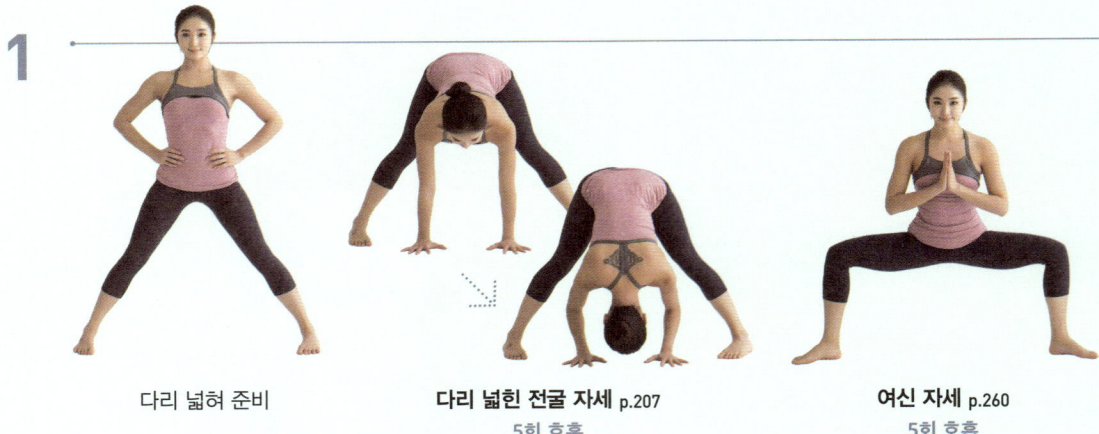

다리 넓혀 준비 / **다리 넓힌 전굴 자세** p.207 5회 호흡 / **여신 자세** p.260 5회 호흡

2

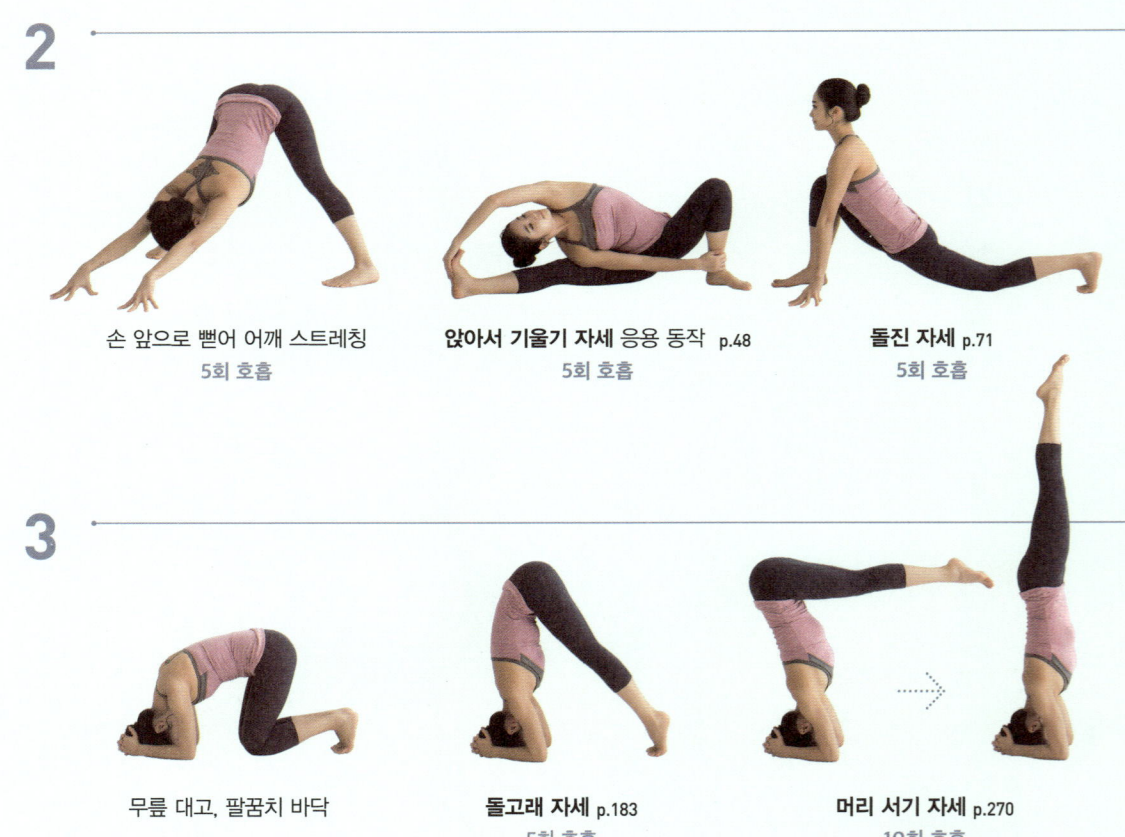

손 앞으로 뻗어 어깨 스트레칭 5회 호흡 / **앉아서 기울기 자세 응용 동작** p.48 5회 호흡 / **돌진 자세** p.71 5회 호흡

3

무릎 대고, 팔꿈치 바닥 / **돌고래 자세** p.183 5회 호흡 / **머리 서기 자세** p.270 10회 호흡

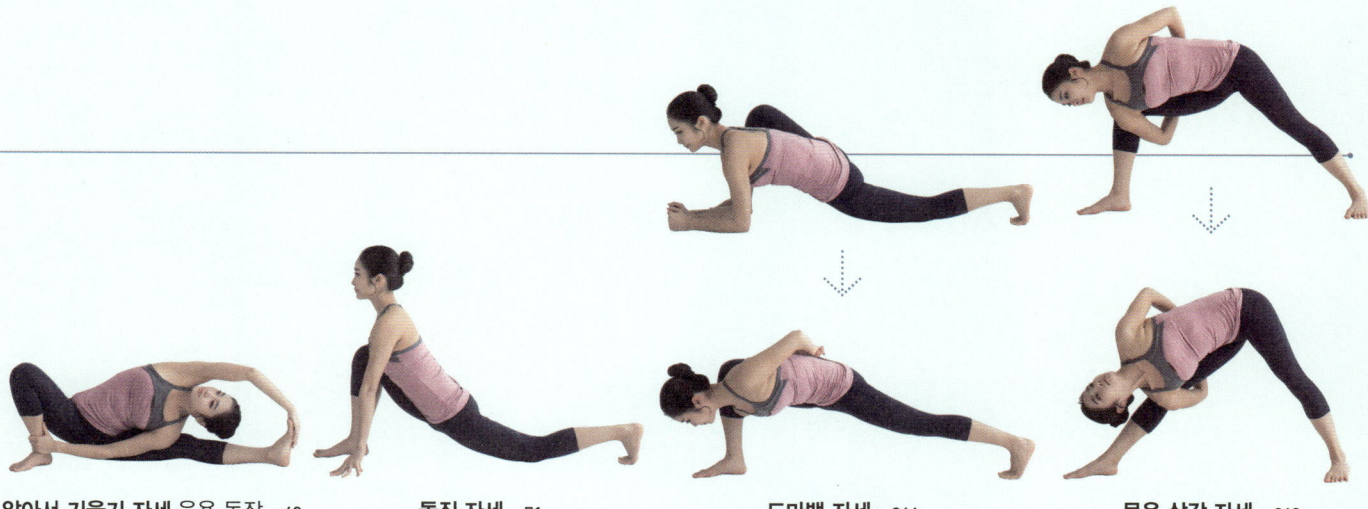

앉아서 기울기 자세 응용 동작 p.48	돌진 자세 p.71	도마뱀 자세 p.266	묶은 삼각 자세 p.263
5회 호흡	5회 호흡	5회 호흡	5회 호흡 후 처음으로 돌아가 반대쪽으로 동작 반복

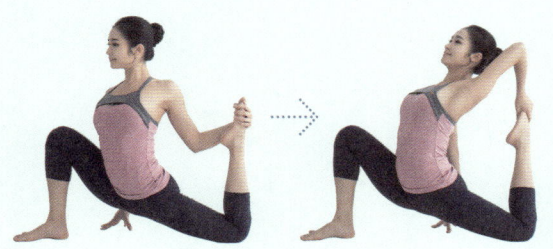
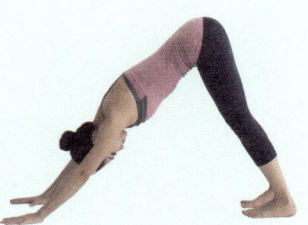

왕 비둘기 자세 p.281
5회 호흡

견상 자세 p.52
5회 호흡 후 처음으로 돌아가
반대쪽으로 동작 반복

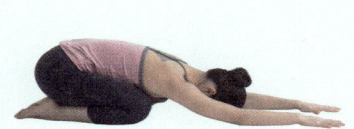
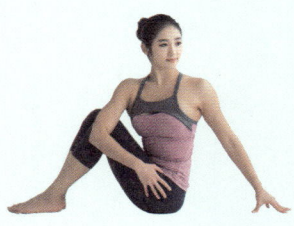
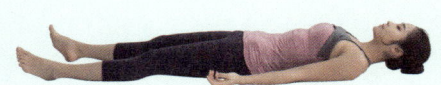

아기 자세 p.50
5회 호흡

반 물고기 자세 응용 동작 p.55
5회 호흡

사바사나 p.33
5~10분

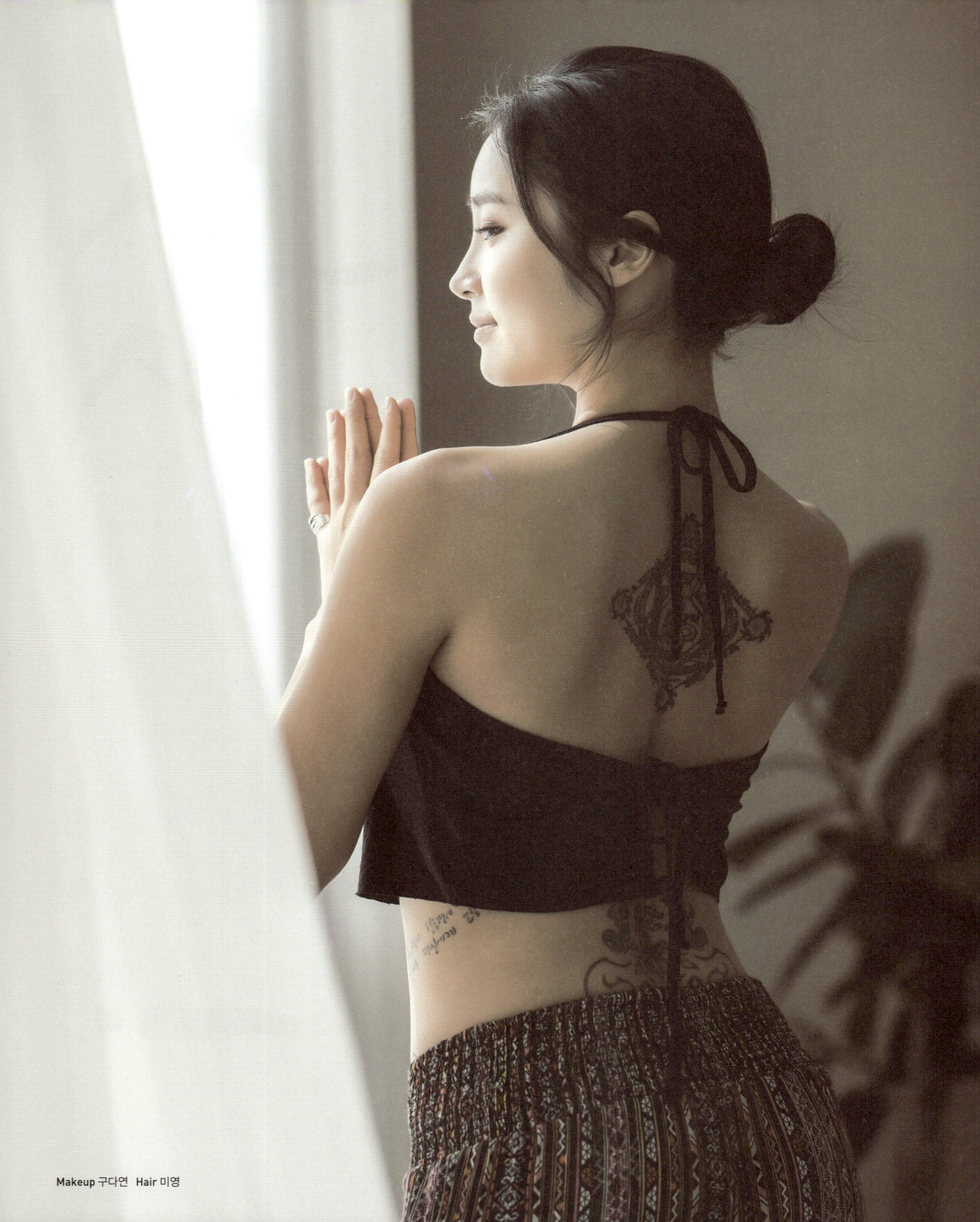

Makeup 구다연 Hair 미영